• 现代主治医生提高丛书 •

中医血液科主治医生862问

主　审　孙伟正

主　编　孙　凤　王金环　郝　晶

副主编　雍彦礼　孙岸弢　赵　伟

编　者（按姓氏笔画排序）

王小东　田　飞　孙劲晖　杜林宏

邹　鹏　陈　斌　罗正凯　赵　华

娄宏君　贾春晖　高明洁　郭春兰

中国协和医科大学出版社

图书在版编目（CIP）数据

中医血液科主治医生862问／孙凤，王金环，郝晶主编. —北京：中国协和医科大学出版社，2013.9
（现代主治医生提高丛书）
ISBN 978-7-81136-893-2

Ⅰ. ①中… Ⅱ. ①孙… ②王… ③郝… Ⅲ. ①血液病-中医治疗法-问题解答 Ⅳ. ①R255.7-44

中国版本图书馆CIP数据核字（2013）第143043号

现代主治医生提高丛书
中医血液科主治医生862问

主　　编：孙　凤　王金环　郝　晶
责任编辑：吴桂梅

出版发行：中国协和医科大学出版社
（北京东单三条九号　邮编100730　电话65260378）
网　　址：www.pumcp.com
经　　销：新华书店总店北京发行所
印　　刷：北京佳艺恒彩印刷有限公司

开　　本：850×1168　1/32开
印　　张：22
字　　数：560千字
版　　次：2014年1月第1版　　2014年1月第1次印刷
印　　数：1—3000
定　　价：49.00元

ISBN 978-7-81136-893-2

序

随着现代医学、中医学和中西医结合医学三大医学的迅猛发展，我国的血液病学也取得长足进步。我国血液病学工作者面对着日新月异的知识不断更新的形势，迫切需要一部集三大医学于一身的血液病学的论著问世，特别是渴望一部深入浅出的、理论联系实际的和普及与提高相结合的血液病医师的实用案头著作出版。我们受出版社之托，邀请多位著名的血液病工作者，历时两年撰写并完成了这部《中医血液科主治医生 862 问》。

这本学术论著的内容收集了近年来现代医学、中医学和中西医结合医学对血液病的生理病理、基础医学、临床医学和实验医学的最新研究成果，从红细胞病、白细胞病、出血性疾病和骨髓增殖性疾病以及其他血液病的诊断、治疗、最新进展等方面整理编写了这部著作。该书的内容十分丰富，具有很强的临床指导意义和一定的理论研究价值。

《中医血液科主治医生 862 问》采用了一问一答的编写方式，而编写的指导思想则是出于以下几点考虑：一是深入浅出，把血液病深奥的医学理论和知识用临床医师看了就懂、学了就会的方法传授给他们；二是理论联系实际，把书中的血液病学理论密切联系临床实践，发挥了理论指导临床的作用；三是普及与提高相结合，当今医学科学的发展一日千里，进展迅速，理论研究向纵深发展，深奥的医学理论不仅应该向基层医师作介绍，而且还应该向普通百姓广泛宣传，本书完全可以承担起这个普及与提高的双重作用；四是采用现代医学、中医学和中西医结合学密切联系、有机结合的编写思维，向广大读者介绍血液病学的理论与临床知识，让读者同时了解三种医学的相关知识，令人耳目一新。

《中医血液科主治医生862问》一书不仅是临床血液病医师的案头书，而且是血液病学教学教材；不仅是医学院校在校大学生和研究生学习选用的教辅资料，而且是对血液病学有兴趣的广大人士的普及著作。

本书的作者集古今中外的血液学的理论与临床知识，查阅有关血液病的最新进展，精心规划，严谨求实，博采众长，数易其稿，终成此作。谨此即将付梓之时，谨受命为之序。

黑龙江中医药大学附属第一医院教授
孙伟正
2013年仲夏

前　言

随着现代技术发展，血液病诊断与治疗水平也有很大提高。许多过去曾属于难治的血液病，在日新月异的今天，其治疗效果也有明显提高。现代医学、中医学和中西医结合医学的专著浩如烟海，博大精深。大量的临床实践证明，中医学、现代医学和中西医结合医学治疗血液病，不仅可明显改善患者临床症状、提高生活质量与临床疗效，并在克服治疗中导致的诸多与治疗相关的并发症和不良反应也有明显优势。值得一提的是，我国中医药学历史悠久，理论独特，在促进我国血液学发展中起到了极大作用。而随着现代医学诊疗技术引入和飞速发展，中西医结合诊治血液病模式和理论体系也已初步形成。但是，由于中医流派诸多，导致对血液病中医临床证候认识不一，辨证论治存在着一定的差异，特别是在中医病因病机、病证名称认识上分歧颇为明显，使中医药治疗血液病难以规范化。作为中医、西医及中西医结合血液病科临床医师有义务把这些理论和临床经验向广大读者作一介绍。

《中医血液科主治医生 862 问》针对血液内科临床常见的疑点、难点和热点问题，以问答方式，进行了全面、系统和深入浅出的论述。全书从血液病基础知识、红细胞病、白细胞病、出血性疾病、其他血液病和血液病检验方面收集资料，内容翔实、新颖，具有较强的临床实用性与指导性，对于临床医师更新知识、提高理论水平、增加临床经验具有重要的参考价值。

本书由孙凤负责编写第 1 ~ 97 题及 148 ~ 159 题，王金环负责编写第 98 ~ 147 题及第 160 ~ 236 题，郝晶负责编写第 237 ~ 352 题，雍彦礼负责编写第 353 ~ 412 题，孙岸弢负责编写第 413 ~ 479 题，赵伟负责编写第 480 ~ 570 题，王小东负责编写第 571 ~ 632 题，田飞负责编写第 633 ~ 688 题，郭春兰负责编写第 689 ~ 746 题及附录一部分，娄宏君负责编写第 747 ~ 781 题，邹鹏负责编写第 782 ~ 862 题。

本书写作完成之后，得到我国著名的血液病学家、中华中医药学会血液病专业委员会主任委员、中国中西医结合学会血液病专业委员会副主任委员、博士生导师、黑龙江中医药大学孙伟正教授的精心指导和认真审阅。并热情地为本书作序，在此深表谢意。

本书编写得到了黑龙江中医药大学血液科全体医护人员及研究生的大力帮助，在此深表谢意。

由于水平所限，本书的不足和缺点难以避免，衷心希望广大读者多提宝贵意见，以便再版订正。

孙凤

于 2013 年 8 月

目 录

1 • 中医血液病“虚劳血虚证”的定义如何？其范围如何？

血虚，是指人体经隧内血液不足、百脉失充或血的濡养功能减退而表现为全身虚弱的证候，泛指西医所指的“贫血”，中医学对不同原因所致的贫血，又有其独特的名称，如虚损、虚劳、虚黄等。

虚劳血虚（贫血），是属于血虚范畴内的狭义虚劳。既有血亏血损的见症，又有血亏难于恢复的表现。可见于各种血液病及其他各系统疾病累及造血并出现虚损证候者。

2 •“虚劳血虚证”的常见病因有哪些？

（1）起始病因

1）六淫外袭：六淫之邪均可引起本病。外感寒邪，凝滞血脉或感受温热毒邪，热盛煎熬津液，使血液凝滞，影响脏腑化生气血功能；风热袭肺，延误失治，肺津干涸，母病及子，肾精亏耗，导致本病；湿热内蕴，困阻脾胃，运化失司，水谷不化，精血不充，或湿热交蒸，伤及营血，血败而致血虚；湿性黏滞，阻遏气机，损伤阳气，热邪不去，久则伤阴，肝肾俱虚，精血耗竭，引发本病。

2）药毒损伤：主要有两种情况，一是药毒直接耗伤气血而致血虚，二是药毒损伤有关的脏腑，引起血之化源不足而间接导致血虚。例如，误用辛香燥热，就可直接耗血伤津；妄投苦寒金石，则可败胃伤脾，使血之生化乏源，二者均可为之血虚。

3）情志因素：心主血，肝藏血，脾为生血之源，肾主骨生髓，不良的情志活动，可致心、肝、脾、肾等脏腑受损，血为之受累，而为血虚。如暴怒伤肝，肝不藏血，引起出血，可致气血亏虚；思虑伤脾，脾失健运，则生血无源；惊恐伤肾，肾不主骨生髓，则精血不足，均可引起虚劳血虚。

4）饮食不节：血的生成全赖脾的健运和胃的受纳熟腐。饮食不节或饮酒无度，嗜食辛辣、饥饱无常、偏食挑食均可损伤脾胃，脾虚失运，胃纳失司，生血无源，或脾虚不摄，统血无权，血溢脉外而为虚劳血虚。

5）禀赋不足：父母体虚，遗传缺陷，胎中失养，孕育不足及出生后喂养不当，营养不良等导致先天不足，精气不充，脏腑虚衰，生机不旺，生血不足，身形不健而成虚劳血虚。

6）久病不复：大病久病，失于调理，邪气过盛，脏气损伤，影响气血化生，或邪气久留，耗血伤精，久病入络，瘀血内结，新血不生，逐渐成为虚劳血虚。

（2）继发病因　虚劳血虚，久虚不复，可致脏腑功能低下，生血化源耗竭，四肢百骸失养，形气不足，积损成劳。

3 “虚劳血虚证”的辨证思路如何？

（1）辨明病因　问清是否有饮食偏嗜、胃肠道疾病，如缺铁性贫血、巨幼细胞性贫血。询问有无化学毒物（如苯）、物理因素（如射线）、药物（如氯霉素）的接触，是否感染过肝炎病毒等，如再生障碍性贫血。询问有无慢性疾患及恶性肿瘤病史，有无失血或有无思虑太过、劳神过多，暗耗阴血之象。

（2）抓住发病关键　虚劳血虚的本质是髓不生血，辨证中要抓住肾精亏虚是其发病的关键，其出现的临床症候，以虚为主，但要注意虚实夹杂。

（3）辨证须综合考虑　虚劳血虚的病位在肝、脾、肾。应考虑受累的脏腑并非是独立的，各脏腑之间生理上是互相联系的，当某脏受损时，他脏的生理功能必定受到影响，临床辨证要综合考虑。

（4）注意疾病的演变　虚劳血虚的病机特点是本虚为主，常兼标实，病邪侵入机体以后很易发生转化，要充分考虑到疾病的演变。

4 “虚劳血虚证”的主要证候学特点有哪些？

（1）贫血证候　面色萎黄或皖白、头晕、乏力、心悸、气短等。

（2）出血证候　可见齿衄、鼻衄、肌衄、尿血、便血等。

（3）全身虚损的证候　以出现一系列精气不足的症状为特征。

5 “虚劳血虚证”的证候演变特点如何？

决定证候演变的主要因素为：①感邪的性质；②体质的强弱；③治疗是否及时，例如，缺铁性贫血，患者多有头晕、乏力、目眩、耳鸣、易倦，活动后心悸、气短，食欲减退、腹胀、腹泻，舌淡，脉细等气血两虚证候，治宜健脾和胃，补气生血，经治病情可望较快缓解，气血两虚症状消失。如未得到及时治疗，则血虚证候进一步加重，形成脾肾两虚而转为虚劳，或感受湿热之邪更伤脾胃，形成本虚标实，使病情缠绵难愈；又如，慢性再生障碍性贫血，临床出现面色皖白，头晕乏力，心悸、气短，齿衄、肌衄等脾肾亏虚证。若感受邪毒或烦劳过度，可在短期内进行性加剧，病势急，病情重，症状变化多而快，演变成重症再障，真元衰竭，髓枯血热，予凉血解毒治疗，病情还有望减轻，如治疗未抓住关键，则患者危象顿生。

6 中医血液病“血虚黄疸病证”的定义如何理解？其范围如何？

黄疸是以身黄、目黄、小便黄为主要表现的病证。在血液病中多见于溶血性黄疸，此类黄疸多由于感受湿热疫毒，肝胆气机受阻，疏泄失常，胆汁外溢所致，临床上可出现面色萎黄、目黄、小便黄甚至如浓茶、腹部积块等表现。

本证常见于先天性溶血性贫血，包括红细胞膜缺陷性溶血性贫血、蚕豆病、珠蛋白生成障碍性贫血、后天获得性溶血性贫血，包括自身免疫性溶血性贫血、阵发性睡眠性血红蛋白尿症及继发性溶血性贫血（如药物性、输血后）等，若以黄疸为主要表现者均可参照本证论治。

7 “血虚黄疸病证”的常见病因有哪些？

（1）起始病因

1）先天不足：父母幼小嫁娶，精气未充，气血未盛，或父母体质素虚，父因精血羸弱不健，遗传缺陷，故胎禀不足，胎儿体质薄弱，生后发病。胎孕期间起居不慎、房室不节、饮食失调、外邪所伤、药物所伤等，均可损伤胎儿，胎儿失养而致胎弱。

2）感受外邪：外感湿热疫毒，从表入里，郁而不达，内阻中焦或外感寒邪，入里化热，湿热交织，熏蒸肝胆，营血损伤，气滞血瘀，导致“血气之败”，败血与胆汁外溢，浸淫肌肤，下注膀胱。

3）情志所伤：内伤七情，肝失疏泄，肝脾不和，脾失健运，水湿不化，日久化热。湿热交蒸，肝胆失疏，胆汁外溢，浸淫肌肤，而发生黄疸。

4）房劳过度：房劳过度或生育不节，耗伤肾精，肾精不足，不能充养骨髓，骨髓枯竭，不能化生血液，精亏血少，久虚不复则成劳，肾精亏虚，肾阴亦不足，水不涵木，肝肾阴虚，阴损及阳则阴阳两虚。阴血亏虚，阳气衰弱，则血流不畅，瘀结不散则为积块。

5）脾胃虚弱：素体脾胃虚弱，运化失司，气血生化乏源，则气血亏虚，久之肝失所养，疏泄失职而胆汁外溢。如《医学心悟》所说："脾胃亏虚，面目发黄，其色黑暗不明。"气血既虚，气虚推动无力或固摄无权，气不温煦，血寒脉阻，则继而导致血瘀体内。瘀滞日久，则渐积成块。

（2）继发病因

1）积块日久不消：痰浊、瘀血等病理产物淤积，阻滞胆管，败血与胆汁外溢而产生黄疸。

2）虚劳致黄：久病虚劳，精气不足，湿热内生，气虚血败，湿热败血阻滞胆管，胆汁外溢而发黄。

3）饮食所伤：饥饱无常，饮食不节容易损伤脾胃，以致脾胃运化功能失常，湿浊内生，郁而化热，湿热交蒸，肝胆失疏，胆汁外溢，则为黄疸。

8 "血虚黄疸病证"的辨证思路如何？

（1）抓住"湿"邪是本证病邪的关键，不论是脾胃虚弱，脾失健运，湿浊内生，还是外感湿热、寒湿之邪，均是从"湿"开始，湿郁化热，熏蒸肝胆或寒湿阻滞，导致肝失疏泄，胆汁不循常道外溢而发黄。

（2）本证所涉及的脏腑是脾、胃、肝、胆、肾。五脏之间是相互影响的，本证中脏腑的影响关系为脾胃波及肝胆，最后是肾，脾、胃、肾为虚证，肝、胆为实证。

（3）区别溶血发作期和非溶血发作期　在溶血发作期以邪实（湿热、寒湿、败血）为主、为标、为急，非溶血发作期则以正虚（气血、脾肾）为主、为本、为缓，并且溶血发作期与非溶血发作期并无明显规定界线，常交织在一起，反复交替出现，故须密切动态观察，注意病势和病期。

9 “血虚黄疸病证”的主要证候学特点有哪些？

（1）发黄　以“三黄”（目黄、尿黄甚或色如浓茶、皮肤黄）为主要症状特点，尤以目黄为首。

（2）癥积　位于左上腹或右上腹或左右上腹部，为实质性肿块，质中或硬，推之不移。

（3）乏力、面色萎黄　主要由气虚血败而致。

10 “血虚黄疸病证”的证候演变特点如何？

本病证决定证候演变的主要因素有三：第一，感邪的性质；第二，正邪胜负、虚实变化；第三，治疗是否及时。前已叙及，本证为本虚标实、虚实挟杂，以正虚为本、邪实为标，所以，如何扶正祛邪，使邪祛正安，是证候演变的中心枢纽，这是一个问题的两个方面。例如，正虚之体，复感湿热之邪，或脾胃虚弱，运化失职，湿浊内生，郁而化热，湿热邪毒伤营败血，熏蒸肝胆，胆汁外溢，与败血一道浸渍肌肤，下注膀胱，可发生正虚邪实，湿热内蕴之分类证候。若湿热败血不解，可出现神昏、窍闭、耗气、灼阴、动血之危候。若湿热败血渐解，脾胃功能渐复，加之恰当的治疗，则可转为正虚邪不盛的气血两虚，脾肾两虚的分类证候。若气血两虚日久，脏腑失养，病及脾胃，可导致脾肾两虚之分类证候。若气血两虚或脾肾两虚日久，机体正气未复或治疗不当，可发展成为正虚邪恋之气滞血瘀分类证候。反之，气滞血瘀、脾肾亏虚、气血两虚分类证候若治疗不当或再感湿热之邪，也可发展成为正虚邪实之湿热内蕴分类证候，使病情更加错综复杂。因此，动态、细微的观察疾病变化，做到"知常达变"，使其向顺、向愈方向发展演变，是临床工作的出发点和归宿点。

11 "血虚黄疸病证"的辨证难点有哪些?

(1) 辨证中应仔细辨别黄疸的寒热虚实　本病证的证候特点是本虚标实，虚实挟杂，虽以湿热为患者多，但也有寒湿为患者，湿热日久，或清热太过，热去湿留，也可转为寒湿证。正虚也有气血虚和脾肾虚之别。并且病久均可有气滞血瘀之病机转变。

(2) 病证结合中医的证　如能与现代医学的诊断（病）相结合，则在治疗上会有很大的启示，可以提高临床疗效。例如，同为湿热黄疸，有红细胞膜缺陷所致者，也有血红蛋白结构异常所致者，还有自身免疫因素所致者，更有造血干细胞基因突变产生病理性克隆所致者，治疗上是有差异的。

(3) 注意危重症的及时鉴别　如气血两虚黄疸患者突然寒战高热，腰背酸痛，尿色加深乃至尿血、尿闭，为急、重、危证，必须及时抢救，中西医结合救治，争取病情转危为安。

12 中医血液病“腹腔积病证”的定义如何理解？其范围如何？

腹腔积病证是由于人体正气亏虚，脏腑失和，气滞、血瘀、痰浊蕴结腹内而导致的病证。临床主要表现为腹内生有结块，固定不移，或胀或痛的一类病证总称。本病常伴有面色不荣或黯黑，发热，乏力，纳差，身体消瘦，甚则伴有出血、昏迷等。中医文献中的癥积、痃癖、伏梁、肥气、息贲等皆属本病范畴。

腹腔积病证主要包括西医的肝脾大（可在急性淋巴细胞白血病、慢性粒细胞白血病、溶血性贫血、骨髓纤维化、脾功能亢进、肝硬化等疾病中表现）、腹部肿瘤、多发性骨髓瘤等，如果这些疾病中出现类似腹腔积病证的腹内结块，或胀或痛的临床症状，可参阅本篇辨证论治。

13 “腹腔积病证”的常见病因有哪些？

（1）起始病因

1）情志抑郁，气滞血瘀：情志不遂，郁怒伤肝，肝失疏泄，气机郁滞；忧思伤脾，脾气郁结，均可导致气机阻滞。气为血之帅，气行血行，气滞血阻，气血瘀滞于腹中，日久成腹腔积病证。

2）饮食伤脾，痰浊内生：由于饮酒过度，或嗜食肥甘厚味、煎炸辛辣之品，或饮食不节，损伤脾胃，脾失健运，水湿不从正化，以致湿浊内停，甚至凝结成痰。痰浊阻滞之后，又会进一步影响气血的正常运行，形成气机郁滞，血脉瘀阻，气、血、痰互相搏结于腹内，日积月累而成积块。

3）邪毒侵袭，留着不去：寒邪、湿热等多种外邪及邪毒如果侵袭人体之后留着不去，可导致受病脏腑失和，气机不利，气滞、血瘀、痰凝，日久而形成积病。

情志、饮食、邪毒等病因，均是在人体正气不足的前提条件下致病，且它们常交错夹杂，混合致病。故素体虚弱或年高体弱之人，五脏六腑功能柔弱，加之复感外邪或饮食、情志所伤，或多种致病因素兼夹，日久导致积病的发生。

（2）继发病因

1）黄疸经久不退：湿邪留恋，湿阻气机，气滞血瘀或湿郁日久化热，湿热之邪煎熬津血，而成湿热、气滞、瘀血互相搏结，留着日久而成积块。

2）毒虫侵入人体：阻滞气机，湿瘀凝滞，脉络痹阻而致湿痰、瘀血内结，日久不愈而成积块。

3）血吸虫感染：虫阻脉道，肝脾气血流通不畅，脉络瘀阻，气滞、血瘀日久成积。

14 •“腹腔积病证”的辨证思路如何？

首先应分清积与聚，古代医籍中常积聚并称，在病因病机及治疗等方面各不相同，所以应予以区别。一般聚证散聚无常，病程短，病情较轻，较易治；积证多由气滞、血瘀、痰凝日久，渐积而成，病程长，而且是有形之积，积块较硬，固定不移，病情较重，不易治。

积证病位在血分，病变脏腑涉及肝、脾、胃等。积病的辨证除首先辨病，辨清病位，还要根据其不同的临床表现来辨清其所属证型，且要注意危重症的及时辨别。如果疾病后期患者突然头痛而脉象疾数者，高热不退而伴发大衄者，突然鼓胀，神昏谵语及有抽搐者，都必须及时抢救，充分发挥中西医各自长处，争取病情转危为安。

15 "腹腔积病证"的主要证候学特点有哪些？

(1) 腹部积块　可位于腹内不同的位置，左胁腹、右胁腹、脘腹、右腹、左下腹，均可有包块，固定不移，质地一般由软及硬，逐渐增大，为实质性肿块。

(2) 疼痛　或刺痛或伴胀痛，痛有定处，呈持续性，或入夜尤甚，拒按。

(3) 舌脉象　舌质淡暗或青紫或有瘀点、瘀斑，舌下脉络粗长迂曲、紫暗，脉多见弦滑、涩或细涩。

16 "腹腔积病证"的证候演变特点如何？

决定证候演变的主要因素：①正气强弱；②感邪轻重；③邪气性质；④治疗是否及时恰当等。

发病初期，多为气滞血阻，肝郁脾虚，病久则正气耗损，瘀血内阻，积块日渐增大，或者病久不愈，耗气伤血，导致气血两虚，若起居不慎，复感外邪，邪毒内炽，则会加重病情，疾病后期，正气衰竭，阴阳气血俱虚，则可出现高热、神识不清等危症。

动态、细微的观察疾病的变化对认识积病十分必要，防微杜渐，有针对性的治疗更有助于疾病的向愈，如慢性粒细胞性白血病中常伴有左胁腹积块（脾大），经中医的辨证结合西医西药治疗，症状有所缓解，肿块亦有一定程度缩小，但常呈迁延。积块未能消失，在一定条件下，慢粒急变，肿块急剧增大，白细胞亦迅速增多，患者有发热，乏力，肝脾大，胸骨等处压痛，病情恶化，如不能及早积极治疗，患者会因感染、出血而死亡。

17 中医血液病“肢节痹痛病证”的定义如何？其范围如何？

肢节痹痛病证，是指人体正气不足，外感六淫或邪毒，伤及气血或骨髓，出现以肢体关节疼痛、肿胀、屈伸不利，甚则关节变形的一类病证的总称。属中医学痹证范畴。

与血液系统疾病有关的肢节痹痛病证，如过敏性紫癜关节型、血液肿瘤（包括白血病、恶性淋巴瘤、多发性骨髓瘤）肢体关节浸润，以及镰状细胞贫血、珠蛋白生成障碍性贫血等疾病导致的骨关节疼痛都可参照本证辨证论治。

18 “肢节痹痛病证”的常见病因有哪些？

（1）起始病因

1）正气虚衰：素体不足，正气偏虚，腠理不密，卫外不固是引起痹病的内在因素。临床研究表明，正气虚衰不仅是痹病发病的重要因素，且在整个痹病过程中，对病情的演变和转归同样起着重要的作用。

2）饮食不节：人之生长发育赖于后天饮食调摄，饮食失宜或饮食不节，常可导致脾胃运化失司，脾失健运，内热聚生，热迫血行而致关节肿胀。脾主肌肉四肢，脾虚则可出现四肢关节活动不利。

3）外感六淫：六淫外邪致病说，始见于《内经》。《素问·痹论》曰：“风寒湿三气杂至，合而为痹也。”东汉华佗《中藏经·论痹》不仅指出风寒湿三气可以致痹，并首次提出暑邪亦为致病因素，其曰：“痹者，风寒暑湿之气中与人脏腑之为也。”

4）瘀血阻滞：瘀血阻络，血不循经而使体内瘀血形成，瘀血成为致病因素作用于机体，滞留关节则出现关节肿痛、屈伸不利；停滞于骨则出现骨关节肿大变形，或剧烈疼痛等。

5）邪毒内侵：邪毒是指六淫、理化等诸种致病因素作用于机体，造成邪毒阻闭，血行不畅，骨与关节失养而致关节疼痛、肿胀甚则屈伸不利。正如《灵枢·刺节真邪》中云："虚邪之中人也，洒淅动形，起毫毛而发腠理，其人深，内搏于骨，则为骨痹。"

6）内伤七情：情志变动影响气机，常伤及心、肝、脾三脏，进而导致肝、脾、肾亏虚，使肾精、肝血、脾气不足，痹病由是而生。

（2）继发病因

1）劳倦内伤：过度而持久地进行某种劳动（包括体力和脑力劳动），超过人体所能承受的限度，则常由劳而倦，由倦而耗伤气血影响脏腑功能导致疾病。《素问·宣明五气篇》曰："五劳所伤，久视伤血，久卧伤气，久坐伤肉，久立伤骨，久行伤筋，是谓五劳所伤。"久劳后导致精气血不足，肌肉筋骨失其所养，以致关节肿大变形、强直僵化、骨节疼痛。

2）离经出血：无论外伤或内损，凡脉络损伤，血溢于外，离经之血留于肢体关节，不能外泄，而成肢节痹痛病证。初起因跌倒碰撞瘀积肌表、肢节，以致肌肤肢节出血、瘀斑留注，导致关节疼痛、屈伸不利。

3）外感风热：风热邪毒，侵淫腠理，深入营血，燔灼营阴；或素体阴虚，血分伏热，复感风热，风热与血热相搏，壅盛成毒致使脉络受损而诱发本病。

19 "肢节痹痛病证"的辨证思路如何？

（1）分新久虚实　痹证初起多为风寒湿热之邪乘虚侵入人

体，阻痹经络气血，以邪实为主。如反复发作，或渐进发展，由于经络长期为邪气壅阻营卫不行，湿聚为痰，经络瘀阻，痰瘀互结，多为正虚邪实，病久入深，气血亏耗，肝肾虚损，筋骨失养，遂为正虚邪恋之证，以正虚为主。新病多实，久病多虚，但这只是就一般状况而言，临床上所见肝肾气血先亏，而感于外邪者开始就出现以虚为主，或本虚标实的证候。而其病程虽缠延数月数年，或寒湿久居或湿热流注，或痰瘀胶结，虚实夹杂，以邪实为主者也常见。

（2）辨患者体质　个体体质强弱，在发病上往往占有决定性地位。阳虚体质的患者，多呈虚胖体形，面色苍白或黄晦，多汗恶风，动稍乏力，不能耐劳，大便溏薄或次数增多，舌胖质淡，脉虚。阴血不足之体，多呈瘦削体形，面色苍黑，或面黄颧赤，潮热盗汗，失眠多梦，大便常干结，舌瘦质红，脉细数。

（3）识病邪特点　肢节痹痛病病邪有风寒湿热之异，临床上亦各有特点。风性轻扬、善行，故呈游走性。寒性凝滞，痛处固定，疼痛剧烈，得温则痛减。湿性黏滞，酸痛重着，缠绵难愈。热性急迫升散，故见关节红肿热痛。以上诸邪往往“先后杂至”、“合而为痹”，辨证上要分主次。

（4）识痰瘀特征　在痹证过程中，由于经脉气血长期不得通畅，在病因作用下，往往产生于瘀血痰浊。痰留关节，瘀阻络脉更加重了痹阻，使气血失荣而见疼痛、麻木、肿胀甚至骨关节变形，活动受限，因为病邪深入，往往非一般祛风散寒除湿之剂可以奏效，所以必须辨别痰瘀的特征：①久病多瘀，亦多痰。所以痹证日久而治疗上采用一般常法镇痛效果不明显时，都应考虑其是否与痰瘀有关；②关节肿痛多为痰瘀交阻的病变，关节肿大多为有形之邪留注其间。湿未成痰者，多见漫肿，按之柔软，而疼痛一般并不剧烈。痰瘀互结，则按之稍硬，肢体麻木，疼痛剧烈等；③瘀血证，脉象细涩，舌有紫色瘀斑；痰浊证脉象濡缓，舌苔白腻。

20 "肢节痹痛病证"的主要证候学特点有哪些？

（1）疼痛　本证的疼痛特点是酸痛、胀痛或刺痛，痛处固定或游走性疼痛或对称性疼痛反复发作。白血病性关节病疼痛多呈弥漫性锥刺样痛。骨髓瘤性关节病受累关节呈持续性、深在性剧痛，夜间加重。血友病性关节病疼痛性质是关节突发剧痛。

（2）活动障碍　多见于四肢关节屈伸不利，可或伴有关节腔积液。

（3）各类出血　关节、皮肤黏膜、内脏出血。

21 "肢节痹痛病证"的证候演变特点如何？

决定证候演变的主要因素有：

（1）失治误治　遭致病邪深入经络、肌腠而渐至血脉筋骨，以至进一步侵入内脏，引起种种病变。例如，过敏性紫癜关节型，患者常以发热、皮肤紫斑、关节肿胀、疼痛为主，多见于膝踝等大关节，疼痛反复发作，呈游走性，对称出现，可伴红肿及活动障碍。后出现皮肤紫癜。辨证属于中医学的血证范畴，风热伤络、血热妄行或瘀血阻络是其主要病机。如果在未出现紫癜之前按风湿性关节炎治疗则会造成失治、误治，病程迁延出现脏腑痹的并发症，如果出现肾损害则难治。

（2）患者体质　体质就是人体特有的素质特性，体质决定人体对致病因素的易感性和病机、证候的倾向性；而对形成人的体质起决定作用的则是先天禀赋。例如，血友病是一种遗传性出血性疾病，属于中医学血证中的出血范畴。血友病最易受累的关节依次为踝、膝、腕、肘、肩及髋，临床经过分三期：①急性期；②全关节炎期；③关节畸形期。若病情未能及时控制，经数月至数年后，关节终将发生纤维变形、僵硬、畸形、肌肉萎缩、活动受限，进而功能丧失。一般预后不良；又如镰状细胞贫血性关节病是一种遗传性血红蛋白分子结构异常所致的溶血和血管栓塞及关节病；再如珠蛋白生成障碍性贫血性关节病是遗传性慢性溶血使骨髓红系细胞长期显著增生后累及关节所致。以上关节病均是患者先天不足、禀赋薄弱造成，一般预后不良。

（3）疾病的性质　不论外感或内伤致病，虽然正气的盛衰，对是否发病、发病的轻重以及疗效和预后的影响起着决定的作用，但一旦发病其临床症状证候特点，则随致病内外因的不同属性而异。因此，邪之属性是决定病证属性的病理基础。如血液肿瘤所致的肢节痹痛病证：①白血病性关节病，是由于骨髓腔内大量白血病细胞的增殖，腔内压力升高，压迫和破坏附近骨质。或白血病细胞浸润到骨膜下，核酸代谢亢进，尿酸盐产生增多，沉积于关节也是原因之一。受累关节90%见于下肢，40%见于上肢，以膝、踝、肩及脊柱为常见。髋、肘关节次之。受累关节多为非对称性或游走性，一般无红肿，约1/3为对称性和双侧性。关节病发作时呈缓发或骤发，关节有疼痛、肿胀发热和显著压痛。疼痛多呈弥漫性锥刺样痛或胀痛。常伴体温升高；②恶性淋巴瘤性关节病，主要是由于恶性淋巴瘤病灶直接侵犯骨关节或由邻近的淋巴结病灶通过淋巴管或血液向骨骼和关节扩散。任何骨骼和关节均可受累；③多发性骨髓瘤性关节病，受累关节以髋关节、膝关节多见，单侧或双侧，偶可表现为对称性多关节炎，见于掌指关节、指关节、腕及膝关节。受累关节呈持续性夜间疼痛剧烈，并伴有不同程度的关节运动障碍。以上疾病病邪较重，表现为邪入血分而造成人体气血功能的紊乱而发病，而且大多预后不良。

22 中医血液病“血瘀病证”的定义如何理解？其范围如何？

血瘀之名，出自近代对“瘀血”的研究，其含义是人的整体或某一局部因某种病因诱发，血液呈现瘀滞的表现，故有“血瘀”、“滞血”、“留血”、“蓄血”、“干血”、“老血”、“死血”、“败血”、“恶血”及“贼血”等。

血瘀是由于某种诱因（寒、热毒等）使血液成分变化而形成高凝状态，或器官细胞增生，或血管舒缩异常及渗透性改变，或血流缓慢，或有阻塞而致血液成黏、浓、聚的变化，由出血、脏器肿胀等病变而导致瘀血内阻，气机郁滞的一组特定临床证候。腹内癥块、固定性刺痛或胀痛、拒按，或局部青紫肿胀、疼痛，舌质紫暗或有斑点，脉弦涩等为常见的症状。

本证常见于再生障碍性贫血、溶血性贫血、脾功能亢进、脂质沉积症、血栓性疾病、各类出血性疾病及造血系统恶性肿瘤等，这些疾病所导致的微循环障碍、血管栓塞、肝脾及淋巴结肿大、关节肿痛、吐血、便血、尿血、紫癜、瘀斑、弥散性血管内凝血等可参考本证论治。

23 “血瘀病证”的常见病因有哪些？

（1）起始病因

1）外伤留瘀：初起因跌倒碰撞瘀积肌表、肢节或恶血留于腹中，以致肌肤肢节出血，瘀斑留注，脏腑瘀结、积块。

2）离经出血：无论外伤或内损，凡脉络损伤，血溢于外，离经之血，留于体表或着于脏腑之内，不能外泄，而留着之血，皆成血瘀。

3）七情失调：《素问·生气通天论》有云："阳气者，大怒则形气绝，而血菀于上，使人薄厥。"实质上，不只是大怒，凡七情之气太过或不及，均可因气失调达而致血瘀。

4）内外寒热：寒包括六淫之寒及阳虚所致之内寒，寒客体内，血泣不行。热包括火邪，温毒之邪也包括阴虚致内热的虚热，热蕴不去，煎熬阴血成瘀。

5）饮食不慎：明代王肯堂《证治准绳·蓄血》说："夫人饮食起居一失其宜，皆能使血瘀滞不行，故百病由瘀血者多……"

6）正气不足：气虚、阳虚使血无力远行而成瘀，也有因阴虚、血亏，热从内生，阴血被其煎熬成瘀。

（2）继发病因

1）积块腹内：气滞血瘀日久，脉络瘀阻而成为积，而积块不消，痹阻脉络，日久不愈又加重了血瘀的程度。

2）虚劳致瘀：虚劳不复，血气不行，可导致血瘀，而血瘀也可为虚劳的原因之一，二者互为因果。

3）治疗不当：宋代陈无择《三因极一病证方论·病余瘀血证治》曰："病者或因发汗不彻及吐衄不尽，瘀蓄在内。"故患病者治疗不当或治疗不彻，致使邪恋血痹或余邪未尽，瘀血蓄积体内。

24 "血瘀病证"的辨证思路如何？

（1）抓住本证的特征——气血瘀阻　必须把暂时性受寒而出现的舌、唇的紫暗与本证区别，把积与聚、癥与瘕相区别，把偶然的关节酸痛和固定于某几个关节的肿和痛相区别，把其他原因（如药源性）所致的出血和瘀血的出血加以区别。

（2）依据本病病位辨脏腑　本病病位所受累的脏腑并非是独立的，当某脏受损时，他脏也必然受到影响，如《金匮要略·脏腑经络先后病脉证第一》提出：“肝病及脾。”肝血瘀结不仅克犯脾土，也可损及肾。

（3）辨寒热之性转化　病邪侵入体内以后也可转化，如寒邪入内，初期表现寒凝血瘀，在一定条件下也可转化为热毒血瘀，反之亦然，绝非一成不变，故须密切动态的观察。注意病势及病期。

（4）辨高龄血瘀　高龄老人，原来就有“生理性血瘀”，再患本证，血瘀势必较年轻人为重，但高龄之人脏腑功能亦必低下，故对老年血瘀证的扶正祛邪（祛瘀），必须针对个体情况，权衡利弊，慎重用药。

25 “血瘀病证”的辨证难点有哪些？

（1）辨证中应仔细辨别血瘀的寒热虚实　血瘀证因感寒所致者，若无实热或阴虚内热之见证，便可辨认为寒凝血瘀，反之，便为实热血瘀，但也有本寒标热，标寒本热，寒热夹杂，虚实互见的血瘀证。故对血瘀有似实非实，热中有寒，或寒瘀挟热，需掌握寒热虚实错杂的病性特点。

（2）病证结合　中医的证如能与现代医学的诊断（病）相结合，则有助于提高辨证水平，指导治疗。如同为血虚血瘀，有单一缺乏营养素（缺铁、缺叶酸、维生素 B_{12} 等）所致；有骨髓造血功能衰竭所致，因骨髓造血干祖细胞生成障碍的，如再生障碍性贫血等；有因骨髓造血细胞增殖分化被阻滞，如急性白血病，故治疗上应注意区分。

（3）注意危变证的及时辨别　如血虚血瘀患者突然头痛而脉象疾数者；高热不退而伴发大衄者；癥积患者伴有突然鼓

胀、神昏谵语及有抽搐者，都必须及时抢救，争取病情转危为安。

26 “血瘀病证”的主要证候学特点有哪些？

（1）疼痛　本证的疼痛特点是痛处固定不移，常呈持续或阵发性加剧，或压之疼痛。

（2）癥积　位于腹中或全身，为实质性肿块，质中或硬，推之不移。

（3）各类出血　如吐血、便血、咳血、尿血或瘀斑。

（4）形证证候　舌质、面色或皮肤紫暗，且呈持续存在为特点。

27 “血瘀病证”的证候演变特点如何？

决定证候演变的主要因素：①病种；②患者体质；③治疗是否及时，例如，真性红细胞增多症患者常头晕头痛，口干，面赤红，烦躁，舌紫或红绛，脉弦数，中医辨证属肝火上炎、血瘀内结，如及时用龙胆泻肝汤配合活血化瘀中药，伍用西药，症状很快缓解，瘀血证候亦消失。又如慢性粒细胞白血病常伴明显脾大，辨证为气（阴）虚积聚，虽经中西结合治疗，症状有所缓解，脾大亦有一定程度缩小，但常呈迁延，癥积未能尽消，瘀血亦持续存在，在一定条件下，慢粒急变，脾急剧增大，血白细胞亦迅速增多，患者有发热，乏力，肝脾大，胸骨等处疼痛，从轻度血瘀转变为血瘀重症，《内经》云：“未病防病，既病防变。”故动态细微的观察疾病的变化对认识血瘀病情十分必要。

28 • 红细胞的生成有哪些阶段？

正常人红细胞的生成包括：造血干细胞阶段，红系祖细胞阶段，红系前体细胞的增殖与分化阶段，网织红细胞的增殖及成熟阶段以及网织红细胞向外周血释放成熟红细胞。

29 • 红细胞的生成有哪些调节因素？

红细胞生成的调节因素较为复杂。一般认为外周血中红细胞的数量和生理性平衡，主要是通过骨髓内红细胞生成的自身调节取得的。在生理情况下，循环中的红细胞总量是通过对红细胞生成速率的反馈调节而维持恒定。在造血干祖细胞与成熟红细胞之间形成了相互关联、相互制约的一个复杂的动态平衡。当机体红细胞数量改变时，造血组织通过各种途径不断对这种动态平衡起着自身调节的作用。目前对红细胞生成的调节机制还不十分清楚。近年来的研究认为，当外周血中红细胞数量减少和血红蛋白降低时，红细胞携氧能力下降，血液和组织内氧张力降低，可刺激肾脏产生和释放促红细胞生成素（EPO），促进骨髓内红细胞的生成，影响红细胞生成的其他因素还有动脉血氧分压、心肺功能、血容量、血红蛋白与氧的亲和力以及红细胞2, 3-二磷酸甘油酸（2, 3-DPG）含量等，都可能通过肾脏内的 EPO 释放，对红细胞的生成产生反馈作用。

30 • 促红细胞生成素在红细胞的生成中有何作用？

促红细胞生成素（erythropoietin，EPO，简称促红素）主要作用于红系祖细胞阶段：①刺激有丝分裂，促进红系祖细胞的增殖；②激活红系特异基因，诱导分化；③能显著减缓 CFU-E DNA 的降解速率，阻抑 CFU-E 的程序性死亡，以及加速网织红细胞的释放和提高红细胞膜的抗氧化功能。其作用可能是通过对决定血红蛋白合成的遗传基因去阻遏因子的作用而实现的。随着 EPO 使用剂量的加大，其作用可能会进一步扩及红系生成的全过程，成为影响红系细胞中血红蛋白合成的诱导物质和调节物质，并能促进 DNA 和 RNA 的合成。

31. 除促红细胞生成素外，红细胞的生成有哪些其他调节物质？

①其他细胞因子：如红系分化因子能直接诱导血红蛋白表达及间接的促进红系祖细胞生长，红系分化去核因子诱导后期红细胞排核以及转录因子 GATA1 能特异地激活多种红系特异基因，诱导细胞沿红系分化，并抑制细胞凋亡；②雄激素：睾酮对红系造血所起的作用主要是刺激 EPO 的产生。雄激素可促进肾皮质细胞的作用，使 EPO 或红细胞因子产生增多，并刺激正铁血红素的合成。雄激素可能还有增加 EPO 敏感细胞数目及驱使 G_0 期的 CFU-S 进入 DNA 合成期，增加红系祖细胞数量的作用。也可直接刺激骨髓促进红细胞的生成；③雌激素：可能抑制红细胞的生成。小剂量的雌激素可减低红系祖细胞对 EPO 的反应。很大剂量时，可能有抑制 EPO 生成的作用；④其他：如甲状腺素、肾上腺皮质激素和生长激素等均可改变组织对氧的需求而间接影响红系造血。此外，环腺苷酸（cAMP）亦可刺激 EPO 的生成，因其被 EPO 抗体所阻断。在动物实验中，cAMP 可使骨髓细胞中的氨基 γ 酮戊酸合成酶的活性增加。近年来认为胸腺及 T 淋巴细胞对正常造血也有调节作用。T 淋巴细胞及其产物可促进 BFU-E 的形成与 EPO 共同调节细胞生成。

32 • 什么是贫血？

贫血（anemia）是一种常见症状，它既可以原发于造血器官疾病，也可能是某些系统疾病的表现。贫血指外周血中单位容积内血红蛋白（Hb）的浓度、红细胞（RBC）计数和（或）血细胞比容（HCT）低于相同年龄、性别和地区的正常标准。按国内标准，一般认为在平原地区，成年男性 Hb<120g/L、RBC<4.0×10^{12}/L 和（或）HCT<37%，妊娠成年女性 Hb<100g/L、HCT<30% 可以诊断为贫血。国外诊断贫血则以 1972 年 WHO 制定的诊断标准为准，在海平面地区，Hb 低于以下水平可诊断为贫血：6 个月至 6 岁儿童 110g/L，6～14 岁儿童 120g/L，成年男性 130g/L，成年女性（非妊娠）120g/L，妊娠成年女性 110g/L。同时应注意，血液中的血红蛋白浓度、红细胞计数和血细胞比容与血液稀释状态相关。在某些生理或病理状况，如妊娠、肝硬化、低蛋白血症、充血性心力衰竭，血浆容积增加，血液被稀释，血红蛋白浓度降低，容易误诊为贫血；而在严重腹泻、大面积烧伤、高渗液腹膜透析、糖尿病酸中毒时，因为血液浓度、血红蛋白浓度增加，即使有贫血也不容易被发觉。所以诊断贫血时对各种影响因素应加以全面考虑。

33 • 影响贫血判断标准的因素有哪些？

贫血判断标准即正常值因不同的性别、年龄、是否妊娠和居住地的海拔而存在差异。一般而言，男性正常值略高于女性；新生儿正常值较高，婴儿从出生 3 个月起至 15 岁正常值比健康成人低 10%~20%；妊娠期妇女正常值偏低；长期居住于高海拔地区的居民较平原地区居民正常值亦较高。因此，一般标准只适用于海拔不超过 2000 米地区的成年男女。

34 贫血症状的轻重与哪些因素有关？

贫血症状的轻重、有无，除原发病之外，更取决于贫血的程度、进展速度，同时与患者的年龄、有无心肺疾患及心血管系统的代偿能力有关。贫血发生缓慢、无心脏基础疾病、代偿机制可充分发挥者，血红蛋白低于 60g/L 时才会出现症状；反之急性失血或急性溶血，轻度贫血时症状即很明显，表现为头晕、乏力、气促，重度贫血时甚至会出现嗜睡、昏迷。

35 引起贫血的病因有哪些？

贫血的病因大致分为三类：第一类是红细胞生成减少，包括造血物质缺乏、骨髓造血功能障碍；第二类是红细胞破坏过多、过快所致的溶血性贫血，包括红细胞内在缺陷（如红细胞膜缺陷、红细胞酶缺陷、血红蛋白病等）和红细胞外因素（如自身免疫性溶血性贫血，微血管病性溶血性贫血，理化、生物因素）所致的溶血；第三类是失血，包括急性出血和慢性失血。

36 贫血时机体如何进行代偿？

（1）贫血刺激红细胞生成更多的 2, 3-二磷酸甘油酸

(2, 3-dipho-sphoglycerate，2, 3-DPG)，使血红蛋白-氧解离曲线右移，血红蛋白氧亲和力降低，有利于氧的释放和被组织利用。

（2）贫血时，血管发生选择性收缩，血流出现再分布，使更多的血液流向关键器官或部位。血流减少的器官或部位主要是皮肤和肾。

（3）Hb<70g/L 时，心排出量代偿性增加。

（4）贫血时的缺氧，可促进肾产生和释放促红细胞生成素，促进骨髓红系细胞的增生。这是慢性贫血时机体主要的代偿机制。

37 · 贫血如何分类？主要见于哪些疾病？

（1）根据红细胞形态特点分类（见下表）。

按红细胞形态特点分类表

形态类型	MCV (fl)	MCH (pg)	MCHC (%)	贫血
大细胞性贫血	>100	>32	32~35	巨幼细胞性贫血
正常细胞性贫血	80~100	26~32	32~35	再生障碍性贫血、急性失血性贫血、溶血性贫血、慢性疾病性贫血
单纯小细胞性贫血	<80	<26	32~35	感染、中毒、急慢性炎症、尿毒症等疾病导致的贫血
小细胞低色素性贫血	<80	<26	<32	缺铁性贫血、铁粒幼细胞贫血、珠蛋白生成障碍性贫血

（2）按网织红细胞计数分类　根据网织红细胞计数我们可以将贫血分成再生障碍性贫血和再生性两类。对于网织红细胞计数在 50×10^9/L 与 100×10^9/L 之间的贫血，不能单纯地将其归类于再生性或再生障碍性贫血，而需要综合考虑，有可能是混合来源的（见下表）。

按网织红细胞计数分类表

类型	网织红细胞绝对值	贫　血
再生障碍性	$<50\times10^9$/L	再生障碍性贫血
		纯红细胞再生障碍性贫血
		骨髓增生异常综合征
		铁及维生素缺乏
		骨髓纤维化
		炎症性贫血
再生性	$>100\times10^9$/L	溶血性贫血
		免疫性
		非免疫性
		先天性：细胞膜异常、纯合子镰状细胞疾病、珠蛋白生成障碍性贫血、酶缺陷所致贫血、血红蛋白异常
		获得性：PNH、药物作用、微血管病、脾功能亢进
		失血性贫血

（3）按病因和发病机制分类（见下表）。

按病因和发病机制分类表

病因及发病机制	贫血性质
红细胞生成减少	
骨髓干细胞损伤或异常	再生障碍性贫血、纯红细胞再生障碍性贫血、骨髓增生异常综合征
骨髓被异常组织侵犯	白血病、骨髓瘤、转移瘤、骨髓纤维化、恶性组织细胞病
细胞成熟障碍	
DNA 合成障碍	巨幼细胞性贫血
Hb 合成障碍	缺铁性贫血、慢性疾病性贫血、珠蛋白生成障碍性贫血、铁粒幼细胞贫血
红细胞破坏过多	
红细胞内在缺陷	膜缺陷（遗传性球形红细胞增多症、遗传性椭圆形红细胞增多症、阵发性睡眠性血红蛋白尿、棘形红细胞增多症） 酶缺乏（葡萄糖-6-磷酸脱氢酶缺乏、丙酮酸激酶缺乏和其他酶缺乏） 血红蛋白异常（血红蛋白病、珠蛋白生成障碍性贫血等）
红细胞外在因素	卟啉代谢异常（遗传性红细胞生成性卟啉病、红细胞生成性原卟啉病） 免疫性溶血性贫血（自身免疫性、新生儿免疫性、血型不合输血、药物诱发） 机械性溶血性贫血（创伤性、心源性、微血管病性、行军性血红蛋白尿症） 其他化学、物流、生物因素所致溶血性贫血 脾功能亢进
失血	急性失血后贫血 慢性失血后贫血

38 贫血患者检测网织红细胞有什么意义？

网织红细胞代表新生红细胞、反映骨髓红系造血功能。但周围血的网织红细胞数受骨髓内生成、停留时间，从骨髓释放到周围血，在骨髓（原位）及脾中被吞噬细胞清除以及在周围血的存在时间等因素影响。因而对周围血的网织红细胞计数结果应慎重评价，对于目前临床上常用的网织红细胞在红细胞中的百分比，在病理情况下可能红细胞的减少更为明显，相对而言，网织红细胞百分比仍可不低，甚至偏高，因此，仅凭相对值并不能准确反映红系增生情况。计算网织红细胞的绝对值更能说明骨髓的代偿能力。

39 贫血的临床表现有哪些？

贫血可累及全身多个脏器，贫血的病因及原发病，血液携氧能力下降的程度，血容量下降的程度，发生贫血的速度和血液、循环、呼吸等系统的代偿和耐受能力均会影响贫血的临床表现。主要包括以下几个方面：

（1）皮肤黏膜　皮肤黏膜苍白是贫血的主要表现，此外，还会出现皮肤黏膜干燥粗糙、缺少光泽甚至形成溃疡，溶血性贫血时，还会引起皮肤黏膜黄染。

（2）呼吸循环系统　轻度贫血时无明显症状，只是活动后出现呼吸加深加快、心悸、气短、心率加快、第一心音代偿性增强。重度贫血患者可出现贫血性心脏病、心律失常、心力衰竭。

（3）神经系统　头晕、耳鸣、头痛、目眩、失眠、多梦、记忆力减退、注意力不集中及嗜睡等，是贫血缺氧导致中枢神经组织损害所致。

（4）消化系统　贫血时可出现腹胀腹痛、恶心、呕吐、食欲减退、便秘或腹泻，溶血性贫血可致黄疸、胆管结石及脾大，巨幼细胞贫血或恶性贫血可致舌乳头萎缩、牛肉舌、镜面舌。

（5）泌尿生殖内分泌系统　溶血性贫血可出现血红蛋白尿和含铁血黄素尿，严重者可出现少尿、无尿、急性肾衰竭。长期贫血可致男性特征减弱，对女性可致月经的改变。长期贫血可致各内分泌腺体功能减退。

40 ● 贫血如何诊断？

对于每一位贫血患者，诊断确立、鉴别诊断以及贫血的原因诊断均需要系统综合地考虑和分析病史、体格检查和实验室检查的结果，了解贫血的程度、类型，并查明贫血的原因，其中以查明病因最为重要。

询问病史：应详细询问现病史、既往史、家族史、营养史、月经生育史、危险因素暴露史等。从现病史了解贫血发生的时间、速度、程度、并发症、可能诱因和干预治疗的反应等；既往史可提供贫血的原发病线索；家族史提供发生贫血的遗传背景；营养史和月经生育史对造血原料缺乏所致的贫血、失血性贫血有辅助诊断价值；危险因素暴露史对造血组织受损和感染相关性贫血的诊断非常重要。

体格检查：全面体检有助于了解贫血对各系统的影响和贫血的伴随表现，包括：皮肤黏膜检查；注意有无胸骨压痛，浅表淋巴结及扁桃体肿大、肝脾大、心动过速、心脏杂音；肛门及妇科检查；神经系统检查。

接下来针对在询问病史和体格检查中发现的相关情况及阳性体征合理地选择必要的实验室检查，包括：

（1）血常规　可以确定有无贫血，贫血是否伴有白细胞或血小板数量的变化，一般缺铁性贫血、大部分巨幼细胞贫血和溶血性贫血为单纯贫血，而再生障碍性贫血、骨髓增生异常综合征、骨髓纤维化以及部分溶血性贫血，如阵发性睡眠性血红蛋白尿症常伴有白细胞和血小板减少，称为“全血细胞减少”。红细胞体积参数反映红细胞大小及血红蛋白的改变，为贫血的病理机制诊断提供相关线索。

（2）网织红细胞计数　间接反映骨髓红系增生情况，其增加常见于溶血性贫血、缺铁性贫血和巨幼细胞性贫血。减少则常见于再生障碍性贫血。此外，网织红细胞计数还可以帮助临床医师判断贫血的治疗效果。

（3）对疑为骨髓源性贫血或存在骨髓侵犯的患者进行骨髓检查是必需的，包括骨髓细胞涂片分类和骨髓活检。涂片分类反映骨髓有核细胞的增生程度、细胞成分、比例和形态变化。活检反映骨髓造血组织的结构、增生程度、细胞成分和形态变化。

（4）对于缺铁性贫血、巨幼细胞贫血和溶血性贫血，部分生化检查是必不可少的，包括血清铁、血清总铁结合力、血清铁蛋白、转铁蛋白饱和度、红细胞内游离原卟啉、转铁蛋白和转铁蛋白受体、血清叶酸和维生素 B_{12} 水平测定以及溶血相关检查。

41 年龄在贫血性疾病中的诊断有何意义？

年龄不同，基础疾病谱明显不同。例如，新生儿和幼儿贫血需注意先天性或遗传性贫血、营养性贫血；儿童、青少年恶性血液系统疾病更常见淋巴瘤和急性淋巴细胞白血病；中青年男性较少发生营养性贫血，而育龄妇女缺铁性贫血尤为多见；多发性骨髓瘤、骨髓增生异常综合征常被称为老年病，极少见于儿童。了解这些不同年龄贫血基础疾病谱分布特征有助于简化贫血病因的诊断。

42 病史在贫血性疾病的诊断中有何意义？

病史询问应特别注意贫血发生的急缓、伴发症状的有无和类型，本次贫血在其他医院的诊断和治疗史、治疗反应如何以及既往疾病史等。自幼发病或曾有严重的新生儿黄疸病史常提示先天性或遗传性贫血，如Fanconi贫血、Dianond-Blackfan贫血、地中海贫血和血红蛋白病、球形红细胞增多症、先天性细胞生成异常性贫血、葡萄糖-6-磷酸脱氢酶缺乏症（G-6-PD）、丙酮酸激酶（PR）缺乏症等。儿童、青少年贫血应追问体质、智力发育史。除了营养性贫血外，某些患者遗传性贫血也可在这一年龄段才开始临床显现，如Fanconi贫血，患者除表现贫血外经常伴有发育迟缓和智力障碍。以往健康的成年人出现贫血多提示获得性贫血，如获得性再生障碍性贫血、自身免疫性溶血性贫血等，少数轻型先天性贫血（如轻型遗传性球形细胞增多症等）也可在成年、甚至老年才出现贫血。

43 贫血发生的快慢在贫血性疾病的诊断中有何意义？

急性失血引起的贫血病史短暂、明确、出血部位及脏器多数情况下容易诊断，如外伤出血、急性上消化道出血、异位妊娠盆腔出血等，局部症状突出，常伴有血流动力学异常，多需外科、妇科等相关科室诊治。缺铁性贫血、慢性系统性疾病贫血、骨髓增生异常综合征、某些非重型再生障碍性贫血等，其贫血多缓慢发生，常不能追溯至何时起始；急性溶血、重型或极重型再生障碍性贫血和大多数恶性血液系统疾病等，其贫血发生相对较快，起病至就诊间期短，患者常能明确肯定发病时间；溶血性贫血可有黄疸、尿色加深，急性血管内溶血可有酱油色尿，部分溶血性贫血患者还可有慢性胆囊炎、胆结石病史。恶性血液病、重型再生障碍性贫血等常为进行性贫血加重；缺铁性贫血、某些溶血性贫血多病程迁延，常由感染、应激等因素诱发或加重，特别是某些溶血性贫血病程中可有明显的发作性加重与自发性缓解交替的特点。

44 贫血伴发症状在贫血性疾病的诊断中有何意义？

贫血伴有发热提示感染、淋巴瘤或其他肿瘤以及风湿免疫性疾病史；贫血伴有四肢感觉异常、步态不稳，应注意是否是维生素 B_{12} 缺乏的巨幼细胞贫血；若伴有皮肤黏膜出血，提示导致贫血的基础病可能涉及血小板或肝，见于多种血液病和严重肝病；贫血伴有黄疸、尿色加深提示溶血性贫血、肝炎相关性再生障碍性贫血；贫血伴有骨痛提示恶性血液病、骨髓转移瘤；恶性血液病、骨髓造血衰竭、骨髓纤维化、脾功能亢进以及微血管病性溶血性贫血疾病除贫血外，患者还可伴有明显的出血倾向和反复感染等。贫血患者还应询问是否有头发早白、舌体烧灼感、经常口腔溃疡、口角感染以及指甲脆裂易折等，提示贫血是由营养不良、造血原料缺乏等引起的。

45 既往病史在贫血性疾病的诊断中有何意义？

既往病史，如糖尿病、高血压及慢性肾脏疾病多可导致慢性肾衰竭，甚至在血肌酐水平仅轻度升高时即可出现红细胞生成素生成减少；风湿免疫性疾病除可伴发慢性系统性疾病贫血外，也常伴有溶血性贫血；某些急性白血病、骨髓增生异常综合征的发生与前期的肿瘤放化疗可能有关；慢性肝炎肝硬化、门脉高压可出现脾功能亢进。原有胃大部分切除病史者出现贫血，需注意维生素 B_{12} 缺乏性巨幼细胞贫血等。许多疾病，如慢性感染、化脓性炎症、寄生虫病、恶性肿瘤、慢性肾功能不全、慢性肝病、甲状腺功能减退症、结缔组织病都是贫血常见的原因。

46 家庭史在贫血性疾病的诊断中有何意义？

家庭史有助于对遗传性贫血的诊断。遗传性球形红细胞增多症、地中海贫血、血红蛋白病、先天性红细胞生成异常性贫血、Fanconi 贫血等，家庭成员中包括父母和兄弟姐妹，可能有同类疾病患者。家庭史询问应特别注意贫血、发作性黄疸、脾大和出血性疾病史以及这些患病家族成员与患者的生物学关系。同一家庭贫血患者聚集，除遗传性贫血外，还有可能是相同生活方式，饮食习惯和外部环境作用的结果。藉此贫血性疾病在我国有一定的地域分布特征，尤其是珠蛋白生成障碍性贫血、血红蛋白病和某些红细胞酶病在我国主要发生在南方诸省，北方患者少见，因此，询问患者祖籍有助于某些贫血尤其是溶血性贫血的诊断。

47 饮食史对贫血的诊断有何意义？

询问饮食史必须全面、具体，不仅询问摄入量，还应询问食物构成。特殊饮食习惯和食品烹饪习惯也可能提供诊断贫血有价值的线索。牛奶含铁非常少，如仅依靠牛奶提供营养而不合理添加辅食，幼儿发生缺铁性贫血的风险明显增大。缺铁性贫血以及叶酸、维生素 B_{12} 缺乏所致的巨幼细胞贫血等，都与营养缺乏相关，特别是婴幼儿及孕妇营养缺乏的可能性更大，故应详细了解有无营养缺乏或偏食以及特殊烹调习惯等。另外，不合理的瘦身、减肥方式也可造成某些造血原料的缺乏而导致贫血。

48 贫血的诊断需要注意什么问题？

为了更有效、更方便地进行诊断，将贫血按照红细胞形态学和病因学进行分类，并给出各种不同类别贫血常见的疾病种类。临床工作中经常看到许多年轻医师对贫血分类非常熟悉，但仍不能准确的进行贫血诊断。主要原因是：虽然强调了实验室检查在血液学疾病诊断中的重要性，但却忽视了疾病诊断的另外两个基本因素，即病史和查体的重要性。事实上，尽管有不同于其他系统疾病诊断的特点，但血液病的诊断原则和方法与普通内科完全相同。详细询问病史，常能提供非常有价值的诊断线索，并且有时只有密切结合病史，查体资料才能更为客观地解释实验室检查结果，不至于被实验室结果“误导”，延误诊断或错误诊断。

49 贫血的治疗原则是什么？

病因治疗是贫血治疗的重要原则，多数情况下，原发病比贫血本身更为严重，因而其治疗也更为重要。随着原发病改善，贫血常可获得缓解。应避免未明确病因前盲目进行抗贫血治疗，尤其是造血原料的补充。这样不仅不能有效地改善贫血，即使改善也易复发，甚至掩盖更为重要的原发病，丧失得以治疗或根治的机会。有时贫血病因难以确定或虽已查明，但现在疗法难以奏效，而患者贫血症状明显或急性大量失血，首先改善贫血进行抗贫血治疗甚至输血也是可行的。

（1）病因治疗　是贫血治疗的关键所在。所有贫血都应尽可能地在查明病因的基础上进行治疗，才能达到标本兼顾、最终治愈的目的。

（2）支持治疗　输血是贫血的对症治疗措施，但因不良反应和并发症较多，故应严格掌握适应证。慢性贫血血红蛋白低于60g/L是输血的指征。应采用成分输血。其他支持治疗包括纠正患者的一般情况及有效控制感染和出血等。

（3）补充造血所需的元素或因子　如缺铁性贫血，维生素B_{12}或叶酸缺乏导致的巨幼细胞性贫血在补充相应造血元素后，可迅速改善病情。

（4）造血生长因子或造血刺激药物　肾性贫血红细胞生成素生物合成减少，是红细胞生成素治疗的适应证。此外，红细胞生成素对某些慢性病贫血亦有一定疗效。雄激素有刺激骨髓造血和红细胞生成素效应，对慢性再生障碍性贫血有较好疗效。

（5）免疫抑制剂　适用于发病机制与免疫有关的贫血。糖皮质激素是自身免疫性溶血性贫血（温抗体型）或纯红细胞再生障碍性贫血的主要治疗药物。抗胸腺细胞球蛋白（antithymocyte globulin，ATG）或抗淋巴细胞球蛋白（antilymphocyte globulin，ALG）和环孢素（cyclosporin A）可用于再生障碍性贫血，特别是重症患者的治疗。

（6）异基因造血干细胞移植　适用于骨髓造血功能衰竭或某些严重的遗传性贫血，如重型再生障碍性贫血、阵发性睡眠性血红蛋白尿症、珠蛋白生成障碍性贫血及镰状细胞贫血等。

（7）脾切除　脾是红细胞破坏的主要场所，同时与抗体的生成有关。某些贫血是脾切除的适应证，包括遗传性球形红细胞增多症、遗传性椭圆形红细胞增多症、内科治疗无效的自身免疫性溶血性贫血和脾功能亢进等。

50 贫血如何使用药物治疗?

治疗贫血的药物各有其不同的药理作用和临床应用适应证，应根据贫血发生的原因和病理机制加以选择，针对性要强；反对滥用多种所谓的升血药。

铁剂主要用于治疗缺铁性贫血，常用的有硫酸亚铁、葡萄糖酐铁和山梨醇枸橼酸铁，一般只需口服制剂，少数情况下需用铁剂注射剂。体内储存铁过多可影响重要脏器功能，因此，非缺铁性贫血患者不应进行铁剂治疗。

叶酸、维生素 B_{12} 对营养性巨幼细胞贫血有效。叶酸缺乏是引起巨幼细胞贫血的最常见原因，口服治疗能很快显效。维生素 B_{12} 缺乏者相对少见，几乎都与胃肠手术和胃肠功能紊乱有关，口服给药疗效差，应肌内注射。叶酸、维生素 B_{12} 对其他贫血治疗无效，不应滥用。

糖皮质激素和免疫抑制剂，如泼尼松、环磷酰胺等对自身免疫性溶血性贫血有良好疗效，能使部分阵发性睡眠性血红蛋白尿症患者溶血减轻。环孢素 A、抗胸腺细胞球蛋白、抗淋巴细胞球蛋白治疗重症再生障碍性贫血有时能获得良效。

雄激素通过刺激肾产生更多的促红细胞生成素，又能增强幼红细胞对促红细胞生成素的效应而增加红细胞的生成，可用于多种骨髓造血功能低下的患者。也可用于肿瘤化疗骨髓抑制性贫血。雄激素治疗贫血起效缓慢，通常至少经 3 ~4 个月正规治疗贫血后无改善方可认为无效。

基因重组红细胞生成素对肾性贫血疗效较好，尚可用于再生障碍性贫血、骨髓增生异常综合征等。

51 • 中医学如何认识贫血？

在祖国医学古籍文献中，没有贫血一词，但根据贫血的临床表现，中医古籍中早已有类似的描述。《内经》中所论述的“血枯”、“血脱”与现代医学所指的贫血类似，《素问·腹中论》中记载：“有胸胁支满者，妨于食，病至则先闻腥臊臭，出清液，先唾血，四肢清，目眩，时时前后血……病名血枯，此得之年少时，有所大脱血。”《灵枢·决气》云：“血脱者，色白，夭然不泽，其脉空虚，此其候也。”《金匮要略》中所记载的虚劳与现代医学所指的贫血类似，《金匮要略·血痹虚劳脉证并治第六》中说：“男子脉虚而沉弦，无寒热，短气里急，小便不利，面色白，时目瞑，兼衄，少腹满，此为劳使之然也。”又说：“男子面色薄者，主渴及亡血，卒喘悸，脉浮者，里虚也。”《医宗金鉴》中说：“失血过多，面及爪甲之色具浅淡苍白，乃脱血症也。”这也与贫血相类似。清代《类证治裁》指出：“黄胖多肿，其色黄中带白，眼目如故，洋洋少神，多虫与食积所致。”这与虫积、食积引起的缺铁性贫血颇似。而喻嘉言的《医门法律》中说：“虚劳之征，金匮叙于血痹之下，可见劳则必劳其精血也，营血伤，则内热起，五心常热，目中昏花见火，耳内蛙聒蝉鸣，口舌糜烂……不死何待也。”这里既有贫血、出血之症状，又有发热感染症状，与当今再生障碍性贫血颇为相似。《千金翼方》有：“身目俱黄，发热恶寒，少腹满急，小便难。”这非常类似阵发性血红蛋白尿急性溶血时出现的发热恶寒、下腹疼痛，甚则尿闭的表现。关于酱油色尿的临床表现，则早在《内经》中即有述及：“尿色黑暗，面色枯白，尺脉沉迟，下元虚冷也。”孙对薇在《丹台玉案》曰：“人有病黄肿者，不可误以为黄胆。盖黄胆者，遍身如金，眼目俱黄，黄肿之黄，则其色白，而眼目如故。”又曰：“黄肿症，多因食积、虫积为患，……经久不消，脾胃运化失职，浊气升腾，故面色黄而且浮，手足皆无血色”可见古代黄肿与现代缺铁性贫血非常类似，古人还专门将其与黄疸加以区别，极具有临床参考价值。

52 · 中医学对于贫血病因有何认识？

（1）起始病因

1）六淫外袭：六淫之邪均可引起本病。外感寒邪，凝滞血脉或感受温热毒邪，热盛煎熬津液，使血液凝滞，影响脏腑化生气血功能；风热袭肺，延误失治，肺津干涸，母病及子，肾精亏耗，导致本病；湿热内蕴，困阻脾胃，运化失司，水谷不化，精血不充，或湿热交蒸，伤及营血，血败而致血虚；湿性黏滞，阻遏气机，损伤阳气，热邪不去，久则伤阴，肝肾俱虚，精血耗竭，引发本病。

2）药毒损伤：药毒损伤导致虚劳血虚证主要有两种情况，一是药毒直接耗伤气血而致血虚，二是药毒损伤有关的脏腑，引起血之化源不足而间接导致血虚。例如，误用辛香燥热，就可直接耗血伤津；妄投苦寒金石，则可败胃伤脾，使血之生化乏源，二者均可谓之血虚。

3）情志因素：心为主血之脏，肝为藏血之器，脾为生血之源，肾主骨生髓，不良的情志活动，可致心、肝、脾、肾等脏腑受损，血必因之而受累，而为血虚。如暴怒伤肝，肝不藏血，引起出血，可致气血亏虚；思虑伤脾，脾失健运，则生血无源；惊恐伤肾，肾不主骨生髓，则精血不足，均可引起虚劳血虚。

4）饮食不节：血的生成全赖脾的健运和胃的受纳腐熟。饮食不节或饮酒无度，嗜食辛辣、饥饱无常、偏食挑食均可损伤脾胃，脾虚失运，胃纳失司，生血无源，或脾虚不摄，统血无权，血溢脉外而为虚劳血虚。

5）禀赋不足：父母体虚，遗传缺陷，胎中失养，孕育不足及出生后喂养不当，营养不良等导致先天不足，精气不充，脏腑虚衰，生机不旺，生血不足，身形不健而成虚劳血虚。

6）久病不复：大病久病，失于调理，邪气过盛，脏气损伤，影响气血化生，或邪气久留，耗血伤精，久病入络，瘀血内结，新血不生，逐渐成为虚劳血虚。

（2）继发病因　虚劳血虚，久虚不复，可致脏腑功能低下，生血化源耗竭，四肢百骸失养，形气不足，积损成劳。

53 中医学对于贫血病机有何认识？

（1）病位　血虚、虚劳与五脏均有密切关系，但与脾、肾、肝的关系更为重要。肾为先天之本，脾为后天之本，肝为藏血之所。血资生在脾，增殖有赖于肝、肾。若先天不足，或后天失于保养，它病迁延，则肾亏髓减，精血不生，形成虚劳；脾虚失运，化源不足，气血两亏，脾虚不能统血，肝虚不能藏血，血溢脉外，也可引起虚劳血虚。

（2）病性　血虚、虚劳统属虚证，若正虚卫外不固，感受外邪或兼杂五脏之邪，则为本虚标实或虚实夹杂。

（3）病势　血虚、虚劳急性起病者，病势多凶险，若不及时治疗，邪毒由表及里，侵及骨髓，热毒之邪充斥内外，卫气营血同病，耗血动血伤正，正气受损，邪无所制，使病情日益深重，甚则危及生命。慢性起病者，则病势缠绵，治疗可根据辨证缓缓图之，或中西药并用，则效果良好，但也有因治疗不当或病情反复由慢性转为重症者，故需密切注意疾病之变端。

（4）病机转化　虚劳血虚的形成是由虚致损或由实致血亏逐渐发展而成，究其原因有化源不足血无以生；血失过多，消耗过甚等方面。血虚久病均可致虚劳，血液生化不足，禀赋虚弱，形气不足，脏腑不荣，生机不旺之人，血液丢失或消耗过度耗伤了气血，久病使气血难以恢复，复加医源药物、邪毒内侵所致。其侵入人体，因体质的不同，邪毒轻重的程度与数理的不同，其发病可有急慢之分。血虚病初始时血供不足，阴液受损兼及气分多伤及心脾二脏，可表现气阴两虚、津亏血少之证候；病久气随血耗，精不化血，血亏之极伤及心肝脾肾，最后表现为阴阳两虚，精亏血虚难复，以致血枯阴伤，阴损及阳，精血生化无权的危重证。虚劳起病即累及脾肾，表现为“脾肾阴亏”、“脾肾阳虚”，若未得到及时调摄，多发展为“阴阳两虚”，甚至阴阳离绝，预后不良。血虚、虚劳可相互转化，血虚起病未得到及时调摄可转化为虚劳，虚劳治疗及时、得法，也可转变为病情相对较轻的血虚病证。

54 中医学对贫血如何审因论治？

（1）益气养血　《素问·宝命全形论》说：“人以天地之气生，四时之法成。”又说：“天地合气，命之曰人。”这就是说人是自然界的产物，也即“天地之气”的产物。《难经·八难》说：“气者，人之根本也。”张景岳说：“人之有生，全赖地气。”血液的生成也不例外，气对血液的生成具有重要作用。首先气能生血，如《灵枢·决气》中说：“中焦受气取汁，变化而赤是谓血。”这里摄入的饮食物要转化成水谷之精气，从水谷之精气转化成营气和津液，再从营气和津液转化成赤色的血，均离不开气的气化功能，也即物质代谢和能量代谢过程。气旺则化生血的功能亦强，气虚则化生血的功能亦弱。其次，气还能行血。《难经·二十二难》说："气主煦之。"《素问·刺志论》中说："气实者，热也；气虚者，寒也。"而血得温则行，得寒则凝。可见如果气的温煦作用失常，势必血和津液运行迟缓，而最终导致血瘀。《素问·经脉别论》中说："食气入胃，散精于肝，淫气于筋。食气入胃，浊气归心，淫精于脉。脉气流经，经气归于肺，肺朝百脉，输精于皮毛。毛脉合精，行气于腑。腑精神明，留于四脏，气归于权衡。权衡以平，气口成寸，以决死生。"这里血液的循行不仅依赖于心气的推动，肺气的宣发布散，还依赖于肝气的疏泄条达，也即只有各脏的气机升降出入正常，血液的循环才能无始无终。再次，气还能摄血，沈目南《金匮要略注》说："五脏六腑之血，全赖脾气统摄。"《素问·五脏生成》说："诸血者，皆属于心。"《素问·经脉别论》中说："肺朝百脉，输精于皮毛。"王冰说："肝藏血，心行之，人动则血运于诸经，人静则血归于肝。"肝藏血和调节血量对防治出血具有重要的作用。可见气对血的固摄作用主要是各脏的功能正常及综合平衡作用的结果。综上所述，存得一息之气，即能养得一息之血。

（2）补肾生血　《景岳全书》中说："血即精之属也。"《张氏医通》说："血之源头在乎肾。"而《灵枢》中说："肾主骨生髓。"又说："肾藏精。"这里肾内藏先天之精，元气根于肾。肾中精气化生的元气，推动激发着各脏腑的生理功能，从而使心气得以推动，肺气得以宣发，肝气得以疏泄条达，脾气得以转输，在各脏的综合平衡中，奉心化赤生成血液，并促进血液的运行，从而更好地使血液再生，也即"精血同源"，精能生血，血能化精，所以补肾能达到资血、生血的效果。

（3）活血生血　《血证论》中说："经隧之中，即有瘀血踞住，则新血不能安行无恙，终必妄走而吐溢矣。"《金匮要略·血痹虚劳病脉证并治》中说："五劳虚极羸瘦，腹满不能饮食，食伤，饮伤，忧伤，房室伤，饥伤，劳伤，经络营卫气伤，内有干血，肌肤甲错，两目黯黑，缓中补虚，大黄䗪虫丸主之。"这里瘀血不去，故肌肤甲错，新血不生。经络营卫气伤，则肌肤不得濡养，活血既能祛瘀，又能推陈致新，也即是活血除瘀的同时促进了新血的生成。如久病不愈的慢性再生障碍性贫血、骨髓纤维化及慢性粒细胞白血病等兼见瘀血者，加用活血化瘀之品，不但能够活血化瘀，且还有助于新血的生成之功。《金匮要略·惊悸吐衄下血胸满瘀血病脉证并治》说：“病人胸满，唇痿舌青，口燥，但欲漱水不欲咽，无寒热，脉微大来迟，腹不满，其人言我满，为有瘀血。”又说：“病者如热状，烦满，口干燥而渴，其脉反无热，此为阴伏，是瘀血也，当下之。”都说明瘀血积于体内，不但引起各种疾病，最终必然导致新血不能生成。所以仲景医圣指出当下之，即下瘀血法之意，临证时，可根据病情的寒热、轻重、缓急和瘀血阻于部位的不同，分别采用化瘀或逐瘀等方法，从而达到瘀血去，血行正常，新血自生。

55 什么是缺铁性贫血？

铁是人体必需的微量元素，是血红素分子的核心部分，细胞中多种酶含有铁。当机体对铁的需求与供给失衡，导致体内贮存铁耗尽（iron depletion，ID），继之红细胞内铁缺乏（iron deficient erythropoiesis，IDE），最终引起缺铁性贫血（iron deficient anemia，IDA）。IDA 是铁缺乏症三个阶段（包括 ID、IDE 和 IDA）的最终阶段，是由于体内贮存铁（包括骨髓、肝、脾及其他组织内铁）消耗殆尽，不能满足正常细胞生成的需要而发生的贫血。典型表现为缺铁引起的小细胞低色素性贫血及其他异常。这种贫血的特点是骨髓、肝、脾及其他器官、组织中缺乏贮存铁，血清铁浓度和血清铁饱和度均低。IDA 是最常见的贫血，普遍存在于世界各地，尤其好发于育龄期妇女、婴幼儿及儿童。

56 人体内铁如何分布？一般来源于何处？

正常人体内铁的含量成年男性 50～55mg/kg，女性 35～40mg/kg，其中近 2/3 为血红蛋白铁。其一为功能状态铁，包括血红蛋白铁、肌红蛋白铁、转铁蛋白铁以及乳铁蛋白、各种酶和辅酶因子中的铁；其二为贮存铁，包括铁蛋白和含铁血黄素。这部分铁存在于单核巨噬细胞系统中，暂不参与生理功能，当机体需要时，可向功能状态铁转化。正常人每天造血 20～25mg 铁，主要来自衰老破坏的红细胞。正常人维持体内铁的平衡每天需从食物摄取铁 1～1.5mg，孕、乳妇每日需 2～4mg。动物食品铁吸收率高（可达 20%），而植物食品铁吸收率较低（1%～7%）。

57 铁在人体内如何代谢？

机体所需要的铁主要来源于食物。每天饮食含铁 10～15mg，其中 5%～10% 可被吸收。铁吸收部位主要在十二指肠及空肠上段。吸收入血的二价铁经铜蓝蛋白氧化成三价铁，与转铁蛋白结合后转运到组织或通过幼红细胞膜转铁蛋白受体胞饮入细胞内，再与转铁蛋白分离并还原成二价铁，参与形成血红蛋白。多余的铁以铁蛋白和含铁血黄素形式贮存于肝、脾、骨髓等器官的单核巨噬细胞系统。人体每天排出铁不超过 1mg，主要通过肠黏膜脱落细胞随粪便排出，少量通过尿、汗液排出，哺乳妇女还通过乳汁代谢。铁代谢的一个突出特点是其排泄不受肝、肾的调控，而肠道铁的吸收在维持铁稳态中起关键作用。近年来研究发现肝铁调肽在维持铁稳态中具有关键作用。肝铁调肽通过与膜输出蛋白结合后诱导其内化和降解，发挥调节肠道铁吸收和铁进出细胞的功能。当铁储备降低或红系造血铁的需求增多时，肝生成肝铁调肽减少，导致铁吸收率增加；反之，铁储备增加或红系造血需求减少时，肝铁调肽生成增加，铁吸收率减少。目前尚未发现铁特定的生理性排泄途径，一旦发生铁过载，就不能自我调整。

58 缺铁性贫血在临床上分为哪几个阶段？

（1）缺铁期　或称潜在性缺铁期，仅有体内贮存铁的消耗，血清铁蛋白<14pg/L，或骨髓铁染色显示铁粒幼细胞<10%或消失，细胞外铁缺如，但此时血红蛋白及血清铁等指标正常。

（2）缺铁性红细胞生成期　红细胞摄入铁较正常时少，除血清铁蛋白<14pg/L外，转铁蛋白饱和度<15%，游离原卟啉（FEP）>4. 5μg/L，但血红蛋白正常。

（3）缺铁性贫血期　红细胞内血红蛋白明显减少，呈现小细胞低色素性贫血。血清铁蛋白<12pg/L，转铁蛋白饱和度<15%，FEP>4. 5μg/L 骨髓铁染色，Hb<120g/L（女性 Hb<110g/L）。

59 导致缺铁性贫血的原因有哪些？

（1）摄入不足及需铁量增加　单纯因饮食中缺少铁而发生缺铁性贫血是少见的，但可以发生于婴幼儿、青春期男女、妊娠期、哺乳期、月经期的妇女、偏食或少食者。另外，有一些人长期素食，即使没有失血，也可能发生轻度缺铁性贫血，因谷物和蔬菜中的铁含量本来就低，再加上这些食物中的肌醇六磷酸、磷酸、碳酸能使铁变成不溶解的沉淀而不易被吸收，故从食物中摄取的铁不能满足身体所需。

（2）吸收障碍　因肠道对铁的吸收障碍而发生缺铁性贫血，多见于胃肠手术后（胃部分切除及胃空肠吻合），由于食物迅速通过胃达到空肠影响了铁的吸收；萎缩性胃炎、胃酸缺乏、肠黏膜病变、脂肪泄或肠道功能紊乱，均可使铁吸收不良。转运障碍（无转铁蛋白血症、肝病）也是引起 IDA 的病因。妊娠期胃酸减少和胃肠功能紊乱使铁吸收减少。某些药物，如抗酸药、H_2受体阻滞剂可抑制铁的吸收。

（3）丢失过多　体内总铁量的 2/3 存在于血红蛋白中，反复多次失血可显著消耗铁贮存，故慢性失血占缺铁原因的首位，但是几次急性大出血也可造成缺铁性贫血。钩虫病、胃或十二指肠溃疡、食管或胃底曲张静脉破裂、胃炎、胃癌、肠癌、痔疮等是消化道出血最常见的原因。膈疝、肠道憩室炎、胃肠道息肉、肠道远端微血管扩张症等引起的出血在临床上易被忽视。近年发现服用水杨酸盐也是胃肠道出血的原因之一。各种不同原因引起的反复咯血，也可导致缺铁性贫血。此外，反复鼻衄、血红蛋白尿、人工瓣膜机械溶血等使铁丢失，终致贮存铁耗尽而引起缺铁性贫血。供血者如供血时间相隔过短，也常发生缺铁性贫血。

（4）游离铁丢失增加　肠道上皮细胞内含有游离铁，衰老的肠上皮细胞不断脱落，游离铁随之丢失。萎缩性胃炎、胃大部切除及脂肪泄等不仅有铁的吸收不良，且因上皮细胞更新加快，游离铁丢失，加重了铁的负平衡。

（5）原因不明的缺铁　此种贫血目前尚未找到真正的原因，故称为特发性低色素性贫血。应注意除外早期肿瘤的可能。

60 • 影响铁吸收的因素有哪些？

（1）体内铁贮存量　当铁的贮存量多时，血浆铁的运转率降低，铁的吸收减少。当铁缺乏时则相反，铁的吸收量增加。当红细胞生成的速度加快时，铁吸收亦增加。

（2）胃肠道的分泌　铁在酸性环境中易于保持游离状态，利于被吸收。胃酸有利于食物中铁的游离。胃肠道分泌的黏蛋白及胆汁对铁有稳定和促进吸收的作用。碱性的胰腺分泌液中的碳酸氢盐可与铁结合形成不易溶解的复合物，不利于铁的吸收。但胰腺分泌的蛋白酶可使铁与蛋白分离，易被吸收。

（3）食物的组成　肉类食物中的肌红蛋白、血红蛋白经蛋白酶消化后，游离出的血红素铁可以直接进入肠黏膜细胞。蛋白质类食物分解后的氨基酸、醚胺及胺类均可与铁结合形成易于溶解的亚铁螯合物，使铁易被吸收。而蔬菜及谷类食物中的铁多为高价铁，易与植物中的草酸、磷酸等结合形成不溶解的铁复合物而不易被吸收。

（4）药物的影响　还原剂，如维生素C、枸橼酸、乳酸、丙酸及琥珀酸等均有利于铁的吸收。氧化剂、磷酸盐、碳酸盐及某些金属制剂（如铜、镁）均可延缓铁的吸收。

61 • 为什么育龄期妇女易患缺铁性贫血？

正常人每天可以从食物中摄取1～1.5mg的铁即可维持体内铁的平衡，而育龄妇女及妊娠哺乳期铁的需求量应增加到每天2～4mg。人体铁的排泄每天不超过1mg，主要是随肠黏膜脱落细胞由粪便排出，随泌尿道上皮细胞从尿中及随皮肤细胞或出汗时排泄的铁量极少，哺乳的妇女乳汁中每天排出约 1mg 铁。妊娠期妇女对铁的需求量明显增加，每天至少需要 4mg 的铁。子宫肌瘤出血也可导致缺铁。因此，妇女月经期、哺乳期、妊娠期对铁的需求增加，若不补充足够的铁，极易发生 IDA。育龄期妇女的 IDA 主要是因为铁的需求增加、摄入不足及失血过多而引起，所以是可以预防的。

62 缺铁性贫血发病机制是什么?

（1）缺铁对铁代谢的影响　当体内贮铁减少到不足以补偿功能状态铁时，铁蛋白、含铁血黄素、血清铁和转铁蛋白饱和度减低、总铁结合力和未结合铁的转铁蛋白升高、组织缺铁、红细胞内缺铁。转铁蛋白受体表达于红系造血细胞膜表面，当红细胞内铁缺乏时，转铁蛋白受体脱落进入血液，血清可溶性转铁蛋白受体（soluble transferrin receptor，sTfR）升高。

（2）红细胞内缺铁对造血系统的影响　血红素合成障碍，大量原卟啉不能与铁结合成为血红素，以 FEP 的形式积累在红细胞内或与锌原子结合成为锌原卟啉（ZPP），血红蛋白生成减少，红细胞胞质少、体积小，发生小细胞低色素性贫血；严重时粒细胞、血小板的生成也受影响。

（3）组织缺铁对组织细胞代谢的影响　细胞中含铁酶和铁依赖酶的活性降低，进而影响患者的精神、行为、体力、免疫功能及患儿的生长发育和智力；缺铁可引起黏膜组织病变和外胚叶组织营养障碍。

（4）缺铁对微量元素的影响　铁缺乏除了可以引起铁减少外，还存在其他微量元素的代谢紊乱，如锌、锰、铜、铅、硒等。

（5）缺铁对免疫功能的影响　缺铁性贫血时机体的抗感染能力下降，通过补铁后机体的抵抗能力会增强，呼吸道和消化道的发病率就会下降。铁参与中性粒细胞的杀菌功能，一种是产生活性氧的依赖氧杀菌机制，一种是依靠储存于中性粒细胞中的蛋白酶和有效杀菌多肽的非依赖氧杀菌机制。

63 缺铁性贫血有何临床表现？

（1）贫血表现　常见乏力、易倦、头晕、头痛、耳鸣、心悸、气促、纳差、面色苍白等。

（2）组织缺铁表现　精神行为异常，如烦躁、易怒、注意力不集中、异食癖；体力、耐力下降；易感染；儿童生长发育迟缓、智力低下；口腔炎、舌炎、舌乳头萎缩、口角炎、缺铁性吞咽困难。

（3）缺铁原发病表现　如消化性溃疡、肿瘤或痔疮导致的黑便、血便或腹部不适；肠道寄生虫感染导致的腹痛或粪便性状改变；女性月经过多；肿瘤性疾病的消瘦；血管内溶血的血红蛋白尿等。

（4）体征　皮肤黏膜苍白，毛发干枯、脱落；皮肤干燥、皱缩；指（趾）甲缺乏光泽、脆薄易裂，重者指（趾）甲变平，甚至凹下呈勺状（匙状甲）。少数患者脾轻度肿大，但在纠正贫血后可消退。

64 缺铁性贫血的实验室检查有何特点？

（1）血象　呈现典型的小细胞低色素性贫血（MCV<80fl、

MCH<27pg、MCHC<30%）。红细胞指数改变的程度与贫血的时间和程度相关。血片中可见红细胞染色浅淡，中心淡染区扩大，大小不一。网织红细胞大多正常或轻度增多。白细胞计数正常或轻度减少，分类正常。血小板计数在有出血者常偏高，在婴儿及儿童中多偏低。

（2）骨髓象　骨髓涂片表现增生活跃，幼红细胞明显增生，体积较小。早幼红及中幼红细胞比例增高，染色质颗粒致密，胞质少，血红蛋白形成差。粒系和巨核细胞系正常。铁粒幼细胞极少或消失。细胞外铁缺如。

（3）生化检查　血清铁降低<10. 7μmol/L，由于血清铁的测定波动大，影响因素较多，判断结果时，应结合临床考虑；总铁结合力增高>64. 44μmol/L、转铁蛋白饱和度降低<15%；血清铁蛋白降低<14μg/L，但在伴有炎症、肿瘤及感染时可以增高，应结合临床或骨髓铁染色加以判断；红细胞 FEP 增高>0. 9μmol/L，增高表示血红素合成有障碍，用它反映缺铁的存在，是较为敏感的方法。但在非缺铁的情况，如铅中毒及铁粒幼细胞贫血红细胞 FEP 亦会增高。应结合临床及其他生化检查考虑；红细胞铁蛋白可反映体内铁贮存的状况，如 6. 5μg/RBC，表示铁缺乏。此结果与血清铁蛋白相平行，其优点是受炎症、肿瘤及肝病的影响较小。

（4）其他检查　为明确贫血的病因或原发病，尚需进行多次便潜血、尿常规检查，必要时还应进一步查肝肾功能，胃肠 X 线检查、胃镜检查及相应的生化、免疫学检查等。

65 缺铁性贫血的诊断标准是什么？

仔细询问及分析病史，加上体格检查可以得到诊断 IDA 的线索，确定诊断还须有实验室证实。临床上将缺铁及缺铁性贫血分为缺铁、缺铁性红细胞生成及缺铁性贫血三个阶段；其诊断标准如下：

（1）缺铁或称潜在缺铁　符合1）再加上2）或3）中任何一条即可诊断。

1）有明确的缺铁病因和临床表现。

2）血清铁蛋白<14μg/L。

3）骨髓铁染色显示铁粒幼细胞<10%或消失，细胞外铁缺如。

（2）缺铁性红细胞生成　符合缺铁的诊断标准，同时有以下任何一条者即可诊断。

1）转铁蛋白饱和度<15%。

2）红细胞FEP>0.9μmol/L。

（3）缺铁性贫血　红细胞内血红蛋白减少明显，呈现小细胞低色素性贫血。

1）符合缺铁及缺铁性红细胞生成的诊断。

2）小细胞低色素性贫血；

3）铁剂治疗有效。

66. 缺铁性贫血应与哪些小细胞性贫血相鉴别，有何区别？

（1）铁粒幼细胞性贫血　遗传或不明原因导致的红细胞铁利用障碍性贫血。无缺铁的表现，血清铁蛋白浓度增高，骨髓小粒含铁血黄素颗粒增多，铁粒幼细胞增多，并出现环形铁粒幼细胞。血清铁和转铁蛋白饱和度增高，总铁结合力不低。

（2）地中海贫血　有家族史，有慢性溶血表现。血片中可见多量靶形红细胞，并有珠蛋白肽链合成数量异常的证据，如HbF和HbAz增高，出现血红蛋白H包涵体等。血清铁蛋白、骨髓可染铁、血清铁和转铁蛋白饱和度不低且常增高。

（3）慢性病性贫血　慢性炎症、感染或肿瘤等引起的铁代谢异常性贫血。血清铁蛋白和骨髓铁增多。血清铁、血清转铁蛋白饱和度、总铁结合力减低。

（4）转铁蛋白缺乏症　系常染色体隐性遗传所致或严重肝病、肿瘤继发。血清铁、总铁结合力、血清铁蛋白及骨髓含铁血黄素均明显降低。先天性者幼儿时发病，伴发育不良和多脏器功能受累。获得性者有原发病的表现。

67 缺铁性贫血诊治时需要注意哪些问题？

妊娠、青少年快速生长期以及任何形式的间断失血都应警惕缺铁的存在。值得重视的是当成年男性存在缺铁时，除非有其他证据，否则应高度怀疑消化道失血。缺铁性严重程度和原因将决定如何治疗，重要的是查明缺铁的原因，缺铁性贫血的症状、体征，如苍白、乏力和活动量减少与贫血的严重程度和进展快慢有关。失血很快时，如发生在几小时或更短的时间内，失去全身血量的1/3就会致命；失血速度慢时，如几天、几周或更长时间，失去全身血量的2/3可能只有虚弱，甚至没有症状。即使病因被认为已经查明并去除或纠正，治疗缺铁的过程中仍需随诊患者的治疗效果，应随诊患者是否能够在纠正病因情况下保持足够疗程的治疗，治疗结束后贫血是否有复发抑或是病因（如某些不良的饮食习惯）并未真正去除。

68 缺铁性贫血如何治疗？

（1）病因治疗　IDA的病因诊断是治疗IDA的前提，只有明确诊断后方有可能去除病因，如婴幼儿、青少年和妊娠妇女营养不足引起的IDA，应改善饮食；胃、十二指肠溃疡伴慢性失血或胃癌术后残胃癌所致的IDA，应多次检查便潜血，做胃肠道X线或内镜检查，必要时手术根治。月经过多引起的IDA应调理月经；寄生虫感染者应驱虫治疗等。

（2）补铁治疗

1）口服铁剂：铁剂的补充以口服铁剂为首选，安全且疗效可靠，常用的有硫酸亚铁、葡萄糖酸亚铁、右旋糖酐铁、富马酸亚铁。每天元素铁150～200mg，常用的是亚铁制剂。餐后服用胃肠道反应小且易耐受。应注意，进食谷类、乳类和茶等会抑制铁剂的吸收，鱼、肉类、维生素C可加强铁剂的吸收。口服铁剂后，先是外周血网织红细胞增多，高峰在开始服药后5～10天，2周后血红蛋白浓度上升，一般2个月左右恢复正常。铁剂治疗在血红蛋白恢复正常后至少持续4～6个月，待铁蛋白正常后停药。多数患者耐受性好，少数有胃肠道反应。口服铁剂最好从小剂量开始，餐后服用，为增加铁的吸收可同时服用维生素C，禁饮茶。如口服不能耐受者可用注射铁剂。

2）注射铁剂：可用右旋糖酐铁肌内注射，每次50mg，每日或隔日1次，缓慢注射，注意过敏反应。也可选用右旋糖酐铁或蔗糖铁静脉点滴。静脉用铁时应注意安全，防止不良反应的发生。注射用铁的总需量（mg）：（需达到的血红蛋白浓度－患者的血红蛋白浓度）×0.33×患者体重（kg）。

69 中医学对缺铁性贫血是如何认识的？

根据缺铁性贫血的证候特点，中医将其归属于“血虚”、“萎黄”、“虚劳”、“虚损”、“黄胖”等范畴。《素问·脉要精微论》中说：“脾脉搏坚而长，其色黄，当病少气，其耎而散，色不泽者，当病足骺肿，若水状也”。其所述脾病而见的脉象特点及面色黄不泽、少气等症与缺铁性贫血表现相似。《圣济总录》认为“名称虽同而证候各异，皆非黄疸之比，求之于经，无所稽考”，指出了缺铁性贫血的面色萎黄与黄疸的区别，并归纳其证候特点有心悸，四肢无力、面足黄肿、不能食、不多言语等，与缺铁性贫血临床表现有相似之处。《丹台玉案》：“黄肿之症，多因虫积、食积之为害，或偶吞硬食过多，碍其脾家道路，经久不消，脾失运化之权，浊气上腾，故面部黄而且浮，手足皆无血色。有虫者，又吐黄水，毛发直指，肌肤不泽，且好食生米、茶叶之类是也”，对其病因病机及证候表现等各方面均有较详细的描述，与 IDA 相似。

70 中医学对缺铁性贫血的病因病机有何认识？

（1）脾胃虚弱　饮食不节，损伤脾胃或平素脾胃虚弱，或七情所伤，郁怒伤肝，忧思伤脾而脾胃功能减退，胃不能腐熟，脾不能运化导致水谷精微不足，化血无源，出现贫血。中医认为“血者水谷之精也，生化于脾”，“中焦受气取汁，变化而赤是为血”，即中焦接受水谷精微之气，变化为赤，而成血液。中焦包括脾胃，若脾胃功能失调，影响血液生成。

（2）心脾两虚　脾胃虚弱进一步发展，而致气血亏虚加重，五脏六腑、四肢百骸失养，则面色萎黄或倦怠乏力加重，心血不足，心失所养，活动后加重，重者毛发爪甲失荣致脱发、脆裂等症；或脾不统血而致崩漏长期不愈，经常反复吐血、咯血、鼻衄、便血等慢性失血症，致血少气衰，形成本病。

（3）肾精亏虚　先天禀赋不足，肾脏素虚，或后天失养，或其他脏腑病变，不能将其精气输送至肾。肾主骨、生髓、藏精，血为精所化，故肾脏虚衰，精不化血而血虚，而成本病。

（4）虫积 《临证指南医案·虫》说："凡面色萎黄，饮食不为肌肤，起伏作痛，聚散不定，痛止即能饮食者，皆有虫积"。如钩虫侵入人体而致脾胃受损，运化失司，则见腹胀、恶心呕吐、便溏、异嗜癖等症状，或虫栖肠中，大量吸收人体精微致气血虚弱，脾胃受损，气血生化乏源，故气血亏虚，而成本病。

71 缺铁性贫血的辨证要点是什么？

缺铁性贫血（IDA）一般病程较长，且多有明确的病因，如饮食偏嗜、失血等。由于饮食失调者，多有脾虚表现，可见乏力、腹胀、便溏等；由于虫积引起者可伴脐腹痛，多食易饥，消瘦，嗜食异物等症；因出血过多者，可伴便血、呕血、崩漏、痔疮流血等症；因其他慢性病引起者则可见乏力头晕、心悸气短等症。再者应辨病之虚实、轻重缓急。本病以虚证为主，初起病在脾脏者甚多，可见乏力、食少便溏等脾虚表现，而疾病渐重可见心脾两虚之象，可见心悸气短、失眠健忘表现。由虫积所致者为虚实夹杂之证。若疾病日久，失于调治，病情渐重，可出现肾精不足之象，可伴有腰膝酸软、耳鸣、浮肿等症。

72 缺铁性贫血的中医治疗原则是什么？

（1）分清标本，急则治其标，缓则治其本或标本兼治。具体而言，以原发病因为"本"，以继发的虚劳为"标"。治本当根据患者原发病病因不同（如脾虚、失血、肾虚、虫积等）进行彻底治疗，治标当补充血液及造血要素（主要指铁）。

（2）明虚实，虚则补之，实则泻之。具体而言，据脾胃虚弱、气血两虚、脾肾阳虚、肝肾阴虚、虫寄肠胃等不同证型分别治以健脾和胃、气血双补、温补脾肾、滋肾养肝、化湿杀虫为基本原则。

73 缺铁性贫血如何辨证论治？

（1）脾胃虚弱型

证候：面色苍黄，口唇黏膜爪甲苍白，不思饮食，体倦乏力，大便溏泄，舌质淡，苔薄腻，脉细无力。

治法：健脾和胃，益气养血。

方药：参苓白术散（《局方》）加减。党参、茯苓、白术、扁豆、山药、甘草、莲子、砂仁、薏苡仁、桔梗。方中党参、茯苓、白术、扁豆、山药健脾益气，黄芪、当归益气养血，陈皮、砂仁行气和中使补而不滞，鸡内金、谷芽健脾消食。大便稀溏加苍术、薏苡仁、焦山楂以助脾运；畏寒肢冷加干姜、附子以温脾阳。粪便查有钩虫卵者可先服贯众汤（贯众、苦楝根皮、土荆芥、紫苏）以祛虫，虫去后再拟健脾和胃之法。

（2）心脾两虚型

证候：面色萎黄或苍白，发枯易脱，倦怠无力，食少纳呆，心悸气短，头晕目眩，唇色苍白，爪甲色淡，舌质虚胖，苔薄白，脉细弱。

治法：补脾养心，益气生血。

方药：归脾汤（《济生方》）加减。党参、黄芪、白术、甘草、茯苓、远志、酸枣仁、木香、龙眼肉、生姜、大枣。方中党参、黄芪、白术、甘草健脾益气，当归、白芍、熟地、龙眼肉、酸枣仁滋阴补血、养心安神，木香行气和中。纳差腹胀，大便溏薄者去当归、熟地，加苍术、陈皮、焦山楂以调脾助运；心悸明显加柏子仁、夜交藤以养心安神。

（3）肝肾阴虚型

证候：面色苍白，两颧潮红，目涩耳鸣，腰腿酸软，头晕目眩，潮热盗汗，口舌干燥，指甲枯脆，肌肤不泽，舌红少苔，脉细数。

治法：滋养肝肾，补阴养血。

方药：左归丸（《景岳全书》）加减。熟地黄、山药、枸杞子、山茱萸、牛膝、菟丝子、鹿角胶、龟板胶。方中山茱萸、熟地、当归、枸杞子、菟丝子、何首乌滋阴补血以养肝肾；龟板胶、鹿角胶大补精血；山药、焦山楂健脾胃助消化，以防滋腻补药碍滞脾运之弊；伴有低热加鳖甲、地骨皮、银柴胡滋阴清热；神疲乏力加太子参、黄芪益气；血虚明显加紫河车、阿胶滋阴补血。

（4）脾肾阳虚型

证候：面色苍白，口唇淡白，畏寒肢冷，食少便溏，或完谷不化，发育迟缓，精神萎靡，少气懒言，舌质淡，舌体胖，脉沉细无力。

治法：温补脾肾，益气养血。

方药：右归丸（《景岳全书》）加减。熟地黄、山药、山茱萸、枸杞子、鹿角胶、菟丝子、杜仲、当归、肉桂、附子。方中山茱萸、熟地、当归、枸杞子益肾滋阴养血；肉苁蓉、鹿角胶、肉桂温补肾阳补养精血；山药、焦山楂益气健脾消食助运，亦防滋腻之品有碍脾运。畏寒肢冷加仙茅、附子以温补脾肾；腹胀、腹泻去熟地、当归、肉苁蓉，加煨木香、苍术、白术以行气助运；血虚重者加紫河车、阿胶以补精血。

（5）虫积型

证候：除有血虚表现外，尚有腹胀或有嗜食生米、茶叶、泥土等，善食易饥，恶心呕吐，大便干结或溏薄有奇臭，神疲肢软及其他虫积见症，舌淡苔薄，脉虚弱。

治法：杀虫消积。

方药：化虫丸（《局方》）加减。榧子、槟榔、红藤、贯众、鹤虱、胡粉、苦楝、白矾。方中榧子、槟榔、苦楝子皮、百部、雄黄、大蒜均有杀虫之功效，槟榔、红藤理气、化瘀、止痛；血虚明显者加当归、黄芪、熟地黄；恶心呕吐者加半夏、竹茹降逆止呕。待虫积好转后，调理脾胃，可用香砂六君子汤加减。

74 缺铁性贫血有哪些其他治疗方法？

（1）针灸疗法　针刺隐白、血海、足三里穴，用补法，留针20分钟，功能健脾补血，可治便血、尿血、月经过多、崩漏，对本病起间接治疗作用。

（2）摩腹法　从脐下两横指处的气海穴开始，做以脐为中心的顺时针方向、直径由小到大、呈螺旋状的揉摩运动，一直扩展到整个腹部，如此反复数次，功能益气健脾，生血补元。

（3）食疗法

1）富含优质蛋白质的食物：如蛋类、乳类、鱼类、瘦肉类、虾及豆类等。

2）富含维生素C的食物：新鲜水果和绿色蔬菜，如酸枣、杏、山楂、苦瓜、青椒、生菜、青笋等。维生素C有参与造血促进铁吸收利用的功能。

3）富含铁的食物：鸡肝、猪肝、牛羊肾脏、瘦肉、蛋黄、海带、黑芝麻、黑木耳、黄豆、蘑菇、红糖、芹菜等。

4）富含铜的食物：如虾、牡蛎、海蜇、鱼、西红柿、豆类及果仁等，铜的生理功能是参与造血。

（4）矿泉浴法　酌取食盐泉、铁泉浴疗，并酌取铁泉饮用，可增加铁的吸收。

75 缺铁性贫血的中西医诊治思路？

根据其临床表现、血细胞分析及铁代谢相关检查对缺铁性贫血的诊断比较容易，而对于其病因诊断则是正确治疗的前提。首先确定患者是否贫血；再者确定贫血是否由缺铁引起；第三要明确缺铁的病因。

首先缺铁性贫血患者就诊时可出现不同程度的贫血及贫血的伴随症状，并且血细胞分析提示小细胞低色素性贫血。此时医师应根据患者的年龄、性别、饮食习惯、病史等情况详细辨别病因的良恶，进行积极的纠正及治疗。

婴幼儿、青少年生长发育期及育龄期妇女营养不良引起的缺铁性贫血，可通过改善或强化铁含量饮食而纠正贫血；如因胃、十二指肠溃疡伴慢性失血或胃癌术后所致贫血者必须抗溃疡治疗，必要时进行外科手术去除病因，贫血可能治愈，此时原发病的性质判断、治疗判断及治疗尤其重要，避免发生只注意贫血的纠正，忽略原发病的治疗，而延误诊治时机，出现疾病的恶化，影响愈后；妇女月经过多导致的缺铁性贫血也应积极寻找妇科病病因，根据其病因性质做相应的治疗，否则单纯补铁治疗效果不佳；也有一些女性有不明原因的头晕乏力，记忆力减退，但未出现贫血，如SF低于正常，可考虑为隐性缺铁，予以中药调治或补充铁剂治疗；对于原因不明的缺铁性贫血，必须排查胃肠肿瘤的可能性，因为部分胃肠肿瘤的特点是以贫血起病，个别患者出现全血细胞减少；尤其当成年男性发生小细胞低色素性贫血时更应高度警惕，因为男性较少发生铁丢失。即使治疗有所缓解的男性缺铁性贫血患者也须定期复查随诊，以防止胃癌、小肠肿瘤、结肠癌等病的发生，在这方面有许多延误诊治的教训。

对确定诊断、病因明确的缺铁性贫血患者的治疗原则为病因治疗，补铁治疗及中医药的辩证应用。

根据患者的缺铁程度确定补铁的数量，并根据患者的特点选择口服或静脉滴注等途径补铁。口服铁剂较安全可靠，是治疗缺铁性贫血的首选方法，而对于不能耐受口服铁剂，贫血较重，血透患者需要静脉注射铁剂。但静脉补铁不良反应多，易发生致命的过敏反应，所以应谨慎应用。用铁剂治疗缺铁性贫血，疗程应合理，即使血红蛋白恢复正常后仍需要服药 4 ~6 个月，以补充贮存铁，防止病情复发。口服铁剂一般在 0.5 ~1 个月后患者会自觉乏力减轻，面色红润，并且红细胞体积会增大，血红蛋白会上升。

对于铁剂治疗无效的患者，我们应考虑下列问题是否存在：该诊断是否正确；患者是否已按医嘱服用了标准剂量的药物或存在补铁不足的情况；是否原发病得到改善，铁的流失量大于补充的量；患者有否胃肠解剖异常，腹泻或其他疾病影响铁的吸收；铁剂在胃肠内不能溶解而吸收不利。

中医药治疗缺铁性贫血疗效较好，并可消除口服铁剂所造成的不良反应。因其既可以补充铁剂，又可以调整因为缺铁性贫血所伴随的各种证候。该病病变部位主要在脾胃，日久重症可及肝肾。因而治疗时以健脾益气，养血生血为主，或可调补肝肾，助运脾胃。中西医结合治疗具有提高治疗的疗效，减轻不良反应的优势。

76 • 什么是巨幼细胞贫血？

巨幼细胞贫血（megaloblastic anemia，MA）是细胞 DNA 合成障碍引起骨髓和外周血细胞异常的贫血，主要是叶酸和（或）维生素 B_{12} 缺乏所致。其特点为细胞的核发育障碍，细胞分裂减慢，与胞质的发育不同步，即细胞的生长和分裂不平衡。细胞体积增大，呈现形态与功能均不正常的巨幼改变。这种改变可涉及红细胞、粒细胞及巨核细胞三系，且细胞未发育到成熟就在骨髓内破坏，为无效应生成。除造血细胞外，在更新较快的细胞，如胃肠道上皮细胞中也存在类似的改变，故在临床上常表现为全血细胞减少及伴胃肠道症状。维生素 B_{12} 缺乏时，除上述表现外，神经系统的细胞和髓质也常发生改变，可出现神经系统的症状。

77 • 叶酸在体内如何代谢？

叶酸属水溶性 B 族维生素，性质极不稳定，容易被光及热分解。正常人每天需要叶酸 200μg，孕妇和哺乳者为 300 ~ 400μg，人体内叶酸的总量为 5 ~ 20mg。仅可供人体 4 个月之用，如不补充则易导致缺乏。叶酸广泛存在于植物制品中，绿叶蔬菜中的含量尤为丰富，可达 1mg/100g 干重。水果中的柠檬、香蕉和瓜类及动物内脏、酵母和香菇中亦有大量叶酸存在，但叶酸可被过度烹煮而破坏。人类自己不能合成叶酸，必须依靠食物中的叶酸，天然食物中的叶酸为多谷氨酸（含 3 个以上的谷氨酸），溶解度较低。需先在小肠内被谷氨酰胺羟基肽酶分解为单谷氨酸盐后，才能在空肠近端被吸收。多数叶酸是以单谷氨酸形式的 5-甲基四氢叶酸（5-MTHF）存在于血浆中与白蛋白结合。叶酸在肠道吸收较为迅速，大部分叶酸可在 3 分钟内从血浆中被清除。叶酸容易与全身各处细胞上的叶酸受体结合。5-MTHF 进入细胞后，必须先由依赖钴胺的甲硫氨酸合成酶催化生成四氢叶酸（THF），TFH 再转变为多谷氨酸盐，然后能在肝细胞内贮存，并参与体内各种生化反应。叶酸主要经尿和粪便排出体外，每日排出 2 ~ 5μg。叶酸结合蛋白对叶酸的吸收、转运和贮存具有重要意义，包括可溶性结合蛋白及膜叶酸结合蛋白两类。叶酸通过一碳基团的转运参与体内氨基酸、嘧啶及嘌呤的代谢，在其中发挥辅酶的作用。

78 导致叶酸缺乏的原因有哪些？

（1）摄入不足　食物中缺少新鲜蔬菜、过度烹煮或腌制均可使叶酸丢失。乙醇可干扰叶酸的代谢，酗酒者常会有叶酸缺乏。小肠（特别是空肠段）炎症、肿瘤、手术切除及热带性口炎性腹泻均可导致叶酸的吸收不足。

（2）需要增加　婴幼儿、青少年、妊娠和哺乳妇女需要量增加而未及时补充；甲状腺功能亢进症、慢性感染、肿瘤等消耗性疾病、反复溶血、肾衰透析治疗患者，叶酸的需要量也增加，如不及时补充即可出现缺乏。

（3）吸收障碍　腹泻、小肠炎症、肿瘤和手术等可影响叶酸的吸收。

（4）药物的影响　如甲氨蝶呤、氨苯蝶啶、乙胺嘧啶均可抑制二氢叶酸还原酶的作用影响四氢叶酸的生成。苯妥英钠、苯巴比妥对叶酸的影响机制不明，可能是增加叶酸的分解或抑制DNA合成。约67%口服柳氮磺胺吡啶的患者叶酸在肠内的吸收受抑制。

（5）利用障碍　一些先天性酶缺陷（甲基FH4转移酶、N^5，N^{10}-甲烯基FH4还原酶、FH2还原酶和亚氨甲基转移酶）可影响叶酸的利用。

（6）叶酸排出增加　血液透析、酗酒可增加叶酸排出。

79 维生素 B_{12} 在体内如何代谢？

维生素 B_{12} 属水溶性B族维生素，腺苷钴胺及甲基钴胺作为辅酶参与人体内的各种生化反应，人类血浆中钴胺的主要形式是甲基钴胺，主要来自动物制品，如肝、肾、肉、蛋、奶及海产品含量丰富，成人每天的需要量2~5μg。在生长发育、高代谢状态及妊娠时钴胺的需要量增加，婴儿时期每天的需要量为1~2μg。食物中的维生素 B_{12} 在胃内通过盐酸和胃蛋白酶作用分离出来后，先与胃内来自唾液的R蛋白在酸性pH中结合，到十二指肠后，在胰蛋白酶的参与下，与胃壁细胞分泌的内因子（IF）结合成维生素 B_{12}-内因子复合体。这种复合体对肠道消化酶有抵抗力，不易被肠道细菌利用，也不易被肠道寄生虫所摄取。在钙、镁离子及适当的pH（5.0）条件下，维生素 B_{12}-内因子复合体在回肠末端与长绒毛膜上的特殊受体相结合后，通过胞饮作用维生素 B_{12} 肠上皮细胞，在线粒体和细胞器内与转钴蛋白（TCⅡ）结合后进入门静脉，存在于组织及肝细胞内。正常人体内有钴胺4~5mg，可供3~5年之用，正常情况下不易发生维生素 B_{12} 缺乏。影响维生素 B_{12} 吸收和转运的因素主要有维生素 B_{12} 的胆肠循环不利；胃酸及胃蛋白酶缺乏；内因子及其抗体、胰蛋白酶的缺乏均可导致维生素 B_{12} 的缺乏而发生巨幼细胞贫血。正常人每天仅需从膳食中吸收0.5~1μg的维生素 B_{12} 就能维持体内维生素 B_{12} 的平衡，主要经粪便、尿排出体外。

80 导致维生素 B_{12} 缺乏的原因有哪些？

（1）摄入减少　人体内维生素 B_{12} 的储存量为2~5mg，每天的需要量仅为0.5~1μg。故素食者一般需10~15年才会发展为维生素 B_{12} 缺乏。老年人和胃切除患者胃酸分泌减少，常会有维生素 B_{12} 缺乏。因有胆汁中维生素 B_{12} 的再吸收（肠胆循环），这类患者也和素食者一样，需经过10~15年才出现维生素 B_{12} 缺乏的临床表现，一般由于膳食中维生素 B_{12} 摄入不足而致巨幼细胞贫血者较为少见。

（2）内因子缺乏　主要见于萎缩性胃炎、全胃切除术后和恶性贫血患者。发生恶性贫血的机制目前还不清楚。患者常有特发的胃黏膜完全萎缩和内因子的抗体存在，故有人认为恶性贫血属免疫性疾患。这类患者由于缺乏内因子，食物中维生素 B_{12} 的吸收和胆汁中维生素 B_{12} 的重吸收均有障碍。

（3）严重的胰腺外分泌不足的患者容易导致维生素 B_{12} 的吸收不良　因为在空肠内维生素 B_{12}-R 蛋白复合体需经胰蛋白酶降解，维生素 B_{12} 才能释放出来，与内因子相结合。这类患者一般在 3 ~ 5 年后会出现维生素 B_{12} 缺乏的临床表现。因慢性胰腺炎患者通常会及时补充胰蛋白酶，故在临床上合并维生素 B_{12} 缺乏的并不多见。

（4）小肠内存在异常高浓度的细菌和寄生虫也可影响维生素 B_{12} 的吸收　因为这些细菌和寄生虫可大量摄取和截留维生素 B_{12}。小肠憩室或手术后的盲端襻中常会有细菌滋生以及肠内产生的鱼绦虫，都会与人体竞争维生素 B_{12}，从而引起维生素 B_{12} 缺乏。

（5）先天性转钴蛋白Ⅱ（TCⅡ）缺乏及接触氧化亚氮（麻醉剂）等也可影响维生素 B_{12} 的血浆转运和细胞内的利用，造成维生素 B_{12} 缺乏。

81 影响维生素 B_{12} 吸收和转运的因素有哪些?

（1）维生素 B_{12} 的肠胆循环　每天有 5 ~ 10μg 的钴胺随胆汁排入肠腔，这些胆汁中的维生素 B_{12} 几乎 90% 可被重新再吸收。因而人体每天仅吸收 0.5 ~ 1μg 的维生素 B_{12} 就能维持维生素 B_{12} 的平衡。

（2）胃酸及胃蛋白酶的影响　由于食物中的维生素 B_{12} 需要

胃酸及胃蛋白酶的作用，才能释放出来被吸收。如果胃酸及胃蛋白酶分泌减少，就会影响维生素 B_{12} 的吸收。

（3）内因子的影响　内因子是一种耐碱不耐热的糖蛋白，由胃底黏膜壁细胞分泌。相对分子质量为 50～60kD。当与维生素 B_{12} 结合时，内因子二个单体结合形成二聚体。内因子与维生素 B_{12} 结合后不易被蛋白酶水解。当胃酸及胃蛋白酶分泌减少，而内因子尚可足够与重吸收胆汁中的维生素 B_{12} 结合时，体内仍可有少量维生素 B_{12} 被吸收。全胃切除或恶性贫血患者内因子完全缺乏时，对维生素 B_{12} 的吸收影响较大，因为这类患者胆汁中维生素 B_{12} 亦不能再吸收。

（4）内因子抗体　目前已知有两种抗内因子抗体：①阻断抗体：也称Ⅰ型抗体，能阻碍内因子与维生素 B_{12} 结合，影响维生素 B_{12} 的吸收；②结合抗体：能与内因子-维生素 B_{12} 复合体结合，影响维生素 B_{12} 在回肠末端的吸收。某些免疫性疾病（如甲状腺功能减退、萎缩性胃炎及糖尿病等）常同时有内因子抗体存在。

（5）胰腺外分泌中的胰蛋白酶可帮助维生素 B_{12} 吸收。如缺乏，无法将 R-蛋白钴胺复合物降解，也会影响维生素 B_{12} 的吸收。

82 巨幼细胞贫血的发病机制是什么？

巨幼细胞贫血的发病机制主要是细胞内 DNA 合成障碍。叶酸缺乏时，直接影响胸腺核苷（dTTP）的合成，细胞内脱氧尿嘧啶核苷（dUMP）转为脱氧胸腺嘧啶核苷（dTMP）的生化反应受阻。参加正常 DNA 合成的 dTTP 被 dUTP 代替。机体为了修复这些异常的 DNA 企图合成新的 DNA，但由于体内缺乏叶酸，仍由 dUTP 代替 dTTP 进入新的 DNA。如此反复不已造成 DNA 复制的起点多新合成的小片段不能接成长的子链，存在多处单链在重新螺旋化时，易受机械损伤及破坏。促使染色体断裂、细胞染色质出现疏松、断裂等改变。细胞核的发育停滞，而胞质仍在继续发育成熟。细胞呈现核浆发育不平衡，细胞体积较正常为大的巨幼型改变称为巨幼细胞。这些巨幼细胞均有成熟障碍，表现出无效生成。骨髓内粒系及巨核系细胞亦有类似的 DNA 合成障碍和成熟障碍。维生素 B_{12} 缺乏在发病机制中的作用以及维生素 B_{12} 缺乏如何阻碍叶酸在细胞 DNA 合成的作用，有多种解释。比较成熟的是 1964 年 V. Herbert 等提出的“甲基四氢叶酸陷阱学说”。他们认为在维生素 B_{12} 缺乏时同型（高）半胱氨酸转变为蛋氨酸的过程受到阻碍使甲基四氢叶酸不能形成四氢叶酸，亚甲基四氢叶酸的形成亦减少，间接地影响了 DNA 的合成，故维生素 B_{12} 缺乏是间接地阻碍了 DNA 的合成，腺苷钴胺（AdoCbl）是维生素 B_{12} 的一种形式，AdoCbl 作为辅酶参与琥珀酸辅酶 A 合成的反应，如果 AdoCbl 缺乏，此反应不能进行，大量丙酰辅酶 A 堆积，形成的单链脂肪酸影响神经髓鞘磷脂的形成，造成神经的脱髓鞘改变，临床上会出现各种神经系统的症状。

巨幼细胞贫血时，骨髓内虽有各阶段的巨幼红细胞增多，仍不能对贫血起到代偿作用，因为巨幼细胞贫血时，细胞的 DNA 合成减慢细胞停留在有丝分裂前期的细胞增多，很多巨型的幼红细胞在骨髓内未到成熟阶段即遭到破坏。铁代谢动态的研究显示为红细胞的无效应生成。红细胞的寿命为正常的 1/3 ~ 1/2。血浆铁运转率比正常人高 3 ~ 5 倍，而幼稚红细胞对铁的摄取率不高，血清铁及转铁蛋白饱和度增高，骨髓及肝内均有铁沉积。

叶酸缺乏性巨幼细胞贫血时，骨髓红系造血祖细胞形成 BFU-E、CFU-E 及 CFU-MK 的数量较正常明显增多，而这些造血祖细胞分化发育至晚期成熟阶段的过程中大部分遭到了破坏，出现严重的无效造血现象。许多实验证实是叶酸缺乏时发生了细胞增殖受抑制和过度凋亡。叶酸缺乏时巨型变细胞染色质的改变使细胞增殖受抑可能触发凋亡机制导致细胞过度凋亡，也与巨幼细胞贫血的发生有一定的关系。

巨幼细胞贫血时粒细胞和血小板亦有减少，可能与骨髓内粒系及巨核系细胞亦有类似的DNA合成障碍和成熟障碍有关。叶酸及维生素B_{12}缺乏时，非造血组织的细胞DNA合成亦会受到影响。对更新代谢较快的各种上皮细胞（如胃肠黏膜、口腔和阴道的黏膜细胞）影响较明显，临床上会出现相应的一些症状。

83 巨幼细胞贫血有哪些临床表现?

（1）贫血及相关症状　贫血为MA最常见的表现，大多起病隐伏，特别是维生素B_{12}缺乏者常需数月。而叶酸由于体内储存量少，可较快出现缺乏。某些接触氧化亚氮者、ICU病房或血液透析的患者以及妊娠妇女可在短期内出现缺乏，临床上一般表现为中度至重度贫血，除贫血的症状（如乏力、头晕、活动后气短心悸）外，严重贫血者可有轻度黄疸，部分患者可同时有白细胞和血小板减少，患者偶有感染及出血倾向。

（2）胃肠道症状　胃肠道症状表现为反复发作的舌炎，舌面光滑，乳突及味觉消失，食欲不振，腹胀、腹泻及便秘偶见。

（3）神经系统症状　维生素B_{12}缺乏特别是恶性贫血的患者常有神经系统症状，主要是脊髓后、侧索和周围神经受损所致。表现为乏力，手足对称性麻木，感觉障碍、下肢步态不稳、行走困难。小儿及老年人常表现脑神经受损的精神异常，如无欲、抑郁、嗜睡或精神错乱。部分巨幼细胞贫血患者的神经系统症状可发生于贫血之前。

上述三组症状在巨幼细胞贫血患者中可同时存在，也可单独发生，同时存在时其严重程度也可不一致。

84 巨幼细胞贫血应做哪些实验室检查?

(1) 血象　呈大细胞性贫血，MCV、MCH 均增高，MCHC 正常。网织红细胞计数可正常。重者全血细胞减少。血片中可见红细胞大小不等、中央淡染区消失，有大椭圆形红细胞、点彩红细胞等；中性粒细胞核分叶过多（5 叶核占 5% 以上或出现 6 叶以上的细胞核），亦可见巨杆状核粒细胞。

(2) 骨髓象　增生活跃或明显活跃，骨髓铁染色常增多。造血细胞出现巨幼变：红系增生显著，胞体大，核大，核染色质疏松细致，胞质较胞核成熟，呈“核幼质老”；粒系可见巨中、晚幼粒细胞，巨杆状核粒细胞，成熟粒细胞分叶过多；巨核细胞体积增大，分叶过多。

(3) 血清叶酸和维生素 B_{12} 水平测定　二者均可用微生物法或放射免疫法测定。血清叶酸的正常范围为 5.7 ~ 45.4nmol/L (2.5 ~ 20ng/ml)，血清维生素 B_{12} 的正常范围为 150 ~ 666pmol/L (200 ~ 900pg/ml)。由于部分正常人中可有血清维生素 B_{12} 低于 150pmol/L（200pg/ml）；又因这两类维生素的作用均在细胞内，而不是在血浆中，故此项测定仅可作为初筛试验。单纯的血清叶酸或维生素 B_{12} 测定不能确定叶酸或维生素 B_{12} 缺乏的诊断。

(4) 红细胞叶酸测定　可用微生物法或放射免疫法测定。正常范围是 317.8 ~ 567.5nmol/L（140 ~ 250ng/ml）。红细胞叶酸不受短期内叶酸摄入的影响能较准确地反映体内叶酸的储备量。小于 227nmol/L（100ng/ml）时提示有叶酸缺乏。

(5) 血清高半胱氨酸和甲基丙二酸水平测定　用以诊断及鉴别叶酸缺乏或维生素 B_{12} 缺乏，血清高半胱氨酸（正常值为 5 ~ 16μmol/L）水平在叶酸缺乏及维生素 B_{12} 缺乏时均升高，可达 50 ~ 70μmol/L。而血清甲基丙二酸水平升高（正常值为 70 ~

270nmol/L）仅见于维生素 B_{12}缺乏时，可达3500nmol/L。

（6）脱氧尿嘧啶核苷抑制试验（deoxyuridine suppression test） 取患者的骨髓细胞（或PHA激活的淋巴细胞）加入脱氧尿嘧啶核苷（dU）孵育后，再加入^{3}H标记的胸腺嘧啶核苷（^{3}H-TdR）一定时间后，测定掺入细胞核中DNA的^{3}H-TdR量，当叶酸或（及）维生素 B_{12}缺乏时，dU利用减少^{3}H-TdR的掺入量较正常人（<10%）明显增多（>20%）。还可加入叶酸或维生素 B_{12}以纠正。^{3}H-TdR的掺入来判断患者是缺乏叶酸抑或维生素 B_{12}。此试验较为敏感，可在血清甲基丙二酸及高半胱氨酸水平升高之前的早期阶段出现异常。

（7）内因子抗体测定 在恶性贫血患者的血清中内因子阻断抗体（Ⅰ型抗体）的检出率在50%以上，故内因子阻断抗体测定为恶性贫血的筛选方法之一。如阳性应做维生素 B_{12}吸收试验。

（8）维生素 B_{12}吸收试验（schilling test） 主要用来判断维生素 B_{12}缺乏的病因。方法是：给患者肌内注射维生素 B_{12} 1000μg，同时或1小时后口服^{57}Co标记的维生素 B_{12} 0.5μg。收集24小时尿，测定尿中^{57}Co维生素 B_{12}的含量，正常人应>8%，巨幼细胞贫血患者及维生素 B_{12}吸收不良者<7%，恶性贫血患者<5%。如在5天后重复此项试验，同时口服内因子60mg，尿中^{57}Co维生素 B_{12}的排出量恢复正常表示患者的维生素 B_{12}缺乏是由于内因子缺乏，否则是其他原因所致。如果给患者服用抗生素7～10天后试验得到纠正，表示维生素 B_{12}的吸收障碍是肠道细菌过量繁殖所致。此试验结果与尿量有关，准确收集24小时的尿量及事先了解试验者的肾功能是否正常，非常重要。

85 巨幼细胞贫血的诊断要点有哪些？

（1）有叶酸、维生素 B_{12}缺乏的病因及临床表现。

（2）外周血呈大细胞性贫血（MCV>100fl） 大多数红细胞呈大卵圆形，中性粒细胞核分叶过多，5 叶者>5%或有 6 叶者出现。

（3）骨髓呈现典型的巨型改变，巨幼红细胞>10%，粒细胞系统及巨核细胞系统亦有巨型改变。无其他病态造血表现。

（4）血清叶酸水平降低<6.81nmol/L、红细胞叶酸水平<227nmol/L、维生素 B_{12}水平降低<75pmol/L。

（5）叶酸或维生素 B_{12}治疗有效，应考虑叶酸或维生素 B_{12}缺乏。

86 急性巨幼细胞贫血如何诊治？

急性巨幼细胞贫血是指迅速发展的血小板减少和白细胞减少，血红蛋白水平无明显改变，但骨髓已呈典型巨幼型改变。本病最常见的原因为一氧化氮麻痹，一氧化氮可破坏甲基钴胺素，导致维生素 B_{12}缺乏，12～24 小时内骨髓出现巨幼型改变，5 天后外周血出现分叶多的中性粒细胞，一氧化氮的上述效应于数日内消失，应用叶酸或维生素 B_{12}可加速患者恢复，致命性急性巨幼细胞贫血还可见于重症监护病房的危重病患者晚期、大量输血者、透析或全胃肠道外营养者、或接受叶酸阻滞剂治疗者。依据病史、临床表现，特别是骨髓细胞呈巨幼型改变可作出诊断。治疗应及时给予肠道外叶酸和维生素 B_{12}。

87 巨幼细胞贫血应与哪些疾病进行鉴别，有何区别？

（1）造血系统肿瘤性疾病 如急性非淋巴细胞白血病 M_6

型、红血病、骨髓增生异常综合征，其骨髓均可见幼红细胞巨幼样改变等病态造血现象，但叶酸、维生素 B_{12} 水平不低，且补充治疗无效。

（2）有红细胞自身抗体的疾病　如温抗体型自身免疫性溶血性贫血、Evans 综合征等因不同阶段的红细胞有抗体附着，MCV 变大，又有间接胆红素增高，少数患者尚合并内因子抗体，故极易与单纯叶酸、维生素 B_{12} 缺乏引起的 MA 混淆。其鉴别点是此类患者有自身免疫病的特征，应用免疫抑制剂治疗后方能显著纠正贫血，单纯补充叶酸、维生素 B_{12} 无效。

（3）合并高黏滞血症的贫血　如多发性骨髓瘤，因 M 蛋白成分黏附红细胞而使之呈"缗钱状"，血细胞自动计数仪测出的 MCV 偏大，但骨髓瘤的特异表现是 MA 患者所没有的。

88 • 巨幼细胞贫血治疗措施有哪些？

（1）治疗基础疾病，去除病因。

（2）营养知识教育，纠正偏食及不良的烹调习惯。

（3）补充叶酸或维生素 B_{12}

1）叶酸缺乏：口服叶酸 5～10mg，3 次/天。胃肠道不能吸收者可肌内注射四氢叶酸钙 5～10mg，1 次/天，直至血红蛋白恢复正常。一般不需维持治疗。

2）维生素 B_{12} 缺乏：肌内注射维生素 B_{12} 100～500μg，1 次/天或隔天 1 次，直至血红蛋白恢复正常。恶性贫血或胃全部切除者需终生采用维持治疗，每月注射 100μg 1 次。维生素 B_{12} 缺乏伴有神经症状者对治疗的反应不一，有时需大剂量 500～1000μg 的治疗。对于单纯维生素 B_{12} 缺乏的患者，不宜单用叶酸治疗，否则会加重维生素 B_{12} 的缺乏，特别要警惕神经系统症状的发生或加重。因维生素 B_{12} 缺乏多与胃肠道吸收障碍有关，故多选择肌注，不用口服。对于不能确定究竟是叶酸缺乏还是维生素 B_{12} 缺乏者，应同时应用二者。若诊断正确，治疗及时，患者临床症状迅速改善，第 4 天起网织红细胞上升，血红蛋白上升，1 个月恢复。

3）严重的 MA 患者在补充治疗后，要警惕低血钾症的发生。因为在贫血恢复的过程中，大量血钾进入新生成的细胞内，会突然出现低钾血症，对老年患者和有心血管疾患、纳差者应特别注意及时补充钾盐。

89 巨幼细胞贫血的预后如何？

MA 的预后与原发疾病有关。一般患者在进行适当的治疗后可得到很快的反应，临床症状迅速改善，神经系统症状恢复较慢或不恢复。网织红细胞一般于治疗后 5 ~ 7 天开始升高，以后血细胞比容和血红蛋白逐渐增高，血红蛋白可在 1 ~ 2 个月内恢复正常。粒细胞和血小板计数及其他实验室异常一般在 7 ~ 10 天内恢复正常。如果血液学指标不能完全被纠正，应寻找是否同时存在缺铁或其他基础疾病。

90 如何预防巨幼细胞贫血？

（1）加强营养知识教育，纠正偏食及不良的烹调习惯。

（2）不酗酒。

（3）血液透析及胃肠手术患者应加强营养，补充叶酸、维生素 B_{12}。

（4）服用影响叶酸、维生素 B_{12} 吸收和（或）利用的药物时应及时补充叶酸、维生素 B_{12}。

（5）婴儿应提倡母乳喂养，合理喂养，及时添加辅食。

（6）孕妇应多食新鲜蔬菜和动物蛋白质，妊娠后期可补充叶酸。

91 中医学对巨幼细胞贫血有何认识？

中医古籍中并没有“巨幼细胞贫血”一词记载，但根据其表现现代祖国医学在古代医籍中所论述，MA 属中医“虚劳”范畴。某种病证的症状特点与本病临床表现相似，如宋·《圣济总录·虚劳门》中记载：“面色萎黄，饮食不化，心腹痞满，呕吐吞酸，大肠泄痢。”其表现既有似贫血及消化系统症状的描述，又有“手足逆冷，骨节酸痛”等似周围神经功能失调的表现。《灵枢·经脉》中说：“是主脾所生病者，舌本痛。”《医学摘粹·杂证要法》中说：“舌之疼痛热肿……”等表明该病变与脾相关，描述均与本病症状相似，皆属本病辨证施治的参考范畴。

92 中医学对巨幼细胞贫血的病因病机有何认识？

（1）饮食失调　气血由水谷精微化生，由于长期饮食欠缺或偏嗜而致水谷精微摄入不足导致气血化生无源，气血亏虚，脏腑头面、四肢百骸失于濡养而见面色苍白、头晕乏力、心悸气短、耳鸣、爪甲淡白等症。

（2）脾胃虚弱　脾胃为后天之本，气血生化之源，脾主运化，胃主受纳，脾胃功能正常则气血化源充足而维持机体正常的生理功能。若脾胃虚弱不能运化水谷精微，气血化源不足则见疲乏无力、食少纳呆、腹胀便溏、心悸怔忡等症。

93 巨幼细胞贫血的辨证要点是什么？

（1）首辨病因 该病患者血虚为其共同见症，但其病因却不尽相同，在辨证时宜审因求治，以分其类。本病有一般气血亏虚之见证，如面色苍白、头晕乏力、心悸气短、失眠多梦等；伴有食后腹胀、便溏者则属脾胃虚弱；若伴有五心烦热、舌痛、舌红少苔则属胃阴不足；若伴有肢体麻木不仁、痿软无力者则属肝肾阴虚；若心悸气短、肢体浮肿则为脾肾阳虚。

（2）次辨深浅 本病初起多由于偏食、少食或需要量增加所致，开始有舌的表现，如舌红、舌光等，重则舌痛，或呈镜面舌，尚伴有腹胀、便溏等症，如及时改变饮食习惯，调理脾胃补充缺乏之营养，则可很快自愈。否则，病情进一步发展，即出现气血两虚之症，如面色苍白、皮肤干燥、头晕乏力等。如见气促心悸、下肢肿胀，则为病势加重；如伴有下肢麻木不仁，或站立不能，或呈痿证之象，则为本病之重症。如疾病进一步加重阴虚火旺、虚火扰络或气虚失摄又可导致血证、发热等变证，临证时应详细辨别。

94 巨幼细胞贫血如何辨证论治？

（1）心脾两虚型

证候：面色苍白、疲乏无力，食少纳呆、腹胀便溏，心悸怔忡、少眠多梦，口干舌痛，舌质红、干、少苔或无苔，脉细数。

治法：健脾益气，养血安神。

方药：归脾汤（《济生方》）加减。党参、黄芪、白术、甘草、茯苓、远志、酸枣仁、木香、龙眼肉、生姜、大枣。方中黄芪、党参、白术、甘草甘温健脾益气；当归、白芍、熟地、龙眼肉滋阴养血；枣仁养血安神；五味子酸甘化阴。阴虚火旺明显者，可加丹皮、白薇、生地，以凉血熄火。脾虚不运、食少便溏、腹胀明显者，可加砂仁、陈皮、木香、焦三仙，以健脾理气。

（2）气血两虚型

证候：疲乏无力，面色苍白，头晕耳鸣，视物模糊、心悸，肌肤甲错，头发稀疏枯槁，月经失调，经量过少，舌质淡或质红无苔，或镜面舌，脉细数无力。

治法：补气养血。

方药：八珍汤（《正体类要》）加减。当归、川芎、熟地、白芍、党参、白术、茯苓、甘草。方中党参、白术、茯苓、甘草、陈皮，益气补脾；当归、熟地、白芍，补血养血；大枣健脾补血调和营卫。若血虚明显而现阴虚证者，可酌加生地、枸杞子，以滋阴生血；气虚明显者，可加黄芪。

（3）脾肾两虚型

证候：头晕耳鸣、心悸气促、腰酸腿软、畏寒肢冷、腹胀便溏、尿频、夜尿多或下肢麻木不仁，舌质淡、苔薄或无苔，脉沉细。

治法：健脾益肾。

方药：十四味建中汤（《局方》）加减。当归、白芍、白术、甘草、党参、麦冬、川芎、肉桂、附子、肉苁蓉、半夏、黄芪、茯苓、熟地黄。方中党参、黄芪、白术、茯苓、甘草、半夏、麦冬健脾补中，益气生血；熟地、白芍、肉桂、肉苁蓉、附子补肾壮阳，填精生髓。腰痛下肢不仁者，可加川牛膝、鸡血藤，以活血通络；腹胀便溏者，可加补骨脂、吴茱萸以补阳温中。

95 治疗巨幼细胞贫血的中成药有哪些？如何应用？

（1）人参归脾丸　2丸，每日2次，用于心脾虚两型。

（2）八珍丸或人参养荣丸　2丸，每日2次，用于气血两虚型。

（3）人参健脾丸、金匮肾气丸　各1丸，每日2次，用于脾肾两虚型。

96 巨幼细胞贫血的非药物疗法有哪些？

（1）气功治法　气功是一种独特的自我锻炼方法，是医疗与体育相结合的健身活动，可增强体质，提高抗病能力，不仅可以改善脾胃功能，而且可以改变一些不良的饮食习惯，对本病有较好的治疗和预防作用，动功和静功都可以练，如自控气功、智能气功等。

（2）针灸按摩疗法　取穴可根据临床症状不同而加减，主要用穴有足穴、肾上腺、肾、输尿管、膀胱、心、脾、胃、大脑、小肠、脊椎各反射区及足三里等，宜使用补法，选择以上穴位之3~5个交替针刺按摩。

97 巨幼细胞贫血的中西医诊治思路？

巨幼细胞贫血的诊断我们可以依靠患者的营养缺乏史或特

殊用药史、贫血表现及伴随症状的消化道及神经系统症状得到提示，其外周血呈现大细胞性贫血、中性粒细胞核分叶过多，骨髓象呈典型的巨幼细胞改变，并且可查血清维生素 B_{12} 和叶酸的水平。诊断确定后应进一步明确是叶酸缺乏，还是维生素 B_{12} 缺乏。

巨幼细胞贫血由于维生素 B_{12}、叶酸缺乏导致。探寻二者缺乏的原因也是疾病治疗的关键。应根据病史、人群特点、饮食习惯、是否应用了影响叶酸、维生素 B_{12} 吸收的药物等方面寻找病因。还应该注意患者是否伴有溶血性贫血、白血病、淋巴瘤、多发性骨髓瘤、慢性感染、甲状腺功能亢进及自身免疫性疾病的存在。

在实验检查方面应注意血清叶酸水平易受叶酸摄入情况的影响而不能真实反映体内叶酸的实际水平，而红细胞叶酸水平较真实，有时血清叶酸水平不低不代表体内叶酸不缺乏，最好同时测定血清和红细胞水平；而血清维生素 B_{12} 可代表其组织水平，明确是叶酸缺乏还是维生素 B_{12} 缺乏可进行下列检查：血清高半胱氨酸水平增高可见于叶酸或维生素 B_{12} 缺乏时；而血清甲基丙二酸水平升高时仅限于维生素 B_{12} 缺乏时，有条件者还可检测内因子阻碍抗体及维生素 B_{12} 吸收试验。条件检测者可通过诊断性治疗以确定，一般应用生理剂量维生素 B_{12} 和（或）叶酸治疗半个月后，患者网织红细胞及血红蛋白上升者应考虑维生素 B_{12} 和（或）叶酸的缺乏。

巨幼细胞贫血的治疗原则是祛除病因，增加营养，补充相应缺乏的叶酸或维生素 B_{12}。可采用口服或肌注方式给药。

在疾病的早期注意改变饮食习惯，及早治疗胃肠病变化，减少或停止相关有害药物的用量，增加易感人群的营养，尤其是婴幼儿及孕妇，去除病因是治愈本病的关键。

如叶酸的缺乏同时伴有维生素 B_{12} 缺乏者，不可单用叶酸治疗，否则易造成神经障碍恶化，应同时应用维生素 B_{12}；如同时伴有缺铁表现者则须应用铁剂。

在合理应用叶酸及维生素B_{12}后，患者可在2~3天后即自觉乏力头晕减轻、舌痛、麻木等症改善。并且网织红细胞开始上升，以后渐复正常，血红蛋白及红细胞增高，红细胞体积渐趋正常。

对于胃切除术后或回肠切除术后，患者术后即用维生素B_{12}肌注，每月1次，而素食患者应每天口服维生素B_{12}。

巨幼细胞性贫血是一种良性疾病，只要医师及患者重视，基本可以治愈。但对于伴有神经症状持续6个月以上不进行治疗的患者不易恢复，临床中可见到因此而截瘫的患者，长期经受疾病折磨的教训。

中医认为本病的发生多与饮食不调相关，病在脾胃，且久可及肝肾，调补脾胃可贯彻始终。辨证时应详尽血虚、阴虚或气虚，并在脾、在肾、阴虚或阳虚而分别调治，可以取得良好的效果。

98 什么是恶性贫血？

恶性贫血（pernicious anemia）是原因不明的胃黏膜萎缩导致内因子分泌障碍，维生素B_{12}缺乏引起的巨幼细胞贫血。多数病例发生在40岁以上，发病率随年龄而增高。恶性贫血的发病可能和自身免疫有关，90%左右病人血清中有壁细胞抗体，60%病人血清及胃液中找到内因子抗体，有的可找到甲状腺抗体，恶性贫血可见于甲状腺功能亢进、慢性淋巴细胞性甲状腺炎、类风湿关节炎等，胃镜检查可见胃黏膜显著萎缩，有大量淋巴、浆细胞的炎性浸润。本病和遗传也有一定关系，患者家族中患病率比一般人群高20倍。脊髓后侧索联合变性和周围神经病变发生于70%~95%的病例，也可先于贫血出现。胃酸缺乏显著，注射组胺后仍无游离酸。

99 什么是幼年恶性贫血？

幼年恶性贫血指婴儿先天性缺少内因子的纯合子状态，不能吸收维生素 B_{12} 而发生的恶性贫血。患儿胃黏膜的组织学发现和胃酸的分泌均正常。血清中也不存在抗壁细胞和抗内因子的抗体。其父母和兄弟姊妹中可发现内因子分泌的缺陷。

100 如何诊断恶性贫血？

①多数患者在 50~70 岁发病；②临床表现有贫血、胃肠道症状、神经系统症状和体征，尤其后者突出；③大部分病例是淋巴细胞介导的自身免疫性反应使胃壁细胞破坏，导致其内因子分泌障碍，因此，常合并其他自身免疫性疾患；④因手术切除胃组织内因子缺少，不属于恶性贫血；⑤治疗上患者需要终身补充维生素 B_{12}，不应口服给药，每月肌注维生素 B_{12} 100μg，神经系统症状明显者用量应增大到 1mg。恶性贫血诊断同维生素 B_{12} 缺乏性巨幼细胞贫血，所有患者均伴有胃黏膜萎缩及胃酸减少，多数患者血及胃液壁细胞抗体及内因子抗体阳性，Schiling 试验异常表明有维生素 B_{12} 吸收不良，给予内因子后可以纠正，此试验可以确定是否缺乏内因子。

101 什么是全血细胞减少症？

全血细胞减少症不是一个独立的疾病，而是指某些疾病在血液学上表现出外周血三系减少。临床上能出现全血细胞减少的疾病种类很多，按病理生理变化可以分为两类，一类为骨髓生成障碍性疾病，包括骨髓无效造血和增生减低两类；另一类则是因为血细胞在外周破坏过多。尽管可引起全血细胞减少的疾病很多，但通过相关病史、症状、体征、外周血象、骨髓象、骨髓活检或辅以相关的特殊检查，绝大多数病例可得到明确诊断。只有在以下情况时诊断才有困难：①低增生性 MDS 与 AA 的鉴别；②低增生性 MDS 与 PNH-AA 综合征的鉴别；③PNH-AA 综合征与 AA 的鉴别；④IRP 与 MDS、AA、PNH 的鉴别。

102 什么是免疫相关性全血细胞减少症?

免疫相关性全血细胞减少症（immunorelated pancytopenia，IRP）是自身抗体作用于骨髓内的未成熟血细胞导致无效造血而引起的全血细胞减少性疾病。IRP 患者的主要临床表现是贫血、出血、感染；部分患者有造血系统以外组织受累（主要是自身免疫性疾病所致）的表现。

103 如何诊断免疫相关性全血细胞减少症?

目前尚无关于此病的诊断标准，我国天津医科大学总医院血液科提出 IRP 的拟诊和确诊标准如下：

（1）拟诊标准　血象三系或二系、一系血细胞减少，但网织红细胞或（和）中性粒细胞百分比不低；骨髓红系或（和）粒系百分比不低，或巨核细胞不少，易见红系造血岛或嗜血现象；除外了其他原发或继发血细胞减少症。符合以上条件者可拟诊 IRP（三系血细胞少）或 IRP（一系或二系血细胞少）。

（2）确诊标准　符合拟诊标准者，或测及骨髓造血细胞膜结合自身抗体后确诊（治疗前确诊），或未测及该类自身抗体但经足量肾上腺皮质激素或（和）大剂量静脉丙种球蛋白治疗有效（脱离成分输血且一系、二系或三系血细胞有不同程度恢复）后确诊（治疗后确诊）。

104. 什么是再生障碍性贫血？

再生障碍性贫血（aplastic anemia，AA）是指由化学、物理、生物因素或不明原因引起的骨髓造血功能衰竭，以骨髓造血细胞增生降低和全血细胞减少为特征，骨髓中无异常细胞浸润和网状纤维增多，临床以贫血、粒细胞和血小板减少所致的反复出血和感染为主要表现。再生障碍性贫血的发病率为 7.4/(10 万·年)，与日本、韩国等东方国家相似，高于西方国家，患者以青壮年为主，男性多于女性。再生障碍性贫血属于原发性骨髓衰竭性贫血的一种，表现红髓衰竭，无论是髋骨还是胸骨，粒、红、巨核三系都不同程度减少，淋巴细胞，组织嗜碱细胞和脂肪细胞相对增多，骨髓小粒空虚。再生障碍性贫血依据其病情严重程度分为慢性再生障碍性贫血和重型再生障碍性贫血。慢性再生障碍性贫血病程较长，经适宜的治疗 2/3 患者可获得长期缓解或基本治愈。但仍有部分患者迁延不愈。重型再生障碍性贫血进展迅速，预后凶险，自然病程 6 个月左右，但近年开展的异基因骨髓移植及免疫抑制疗法显著延长了患者的长期生存率。再生障碍性贫血的预后与病情严重程度及治疗措施密切相关。

105 什么是范可尼贫血？

范可尼贫血（fanconi anemia，FA）常称先天性再生障碍性贫血，是一种以进行性骨髓衰竭的异常性常染色体隐性遗传病。表现为一系/两系或全血细胞减少、可伴外貌异常、皮肤色素沉着、骨骼畸形、肾脏畸形、器官发育不全等，家族中可见有同样患者。出生时血细胞可正常或接近正常，减少常在5～10岁，中位生存期约5年。高风险发展为骨髓增生异常综合征、急性白血病及其他各类肿瘤性疾病。实验室检查可发现“fanconi 基因”、细胞染色体受丝裂霉素C或DBA试剂作用后极易断裂。

106 再生障碍性贫血的病因有哪些？

AA的病因分先天性和后天获得性两种，先天性AA由遗传异常所致，如Fanconi贫血，但只占AA的2.5%，且多在10岁内发病。绝大多数AA是后天获得性的，可能的病因多种多样，包括化学、物理、生物因素等因素。获得性AA中无明显病因者的称为特发性（原发性）AA，超过半数，约占65%；能查明病因者称为继发性AA，约占16.9%。除少数可查明病因者，多数继发性AA与特发性AA的治疗和预后无明显差异。具体病因详见下表。

AA 按病因分类

先天性再生障碍性贫血	
	Fanconi 贫血（范可尼贫血）
	先天性角化不良（DKC）
	Diamond-Blackfan 贫血（DBA）
	Shwachmann-Diamond 综合征（SDS）
获得性再生障碍性贫血	
	特发性（原发性）再生障碍性贫血（约占全部的 65%）
继发性再生障碍性贫血	
	药物和化学物质
	电离辐射
	病毒（EB 病毒、肝炎病毒、艾滋病病毒、微小病毒等）
	细菌（结核杆菌等）
	免疫性疾病
	阵发性睡眠性血红蛋白尿
	其他原因（妊娠等）

上述这些病因与再生障碍性贫血发生大多缺乏直接的因果关系，且明显地受到医师对病因的重视程度，病史询问是否详细及患者叙述详略的影响，可靠性较差。

107 • 哪些药物可引起再生障碍性贫血?

药物是最常见的引起继发性 AA 的原因之一。药物导致 AA 有两种类型：

（1）与剂量有关　系药物细胞毒性作用，达到一定剂量就会引起骨髓抑制，是可预见的，一般是可逆的，如各种抗肿瘤药。细胞周期特异性药物，如阿糖胞苷和甲氨蝶呤等主要作用于容易分裂的较成熟的多能干细胞，故发生全血细胞减少时，骨髓仍保留一定量的多能干细胞，停药后AA可以恢复；白消安和亚硝脲类不仅作用于进入增殖周期的干细胞，并且也作用于非增殖周期的干细胞，就是引起AA的原因。此外，苯妥英钠、吩噻嗪、硫尿嘧啶及氯霉素等也可以引起与剂量有关的骨髓抑制。

（2）与剂量关系不大　这些导致AA的药物应用后不可预见的特质性的，仅在个别患者发生造血障碍，且和用药的机制不相关，即使应用极少量也可能引发，多系药物的过敏反应，就是引起AA的原因。其所导致的骨髓衰竭一般是持续性，极少自发缓解。这类药物种类繁多，常见的有氯（合）霉素、有机砷、米帕林（阿的平）、三甲双酮、保泰松、金制剂、氨基比林、吡罗昔康（炎痛喜康）、磺胺、甲砜霉素、卡比马唑（甲亢平）、甲巯咪唑（他巴唑）、氯磺丙脲等。药物性AA最常见是由氯霉素引起的。具体见下表。

引起再生障碍性贫血的某些药物

种类	高危	中危	低危
解热镇痛药			非那西汀 阿司匹林，水杨酰胺
抗心律失常药			奎尼丁，妥卡胺
抗关节炎药		金盐	秋水仙碱
抗惊厥药		卡马西平 乙内酰脲	乙琥胺 苯乙酰脲 扑痫酮 三甲唑烷二酮
抗组胺药			氯苯那敏 吡拉明，吡苯乍明

续　表

种类	高危	中危	低危
抗高血压药			硫甲丙脯酸，甲基多巴
抗炎药		青霉胺	非类固醇药
		保泰松	二氯苯二磺酰胺，布洛芬
		羟基保泰松	吲哚美辛，萘普生
			苏林达克
抗菌药			
抗细菌药		氯霉素	4,4′二氨二苯砜，二甲氧苯青霉素，链霉素
			β-内酰胺类抗生素
			两性霉素
抗真菌药			氟胞嘧啶
抗原生物药		米帕林	氯喹
			乙胺嘧啶
抗肿瘤药	白消安		
烷化剂	环磷酰胺		
	马法兰		
	氮芥		
抗代谢药	氟尿嘧啶		
	硫基嘌呤		
	甲氨蝶呤		
	阿糖胞苷		
细胞毒药物	柔红霉素		
	阿霉素		
	米托蒽醌		
抗血小板药			噻氯匹定

续 表

种类	高危	中危	低危
抗甲状腺药			卡比马唑，甲巯咪唑 甲硫氧嘧啶 高氯酸钾 丙硫氧嘧啶 硫氰酸胺
镇静药及其衍生物			氯氮䓬，氯丙嗪（和其他吩噻嗪） 锂，甲丙氨酯，甲普里隆
磺胺药及其衍生物			
抗菌药			多种磺胺药
利尿药		乙酰唑胺	氯噻嗪，呋塞米
降血糖药			氯磺丙脲，甲苯磺丁脲
其他			别嘌呤醇，干扰素 己酮可可碱

108 放射线诱发的再生障碍性贫血有何特点？

放射线是导致 AA 的确切病因之一。其诱发的骨髓衰竭是非随机的，具有剂量依赖性，并与组织特异的敏感性有关。造血组织对放射线较敏感，小剂量照射出现骨髓抑制常可恢复，大剂量照射可导致持续性、致死性骨髓抑制。全身照射超过 7～10Gy 骨髓造血细胞可被完全摧毁，出现持续性骨髓衰竭；大剂量局部照射也可引起骨髓造血微环境严重损伤，严重者不能再支持造血。致死量或亚致死量（4.5～10Gy）的全身照射可发生致死性的急性 AA。而极少数引起慢性 AA。长期接触小剂量外部照射的人可发生慢性 AA。在短期接触放射线后数月或数年即可发生 AA。放射线主要通过影响细胞内的 DNA 合成，抑制或延缓细胞增殖。还可影响骨髓微循环而导致骨髓衰竭。

109 病毒感染引起的再生障碍性贫血有何特点？

病毒感染可导致血液损伤已成为共识，多见于引起中性粒细胞减少和血小板减少，部分可导致 AA。常见的病毒包括肝炎病毒、腮腺炎病毒、流感病毒和带状疱疹病毒、EB 病毒和微小病毒、巨细胞病毒、HIV 病毒感染。现有学者认为病毒感染可以直接溶解骨髓造血细胞，或通过引起免疫反应损伤造血细胞，从而发生 AA。病毒性肝炎与 AA 的关系比较明确。继发于急性肝炎的 AA 占 5% 左右，称为肝炎相关性 AA 或肝炎后 AA。文献报告少数甲型、乙型、丙型或戊型病毒性肝炎可继发 AA，但肝炎相关性 AA 更多是由血清学阴性肝炎所致。患者常表现为急性肝炎首发黄疸，转氨酶增高，经治疗后（1～2 个月），肝炎逐渐恢复，但却出现进行性全血细胞减少，骨髓造血衰竭，且多进展为重型或急重型 AA。肝炎相关性 AA 经免疫抑制剂治疗可恢复自身骨髓造血，提示病毒感染诱导的免疫反应应在该型 AA 的发生中起重要作用。EB 病毒感染极少引起 AA，但其病程可长可短，部分患者血细胞减少可自行恢复。HIV 感染也可抑制骨髓造血从而导致 AA 的发生。

110 再生障碍性贫血的发病机制是什么？

AA 的发病机制极为复杂，目前认为与以下几方面有关：

（1）造血干细胞数量减少和内在缺陷是AA主要发病机制　大量实验研究表明，AA骨髓中造血干细胞明显减少，干细胞集落形成能力显著降低。而同基因骨髓造血干细胞移植仅补充正常造血干细胞，而不加任何其他预处理能使部分患者很快恢复正常造血功能，支持AA骨髓造血干细胞减少或有内在缺陷。除数量减少外，AA骨髓造血干/祖细胞本身还可能有缺陷。有研究曾表明，未经治疗的初诊AA患者骨髓造血细胞遗传不稳定性明显增高，支持AA骨髓造血干细胞可能有内在缺陷。

（2）异常免疫反应损伤造血干细胞　AA患者经免疫抑制治疗后其自身造血功能可能得到改善，此为异常免疫反应损伤造血干细胞最直接的证据。但免疫抑制剂不能完全治愈AA这一事实，说明AA并非经典的自身免疫性疾病。异常免疫反应只是AA发病因素之一。近年来实验研究结果显示，T淋巴细胞介导的造血干细胞免疫损伤是AA血发生的病理基础。介导异常免疫的T淋巴细胞分泌可溶性的造血免疫调控因子干扰素-γ、IL-2、TNF-α等细胞因子，上述这些造血负调控因子能够诱导HSC表面Fas抗原表达增强，在促凋亡因子的协调作用下通过Fas/FasL途径导致HSC凋亡。

（3）造血微环境支持功能缺陷　造血微环境包括基质细胞及其分泌的细胞因子，起支持造血细胞增殖及促进各种细胞生长发育的作用。通常，AA骨髓基质细胞功能正常，体外培养可支持正常$CD34^+$细胞造血。目前尚无充分证据表明AA患者骨髓基质缺陷。但发现AA骨髓成纤维细胞集落形成单位（CFU-F）和基质细胞产生的集落刺激活性（CSA）降低。中国医学科学院血液学研究所观察到AA骨髓基质细胞萎缩，脂肪化，CFU-F减少。急性AA较慢性AA损伤更严重。虽然造血微环境不是引起AA的始因，但可加重病情。

111 再生障碍性贫血的临床表现有哪些？

根据AA患者骨髓造血衰竭严重程度和临床病程进展情况，我国传统上将AA分为急性AA和慢性AA，其临床表现分别为：

（1）急性AA（亦称重型再生障碍性贫血Ⅰ型） 起病急，进展迅速及病程短为急性AA的特点。常以出血和感染发热为首起及主要表现。发病初期贫血常不明显，但随着病程发展，贫血呈进行性进展，多有明显乏力、头晕和心悸等症状，经输血症状亦难明显改善。急性AA患者几乎均有出血倾向，皮肤、黏膜等体表出血广泛而严重，且不易控制。60%以上有内脏出血，主要表现为消化道出血、便血、尿血、眼底出血（常伴有视力障碍）、阴道流血和脑出血，常危及生命。半数以上患者有感染，且病程中几乎均有感染所致的发热，常见口咽部感染、肺炎、皮肤疖肿、肠道感染、尿路感染等。口咽部和肛门周围可发生坏死性溃疡，严重时导致败血症。感染和出血互为因果，感染往往加重出血，使病情日益恶化，导致患者死亡，如仅采用一般性治疗多数在一年内死亡。

（2）慢性AA 起病缓，进展较慢及病程较长为慢性AA的特点。贫血为首起和主要表现，经输血可改善由贫血所致的乏力、头晕、心悸等症状；出血多限于皮肤黏膜等体表出血，且一般较轻，深部出血较少；可有感染及发热，但常以呼吸道为主，容易控制。若治疗得当，坚持不懈，不少患者可获得长期缓解以至痊愈，但也有部分病人迁延多年不愈，甚至病程长达数十年，如感染重、持续高热等，骨髓衰竭加重，进展为重型或极重型AA。

112 诊断再生障碍性贫血都需要做哪些实验室检查？

（1）必需检测项目

1）血常规检查：白细胞计数及分类、红细胞计数及形态、血红蛋白水平、网织红细胞百分比和绝对值、血小板计数和形态。

2）多部位骨髓穿刺：至少包括髂骨和胸骨。骨髓涂片分析：造血细胞增生程度；粒、红、淋巴系细胞形态和阶段百分比；巨核细胞数目和形态；小粒造血细胞面积；是否有异常细胞等。

3）骨髓活检：至少取2cm骨髓组织（髂骨）标本用以评估骨髓增生程度、各系细胞比例、造血组织分布（有无灶性 $CD34^+$ 细胞分布等）情况，以及是否存在骨髓浸润、骨髓纤维化等。

4）流式细胞术检测骨 $CD34^+$ 细胞数量。

5）肝、肾、甲状腺功能，血生化及病毒学检查（包括肝炎病毒、EBV、CMV 等）。

6）血清铁蛋白、叶酸和维生素 B_{12} 水平。

7）流式细胞术检测 PNH 克隆。

8）自身抗体和风湿抗体。

9）细胞遗传学：常规核型分析、荧光原位杂交（FISH）以及遗传性疾病筛查（儿童或有家族史者推荐做染色体断裂试验）。

10）影像学检查（如胸部 X 线或 CT、腹部 B 超等）和心电图。

（2）可选检测项目（有条件的医院可开展）

1）骨髓造血细胞膜自身抗体检测。

2）淋巴细胞亚群检测，如 T 细胞亚群、$CD4^+$ 细胞亚群等。

3）造血调控因子检测，如 IFN-γ、TNF-α、IL-2 等。

113 再生障碍性贫血的诊断标准是什么？

（1）血常规检查　全血细胞减少，校正后的网织红细胞比例<1%，淋巴细胞比例增高。至少符合以下 3 项中 2 项：①Hb<100g/L；②PLT<50×10^9/L；③中性粒细胞绝对值<1.5×10^9/L。

（2）骨髓穿刺　多部位（不同平面）骨髓增生减低或重度减低；小粒空虚，非造血细胞（淋巴细胞、网状细胞、浆细胞、肥大细胞等）比例增高；巨核细胞明显减少或缺如；红系、粒系细胞均明显减少。

（3）骨髓活检（髂骨）　全切片增生减低，造血组织减少，脂肪组织和（或）非造血细胞增多，网硬蛋白不增加，无异常细胞。

（4）除外检查　必须除外先天性和其他获得性、继发性骨髓衰竭性疾病。

114 再生障碍性贫血需要与哪些疾病进行鉴别？

（1）阵发性睡眠性血红蛋白尿症（PNH）　典型 PNH 有血红蛋白尿发作，易鉴别。不典型者无血红蛋白尿发作，全血细胞减少，骨髓可增生减低，易误诊为 AA。但该病主要特点是：动态随访，终能发现 PNH 造血克隆。流式细胞术检测 CD55、CD59 是诊断 PNH 的敏感方法。部分 AA 患者会出现少量 PNH 克隆，可以保持不变、减少、消失或是增加，是 PNH 患者的早期表现，还是提示该 AA 患者易转化为 AA-PNH 综合征，尚不清楚。但若这些患者有实验室或临床证据表明存在溶血，应诊断为PNH。尿含铁血黄素试验阳性提示存在长期血管内溶血，有利于PNH的诊断。网织红细胞计数、间接胆红素水平、转氨酶和乳酸脱氢酶定量对于评价PNH的溶血有一定作用。

（2）骨髓增生异常综合征（MDS） 低增生性MDS，亦有全血细胞减少，网织红细胞有时不高甚至降低，骨髓低增生，易与AA混淆，但MDS有以下特点：粒细胞和巨核细胞病态造血，血片或骨髓涂片中出现异常核分裂象。MDS可伴骨髓纤维化，骨髓活检示网硬蛋白增加，而AA不会伴骨髓纤维化。骨髓活检中灶性的髓系未成熟前体细胞异常定位非MDS所特有，因AA患者骨髓的再生灶也可以出现不成熟粒细胞。红系病态造血在AA中亦可见，不作为与MDS鉴别的依据。骨髓细胞遗传学检查对于AA与MDS鉴别有重要意义，若因骨髓增生低下，细胞数少，难以获得足够的中期分裂象细胞，可以采用FISH。

（3）急性造血功能停滞 又称再障危象，常发生于溶血性贫血或正常人感染发作时。表现为外周血三系细胞骤然下降，Hb常低至15～20g/L，尤以红细胞明显，网织红细胞甚或缺如，骨髓中红系增生明显低下，只能见到晚幼红而无原始和早幼红细胞，出现巨大原始红细胞。其临床表现、血象、骨髓象酷似急性AA，但经一般性治疗，血象、骨髓象可完全恢复，与急性AA预后显然不同。

115. 再生障碍性贫血按严重程度如何分型及诊断？

诊断AA后应进一步确定其临床型别，目前国际上普遍沿用Camitta（1976）分型标准，将AA分型为重型AA（SAA）和非重型AA（NSAA），并于1988年增加极重型AA（VSAA）诊断标准（见下表）。

按 AA 严重程度分型

分型	诊断标准
SAA	
骨髓	骨髓细胞增生程度<正常的25%；如≥正常的25%但<50%，则残存的造血细胞应<30%
外周血指标	具备下列3项中至少2项：中性粒细胞<0.5×10^9/L；校正的网织红细胞<1%或网织红细胞绝对值<20×10^9/L；血小板<20×10^9/L
SAA	中性粒细胞<0.2×10^9/L，其余标准同SAA
NSAA	未达到SAA标准的全血细胞减少，骨髓增生减低的AA患者

116 再生障碍性贫血应该如何选择治疗方案?

AA一旦确诊，应明确疾病严重程度，尽早治疗。重型AA的标准疗法是对年龄≥40岁或年龄虽<40岁，但无HLA相合同胞供者的患者首选ATG/ALG和环孢素的免疫抑制治疗加促造血治疗；对年龄<40岁且有HLA相合同胞供者的重型AA患者，如无活动性感染和出血，可首选HLA相合同胞供者骨髓移植。HLA相合无关供者骨髓移植仅用于ATG/ALG和环孢素治疗无效的年轻重型AA患者。骨髓移植前必须控制出血和感染。不推荐使用G-CSF动员的外周血干细胞移植。依赖于输血的非重型AA可采用环孢素联合促造血（雄激素、造血生长因子）治疗，如治疗6个月无效则按重型AA治疗。不依赖输血的非重型AA，可应用环孢菌素和（或）促造血治疗。

117. 在临床上如何应用抗胸腺细胞球蛋白/抗淋巴细胞球蛋白治疗再生障碍性贫血？

（1）抗胸腺细胞球蛋白（ATG）/抗淋巴细胞球蛋白（ALG）兔源 ATG/ALG（法国、德国产）剂量为 3～5mg/(kg·d)，猪源 ALG（中国产）剂量为 20～30mg/(kg·d)。ATG/ALG 需连用 5 天，每日静脉输注 12～18 小时。先将单支 ATG/ALG 的 1/10 量（法国产兔源 ATG 2.5mg，德国产兔源 ALG 10mg，中国产猪源 ALG 25mg）加到 100ml 生理盐水中静脉滴注 1 小时行静脉试验，观察是否发生严重全身反应或过敏反应，若发生则停止 ATG/ALG 输注并及时抗过敏治疗，同时判定 ATG/ALG 静脉试验阳性，禁用 ATG/ALG；若静脉试验阴性则行正规 ATG/ALG 治疗。每日用 ATG/ALG 时同步应用肾上腺糖皮质激素防止过敏反应。每日糖皮质激素总量以泼尼松 1mg/(kg·d) 换算为甲泼尼龙或地塞米松或氢化可的松，经另一静脉通道与 ATG/ALG 同步输注。急性期不良反应包括超敏反应、发热、僵直、皮疹、高血压或低血压及液体潴留。患者床旁应备气管切开包、肾上腺素。用药期间维持 BPC>10×10^9/L，因 ATG/ALG 具有抗血小板活性的作用，故不能在输注 ATG/ALG 的同时输注血小板悬液。血清病反应（关节痛、肌痛、皮疹、轻度蛋白尿和血小板减少）一般出现在 ATG/ALG 治疗后的 1 周左右，因此，糖皮质激素应足量用至 15 天，随后减量，一般 2 周后减完（总疗程 4 周）。出现血清病反应者则静脉应用肾上腺糖皮质激素冲击治疗，每日总量以泼尼松 1mg/(kg·d) 换算为氢化可的松或甲泼尼龙，根据患者情况调整用量和疗程。第 1 次 ATG/ALG 治疗无效或复发患者推荐第 2 次 ATG/ALG 治疗。两次间隔 6 个月，因为多数患者 6 个月左右才显示疗效。第 2 个疗程的 ATG/ALG，选择另一动物种属来源的 ATG/ALG，以减少发生过敏反应和严重血清病风险。

（2）在老年患者中的应用　ATG 治疗 AA 无年龄限制，但老年 AA 患者治疗前要评估合并症。ATG/ALG 治疗老年 AA 患者时，出血、感染和心血管事件的风险相对年轻患者较大。因此需要注意老年患者的心功能、肝功能、血脂、糖耐量等方面问题。鉴于肾毒性和高血压的风险，建议老年 AA 患者的 CsA 治疗血药谷浓度在 100～150μg/L。

（3）ATG、ALG　为兔、马、猪血清制品，治疗最初几天，可出现发热、寒战、多形性皮疹等，偶尔可出现毛细血管渗漏综合征、溶血、心律失常及癫痫发作。在治疗过程中可引起血小板及中性粒细胞减少、出血加重、血小板输注需求量明显增加。在用药 7～10 天后多数患者可引起血清病、超敏反应，并有使出血加重的不良反应，常表现为反复发热、皮疹、胃肠道症状、肌痛、关节痛及蛋白尿等，严重时危及生命。肝肾毒性极少见。故治疗期间需严密监护，可应用小剂量的皮质类激素减轻或预防不良反应。

（4）ATG/ALG 联合环孢素 A 或雄性激素治疗重型 AA 可获得良好效果。

118 在临床上如何应用环孢素 A 治疗再生障碍性贫血？

环孢素 A（CsA）有针剂、口服液、胶囊三种剂型，AA 治疗多用后两种，二者的临床初始用量一样，以服用胶囊更为方便。CsA 单用时，多采用大剂量口服用药，推荐剂量为成人 12mg/(kg·d)，儿童 15mg/(kg·d)，用药 60 天后逐渐减量，小剂量长期服用对维持疗效。CsA 的主要不良反应为肾毒性。还有其他消化道反应、色素沉着、肌肉震颤、高胆红素血症及末梢感觉异常等。故为减少不良反应，初始计量宜小，如 3～5mg/(kg·d)，后逐渐递增剂量，用药期间监测血药浓度和血浆肌酐浓度，血药浓度维持在200～400ng/ml为宜，若血浆肌酐浓度上升超过正常水平的30%则应减量。

119. 再生障碍性贫血治疗中还有哪些其他免疫抑制剂？

（1）大剂量环磷酰胺　由于大剂量环磷酰胺［45mg/(kg·d)×4d］的高致死率和严重不良反应，不推荐其用于不进行骨髓移植的初诊患者或ATG联合CsA治疗失败的AA患者。

（2）肾上腺皮质激素　可降低骨髓内毛细血管窦的通透性，减少由毛细血管异常和血小板减少所致的出血，但尚无充分证据说明其能促进骨髓造血功能，故仅用于出血严重、有溶血的患者。

（3）大剂量丙种球蛋白　患者有反复严重感染、应用ATG及CsA不适宜时可考虑应用，每次1g/kg静注，连用5天，每4周1次，连续用3～6次。

（4）普乐可复（FK506）　与CsA抑制T细胞活化的信号通路相同但作用更强、肾毒性更小，且不引起齿龈增生，因此被用来替换CsA用于AA的治疗，初步效果令人鼓舞，但仍需进一步临床探索。

120. 在临床上如何应用雄性激素治疗再生障碍性贫血？有哪些不良反应？

雄性激素可以刺激骨髓红系造血，减轻女性患者月经期出血过多，是AA治疗的基础促造血用药。与CsA配伍，治疗非重型AA有一定疗效。一般应用司坦唑醇（2mg，tid）或十一酸睾酮（40mg，tid），应定期复查肝功能。据报道GM-CSF、G-CSF配合免疫抑制剂使用可发挥促造血作用。也有人主张加用EPO。造血因子的疗程应根据患者血常规和骨髓反应而定。一般不宜过短，可每周3次连用1个月、每周2次连用1个月、每周1次连用1个月，总疗程一般不少于3个月。

临床表明，雄性激素可造成肝功能损害，司坦唑醇>达那唑>十一酸睾酮。长时间应用可发生肝内阻塞性黄疸、胆红素升高、转氨酶升高等，故在用药过程中，应联合服用保肝药物，定期复查肝功能，停药后可恢复。服用雄性激素会出现男性化表现，十一酸睾酮>达那唑>司坦唑醇。表现如皮肤痤疮、女性声音嘶哑、须毛增多、女性闭经、乳房缩小、男性性欲增强或亢进等。9岁以下儿童用药可加速生长及骨的成熟，使骨骺早期融合，宜合用肾上腺皮质激素。此外，雄性激素还有皮肤毛细血管扩张、色素沉着、水钠潴留等不良反应，均为可逆性的，停药后减弱至消失。如注射雄性激素，在注射部位会产生硬结、继发感染等，故应经常轮换部位以减少并发症。

常用雄性激素制剂

名称	用　法
丙酸睾酮	50～100mg，肌内注射，qd或qod
庚酸睾酮	100～400mg，肌内注射，每周2～4次
甲睾酮	5～25mg，舌下含服，qd
氟羟甲雄酮	2～30mg，口服，qd
环戊丙酸睾酮	100～400mg，肌内注射，每周2～4次
司坦唑醇	2～4mg，口服。日2～3次
美雄酮	2.5～5.0mg，口服，tid
葵酸诺龙	50～100mg，肌内注射，每周3～4次
苯丙酸诺龙	25～50mg，肌内注射，qod
屈他雄酮	2.0～4.0mg/(kg·d)，口服
十一酸睾酮	250mg，肌内注射，每周2～3次
达那唑	200mg，口服，tid
安雄	80mg，口服，tid

121 再生障碍性贫血患者如何进行IST？

IST（ATG+CsA）适用于以下患者：①Non-SAA依赖输注血液制品者；②年龄在30～45岁的SAA或VSAA患者；③年龄<30岁的SAA或VSAA但无HLA匹配同胞供体者。

ATG治疗反应一般发生于6个月内，通常在1～2个月内可观察到病情的好转，2～3个月脱离血制品输注，但也有较晚迟效者。IST有效者应继续服用CsA，逐渐减量可维持满意血细胞水平的最小剂量，早期或骤然停用CsA可致病情加重或反复。加用rHuG-CSF可缩短粒细胞缺乏期但不能降低早期感染和相关死亡率，亦不能加速造血恢复及提高治疗反应率。在我国Non-SAA的治疗主要为CsA联合雄激素，同时辅用中医中药治疗，多数患者坚持正规的治疗亦能取得满意的疗效，达到长期缓解或基本治愈。

122 再障患者首次强化IST后需要观察多久才能判定无效？

目前关于SAA患者IST治疗反应的评价标准及其评价时间未完全统一。德国多中心研究报道初次IST后1年内有效者中绝大多数（96%）治疗反应发生于6个月内，其治疗反应曲线显示仅少数患者治疗反应延迟至4个月后，该研究认为4个月时应就是否进行解救或替代治疗作出决策。中国医学科学院血液病医院认为评价的终点定在IST后4～6个月似为更合理。

123 再障患者首次 IST 后如果无效如何选择补救性治疗措施？

IST 初始治疗无效或复发患者的处理原则包括：①二次 ATG/ALG（尽可能更换制剂动物来源）；②改用其他免疫抑制剂，如 CsA 等；③补救性 allo-BMT；④加用 rHuG-CSF；⑤CsA 加大剂量静脉注射丙种球蛋白；⑥雄激素及加强支持治疗。

124 再生障碍性贫血患者的骨髓移植条件及处理方法有哪些？

（1）HLA 相合同胞供者骨髓移植　①适用条件：年龄<40 岁、有 HLA 相合同胞供者的重型或极重型 AA 患者。年龄超过 40 岁的重型 AA，在 ATG/ALG 联合 CsA 治疗失败后，也可采用 HLA 相合同胞供者骨髓移植；②干细胞数量：回输单个核细胞，建议至少 3×10^8/kg，$CD34^+$ 细胞至少 3×10^6/kg；③移植预处理和移植后 IST：年龄<30 岁患者，标准预处理方案是环磷酰胺 50mg/(kg·d)×4d（-5～2d）和兔源 ATG 3.75mg/(kg·d)×3d（-5～-3d），甲泼尼龙 2mg/(kg·d)×3d（-5～-3d）。甲泼尼龙通常不用于儿童骨髓移植患者。推荐的移植后 IST 为 CsA 5mg/(kg·d) 分 2 次口服，从第 1 天开始，第 9 个月起减量，持续服用 12 个月，预防迟发移植失败；③短期应用甲氨蝶呤 $15mg/m^2$ +1d，$10mg/m^2$ +3、+6、+11d。年龄>30 岁患者，目前尚无最佳预处理方案。

（2）HLA 相合的无关供者骨髓移植　①适用条件：有 HLA 完全相合（在 DNA 水平Ⅰ类抗原和Ⅱ类抗原）供者；年龄<50 岁（50～60 岁，须一般状况良好）；重型或极重型患者；无

HLA 相合的同胞供者；至少一次 ATG/ALG 和 CsA 治疗失败；骨髓移植时无活动性感染和出血；②预处理：年轻患者推荐使用环磷酰胺 300mg/(kg·d)×4d；氟达拉滨 30mg/(kg·d)×4d；兔源 ATG 3.75mg/(kg·d)×4d［或阿仑单抗 0.2mg/(kg·d) 至最大剂量 10mg/d×5d］；CsA 1mg/(kg·d) −6～−2d，2mg/(kg·d) −1～+20d，其后改为 8mg/(kg·d) 口服；③如果用 ATG 代替阿仑单抗，则甲氨蝶呤 $10mg/m^2$ +1d，8mg/(kg·d) 口服。老年患者减少 ATG 用量，加用 200cGy 全身照射。目前骨髓移植治疗重型 AA 建议在儿童及年轻患者中避免使用含照射的预处理方案，即使是低剂量照射也应避免，代之以氟达拉滨。老年患者给予低剂量的照射可能对降低排斥反应有益。

125 再生障碍性贫血患者的输血指征是什么？

输血指征一般为 Hb<60g/L。老年（≥60 岁）、代偿反应能力低（如伴有心、肺疾患）、需氧量增加（如感染、发热、疼痛等）、氧气供应缺乏加重（如失血、肺炎等）时可放宽输血阈值（Hb≤80g/L），尽量输注红细胞悬液。拟行异基因造血干细胞移植者应输注辐照或过滤后的红细胞和血小板悬液。存在血小板消耗危险因素者［感染、出血、使用抗生素或抗胸腺细胞球蛋白/抗淋巴细胞球蛋白（ATG/ALG）等］或重型 AA 预防性血小板输注阈值为 $<20\times10^9/L$，而病情稳定者为 $<10\times10^9/L$。发生严重出血者则不受上述标准限制，应积极输注单采浓缩血小板悬液，使血小板计数达到相对较高水平。因产生抗血小板抗体而导致无效输注者应输注 HLA 配型相合的血小板。粒细胞缺乏伴严重感染危及生命者在联合抗生素与 G-CSF 疗效欠佳时可以考虑输注粒细胞。

126 治疗再生障碍性贫血患者感染的原则是什么？

AA 患者发热应按“中性粒细胞减少伴发热”的治疗原则来处理。当中粒细胞绝对值$<1.5\times10^9/L$，临床疑有感染，立刻静滴广谱抗生素，初始抗生素的使用应遵循“重锤出击”原则，有细菌学依据后，依据药敏情况再选择针对性抗生素（“降阶梯”选择）。但是，发热患者仅有20%存在菌血症，而菌血症患者中仅有40%可培养出细菌或有局部体征，因而对于AA发热患者过早停用抗生素是危险的，感染易复发。当用广谱抗生素后3天患者仍发热，尤其是对于第二次发热患者，应当考虑可能已合并真菌感染。常见为念珠菌和曲菌感染，应及早用氟康唑或两性霉素B，可减低感染死亡率。及时的免疫抑制治疗是有效降低AA患者感染的手段。有效的抗生素辅以G-CSF和粒细胞输注能提高抗感染疗效。

127 再生障碍性贫血有哪些其他支持、辅助治疗方法？

患者长期输血导致血清铁蛋白水平超过1000μg/L时应给予祛铁治疗。重型AA患者应予以保护性隔离，有条件者应入住层流病房；避免出血，防止外伤及剧烈活动；杜绝接触危险因素，包括对骨髓有损伤作用和抑制血小板功能的药物、必要的心理护理。需注意饮食卫生，保持口腔和牙齿、肛门和会阴清洁，可预防性应用抗真菌药物。尽量服用肠道不吸收的抗生素、避免食用未经煮熟的食物。有些报道提示接种疫苗可导致BMF或从复发，故除非绝对需要否则不主张接种疫苗。容易发生鼻衄的患者，室内温度不宜过高，口唇或鼻腔可适当涂润滑剂，避免挖鼻腔。膳食要合理，少食辛辣，有出血倾向者勿食过硬食物。

同时医务人员应将病房环境彻底消毒、注意无菌操作、以静脉血替代针采指血和耳血、检查治疗患者时避免交叉感染。

128. 再生障碍性贫血合并其他疾病时应遵循何种处理方法？

（1）伴有明显PNH克隆的AA患者的处理　在AA患者可检测到少量PNH克隆，患者骨髓细胞减少但并不出现溶血。通常仅单核细胞和中性粒细胞单独受累，并且仅占很小部分。推荐对这些患者的处理同无PNH克隆的AA患者。伴有明显PNH克隆（>50%）的AA患者慎用ATG/ALG治疗，可暂按PNH处理。AA-PNH或PNH-AA综合征患者治疗以针对PNH为主，兼顾AA。

（2）妊娠AA患者的处理　AA可发生于妊娠过程中，有些患者需要支持治疗。AA患者妊娠后，疾病可能进展。妊娠AA患者主要是给予支持治疗，输注血小板维持患者血小板计数在20×10^9/L以上。不推荐妊娠期使用ATG/ALG，可予CsA治疗。妊娠期间应该严密监测患者孕情、血常规和重要脏器功能。

129. 如何判定再生障碍性贫血的疗效标准？

（1）基本治愈　贫血和出血症状消失，Hb男性达120g/L、女性达110g/L，WBC达4×10^9/L，PLT达100×10^9/L，随访1年以上未复发。

(2) 缓解　贫血和出血症状消失，Hb 男性达 120g/L、女性达 100g/L，WBC 达 $3.5 \times 10^9/L$ 左右，PLT 也有一定程度增加，随访 3 个月病情稳定或继续进步。

(3) 明显进步　贫血和出血症状明显好转，不输血，Hb 较治疗前 1 个月内常见值增长 30g/L 以上，并能维持 3 个月。判定以上三项疗效标准者，均应 3 个月内不输血。

(4) 无效　经充分治疗后，症状、血常规未达明显进步。

130 再障患者如何长期随访？

SAA 患者强化 IST 后疗效评价及长期随访应包括的观察项目：观察患者强化 IST 前后血常规结果、骨髓象、红细胞与血小板各自输注间隔及其脱离时间以及感染并发症、骨髓红系爆式集落形成单位（BFU-E）和粒-巨噬细胞集落单位（CFU-GM）水平变化、末次随访时患者状况。定期复查患者 Rous 试验、Ham's 试验、蛇毒因子溶血（CoF）试验、微量补体溶血试验（mCLST）、外周血及骨髓血细胞糖基磷脂酰肌醇锚链蛋白 CD55 及 CD59 的表达水平以及染色体核型和姐妹染色单体差异（SCD）等，以了解有无后期并发症。

131 如何提高再生障碍性贫血疗效并预防其复发？

①重视支持治疗、抗炎、输血、输血小板等；②分型治疗：SAA 以 IST 为首选，可联合 rHuHGFs，Non-SAA 以 CsA 联合雄激素治疗为主；③早期诊断、早期治疗；④合并用药；⑤坚持用药；⑥维持用药。

132. 难治性再生障碍性贫血有何治疗策略?

首次 IST 后不能获得治疗反应者即为难治性 SAA。目前 IST 治疗失败的原因主要包括：①IST 剂量不足；②HSC 储备耗竭；③非免疫因素导致骨髓衰竭，如 Fanconi 贫血、先天性角化不良症等先天性骨髓衰竭综合征。目前难治性 SAA，青年尤其是儿童患者，如寻找到合适供者仍考虑进行 allo-BMT，对于因年龄因素不适合 allo-BMT 以及无法找到合适供者不能进行 allo-BMT 或复发的患者则应首选重复疗程的 ATG/ALG。其具体治疗手段为：①重复疗程 IST；②同胞供者 allo-BMT；③无关供者 allo-BMT；④非清髓性 allo-BMT；⑤脐血移植（UCBT）；⑥异基因动员外周血造血干细胞移植（PBHSCT）；⑦大剂量环磷酰胺（HD-CTX）；⑧其他治疗，如单克隆抗体（MoAb）。

133. 复发性再生障碍性贫血有何治疗策略?

SAA 患者 IST 后临床复发是指 IST 获得缓解后，出现任一系的外周血细胞计数下降至缓解期中位水平的 50% 以下，或需要血液制品输注，或再次降至 SAA。临床复发包括：①真正意义的 SAA 复发；②IST 后进展为克隆性疾病，包括 PNH、MDS 或 AML，导致血细胞计数减少；③CsA 依赖。

过早停用免疫抑制剂是 SAA 复发的重要原因之一。多数复发患者通常对再次 IST 有效，故复发不影响总体生存率，一般情况下，患者血象出现下降可先接受 CsA 治疗，无效则应重复使用 ATG 治疗。再次 ATG 治疗的疗效与首次 ATG 疗效相当，但应换用其他动物来源的 ATG 制剂以及注意预防过敏反应的治疗。

134. 中医学对再生障碍性贫血是如何认识的?

AA 属于中医学“虚劳”、“血枯”、“血证”、“温毒”等病证范畴，气血的生成与脾肾关系密切。脾居中焦“中焦受气取汁，变化而赤，是谓血”；肾为先天之本，肾藏精，主骨生髓，精血同源。《内经·灵枢·决气》中说“人始生，先成精，精成而脑髓生，骨为干，脉为营……血气乃行”。若脾肾虚损，气血生化乏源则见一系列气血不足之象。《金匮要略·血痹虚劳病证并治》中“虚劳里急，悸、衄”“虚劳里急，诸不足”，《杂病源流犀烛·虚损痨瘵源流》“气虚者，脾肺两经虚也；……血虚者，心肝两经虚也；……而阴虚、阳虚又皆属肾”。目前已统一归入“髓劳”范畴，是指因先后天不足，精血生化乏源，或药毒或其他理化因素伤正，邪毒瘀阻，新血不生，以出血、血亏、易感外邪为主要表现的劳病类疾病，分为急性和慢性，其中急性患者病势凶险，常因邪毒炽盛、严重出血而导致死亡；慢性患者病势虽缓，但病程长而不易根治。

135. 再生障碍性贫血在中医学上与一般虚劳有何区别?

再生障碍性贫血（AA）在中医称为髓劳，属虚劳范畴。髓劳多因禀赋薄弱，复误治失治、选药不当或接触毒物、或邪气过盛，直中精髓，耗精伤髓，以致肾虚，使先天之源受损，气血无以化生，四肢失于濡养，遂成髓劳，表现出肾虚精亏在先，气血虚在后。而一般虚劳多因久病致虚，或饮食烦劳所伤，久病而虚，表现出气血虚在前，肾虚精亏多在后，即所谓的“五脏之病，穷必及肾”，一般虚劳终可至髓劳。

136 中医学对再生障碍性贫血的病因病机是如何认识的?

髓劳病发病可由外因的误治失治、选药不当或接触毒物，或直接邪毒内侵，深伏少阴，发为伏热，耗伤气血引起。内部因素由先天禀赋不足，或因劳伤其肾，或因情志失调引动。外因诱发者往往起病较急，约半数病人初期可有发热，伴皮肤瘀点、瘀斑或鼻腔、齿龈出血，心烦易怒，舌红苔黄等实热证候，治疗应以清热解毒、凉血祛邪为主，佐以扶正。内因引动者往往起病较缓，多见头晕乏力、腰酸膝软、心烦不寐等虚象。

髓劳病的病机以“肾虚髓枯为本，脾虚气血不足为标”，病位在骨髓，是由骨髓的造血功能衰竭引起的。肾为先天之本，寓元阴元阳，主藏精生髓，如《素问·痿论》说：“肾主身之骨髓”，《素问·阴阳应象大论》说：“肾生骨髓”，《素问·生气通天论》说：“骨髓坚固，气血皆从”，《张氏医通》中说：“血之源头在乎肾”。精血同源，如《景岳全书》说：“血即精之属也。”肾中内寓之元阴元阳是人身五脏生机之源泉。肾中之阴为造血的物质基础，肾中之阳是血液生化的动力，肾阴阳充足则骨满髓充，精血旺盛，反之，肾阴阳亏虚则精气不足，无以生髓化血。脾为后天之本，气血生化之源，脾主运化、升清、统摄血液，其运化的水谷精微是气血化生和充养肾精的重要来源。脾为后天之本，气血生化之源。“脾阳根于肾阳”，肾中精气的生成有赖于脾生成之水谷精微的充盈，而脾之健运，化生精微，则需要肾阳的温煦。《灵枢·痈疽》曰：“肠胃受谷……中焦出气如露，上注溪谷而渗孙脉，津液和调，变化而赤是为血……，骨伤则髓消，不当骨空……，血枯空虚”，说明骨髓的生成依赖于脾之健运，脾失健运，不能化生精微，气血生化不足，不能生精，日久成劳。而肝喜条达，主疏泄，肝木得疏则脾能升清运化。肾藏精，肝藏血，精血互生，肾阴亏则肝火失制，精血亏损。所以，髓劳病发病以肾虚为根本，同时涉及多个脏腑，表现出多脏腑虚损症状。

137. 急性再生障碍性贫血的中医治疗应遵循什么原则？

急性 AA 的中医治疗随证调整是关键。大致可分为三期，早期邪实为重，实火充炽，此阶段各症状危重，病情反复多变，虽见极度贫血，虚弱乏力等正虚症状，但治疗上应以祛邪为主，清解热毒，凉血止血，如用凉血解毒汤加减，早期切忌温补，以免加重病情，但在用甘寒药物时，佐以清补，调护脾胃，达到祛邪不伤正。早期治疗非常关键，若用药得法，凶险病势则得以减弱。此阶段需严密观察，及时随症加减，以防祛邪太过。中期邪实与正虚并存，应重视调理脾胃，滋养精血，同时兼顾治标。后期则以本虚为主，治疗上则应阴阳双补，以补肾为主，达到填精益髓、化生气血的目的。

138. 慢性再生障碍性贫血中医治疗有何原则？

根据多年中医中药治疗慢性 AA 的经验可观察到，凉润滋阴药能缓解症状，温热补阳药能改善造血功能，从而总结出“补肾为主，补气为辅”、“补阳为主，滋阴为辅”、“先减症后生血”和“凉、温、热”等一系列治疗规律。初期患者多有明显发热、出血症状，需先用凉润药进行减症治疗。后发热、出血症状减轻或消失，贫血成为主要临床表现时，宜改用苁蓉、巴戟等温肾药，后期可用附子、肉桂、干姜等大热大补药加速造血功能恢复。

139• 再生障碍性贫血如何辨证论治？

（1）热毒壅盛，迫血妄行

证候：起病急，面色苍白，头晕乏力，壮热不退或持续发热，皮肤瘀斑、瘀点，斑色紫红，鼻衄齿衄，烦躁口渴，便干溲赤，舌苔黄，脉洪大数疾。

治法：清热解毒，凉血止血。

方药：清瘟败毒饮（《疫疹一得》）加减。生地、石膏、水牛角、栀子、桔梗、黄芩、黄连、知母、赤芍、玄参、连翘、竹叶、丹皮、甘草。方中石膏、知母、竹叶、甘草清热解毒、凉血保津；黄连、黄芩、栀子通泄三焦火热；水牛角、生地黄清热凉血；芍药养血敛阴，助生地凉血和营泻热，牡丹皮凉血清热，活血散瘀。连翘、玄参解散浮游之火；桔梗载药上行。头痛者加菊花、夏枯草；热盛动风者加羚羊角、钩藤；出血严重者加生地榆、鸡血藤、丹参、仙鹤草、白茅根。

（2）阴虚火旺，迫血妄行

证候：头晕乏力，面色苍白，两颧潮红，五心烦热，夜寐多梦，腰膝酸软，潮热盗汗，口渴不欲饮，皮肤瘀斑、瘀点，出血鲜红，舌质淡红，苔薄少津或少苔，脉细数。

治法：滋阴降火，凉血止血。

方药：知柏地黄丸（《医宗金鉴》）合犀角地黄汤（《外台秘要》）加减。熟地、山茱萸、山药、泽泻、茯苓、丹皮、知母、黄柏、水牛角、赤芍、生地。方中石膏、知母清热解毒；水牛角、生地黄清热凉血；芍药养血敛阴，助生地凉血和营泻热，牡丹皮凉血清热，活血散瘀。熟地滋肾填精，山茱萸养肝涩精，山药补脾固肾；泽泻清泄肾火防熟地滋腻；丹皮清泄肝火，制山茱萸之温；茯苓淡渗利湿，助山药之健运。潮热盗汗明显者可加五味子、桑叶、浮小麦等收敛止汗；便秘者可加生首乌、肉苁蓉润肠通便。

（3）肾阴虚型

证候：手足心热，潮热盗汗，面白，颧淡红，少寐多梦，腰酸腿软，口渴思饮，尿黄，舌嫩淡红，苔薄少津或少苔，脉细数。

治法：滋阴益肾，补血生髓。

方药：右归丸（《景岳全书》）加减。熟地黄、山药、山茱萸、枸杞子、鹿角胶、菟丝子、杜仲、当归、肉桂、附子。方中山茱萸、熟地、当归、枸杞子益肾滋阴养血；肉苁蓉、鹿角胶、肉桂温补肾阳补养精血；山药、焦山楂益气健脾消食助运，以防滋腻之品有碍脾运。畏寒肢冷加仙茅、附子以温补脾肾；腹胀、腹泻去熟地、当归、肉苁蓉，加煨木香、苍术、白术以行气助运；血虚重者加紫河车、阿胶以补精血。脾虚便溏可加党参、白术、肉蔻、茯苓等健脾化湿止泻。鼻衄、肌衄、月经量多者可加三七、小蓟、白及等活血止血。

（4）肾阳虚型

证候：形寒肢冷，面色皖白，唇甲色淡，气短懒言，食少便溏，舌体胖大边有齿痕，苔白滑，脉沉弱。

治法：温肾壮阳，益气生髓。

方药：左归丸（《景岳全书》）加减。熟地黄、山药、枸杞子、山茱萸、牛膝、菟丝子、鹿角胶、龟板胶。方中山茱萸、熟地、当归、枸杞子、菟丝子、何首乌滋阴补血以养肝肾；龟板胶、鹿角胶大补精血；山药、焦山楂健脾胃助消化，以防滋腻补药碍滞脾运之弊；神疲乏力加太子参、黄芪益气；血虚明显加紫河车、阿胶滋阴补血。出血明显可加生地榆、水牛角、三七、鸡血藤、丹参、仙鹤草、白茅根等凉血活血以止血；潮热盗汗明显者可加五味子、桑叶、浮小麦等收敛止汗。低热者可加地骨皮、青蒿、鳖甲、银柴胡等退虚热；便秘者可加生首乌、肉苁蓉润肠通便。

(5) 肾阴阳两虚型

证候：面色苍白，时冷时热，倦怠乏力，腰膝酸软，头晕耳鸣，遗精滑泄，口干不欲饮，自汗或盗汗，时有畏寒肢冷，或五心烦热，舌质淡，苔薄白或无苔，脉细或弱。

治法：滋阴壮阳，益气生髓。

方药：左归丸（《景岳全书》）合右归丸（《景岳全书》）加减。熟地黄、山药、枸杞子、山茱萸、牛膝、菟丝子、鹿角胶、龟板胶、枸杞子、杜仲、当归、肉桂、附子。方中山茱萸、熟地、当归、枸杞子益肾滋阴养血；肉苁蓉、鹿角胶、肉桂、附子温补肾阳补养精血；山药、焦山楂益气健脾消食助运，以防滋腻之品有碍脾运。鼻衄、肌衄、月经量多者可加三七、小蓟、白及等活血止血；腹胀纳呆者可加白术、茯苓、焦三仙、陈皮等理气健脾消食；失眠多梦者可加枣仁、夜交藤等养心安神。

140 补肾法在治疗再生障碍性贫血时如何应用？

急性 AA 本着“急则治其标，缓则治其本”的原则，在治疗早期以祛邪为主，佐以清补。中期以调理脾胃、滋养肝肾，兼之祛邪。后期以补肾为主，同时注意防滋补太过而碍邪。

慢性 AA，在临床上分为肾阴虚、肾阳虚及肾阴阳两虚三型，补肾为其根本大法。国内多家医疗机构研究“补肾法”治疗慢性再生障碍性贫血，发现补肾法治疗再障效果显著，并证实了“阳虚易治，阴虚难调”的理论。根据其他症状的不同，补肾的同时，临床上还应同时应用其他疗法，如若出现少气懒言，食欲不振，大便溏薄，舌淡苔白等症状则应脾肾双补，健脾补肾，气血双补，加入白术、党参、甘草等健脾药；若出现皮肤紫斑、瘀斑，面色暗黑，舌色紫暗，脉细涩等症时，则是由于瘀血内停，应加入活血化瘀中药，如川芎、丹参、三七等；若出现口苦，咽干，目赤，胸胁痛，烦躁易怒等肝火亢盛的症状，则应加入泻火之品；也可能出现痰湿、湿热等证，再根据症状随证加减，整个治疗过程中，综合考虑，全面兼顾以达到最好的疗效。

141. 中医如何对再生障碍性贫血的发热进行分类？有何治疗方法？

不管是急性 AA 还是慢性 AA，都可能出现不同程度的发热症状。发热时病人的贫血和出血均加重。因此，对 AA 发热的治疗至关重要。焦中华认为可将 AA 发热分为外感发热与内伤发热两大类。

外感发热多在急性 AA 中发生，可分为以下三型：

（1）邪在卫分型　可见发热恶寒，头痛身痛，咽喉肿痛，口干等表热证。治以辛凉解表，解肌退热。方可选用银翘散、柴葛解肌汤合荆防汤加减。

（2）邪入气分型　可见高热，但热不寒，头痛重，身痛剧，口干，口苦，口渴等阳明热证。治以清气泄热，佐以滋阴凉血，方可选用人参白虎汤合清营汤加减。

（3）气血两燔型　可见高热，头痛身痛，四肢或遍身瘀斑，内脏若有出血，出血急剧，量多，色鲜红，大便燥结或色黑等症。治以清热解毒，凉血止血，方选白虎汤合犀角地黄汤加减。

内伤发热多在慢性 AA 中发生，一般为低热，可分为以下几型：

（1）阴虚发热型　可见午后低热，神倦，盗汗，虚烦，手足心热，齿龈流血，四肢有少量出血斑点等症。治以养阴清热，方可选用当归六黄汤合青蒿鳖甲汤加减。

（2）血虚发热型　可见午后发热，头晕，心悸，乏力，面色不华，爪甲色淡等症。治以补养气血、佐清虚热。方可选用归脾汤加减。

（3）气虚发热型　可见发热，乏力，气短，胃纳不佳，大便无力等症。治以补气养血、佐清虚热。方可选用补中益气汤加减。

（4）阳虚发热型　可见发热，脊背发凉，手足欠温等症。治以温补脾肾，方选桂附八味丸加减。

（5）血瘀发热型　可见发热，口渴不欲饮，若有疼痛则固定不移，舌苔少，舌质紫，黯或瘀斑，脉细涩而数等症。治以活血化瘀、补养气血，方选桃红四物汤合当归补血汤加减。

142 治疗再生障碍性贫血有哪些中成药？

（1）再障生血片

治法：滋阴补肾、补气生血、活血止血。

用法及用量：口服：每次5片，tid，小儿酌减。根据不同类型血细胞减少情况使用，1～3个月为1疗程、获效后仍可继续服用，巩固疗效。再生障碍性贫血，服药时间不得少于3个月。

（2）参芪扶正注射液

治法：益气扶正。可用于再生障碍性贫血患者的支持、辅助治疗。

用法及用量：静滴：250毫升/次，qid，疗程21天。

（3）参麦注射液

治法：益气固脱，养阴生津，生脉。尤适用于气阴两虚患者，为支持、辅助治疗药。

用法及用量：肌内注射，1次2～4ml，qid。静脉滴注，1次20～100ml（用5%葡萄糖注射液250～500ml稀释后应用）或遵医嘱。

（4）六味地黄丸

治法：滋阴补肾。

用法及用量：口服。大蜜丸1次1丸，bid。

（5）生脉注射液

治法：益气养阴，复脉固脱。尤适用于气阴两虚患者，为支持、辅助治疗药。

用法及用量：1次2～4ml，1日1～2次。静脉滴注；1次20～60ml，用5%葡萄糖注射液250～500ml稀释后使用，或遵医嘱。

143 再生障碍性贫血有哪些非药物治疗方法？

（1）针灸　再生障碍性贫血发病多责于脾肾，有的兼夹血瘀，故针灸取穴以补脾肾、益气血，兼活血化瘀为主。

1）广州军区总医院以母血、全血、维生素B_{12}、红花注射液等穴位注射，取肝俞、脾俞、血海、足三里、曲池等穴位，每次取4穴，每穴注射0.5ml，7～10天为1疗程，休息7～10天重复下一个疗程。

2）采取循经取穴的方法，运用电针，选大椎、肾俞、足三里及大椎、膏肓、合谷、血海两组穴位，每日交替一组，15天为1个疗程，疗程间隔3天，一般2～3个疗程。

3）对急性再生障碍性贫血的急劳髓枯而见血热妄行者可起到急救作用，一般根据出血部位选穴：①咳血取肺俞、鱼际、尺泽、行间，针刺用泻法；②鼻衄取神庭、天府、合谷、内迎香，针刺用泻法；③便血取长强、上巨虚、承山、合谷，针刺用泻法。

4）取膈俞、脾俞、心俞，配足三里、肾俞、肝俞、悬钟穴，用维生素B_{12}或当归注射液注射穴位，用于再生障碍性贫血以虚证为主者。

5）取足三里、上巨虚、丰隆等促进脾胃运化、益气生血；

取曲池、肘髎、五里、足三里、手上廉区以增强胃肠功能、生血养血；取水分、下脘、滑肉门、天枢、膏肓俞、气海、大椎等健脾利湿、行气消肿；其督俞、肝俞、胆俞、脾俞、肾俞等疏肝健脾、益气生血，每穴每次 7 状，每组穴连灸 2 天，8 天为 1 疗程，共 6 个疗程，前 4 个疗程每完成 1 次停 14 日，后 2 个疗程每完成 1 次停 22 天，6 个疗程后症状和体征均可减轻或消失。

（2）按摩　膻中为诸气之海，按摩膻中可补气；足三里为强壮穴，揉足三里，按摩中脘可健脾胃，补中气助运化。

144. 如何预防再生障碍性贫血？

对于继发性 AA 来说，关键是去除病因，尤其是放射性物质接触的工作人员，应遵守操作规程，定期检查血象。工农业生产者应严格执行保护措施减少毒物的吸收。滥用药物必须引起重视，特别是有碍造血器官的药物，如解热镇痛药、抗肿瘤药物、氯霉素等。一般营养性贫血应积极治疗，以免迁延不愈发展成 AA。

145. 再生障碍性贫血有何食疗方法？

食疗是一种可以对病情提供帮助的有效方法，AA 患者应注意自己的饮食，多食用高蛋白、高维生素饮食，如肝、腰、肾、红色瘦肉、鱼禽动物血、蛋奶；含铁丰富的食物，如干果、香菇、木耳、蘑菇、海带及绿叶蔬菜等。避免进食硬的食物，小心鱼刺等损伤齿龈及口腔黏膜；同时要注意食用卫生与烹饪方法，避免感染及少食不新鲜食物。

（1）猪骨汤　猪骨250g，黑豆30g，红枣20枚。2次/日分服。功效：补肾健脾生髓。适用于脾亏虚之再生障碍性贫血。

（2）菠菜猪肝汤　菠菜150g、猪肝50g、食盐适量。2次/日分服。功效：补养气血。

（3）羊骨粥　新鲜羊骨1000g、糯米100g、精盐、生姜、葱白适量。每日早、中、晚空腹温服。10天为1疗程。功效：补肾气、强筋骨、健脾胃。

146 中医名家如何治疗再生障碍性贫血？

孙伟正采用补肾法治疗慢性AA 185例，肾阴虚型用补髓生血Ⅰ号（生地黄、熟地黄、山茱萸等），肾阳虚型用补髓生血Ⅱ号（补骨脂、巴戟天、仙灵脾等），部分病例配合西药治疗。1、2、5、10年生存率分别为90.30%、88.97%、88.01%、79.45%。肾阴虚型远期有效率为57.28%，肾阳虚型远期有效率为71.64%，二者比较有显著性差异，验证了中医药治疗CAA“阳虚易治、阴虚难调”理论的正确性。

周永明治疗慢性AA 84例，脾肾阳虚型用生血Ⅰ号（黄芪、党参、白术、当归、熟地、补骨脂、菟丝子、丹参、三七、鸡血藤、甘草等），脾肾阴虚用生血Ⅱ号（黄芪、党参、当归、生地、熟地、女贞子、旱莲草、丹皮、菟丝子、丹参、三七、鸡血藤、甘草等），基本治愈18例，缓解6例，明显进步32例，无效13例，有效率达86.9%，优于康力龙对照组。

周霭祥应用益肾生血片（熟地、补骨脂、黄芪、当归、旱莲草、仙鹤草等）为主治疗AA，有效率达87%。

邱仲川采用补肾复方冲剂治疗肾阳虚型AA 30例，药用红参须、熟附片、肉桂等，治疗的总有效率80%。

焦中华治疗继发性再生障碍性贫血46例，其中肾阳虚型20

例，用黄芪、党参、当归等；肾阴虚型26例，用黄精、菟丝子、牡丹皮等，总有效率89.13%。

147·再生障碍性贫血的中西医诊疗策略?

再障患者可以表现为贫血、出血及不同程度的感染，外周血表现为全血细胞减少为其主要特征。但再生障碍性贫血的诊断为排除诊断，缺乏确诊的金指标，所以要求临床医师在诊断时应细心，全面分析各种结果，防止疏漏造成误诊。诊断时应注意以下问题：

首先详细了解病史：是否存在导致再生障碍性贫血的因素。

仔细分析外周血象：再障患者多为全血细胞减少，伴有网织红细胞、中性粒细胞减少、淋巴细胞相对增多，血细胞形态无异常。可区分骨髓纤维化、白血病、溶血性贫血、营养性贫血等。

骨髓涂片结合骨髓活检统一分析：骨髓增生程度在再障时多表现为增生低下，但各部位骨髓增生程度不甚一致，所以不应以一部位、一次骨髓增生低下为确定诊断的依据，而应采取多部位骨髓穿刺，必要时行胸骨穿刺。另外，术者的熟练程度也可能影响检查的结果。骨髓活检对再障的确诊很重要，应避免与骨髓涂片学检查在同一点进行，以免影响活检组织对全身髓造血组织的代表性。因而判断全身造血功能降低或衰竭与否，一要多部位骨穿，以保证骨髓抽样的代表性；二要骨髓涂片与骨髓活检相结合，方可对诊断有正确的支持条件。骨髓涂片主要反映骨髓成分及细胞形态；而骨髓活检则主要反映骨髓结构及特殊成分，如骨髓纤维化有时也可表现为增生低下。骨髓活检在再障的典型表现是增生低下，无病态造血，无恶性细胞浸润，而脂肪组织增加。

重视鉴别诊断，以防误诊：在再障的诊断时必须通过相应的检查以排除其他的骨髓衰竭症，如骨髓细胞形态表现病态造血，骨髓活检见前体细胞增加者为 MDS；CD55 和 CD59 检查排除 PNH；骨髓抗体检测排除免疫相关性全血细胞减少症（IRP）。此类疾病的治疗策略与再障不同，因而不能随意诊断再障，防止给患者带来不利的影响。

针对再生障碍性贫血的治疗决策取决于患者的病变类型、年龄、全身状况及经济条件。治疗时应区别对待。

（1）非重型再障的治疗　非重型再障（NSAA）患者应定期监测外周血象，如病情稳定者采用雄性激素加中药辨证治疗。或加用环孢素 A（CsA），但国外只有当 NSAA 进展到需输血或进展为重型再障时才开始免疫抑制治疗。输血依赖性 NSAA 应及早接受 ATG+CsA 治疗 3～6 个月，有效维持 CsA 治疗 6 个月或外周血细胞水平完全恢复后 CsA 缓慢减量；而对于经过 4～6 个月 ATG+CsA 治疗无效者，年龄<50 岁或 50～60 岁身体状况良好者可考虑骨髓移植或者第二疗程 ATG 治疗。若仍无效或者病情已进展为 SAA，则按 SAA 治疗。

（2）重型再障的治疗　重型再障（SAA）的治疗包括活体治疗及支持治疗。活体治疗包括免疫抑制治疗（ATG 或 ATG+CsA）和完全相合的同胞供者骨髓移植。对于年龄<40 岁者，应首选相合同胞供体的骨髓移植，外周血干细胞移植不推荐用于再障患者。未找到合适供体的患者应尽早采用免疫抑制治疗（ATG+CsA），在 ATG 治疗期间可继续寻找非血象完全相合供者，ATG 治疗后并不影响其后进行骨髓移植；年龄>40 岁的患者尽早选用 ATG+CsA 治疗，因为 SAA 发病时感染很难控制，甚至可危及生命，导致患者无医治的机会，尽早应用 ATG+CsA 治疗可能为患者带来生还的可能性；接受 ATG+CsA 治疗 4 个月有效者，继续 CsA 治疗>6 个月或外周血细胞水平完全恢复后 CSA 缓慢减量。如果 4 个月治疗仍无效者，可进行第二疗程的 ATG+CsA 治疗，或考虑无关供体配型骨髓移植。

中医药治疗再障亦应首先分其为重型或非重型。重型再障命名为“急性髓劳”，多为正虚邪实之体，分阶段治疗，初期发热，出血明显，采用清热解毒，凉血止血方法，治疗酌加滋阴补肾之品以固本。而非重型再障命名为“慢性髓劳”，其病机为肾精不足，髓海空虚，气血化生乏源，伴有瘀血内停。故治疗时以补肾填精为法，详细辨别阴阳虚损程度及肾阴虚或肾阳虚，并分别处方用药。同时应兼顾健脾养血，活血和血之法的应用。

另外，在应用中药时可同时防范或治疗必须应用的环孢素A、ATG及雄性激素所造成的不良反应。如肝损害时可酌加五味子、茵陈、栀子、佛手、白芍等，如胃肠不适可酌加甘草、白芍缓急止痛，也可加陈皮、砂仁、白术、香附等助运脾胃。

中药应用疗程宜长，作用相对缓慢，不良反应小，而且临床中有部分患者依赖中药的作用，建议应用时间视患者血象恢复后减量再用3~6个月。

148 什么是单纯红细胞再生障碍性贫血?

单纯红细胞再生障碍性贫血（简称纯红再障，pure red cell aplastic，PRCA）是一种以正细胞正色素贫血、网织红细胞计数减低和骨髓幼红细胞显著较少或缺如为特征的综合征，是AA的一种特殊类型，与自身免疫和胸腺瘤有密切的关系。现PRCA用来指本病成人患者，而Diamond-Blackfan综合征（DBA）和儿童一过性幼红细胞减少症多用于指先天性和获得性婴儿和儿童本病患者。

149 纯红再障的病因和发病机制是什么?

主要是各种因素引起的红系祖细胞障碍而导致红系各个阶

段细胞数量减少，包括病毒、胸腺瘤、药物、淋巴细胞增殖性疾病和一些非血液系统的自身免疫性疾病，有少数患者为原发性，找不到明确的病因。一般认为本病是通过B淋巴细胞和（或）T淋巴细胞异常免疫所致。PRCA与胸腺瘤、CLL等淋巴细胞增殖性疾病关系密切，20%~50%患者合并胸腺瘤，6%患者并发CLL及自身免疫性疾病，行胸腺瘤切除术及应用抗T淋巴细胞的免疫抑制剂治疗PRCA有效，故有人认为，T淋巴细胞介导的SFU-E及CFU-E免疫损伤亦有重要地位。NK细胞也可介导本病的发生。感染中最常见的是微小病毒B19，肝炎病毒和EB病毒等多种病毒和细菌感染也可能引起PRCA。异烟肼、氯霉素及α甲基多巴是最常见的与PRCA有关的药物，实体瘤、感染、妊娠、严重营养不良和肾功能不全等也可继发PRCA。少数病因不明者，可能与红系造血祖细胞或造血微环境的获得性缺陷有关。

PRCA按病因学分类

先天性

Diamond-Blackfan综合征（DBA）

先天性红细胞生成异常性贫血（CDA）

获得性

一过性：一过性原始红细胞缺乏症或称急性造血停滞

病毒感染（B19病毒）

溶血性贫血的再生障碍危象

长期性：胸腺瘤，多种实体瘤

慢性淋巴增殖疾患（如恶性淋巴瘤、慢性淋巴细胞白血病、T-大颗粒淋巴细胞增多症等）、ABO血型不合的造血干细胞移植后

药物

自身免疫性疾病

150 纯红再障的临床表现有哪些？

贫血常是本病唯一的症状和体征，表现出面色苍白、乏力、活动后心悸气短等症，一般无出血及发热。贫血呈缓慢进行性加重，诊断时患者多已达中重度贫血。原发性患者除贫血症状体征外，查体一般无明显其他阳性体征。如出现肝、脾、淋巴结肿大常提示为继发性 PRCA。部分 PRCA 患者虽合并胸腺瘤，但仅凭体格检查不易发现。故 PRCA 患者应常规行胸片或胸部 CT 检查，以免漏诊。

151 纯红再障实验室检查有哪些异常？

凡单纯贫血、网织红细胞减少和病史不支持营养性贫血均应怀疑本病，需进一步骨髓细胞学检查诊断及排除。本病患者外周血呈正细胞正色素性贫血，网织红细胞减少或缺如，白细胞和血小板正常，偶可出现轻度白细胞减少、淋巴细胞增多或嗜酸性粒细胞增多。血小板计数正常，也可轻度减少或反应性增高。特征性骨髓表现为骨髓增生良好，而红系明显减少甚至缺如，但粒系细胞和巨核细胞不减少，偶有嗜酸性粒细胞增多，各系细胞形态大致正常。BFU-E 和 CFU-E 体外培养集落数减少，血清铁和铁蛋白增多，铁饱和度增高，但铁利用率低下。血清蛋白电泳一般正常，部分 PRCA 可有丙种球蛋白增多，出现嗜异性抗体、抗核抗体及红斑狼疮因子等自身抗体。Ham 和 Coombs 试验均阴性。

152 纯红再障如何诊断？

临床上以贫血为主的症状和体征，一般无出血及发热。血常规示正细胞正色素性贫血，网织红细胞计数减少，白细胞和血小板一般正常；骨髓红系细胞明显减少（<5%）或缺如，粒系及巨核系正常，Ham 和 Coombs 试验均阴性，一般可诊断该病。细胞培养 BFU-E 及 CFU-E 集落减少有助于诊断本病。应注意查找有无胸腺瘤和 CLL 等淋巴细胞增殖性疾病及自身免疫性疾病等原发病，注意可能诱发本病的用药史。

153 在临床上如何应用免疫抑制剂治疗纯红再障？

适用于原发性、胸腺瘤继发、抗 EPO 抗体所致的 PRCA。肾上腺糖皮质激素是获得性 PRCA 的一线治疗药物，缓解率可达 40%~60%，少数可治愈。常用泼尼松的起始剂量为 1mg/(kg·d)，根据疗效反应调整剂量，但持久性缓解者少，多数患者需维持治疗或因复发而更换方案。如连续使用泼尼松 4~6 个月仍然无效，或虽有效但需大剂量维持，应考虑换用或加用其他免疫抑制剂，减少糖皮质激素的用量。CsA 治疗 PRCA 有效率达 65%~87% 左右，推荐剂量为 8~12mg/(kg·d)，根据血药浓度调整剂量，维持血药浓度在 200~300ng/ml，疗程不应短于 3 个月。ATG/ALG 治疗 PRCA 的剂量及疗程与治疗 SAA 大致相同，总有效率约 50%。有报道，联合或序贯使用泼尼松、CsA 及 ATG/ALG 可进一步提高疗效，其治疗非微小病毒 B19 感染所致的 PRCA 有效率高达 80%。免疫抑制治疗应做到足量足疗程，并逐渐减药，否则易复发而影响疗效。

154·纯红再障有哪些其他治疗方法？

（1）对症及支持治疗　定期输注红细胞以纠正贫血，应注意体内铁负荷，定期进行祛铁治疗。

（2）祛除病因　凡可疑与 PRCA 相关的药物，应立即停用。检查胸腺是否肿大，胸腺瘤者应尽早行胸腺切除术，术后缓解率可达 25%～50%。但有报道一些因其他疾病而行胸腺切除术者于术后发生 PRCA，故对于未合并胸腺瘤的 PRCA 不建议行胸腺切除术。脾切除一般无效。检查是否有微小病毒 B19 感染，及时抗病毒治疗。

（3）细胞毒性药物　对免疫抑制治疗无效的 PRCA 可改用环磷酰胺（CTX）、甲氨蝶呤（MTX）和硫唑嘌呤等细胞毒性药物可能有效。CTX 起始剂量为 50mg/d，每 1～2 周递增 50mg/d 至最大量 150mg/d，直至出现疗效或发生骨髓抑制。多数 11～12 周可取得疗效，有效率 40%～60%，单用疗效欠佳，主张联合应用泼尼松。长期应用不良反应大，故应慎用，治疗周期不宜超过 6 个月。

（4）大剂量丙种球蛋白输注　通过反馈性免疫调节效应起作用，抑制 B、T 淋巴细胞功能，阻断单核巨噬细胞系统 Fc 受体；丙种球蛋白也有抗感染作用，对于微小病毒 B19 感染者可试验性应用，部分患者有效。剂量为 0.4～1g/(kg·d)，疗程为 3～5 天。

（5）血浆置换术　用于祛除患者血浆中自身抑制物，对血浆中确有自身抗体，且一线治疗无效者可应用。

（6）重组人促红细胞生成素（rhEpo）　因 PRCA 的 Epo 水平并不低下，故常规 rhEpo 治疗无显著效果，但大剂量 rhEpo 治疗 PRCA 可产生一过性疗效，有可能中和存在的 Epo 抗体而减少输血量，促进红系造血恢复，剂量为500U/(kg·d)，皮下注射，连续 2～4 周。

（7）单克隆抗体治疗　CD52（阿仑单抗）和 CD20（利妥昔单抗）仅限于治疗继发于淋巴细胞增殖性疾病的 PRCA，或对常规免疫抑制剂无疗效的难治性 PRCA。

155 如何判定纯红再障的疗效标准？

（1）基本治愈　贫血症状消失，Hb 男性达 120g/L、女性达 110g/L，WBC 和 PLT 正常。停药随访 1 年以上未复发。

（2）缓解　贫血症状消失，Hb 男性达 120g/L、女性达 100g/L，WBC 和 PLT 正常，骨髓象恢复正常。停药随访 3 个月病情稳定或继续进步。

（3）明显进步　病情好转，不需输血，Hb 较治疗前 1 个月内常见值增长 30g/L 以上，并能维持 3 个月不下降。

（4）无效　治疗后 Hb 不增加或增加不到 30g/L。

156 中医学如何认识纯红再障？

根据纯红再障的临床表现，属中医的“虚劳”、“血虚”等范畴，晚期伴有血色病时，则属于“血瘀”范畴。中医认为，脾为后天之本，主运化，为气血生化之源。肾为先天之本，主骨、生髓、藏精，精血同源。所以，纯红再障的发生与脾肾关系最密切。《虚劳心传》中说“有童子患此者，则由于先天禀赋不足，而禀于母气者尤多”，其所述与先天性纯红再障相似。烦劳过度、大病久病、误治失治等后天之因损伤肾精，久虚不复亦可酿成本病，《素问·通凭虚实论》中说“精气夺则虚”，张景岳阐明“病之虚损，变态不同，气血者，即阳虚者；精虚者，即阴虚也”。另外，纯红再障常有舌质紫暗，或有瘀斑、瘀点，肌肤甲错，有的合并胸腺瘤，肝脾大等瘀血证候，中医又有“瘀血不去，则新血不生”之说，所以说纯红再障属中医的脾肾两虚、气血亏损。同时，血瘀在本病的发病中也占有重要地位。

157. 纯红再障与再障的中医治疗有哪些异同？

纯红再障与再障的中医治疗存在相同与不同之处。相同的是二者治疗原则均以补肾健脾，益气养血为主。不同点是治疗纯红再障，在补脾肾的基础上加用活血化瘀药。而再障由于全血细胞减少，血小板计数明显低于正常，常伴有不同程度的出血倾向，因此，活血药只能少用或者不用，而纯红再障血小板数基本正常，且无明显出血倾向，大胆使用活血化瘀药，没有后顾之忧。

158. 纯红再障的辨证要点是什么？

纯红再障分为肾阴虚型、肾阳虚性、肾阴阳两虚型和肾虚血瘀型。其中肾阴虚型一般发病较急，症状较重，而其他 3 型为慢性过程，临床上以血虚之证，如乏力、心悸、面色苍白、唇甲色淡、腰膝酸软为主症，主要病变脏腑在肾。肾阴虚型患者发病急、腰膝乏力、心悸、面色苍白、唇甲色淡之症较重，伴五心烦热、精神萎靡等症，一般预后良好。肾阳虚型和肾阴阳两虚型临床较多见，发病缓，呈慢性过程，除血虚症状外，兼见夜尿频多、形寒肢冷、手足心热之肾阴虚或肾阳虚等表现。肾虚血瘀型一般见于本病晚期，久病迁延不愈，反复输血并发血色病，瘀血内生，见腹部积块，肌肤甲错，舌瘀点、瘀斑。本证预后不良。

159 纯红再障如何辨证论治？

（1）肾阴虚型

证候：发病较急，乏力头晕，心悸，耳鸣，面色无华，唇甲色淡，五心烦热，盗汗，精神萎靡，舌质淡，苔白，脉细数。

治法：填精补肾，益气养血。

方药：左归丸（《景岳全书》）加减。熟地黄、山药、枸杞子、山茱萸、牛膝、菟丝子、鹿角胶、龟板胶。方中山茱萸、熟地、当归、枸杞子、菟丝子、何首乌滋阴补血以养肝肾；龟板胶、鹿角胶大补精血；山药、焦山楂健脾胃助消化，以防滋腻补药碍滞脾运之弊；神疲乏力加太子参、黄芪益气；血虚明显加紫河车、阿胶滋阴补血。出血明显可加生地榆、水牛角、三七、鸡血藤、丹参、仙鹤草、白茅根等凉血活血以止血；低热者可加地骨皮、青蒿、鳖甲、银柴胡等退虚热。

（2）肾阳虚型

证候：发病较慢，面色苍白无华，唇甲色淡，形寒肢冷，身倦乏力，腰膝酸软，纳呆腹泻，夜尿频多，舌质淡胖，或有齿痕，苔薄白，脉沉细。

治法：温肾健脾，补益气血。

方药：十四味建中汤（《局方》）加减。方中肉桂、附子、肉苁蓉温肾壮阳；黄芪、党参、熟地益气养血；白芍、麦冬滋补阴液，阴中求阳；半夏、茯苓、白术健脾利湿，以助后天之源；

川芎行气活血、使补而不滞；甘草调和诸药。

(3) 肾阴阳两虚型

证候：乏力心悸，头晕耳鸣，唇甲色淡，面白少华，夜尿频多，五心烦热，舌淡，苔薄白，脉沉细或细数。

治法：滋阴壮阳，益气生髓。

方药：肾气丸（《金匮要略》）加减。方中生地滋阴补肾；山茱萸、山药补益精血；附子、桂枝温肾助阳；阴虚明显者可加枸杞子、五味子、桑椹子；夜尿频多者可加益智仁；浮肿明显者可加茯苓、猪苓；血虚者可加何首乌、阿胶；五心烦热者可加知母、黄柏。

(4) 肾虚血瘀型

证候：乏力心悸，头晕耳鸣，唇甲色淡，面白少华，肌肤甲错，腹部积块，夜尿频多，五心烦热，潮热盗汗，舌质紫暗或有瘀斑、瘀点。

治法：益肾补血、活血化瘀。

方药：方用龟鹿二仙胶（《杂病源流犀烛》）合化积丸(《杂病源流犀烛》）加减。方中有鹿角胶、龟板胶、人参、枸杞子、三棱、莪术、阿魏、苏木、香附、槟榔、海浮石、瓦楞子、雄黄等。可去槟榔、雄黄等杀虫之品，酌加何首乌、女贞子、菟丝子、阿胶、熟地黄等补肾养血之品，再根据其他症状随症加减。

160 什么是急性造血功能停滞？常见于哪些患者？

急性造血功能停滞也称为急性再生障碍危象，是多种原因导致的一过性严重骨髓造血衰竭，血中红细胞及网织红细胞减少或三系血细胞均减少，可于短期内自然恢复。可见于多种慢性遗传性溶血性疾病，如遗传性球形红细胞增多症、镰状细胞贫血等。

也可见于其他溶血性贫血，如自身免疫溶血性贫血、阵发性睡眠性血红蛋白尿；缺铁性贫血和淋巴瘤等非溶血性贫血也可能发生，偶见于血液病以外的疾病。急性造血功能停滞来势凶险，常以发热起病，有咽部肿痛，可有出血或贫血，但无溶血表现，如同急性再障急性期表现。可见中重度贫血，除发现皮肤苍白外，无显著的阳性体征。在慢性溶血性贫血合并本病时可能有黄疸减轻，肝脾可大。

161. 急性造血功能停滞的诊断依据有哪些？

贫血比原有疾病严重，血红蛋白常低至15～20g/L，网织红细胞减低或缺如，淋巴细胞占绝对多数，中性粒细胞内有中毒颗粒。除去诱因后，血象可逐渐恢复，先是网织红细胞和粒细胞上升，血红蛋白则恢复较慢。骨髓增生程度大多数为活跃，少数可减低，但红系明显抑制，停滞于幼稚细胞阶段，可有巨幼红细胞出现，为最重要的细胞形态学特征，粒系以成熟为主，中幼以上各阶段少见，严重感染时胞质中可出现空泡和中毒颗粒。巨核细胞数量减少，成熟巨核细胞增多，多无血小板形成。血清铁、血清转铁蛋白饱和度、红细胞生成素增高，血清铜显著增高，红细胞铜减低，当造血功能恢复时这些指标可恢复正常，但这些指标对确诊本病无临床价值，可作为选择性检查项目。

162. 什么是血红蛋白病？

血红蛋白病（hemoglobinopathy）是由于血红蛋白分子结构异常（异常血红蛋白病），或珠蛋白肽链合成速率异常（珠蛋白合成障碍性贫血）所引起的一组遗传性血液病。临床可表现溶血性贫血、高铁血红蛋白血症或因血红蛋白氧亲和力增高或减低而引起组织缺氧或代偿性红细胞增多所致发绀等。

163. 常见的异常血红蛋白病有哪些？

（1）镰状细胞综合征　是遗传性疾病，由于异常血红蛋白S（HbS）所致的血液病，因红细胞呈镰刀状而得名。有三种主要形式：①纯合子状态，即镰状细胞贫血（sickle cell anemia），又称镰状细胞病，是一种常染色体显性遗传病；②杂合子状态，即镰状细胞性状；③HbS与其他异常血红蛋白的双杂合子状态，包括S-β珠蛋白合成障碍性贫血、血红蛋白C病、血红蛋白D病等。

（2）不稳定性血红蛋白病　由于α或β珠蛋白链氨基酸组成改变致使血红蛋白分子结构不稳定，发生变性和沉淀，形成红细胞内变性珠蛋白小体，称为不稳定血红蛋白。可引起溶血性贫血。临床表现差异颇大，多数患者无贫血或轻度贫血，但感染或服用氧化剂类药物可发生明显溶血性贫血。多数患者无需特殊治疗。

（3）氧亲和力增高血红蛋白病　由于血红蛋白氨基酸组成改变，使血红蛋白对氧的亲和力增高，向组织释放氧减少，组织缺氧引起代偿性红细胞增多症，为常染色体显性遗传病，又称为家族性红细胞增多症。

（4）血红蛋白M病　因珠蛋白氨基酸组成改变导致的高铁血红蛋白，是常染色体显性遗传病，故又名家族性发绀症，临床上所见均为杂合子状态。血红蛋白M病患者的血呈深棕色，患者无先天性心脏病，但自幼发绀，此种发绀与自身劳累无关。

164 异常血红蛋白病的诊断标准是什么？

（1）一般有 pH 8.6 异常血红蛋白区带。

（2）不同类型异常血红蛋白特性与功能检查

1）不稳定血红蛋白：①热不稳定试验及异丙醇试验阳性；②可有不稳定变性珠蛋白小体；③可有贫血、红细胞大小不均，中心浅染。

2）氧亲和性异常血红蛋白：①氧亲和性增加；氧解离曲线左移，可伴有红细胞增多及发绀；②氧亲和性减少；氧解离曲线右移，可出现贫血。

3）镰状细胞贫血：镰变试验阳性。

4）血红蛋白 M 病：①高铁血红蛋白增高；②可出现发绀；③异常血红蛋白吸收光谱。

（3）无临床表现型　只有异常血红蛋白区带。

（4）遗传学　①纯合体：双亲均为杂合体；②杂合体：双亲之一为杂合体。

（5）有条件可做等电聚焦分离异常成分，做肽链分析及一级结构分析。

165 镰状细胞贫血有哪些临床表现？

患儿出生半岁后易有指（趾）、手（足）背疼痛肿胀，年长儿童和成人有剧烈腹痛、关节和骨骼痛、头痛甚至昏迷和肢体瘫痪等。婴儿有轻度贫血、伴有巩膜轻度黄疸和肝脾大，年龄增长后脾因纤维化逐渐缩小。患者多有生长和发育不良，易发生感染，尤其是肺炎球菌感染。长期患者出现慢性器官损害，患者瘦弱易疲劳，易感染各种疾病伴营养不良。多器官受损，可出现心衰、肾衰。可出现脑出血、蛛网膜下腔出血等神经系统症状，下肢皮肤慢性溃疡是常见体征。

166 什么是镰状细胞危象，有哪些表现？

镰状细胞贫血病情突然加重时称为镰状细胞危象，根据临床表现特征可分为五型：①梗死性危象：最常见，血管梗死可发生于任何部位，引起疼痛最常见于四肢骨骼，尤以膝下多见，其次是胸背部及腹部，呈阵发性疼痛，可伴有发热，发作和持续时间不一。此危象发作时贫血一般不加重；②再生障碍型危象：贫血突然加重，网织红细胞显著减少或消失，骨髓增生低下，微小病毒感染是常见诱因；③巨幼细胞型危象：妊娠患者易发生，叶酸缺乏是主要原因。特征表现为严重贫血伴巨幼细胞贫血；④脾滞留型危象：多见于儿童或脾显著增大的成人，表现为血红蛋白浓度陡然下降；⑤溶血型危象：不常见，合并其他疾病时易发生，表现为贫血加重、黄疸、网织红细胞计数增多等。常发生溶血者易有胆石症。

167 什么是珠蛋白合成障碍性贫血？

珠蛋白合成障碍性贫血（globin synthesis of aplastic anemia）是一组常染色体遗传性疾病，由于遗传的基因缺陷致使血红蛋白中的一种或几种正常珠蛋白的肽链合成减少或缺如所导致的贫血或病理状态，亦称地中海贫血、海洋性贫血。α 肽链合成受抑制者称为α珠蛋白合成障碍性贫血，即α地中海贫血。β肽链合成受抑制者称为β珠蛋白合成障碍性贫血，即β地中海贫血。

168 α珠蛋白合成障碍性贫血有哪些临床表现?

（1）静止型　无症状，血液学表现正常。仅在珠蛋白肽链分析时发现α链生成减少。

（2）标准型　多无症状，实验室检查血红蛋白正常或轻度降低，HbA减少，红细胞包涵体及变性珠蛋白小体常阳性。血象示小细胞低色素贫血。有家族遗传史。

（3）血红蛋白H病　轻度至中度慢性贫血，部分患者可伴有黄疸及肝脾大，感染或服用氧化剂药物可加重血红蛋白H的不稳定性而诱发急性溶血。合并妊娠可加重贫血。

169 地中海贫血诊断标准是什么?

（1）血红蛋白H病

1）临床：轻度至中度慢性贫血，可有黄疸、肝脾大。

2）血液学：血象示小细胞低色素性贫血，网织红细胞计数正常或增高，可见靶形红细胞。骨髓增生活跃，以红系为主。红细胞渗透脆性降低。

3）生化检查：血红蛋白电泳出现血红蛋白H区带。

4）遗传学：家族中可有血红蛋白H病患者，患者父母分别为α+和α0基因携带者。

5）有条件应做α/β链合成速率比，基因分析，α/β珠蛋白的肽链合成速度降低（0.3~0.6），基因类型分析为（–/–α）、

(−/ααT)(−/αCsα)，有确诊价值。

（2）β地中海贫血

1）临床：同血红蛋白H病。

2）血液学：同血红蛋白H病。

3）生化检查：血红蛋白A_2>3.5%，血红蛋白F>2.0%。

4）遗传学：父母一方（或双方）为杂合子β地中海贫血。

5）α与β肽链体外合成速度测定显示β/α比率降低，基因分析确定β基因突变类型有确诊价值。

170 血红蛋白H病如何治疗？

多数患者于病情稳定期间不需要治疗。严禁服用氧化剂类药物（如磺胺类、亚硝酸盐类、氯喹等）以避免诱发急性溶血。如因合并感染致贫血加重，应积极予以抗生素治疗，必要时输注浓缩红细胞，对伴巨脾的严重贫血患者，可行脾切除术。

171 纯合子β地中海贫血如何治疗？

（1）定期输注红细胞，宜输注洗涤红细胞以避免输血反应，当体内铁负荷过高时，进行祛铁治疗。

（2）预防感染。

（3）当合并有巨脾时，进行脾切除术可消除继发性脾亢，减少输血量。脾切除指征为：①输血量进行性加重，年输血量>200ml/kg；②脾功能亢进；③巨脾引起压迫症状；④手术应等至6~7岁后进行。

（4）化疗药物白消安、羟基脲、阿糖胞苷等可增加血红蛋白F水平，改善贫血，临床表明羟基脲不良反应较小，而白消安疗效较持久；白消安每日0.2mg/kg，连用8天后减量为每日0.15mg/kg，连用12天。或每日0.2mg/kg，连用20天。

（5）造血干细胞移植是目前根治本病的唯一手段。

172 中医学如何认识地中海贫血？

中医古籍中对地中海贫血虽无专门论述，可将该病归属于“血证”、“血虚”、“虚劳”、“童子劳”、“虚黄”、“积聚”等范畴。本病与禀赋薄弱、体质不强密切相关。《灵枢·经脉》说：“人始生，先成精。”父精母血乃构成胚胎发育的初始物质。父母体虚、遗传缺陷、胎中失养、孕育不足是造成禀赋薄弱的主要原因。就本病而言，正因父或母患有此症，才孕育出海洋性贫血的胎儿。而本病之肝脾大以及黄疸的出现与脾胃虚弱密切相关。肾虚肾精亏乏无以主骨生髓藏精，肾虚先天不充，则后天不储，如《医述·虚劳》所说：“肾气虚者，脾气必弱。”脾肾两虚，精不化血，脾不化气生血，致使气血亏虚，日久成劳。本病核心病机为“先天禀赋不足，肾虚髓损，精血化生无源”。

173 地中海贫血中医如何辨证论治？

本病常见虚实夹杂证候，多呈本虚标实证，以虚为主。虚证以气血两虚多见，继之出现阴虚或阳虚。实证多系湿热、痰饮、瘀血。若有明显伴黄疸者，先治标。病位以肾为主，涉及脾、肝、胆等脏腑。治疗上应从肾论治，采用补肾益髓法，以滋肾养肝、益精生血、健脾补气、消痞退黄为原则，随症加减。脾胃虚弱明显者，方用异功散合化积丸加减，健脾益气、养血消癥；肝肾阴虚明显者，方用左归丸加减，填精益血、滋肝养肾；湿热瘀结明显者，方用茵陈蒿汤合化积丸加减，清利湿热、软坚散结。

174 地中海贫血中医有哪些其他疗法？

（1）针灸

1）湿热瘀结型：取大椎、至阳、胆俞、后溪、劳宫、合谷、内关、中脘、足三里、公孙、中封、血海、三阴交。用泻法。

2）脾胃虚弱型：取脾俞胃脘、中脘、关元、足三里、百合。针用补法，或可灸法。

3）肝肾阴虚型：取肝俞、肾俞、大溪、太溪、太冲。针用补法。

（2）按摩推拿　湿热瘀结者，取仰卧位。医者于腹部肿块周围施用点陷法，以行气活血，消积止痛；脾胃虚弱者，施用狮子滚绣球法，点按中脘、天枢、气海以补中益气，行气导滞。施用推拿中三阳法，点按中三里、三阴交以调补中气，滋阴养血。施用肿块疏散法，以软坚化结。

175 何谓溶血性疾患？溶血性疾病都有黄疸吗？

溶血性疾患（hemolytic disease）是指由于不同原因导致红细胞遭到破坏，骨髓能够生成足够的红细胞来代偿，可不发生贫血。若红细胞在骨髓内生成过程中尚未释放入血液循环即发生破坏，称为原位溶血，属于红细胞无效生成。由于红细胞破坏过多，胆红素生成过多，如超过了肝脏处理的能力，就会发生溶血性黄疸，黄疸的有无除决定于溶血的程度外，还和肝脏处理胆红素的能力有关，所以溶血性疾患不一定都有黄疸。

176 何谓溶血性贫血？

溶血性贫血是由于不同原因使红细胞寿命缩短，破坏加速，超过骨髓红细胞代偿性增生能力而发生的一种贫血，其特点为贫血，伴黄疸、脾大，网织红细胞升高及骨髓幼红细胞增生。

177 溶血性贫血分类包括哪些？

可分为遗传性或后天获得性；据其发病机制，可分为红细胞内、外异常引起的溶血性贫血。遗传性：包括遗传性球形红细胞增多症、遗传性口形红细胞增多症、遗传性椭圆形增多症、蚕豆病等；后天获得性：包括阵发性睡眠性血红蛋白尿、PNH 再障综合征、自身免疫性溶血性贫血及药物性溶血性贫血。

178 溶血性贫血的发病机制？

可分为两方面，包括红细胞内在因素及红细胞外因素引起。

红细胞内在因素引起的溶血性贫血：①红细胞膜的缺陷：遗传性球形红细胞增多症、遗传性椭圆形红细胞增多症、遗传性口形红细胞增多症、棘形红细胞增多症、阵发性睡眠性血红蛋白尿

（获得性）；②红细胞酶的缺陷：丙酮酸激酶缺陷、葡萄糖-6-磷酸脱氢酶缺陷、谷胱甘肽合成酶缺陷等；③珠蛋白的异常：珠蛋白生成障碍性贫血、镰形细胞性贫血、不稳定血红蛋白病等。

红细胞外因素引起的溶血性贫血：①免疫因素：新生儿溶血性贫血、血型不合的输血反应、自身免疫性溶血性贫血等；②物理和机械因素：大面积烧伤、心脏瓣膜异常、人造瓣膜、血管病变、微血管病性溶血性贫血、行军性血红蛋白尿等；③感染性疾病：疟疾、弓形虫病、溶血性链球菌、葡萄球菌、肺炎支原体、传染性单核细胞增多症等；④化学因素：苯肼、蛇毒等；⑤脾大；⑥代谢因素等。

179 急、慢性溶血性贫血如何区分？

溶血性贫血据起病和病程可分为急性、慢性溶贫。急性溶贫多起病急骤，短期内即见大量溶血，见于血型不合、输血反应等，患者可有寒战、高热、腰背及四肢酸痛、头痛、呕吐、面色苍白和黄疸，更严重的可有周围循环衰竭，以及由于溶血产物引起肾小管细胞坏死和管腔阻塞，导致急性肾功能衰竭。

慢性溶血性贫血起病多缓，常有贫血、黄疸、脾大三大特征，因长期高胆红素血症可并发胆石症和肝功能损害。

180 溶血性贫血时黄疸发生的机制是什么？

黄疸是由血清内胆红素浓度增高引起。正常血清总胆红素为 1.7～17.1μmol/L，当总胆红素浓度≥34.2μmol/L 时临床上可发现黄疸。衰老的、骨髓内未成熟的、或病态的红细胞破溃释放出血红蛋白。血红蛋白被肝、脾、骨髓内的单核巨噬细胞系统吞噬分解为血红素。血红素经微粒体血红素加氧酶催化转变为胆绿素，再经胆绿素还原酶还原成胆红素。

血液中的胆红素为游离胆红素附着于白蛋白上，因没有经过肝脏处理与葡萄糖醛酸结合，称之为非结合型胆红素。非结合型的游离胆红素进入肝脏被肝细胞摄取，与肝细胞微粒体内葡萄糖醛酸基结合，形成结合型胆红素。结合型胆红素通过主动运输进入胆管，排入肠道。进入肠道的结合胆红素大部分通过粪便排出，称之为粪胆原。剩下一小部分进入肠道在细菌作用下形成尿胆原直接被肠道吸收，通过肝肠循环，还有部分在肠道形成的尿胆原进入血液循环，通过尿以尿胆素排出体外。当发生溶血时，红细胞破坏过多，胆红素生成过多，如超过了肝脏的处理能力，即出可出现黄疸。

181 溶血性贫血如何诊断？

溶血性贫血的诊断需要明确两个问题：①是否存在溶血。有贫血的患者，其贫血是否是溶血所致；无贫血的患者是否存在溶血性疾患；②明确溶血的性质，是什么原因和发病机制引起溶血。

182 如何判断溶血的发生？

（1）血管内溶血　血红蛋白血症、血红蛋白尿、含铁血黄素尿、高铁血红素白蛋白血症、血浆结合珠蛋白量减少、血浆血红素量减少等。

（2）血红蛋白降解产物增多　血清胆红素增高，粪、尿胆原排出量增多；血清乳酸脱氢酶的活力增高；红细胞寿命缩短；红细胞代偿性增生：网织红细胞增多、骨髓增生粒红比例倒置。

183. 中医学如何认识溶血性贫血？

中医古籍中并没有与溶血性贫血相对应的病名，但根据其临床表现和病程转归，现代中医学者将其归属于中医“黄疸”、“虚劳”、“积聚”、“内伤发热”等范畴，一般无黄疸者按“虚劳”辨证，有黄疸者按“黄疸”辨证。溶血性贫血根据各阶段病情及伴随症状也可参考“虚劳”、“血虚”、“胎黄”、“积聚”、“血证”等范畴进行辨治。其病因多由先天禀赋不足，后天失于调养，而致脾肾两亏，精血化生乏源，脾气虚损，内生湿邪；或兼外感湿热毒邪，入里化热；或劳倦过度，更伤脾气；或七情过激，气机逆乱，瘀血内停；或用药不当，伤正助邪等，导致脏腑功能失调，精、气、血虚，形体失养。或湿、热、瘀、毒相搏，熏蒸发黄；或病久入络，而见瘀血内停、正虚邪实之候。病位主要涉及脾、肾、肝、胆；病机特点是脾肾亏虚，精血不足，肝木失调，湿热郁于中焦，熏蒸肝胆，瘀血阻络，或积聚胁下。以脾肾两亏、正气不足为本虚；内伏之湿、热、瘀、毒为标实。

184. 中医文献对溶血性贫血如何认识？

中医文献中并没有与溶血性贫血相对应的病名，但根据溶血性贫血的表现与古代医家的描述有类似之处，如《内经》云：“尿色黑黯，面色枯白，尺脉沉迟，下元虚冷也”，说明因肾虚致病者。《卫生宝鉴》:“因房事劳役，饮食不节，心火胜脾，脾气虚弱，又以恚怒，气逆伤肝，上下痞满，四肢困倦，身体麻木；次传身目俱黄，微见青色，颜黑，心神烦乱，怔忡不安，兀兀欲吐，口吐恶味，饮食迟化，时下完谷，小便癃闭而赤黑，辰巳间发热，日暮则止”，说明因脾气虚弱致病者，其中贫血、黄疸、尿色黑黯、小便赤黑之描述，极似阵发性睡眠性血红蛋白尿的临床表现。《灵枢·经脉》曰:“脾足太阴之脉，…是主脾所生病者，溏、瘕、泄、水闭、黄疸”，认为黄疸为脾病。《千金要方·病源·胎胆候》“小儿在胎，其母脏气有热病，熏热于胎，至生下小儿，体皆黄，谓之胎胆也。”其“又有百日、半岁小儿，非关伤寒温病，而身微黄者，亦是胃热，慎不可灸也”，对新生儿溶血性贫血的病因及症状描述与家族性溶血性贫血相似。《千金翼方》“身目俱黄，发热恶寒，少腹满急，小便难”与急性溶血性贫血表现相似。《金匮要略》“病黄疸，……从湿得之。诸病黄家，但利其小便……”，提出黄疸治以祛湿利小便为法，仍为现代医家广泛应用。《金匮要略·黄疸病脉证并治十五》“谷疸之为病，寒热不食，食即头眩，心胸不安，久久发黄为谷疸，茵陈蒿汤主之”。“谷气不消，胃中苦浊，浊气下疏，小便不通，阴被其寒，热流膀胱，身体尽黄，名曰谷疸”。《景岳全书·黄疸》“因饮食伤脾而得者，曰谷疸”。《诸病源候论·黄疸诸候》“脾胃有热，谷气郁蒸，因为热毒所加，故卒然发黄，心满气喘，命在顷刻，故云急黄也。”其论述均认为脾胃之湿热为黄疸的重要病机。

185. 中医学对溶血性贫血的病因及病机如何认识?

中医学认为溶血性贫血多由“湿”、“虚”所致。急性溶血多属湿热内蕴，或热扰营血，湿热毒邪相搏结，交蒸于肝胆，肝失疏泄，胆汁外溢，而致黄疸；下注膀胱而出现酱油色小便；热毒内蕴化火，浸入血分，耗伤营血，导致贫血，严重者表现为气血两虚欲脱；慢性溶血性贫血多属“血虚”、“阴黄”范围，起因多由素体亏虚，复感湿热等外邪，或因脾肾虚损，水湿不化，郁而化热，湿热搏结于中焦，伤及脾肾，气血生化障碍而发本病。

186 什么是遗传性球形红细胞增多症?

遗传性球形红细胞增多症（hereditary spherocytosis，HS）是一种红细胞膜缺陷引起的遗传性溶血性贫血。其特点为球形红细胞显著增多，对低渗盐溶液脆性增加，伴不同程度的黄疸和脾大，是遗传性红细胞膜缺陷引起溶血性贫血中最常见的一种，约占50%。

HS的基本病变是红细胞膜蛋白基因异常。主要发生在膜收缩蛋白、锚蛋白及带4.2蛋白和带3蛋白。可表现为合成减少、合成的膜蛋白不稳定或功能不全，从而导致膜双层脂质和骨架蛋白垂直连接的缺陷，使双层脂质膜不稳定，使红细胞通过脾索时变形性降低。膜结构先天缺陷，不能有效阻止钠离子进入细胞内，使细胞内钠离子浓度升高，水也进入细胞内，结果使扁盘状的红细胞变成球形而可塑性降低。为了维持细胞内的正常钠离子浓度，钠泵加强运转消耗大量ATP，是ATP相对缺乏，结果造成膜的钙-ATP酶受损，钙沉积于红细胞膜上，使膜顺应性降低。

这种球形红细胞由于变形性和柔韧性减低，极易被阻留在脾索内，大量红细胞滞留在脾索内ATP及葡萄糖进一步消耗致代谢缺陷，终而被巨噬细胞吞噬或破坏导致溶血。是常染色体显性遗传疾病，少数为常染色体隐性遗传或基因突变。

HS的典型表现为贫血、黄疸和脾大，三者可同时存在，也可单一发生。

187 遗传性球形红细胞增多症与阵发性睡眠性血红蛋白尿有哪些区别？

PNH：膜蛋白缺失主要是膜表面的GPI-锚链蛋白，而不涉及骨架蛋白；HS：不仅有收缩蛋白缺乏，且涉及锚蛋白、带3蛋白及带4.2蛋白等主要在骨架蛋白与内在蛋白连接不良。红细胞膜蛋白的遗传性缺陷引起脂类双层骨架“垂直”交互作用的去偶联和膜微泡丢失，致使其中脂质的丢失，从而破坏了膜脂类双层结构的稳定性。这种与红细胞容积不成比例的膜丢失使得红细胞变成球形，造成阳离子通透性、阳离子转运和ATP利用障碍，及葡萄糖酵解代谢增加。分子学缺陷：①单一的膜收缩蛋白部分缺乏。膜收缩蛋白有两个亚单位α-亚单位、β-亚单位组成。通过蛋白位图对一组隐性遗传的HS研究，发现α-收缩蛋白的第9重复序列上有一个点突变，在其杂合子时无临床症状，但在双重杂合子或纯合子时确有表现严重的症状。在一部分显性遗传的HS中，其原发缺陷与β-收缩蛋白有关。主要的基因突变为在β-收缩蛋白与4.1蛋白结合的高保守区发生点突变，使其与4.1蛋白进而与肌动蛋白结合异常；②收缩蛋白和锚蛋白的联合部分缺乏。锚蛋白为膜骨架的主要连接分子，通过锚蛋白将膜收缩蛋白四聚体与带3蛋白连接起来。在HS患者收缩蛋白、锚蛋白水平均低于正常示收缩蛋白和锚蛋白的联合缺乏；③带3蛋白部分缺乏。通过带3蛋白的胞浆区与锚蛋白结合进而与收缩蛋白β-亚单位结合使红细胞膜骨架蛋白组装成稳定的网状结构。已发现有4种导致带3蛋白C端保守区的精氨酸代换突变，使突变蛋白装配到膜失败，或使突变蛋白在红细胞分化过程中丢失而致带3蛋白缺乏；④蛋白4.2缺乏。多呈常染色体隐性遗传，亦可见于遗传性椭圆型红细胞或正常的红细胞形态。且红细胞形态的改变不一定与贫血的程度有关；提示蛋白4.2缺乏所致形态学及血液学改变是异质性的，可能源于不同的原发缺陷。

188. 遗传性球形红细胞增多症的诊断标准是什么？

临床表现：贫血轻重不等，可于再生障碍危象或溶血危象时加重，多表现为正细胞高色素性贫血。黄疸或轻或重。脾可轻至中度大，多同时有肝大，常有胆囊结石。半数以上病例有阳性家族史，多呈常染色体显性遗传。

实验室检查：①具备溶血性贫血的实验室检查特点；②外周血可见胞体小、染色深、中心淡染区消失的小球形红细胞；③红细胞渗透脆性试验多于0.50%~0.75%开始溶血，0.40%完全溶血；④自溶试验，溶血>5%，温育前先加入葡萄糖或ATP可明显减少溶血；⑤酸化甘油溶解试验阳性；⑥应用SDS聚丙烯酰胺凝胶电泳进行红细胞膜蛋白分析，部分病例可见收缩蛋白等膜骨架蛋白减少。

189. 遗传性球形红细胞切脾治疗有哪些注意事项？

切脾是目前治疗HS的主要治疗方法。切脾应注意：①凡确诊HS的患者均为脾切除术的适应证；②无明显症状、骨髓造血代偿良好、无危象发作史者可暂观察；③中年以上患者、症状轻可不必手术；④症状重或幼年即发病的应尽早手术，手术年龄以5岁以上较为适当，若病情允许最好延迟到10岁以后，以免因机体免疫功能低下导致严重感染；⑤手术治疗失败的原因可能为误诊、副脾未切除或术中残留脾碎块；⑥术后感染的处理：儿童切除术后易发生肺炎球菌及革兰阴性杆菌感染，死亡率高，有建议术后2年内给预防性抗生素治疗，如长效青霉素，有条件可进行肺炎球菌疫苗注射；⑦脾切除术中应同时探查胆管有无胆色素、结石给予处理，术后尚需监测血小板计数。此外，在治疗“溶血危象”和“再障危象”时需要输血、控制感染，在慢性溶血过程中需加叶酸及维生素 B_{12}，特别是“再障危象”发作时，也可选择脾栓塞。

190 遗传性球形红细胞增多症如何分型？

（1）轻型　无或仅有轻度溶血，骨髓造血功能代偿好，故无贫血，患者中约1/4属此型。

（2）中间型　有轻或中度贫血，约2/3属此型。

（3）重型　有严重的贫血，只占少数。

191 遗传性球形红细胞增多症非典型病例诊断思路如何？

临床中如遇到以下情况应考虑HS可能：①临床症状轻微；②外周血球形红细胞不多或形态不典型；③缺乏阳性家族史；④室温下渗透脆性试验增高不明显；⑤于再障危象时来诊；⑥青年以后才出现症状或因故初次就诊者。须了解各项检查的限度和可能出现假阳性、假阴性结果的原因，审慎解释。诊断困难时，应对临床和实验室资料做全面分析，并增做24小时温育脆性试验、自溶试验以及酸化甘油溶解试验，以求发现红细胞脆性增高的证据。阳性家族史对诊断颇为有利，但如临床和实验室检查均有典型改变，即使家族史阴性亦可确诊。

192. 遗传性球形红细胞增多症的影像学有哪些特点?

骨髓组织增生，长骨髓腔加大，皮质变薄，干骺端加宽，或于长骨干垢区示囊状骨缺损。颅骨板增宽，外板变薄，板障内可见轻微的放射状骨针。腹部有时可见到胆结石影。本病可合并多指、短指或有小头畸形及鼻短骨而平直，形如马鞍状。

193. 遗传性球形红细胞增多症可见哪些合并症?

(1) 可因感染、妊娠合并再障危象　临床中虽然少见，但症状重，易危及生命，尤其是孕产中，应密切观察 HS 孕妇的血象、骨髓象，需积极治疗，包括输血、输血小板等。可由微小病毒 B-19 感染引起。

(2) 溶血危象　最常见，病程呈自限性，一般由各种感染诱发。在受寒、劳累、感染等因素诱发下可出现“溶血危象”。贫血、黄疸加重，脾脏增大，同时有发热、寒战、呕吐、腹泻，腰腹及四肢疼痛等症状，多可在 10 天左右自然缓解。

(3) 巨幼细胞性贫血危象　常因溶血时叶酸不足，妊娠需求多未及时补充。

(4) 胆囊结石　半数以上患者出现，也可随病程加长而出现或加重。另外，少见下肢溃疡，痛风及神经系统病变等并发症。

194 中医学对遗传性球形红细胞增多症的病因是如何认识?

(1) 先天禀赋不足　因父母年老体弱或妊娠期失于调摄，致胎儿先天禀赋薄弱，精血不足，骨软体弱，气血阴阳俱虚；素体虚弱易感外邪或为其他不良因素影响导致脏腑功能失调，而见黄疸等。

(2) 热毒蕴盛　先天不足，脾胃素弱之人脾胃运化功能失常，湿阻于内，复感热毒之邪，湿热毒邪熏蒸肝胆，肝失疏泄，胆汁外溢，浸入肌肤及膀胱，则见身目小便俱黄。

(3) 饮食不节　饮食不洁，饥饱失常，过食肥甘厚腻，损伤脾胃，失于运化，湿阻中焦。素体阳虚之人，湿从寒化，而见寒湿内郁，胆汁被阻，溢于肌肤，流于膀胱而见黄疸；素体阴虚之人或湿郁化热，则见湿热之邪熏蒸肝胆，胆汁外溢而发黄。

(4) 瘀血阻滞　黄疸病程日久，“久病入络”，湿邪郁结不散，阻碍气血运行，则可见积证及其他血瘀的表现。

195 遗传性球形红细胞增多症如何辨证论治?

(1) 热毒炽盛型

证候：发病急，身目俱黄，小便色深，甚至呈酱油色，高热，口干而渴，乏力，身倦，胁痛腹痛，烦躁不安或神昏谵语，或舌质红绛，苔黄而燥，脉弦数或细数。

治法：清热解毒，益气养阴。

方药：犀角散（《备急千金要方》）加减。犀角粉、生地、赤芍、茵陈、山栀、黄连、连翘、玄参、大黄。方中犀角、山栀、黄连、连翘清解毒热；玄参、生地清热凉血滋阴；赤芍活血通络；大黄泻热通便。加减：益气养阴可加山药、石斛；小便不利可加白茅根、木通、车前子；高热不退可加石膏、知母；胁腹疼痛可加川楝子、青木香；烦躁不安甚至神昏谵语可加服牛黄安宫丸或至宝丹。

（2）湿热蕴蒸型

证候：发病较急，身目俱黄，小便色黄，发热口干苦而渴，腹胀便秘，心中懊恼，恶心，腹胀，舌质红，苔黄腻，脉弦数。

治法：清热利湿，养阴补血。

方药：茵陈蒿汤（《伤寒论》）加减。茵陈蒿、栀子、大黄、黄芩、猪苓、车前草、泽泻。方中茵陈蒿、猪苓、泽泻、车前草利湿退黄；栀子、黄芩清热燥湿；大黄泻热通便。加减：益气养阴补血可加生地、熟地、阿胶、当归、石斛、山药、扁豆；腹胀可加川楝子、青木香、枳实；小便不利者可加车前子、猪苓、滑石；恶心呕吐可加竹茹、陈皮。

（3）寒湿中阻型

证候：身目俱黄，黄色晦暗，腹胀纳呆，神疲乏力，畏寒，大便不实，舌质淡，苔白腻，脉沉迟。

治法：温中化湿，健脾补血。

方药：茵陈术附汤（《医学心悟》）加味。茵陈蒿、白术、附子、干姜、炙甘草、肉桂。方中茵陈利湿退黄；白术、附子、干姜、肉桂温中健脾除湿；甘草健脾和中。加减：健脾补血可加党参、茯苓、熟地、黄芪、当归；腹胀可加陈皮、香橼、佛手、木香；食欲不振可加焦三仙、砂仁。

（4）瘀血阻滞型

证候：久病身目俱黄，黄色晦暗少泽，肌肤甲错，胁下痞块，胸胁刺痛，舌质紫暗或有瘀点、瘀斑，脉弦细而涩。

治法：活血化瘀，补益气血。

方药：鳖甲煎丸（《金匮要略》）加减。鳖甲、桃仁、柴胡、蜣螂、乌扇、黄芩、鼠妇、干姜、大黄、桂枝、石韦、厚朴、瞿麦、紫葳、阿胶、蜂窠、赤硝、芍药、牡丹、蛰虫、人参、半夏、葶苈。方中鳖甲软坚散结，入肝络而搜邪，又能咸寒滋阴；大黄攻积祛瘀；蛰虫、蜣螂、鼠妇、蜂窠、桃仁、紫葳、丹皮破血逐瘀；厚朴舒畅气机；瞿麦、石韦利水祛湿；射干、半夏、葶苈祛痰散结；柴胡、黄芩清热疏肝；干姜、桂枝温中通阳，以调畅郁滞之气机，消除凝聚之痰湿，平调互结之寒热；人参、阿胶、白芍补气养血，使全方攻邪而不伤正。加减：益气养血可加黄芪、首乌、当归、山药等。

中医辨证治疗该病时应分清寒热虚实，并辨别其病程所处的阶段以及正邪盛衰情况采用不同的治疗方案。

196 何谓血管内溶血、血管外溶血？

按红细胞破坏场所分血管内溶血和血管外溶血。血管内溶血指红细胞在循环血流中遭到破坏，血红蛋白释放入血引起症状的溶血，起病较急，常有全身症状，如腰背酸痛、血红蛋白血症和血红蛋白尿，慢性者可有含铁血黄素尿，见于血型不合输血、输注低渗溶液、阵发性睡眠性血红蛋白尿。

血管外溶血指红细胞在单核-吞噬细胞系统，主要是在脾脏遭到破坏的溶血，起病较慢，可引起脾大，血清游离胆红素增高，多无血红蛋白尿。见于 HS 和温抗体自身免疫性溶血性贫血。

197 何谓免疫性溶血性贫血？可以分为几类？

免疫性溶血性贫血（immune hemolytic anemia），是通过免疫机制引起的红细胞破坏所致贫血。这种特异性免疫反应，即为第Ⅱ型过敏反应，是由于红细胞本身抗原或外来抗原（药物等半抗原）结合，与相应的抗体作用后，在有或无补体的参与下，引起红细胞的聚集和溶解而发生溶血；吸附有抗体的红细胞也可通过脾或肝内的巨噬细胞的吞噬作用而破坏。根据病因学可分为三类，包括自身免疫性溶血性贫血、同种免疫性溶血性贫血与药物性溶血性贫血。

198 何谓自身免疫性溶血性贫血？

自身免疫性溶血性贫血（autoimmune hemolytic anemia，AIHA）是由于体内免疫反应异常，产生了针对自身红细胞的抗体和（或）活化的补体，导致红细胞寿命缩短的溶血性贫血性疾病。可见于各年龄组，女多于男，原发性者多见于中年女性，继发性多>45岁，急性多见于儿童。

199 自身免疫性溶血性贫血如何分型？

根据自身抗体反应性可分为：温自身抗体型，最常见；冷自身抗体型；温、冷混合自身抗体型。

根据潜伏伴存疾病分为：原发性（特发性）；继发性：伴见于淋巴增殖性疾病（如白血病、淋巴瘤、浆细胞病）、伴见于结缔组织病（系统性红斑狼疮、系统性硬化症、类风湿关节炎）、伴见于感染（尤其是儿童的病毒感染）、伴见于非淋巴系肿瘤（卵巢肿瘤、胃腺癌）、伴见于慢性炎症性疾病（溃疡性结肠炎）、伴见于免疫异常（低丙种球蛋白血症、免疫缺陷综合征、人工免疫)、伴见于骨髓移植后、伴见于药物的应用。

200 自身免疫性溶血性贫血的病因有哪些？

虽然对AIHA的认识已经很久，但其病因迄今仍未完全阐明，对不少病例的治疗仍很困难。对其病因研究大致有以下的观点：①致病因素导致抑制性T淋巴细胞功能障碍或低下，辅助性T细胞的特定亚群活化，兴奋了B淋巴细胞，促进抗体形成；②致病因素作用于细胞膜，改变了膜的抗原性，导致自身抗体的形成；③感染原所诱发的抗体，与红细胞自身抗原，如I、P血型系统抗原有交叉反应；④致病因子直接影响抗体形成器官，使之失去自我识别能力与对自身抗原的天生的免疫耐受性，产生自身抗体。

目前，对未能找到诱发因素的AIHA，称为特发性（原发性）AIHA；有明确诱因者，称为继发性AIHA。随着诊断水平的提高和新的医疗技术的发展，AIHA中，继发性AIHA所占的比例不断升高。其诱发因素除了过去认识的各种感染（病毒、支原体等）外，近年来文献报道的一些新诱发因素，如药物嘌呤核苷酸类化疗药物（如氟达拉滨）、干扰素、奥美拉唑、输血、同种异基因移植等。

201 自身免疫性溶血性贫血的发病机制是什么？

发病机制：AIHA是器官特异性自身免疫性疾病，是2型超敏型自身免疫性疾病。造成AIHA有两种以上免疫损伤机制，但未完全明确，可能与以下几方面有关：①自身抗原性改变；②淋巴组织感染或肿瘤、胸腺疾患以及免疫缺陷等因素，使机体失去免疫监视功能；③T 细胞平衡失调学说；④遗传素质。

AIHA 的发病机制是一个非常复杂，且为多因素参与的过程，许多因素都对导致 AIHA 起着重要作用，但众多因素中，基因因素是最重要的一个，它决定了疾病的发展和严重程度。动物实验显示，AIHA 是由多基因控制，有以下几个基因对 AIHA 的易感性并在疾病过程起作用。早年动物研究显示，存在两个优势（dominant）基因，即自身免疫性溶血性贫血基因（autoimmune hemolytic anemia，Aia1）和等优势种（codominant）自身免疫性溶血性贫血基因 2（Aia2）；前者定位于第 4 染色体，后者定位未明，均未能显示明确基因信息。此外，有研究发现，人类 Fas 基因缺失，可使自身抗体明显增加而导致 AIHA。另有研究显示，细胞毒性 T 淋巴细胞（CTL）相关抗原 4（CTLA-4）的第 49 外显子 A→T 突变与 AIHA 有明显相关性。

免疫调控异常又包括自身免疫耐受异常、免疫调节异常、抗体后调节异常。自身免疫耐受包括中枢性和外周性耐受两种。所谓中枢性自身免疫耐受，是指骨髓和胸腺自然淘汰，对自身抗原特异性的 T、B 淋巴细胞的作用；外周性自身免疫耐受，是指自身抗原特异性的 B 细胞由于缺乏 T 细胞提供的第二信号，不能增殖和分化。在自身免疫耐受过程中，树突状细胞（DC）调控异常和 T、B 淋巴细胞免疫耐受异常均起重要作用。AIHA 还与免疫调节异常有关。免疫调节包括 Th1/Th2 组成的细胞和体液免疫调节及调节性 T 细胞：①Th1/Th2 细胞失衡与细胞因子网络作用：Th1/Th2 细胞失衡，Th2 细胞功能异常产生过量 B 细胞因子，尤其是 IL-10 升高；②调节性 T 细胞异常：调节性 T 细胞分为四种，其中 $CD4^+$T 细胞、$CD25^+$T 细胞在自身免疫性疾病中起重要作用。

自身抗体破坏红细胞的过程，还受到巨噬细胞膜上 Fc 受体和补体等调节，称为抗体后调节。①Fc 和 Fc 受体调节：吞噬细胞表面 FcrR 分为三种，在自身免疫性疾病中，FcrR Ⅰ和 FcrR Ⅲ被认为是活化性受体，与疾病发生有关；而 FcrR Ⅱ为抑制受体，对 AIHA 有抑制作用。不同 IgG 亚类与 FcrR 亲和力不同，作用也不同，IgG2a 与 FcrR Ⅲ和 FcrR Ⅰ的亲和力较强，致病作用最强，是主要致病抗体；②补体调节：有人认为，补体蛋白有屏障作用，可阻止自身免疫疾病的发生。当补体缺失时，自身反应 T 细胞能够进入外周血诱发自身免疫性疾病。另外，补体活化能够直接溶解破坏组织细胞，通过形成免疫复合物发挥破坏作用。正常情况下，补体受体 1 相关基因/蛋白（Crry）和衰变加速因子（DAF）从不同途径抑制补体活化，当 Crry 和 DAF 缺失或功能异常时，影响补体活化而与 AIHA 的溶血相关。最新研究显示，补体调节蛋白 CD55 和 CD59 有抑制 C3 转换酶和防止膜攻击复合物末端多聚合作用，可防止失控的补体调节溶解。因此，CD55 和 CD59 缺乏可致溶血；③CD47 的调节：CD47 是红细胞表面广泛表达的糖蛋白，为自身抗原标记。正常情况下，它通过与巨噬细胞膜上的信号蛋白 α（SIRPα）受体结合而阻止自身红细胞被清除。CD47SIRPα 信号系统异常与 AIHA 有关。

202 自身免疫性溶血性贫血发生溶血反应时红细胞破坏的速率与哪些因素有关？

（1）红细胞膜上抗体数目。

（2）红细胞膜上抗体亚型。

（3）红细胞膜上抗体的存在时间。

（4）红细胞膜上抗体的种类。

（5）巨噬细胞的活动度。

203 哪些疾病发生时可出现自身免疫性溶血性贫血？

温抗体型自身免疫性溶血性贫血可见于造血系统肿瘤，如白血病、淋巴瘤、骨髓瘤、巨球蛋白血症；结缔组织病，如系统性红斑狼疮、硬皮病、类风湿关节炎等；感染性疾病，如EB病毒感染、支原体感染；免疫性疾病，如低丙种球蛋白血症、免疫缺陷综合征。甲状腺功能亢进、肾移植后即肝癌、肺癌等。随诊断技术日趋完善，继发性病例逐渐增多。

204 药物诱发的免疫性溶血性贫血的发病机制是什么？

药物引起的免疫性溶血性贫血按发病机制可分为两大类：①抗体针对药物，体外无法显示溶血，除非药物同时存在；②自身免疫溶血，抗体作用于红细胞内在抗原，即使无药物在体外利用正常红细胞可测知患者血清中自身抗体。不同的药物可通过免疫复合物（奎宁型）、半抗原细胞型（青霉素型）以及自身免疫型（甲基多巴型）。三类药物引起的溶血性贫血的特点见下表。

药物诱发的免疫性溶血性贫血

	免疫复合物型（奎宁型）	半抗原型（青霉素型）	自身抗体型（甲基多巴型）
病因	奎尼丁、奎宁、异烟肼、利福平和对氨基水杨酸等	青霉素、氨苄青霉素、甲氧西林和头孢噻啶等	甲基多巴和左旋多巴

续　表

	免疫复合物型（奎宁型）	半抗原型（青霉素型）	自身抗体型（甲基多巴型）
发病机制	药物-抗体复合物吸附在红细胞膜上并激活补体，破坏红细胞膜	半抗原性药物与红细胞膜或血清蛋白形成全抗原，所产生抗体与吸附于红细胞上的药物发生反应，导致红细胞破坏	未明确
起病	急性	亚急性	慢性
临床症状	急性发作血红蛋白尿，易致急性肾衰和DIC	突然发生的贫血，伴间接胆红素增高	起病隐匿，主要为贫血
溶血部位	血管内	血管外	血管外
直接Coombs试验	+，主要为C3型	+，抗IgG强阳性	+，主要为IgG型
病程	数天	数天至数周	1个月至2年
预后	良好	良好	良好

205. 温抗体型自身免疫性溶血性贫血如何诊断？

（1）临床表现　多为女性，年龄不限，除外溶血和贫血可无特殊症状，半数有脾大，1/3有黄疸及肝大。贫血程度不一，外周血涂片可见大量球形红细胞及数量不等的幼红细胞，网织红细胞增多，骨髓涂片中幼红细胞增多，偶见红系巨幼样变；当出现再障危象时，表现为网织红细胞可极度减少，骨髓象呈再生障碍，血象呈全血细胞减少。

（2）近4个月内无输血或特殊可疑药物服用史。

（3）直接抗人球蛋白试验阳性；如为阴性，但临床表现符合，糖皮质激素或脾切除有效，除外其他溶血性贫血也可诊断。

206 溶血性贫血的诊断有哪些误区？

临床上将其他疾病误诊为溶血性贫血的情况并不少见，尤其是贫血伴有网织红细胞增多的其他疾患更容易误诊为溶血性贫血，包括失血性贫血、造血原料缺乏性贫血、治疗恢复期和骨髓造血衰竭恢复期。另一类相对更为多见的错误，即是将不典型表现的溶血性贫血漏诊，主要见于贫血而网织红细胞不明显增多时。贫血时网织红细胞增多的基础是肾组织氧含量降低，红细胞生成素生成分泌增多，进而骨髓造血组织红系增生加速，红细胞向外周释放增多，贫血时上述造血代偿增高的任一相关环节出现异常都可能使网织红细胞不明显增高，容易误诊。

207 自身免疫性溶血性贫血如何治疗？

治疗原则：消除自身抗体形成的病因；阻断抗体的产生；积极对症治疗。

温抗体型自身免疫性溶血性贫血治疗主要采用肾上腺皮质激

素、脾切除和免疫抑制剂等。肾上腺皮质激素仍是目前治疗AIHA的首选方案，对严重病例常采用大剂量甲基泼尼松或地塞米松冲击治疗3天后改为甲基泼尼松每日2mg/kg口服治疗，溶血控制后逐渐减量、维持；过早停药容易复发，治疗有效者1周红细胞上升；3周无效须换其他方法。脾切除：适用于激素禁忌或减量时反复的，但应严格掌握适应证。免疫抑制剂：环磷酰胺（60～100mg/d）、硫唑嘌呤、环孢素A、大剂量丙种球蛋白、吗替麦考酚酯（骁悉MMF）等。达那唑具有免疫调节作用，对原发性或继发性者均可用，对激素无效者亦可应用。对严重的自身免疫性溶血性贫血可采用激素与达那唑联合，二者有协同作用。贫血纠正后激素减停，单用达那唑维持1年左右，否则易复发。在成年人AIHA病例中效果不错，对初治者效果较好，对复发者效果差。输血支持疗法应尽量避免，必要时可输洗涤红细胞或浓集红细胞，每次输血量不宜太大，输血速度要慢，密切观察。当病情严重需抢救时，可暂时应用血浆置换疗法以缓解病情。之后根据病情选择其他疗法。近年来，抗CD20单克隆抗体（rituximab）广泛应用于治疗多种自身免疫性疾病（包括AIHA），并取得较好的效果。

208· 自身免疫性溶血性贫血是否适合输血？

当患者血红蛋白低，一般状态很差时，方可考虑输血治疗。现有研究显示，异体红细胞输注产生异体抗体的同时或紧随其后，可能产生自体抗体，从而产生AIHA的病理生理基础，故国外学者建议应将红细胞输注从AIHA的支持治疗中剔除，取之以铁剂和促红细胞生成素等。AIHA的输血指征：暴发型AIHA，溶血危象或可能危及生命的极重度贫血。

209 自身免疫性溶血性贫血的治疗过程中为何要加用叶酸和维生素 B_{12}？

AIHA 发生时，胃肠道因为贫血导致吸收功能障碍或 AIHA 治疗后骨髓代偿加速均可导致叶酸或维生素 B_{12} 的绝对或相对缺乏。所以在 AIHA 治疗中应注意及时补充叶酸、维生素 B_{12} 等造血原料，以使贫血尽早纠正。

210 难治性或复发性自身免疫性溶血性贫血如何治疗？

（1）单克隆抗体治疗，包括美罗华、Cammpath-1H、Eculizumab。

（2）肽段竞争结合自身抗体。

（3）细胞因子治疗。

（4）新型免疫抑制药。

（5）双磷酸盐。

211 温抗体型自身免疫性溶血性贫血的预后如何？

少数急性感染后的温抗体型 AIHA 病程呈一过性，多数原发性温抗体型 AIHA 病程迁延，绝大多数患者经积极治疗，必要时辅以脾切除后血象可恢复正常，但需维持数月至数年。近年来由于治疗方法改进，病死率已下降，特别是近年来 CD20 单克隆抗体的应用进一步提高了本病的疗效。继发性者的预后主要取决于原发疾病，继发于结缔组织病或恶性肿瘤的患者预后不良。儿童缓解率高。

212 中医学对自身免疫性溶血性贫血病因病机如何认识？

中医认为 AIHA 属“虚劳”、“黄疸”范畴，一般无黄疸者按虚劳辨证，有黄疸者按黄疸辨证，病因病机可分为四型。

（1）湿热内蕴　由于感受湿热之邪或脾胃虚弱，失于运化，导致湿浊内生，郁久化热，湿热内蕴，熏蒸肝胆，胆汁不循常道而外溢，出现正虚邪实之证。湿热毒邪甚者，其发病迅速，病情急重而见寒战、发热、黄疸、腰背酸痛等症。

（2）气血两虚　饮食所伤、劳倦过度损伤脾胃，气血化源不足或久病经治疗后，邪去正虚，而见气血两虚证。气血不足，五脏六腑四肢百骸失养则见乏力、心悸气短，面色、唇甲色淡等症。

（3）正虚瘀阻　病程日久，湿热郁阻，阻碍气机，气为血之帅，气机不畅则血行不畅而见瘀血内停；或气血虚弱，气不运血，血行迟滞致瘀血内停，而见气血虚弱，湿热之邪留滞不去，瘀血内停之证。气血虚弱失于荣养则见乏力、面色苍白、心悸等症，瘀血内阻则见胁下积块、肌肤甲错、舌质暗或有瘀点、瘀斑等症，湿热之邪留滞熏蒸肝胆则见身目发黄、小便色深等症。

（4）肾虚寒凝　肾为先天之本，主一身之阳气，若先天禀赋不足，命门火衰，或久病伤肾致肾阳亏虚，失于温煦，则见形寒肢冷，夜尿频多，腰背酸痛；阳虚生内寒，且易为寒邪所伤，故阳气虚弱之人复感寒湿之邪，内外皆寒，寒湿阻滞，胆汁不循常道见身目俱黄、小便色深；中阳不达四末，寒凝血瘀而见四肢寒冷，口唇爪甲青紫，麻木甚至刺痛，遇寒则重。

213 自身免疫性溶血性贫血辨证要点是什么？

AIHA 起病慢，常反复发作，症见乏力、黄疸、小便色深等，部分患者有急性发作史，症见畏寒发热、黄疸、腰背酸痛、小便色深等。本病以本虚标实为特征，正虚贯穿整个疾病的始终，以脾虚、肾虚为本；以湿热、寒湿、瘀血内停为标；以外感邪气为疾病诱因或致反复的病因。

214 自身免疫性溶血性贫血中医治疗原则如何？

AIHA 以扶正祛邪为原则，根据不同的发病机制分别采用清热利湿、益气养血，益气养血兼清湿热，补益气血、活血化瘀、温肾助阳、祛寒除湿的治疗方法。

215 自身免疫性溶血性贫血如何辨证论治？

（1）湿热内蕴型

证候：巩膜、皮肤发黄，尿色红黄或呈酱油色，倦怠乏力，饮食减少，面色萎黄，或有发热，大便干结或溏泄，舌质红，苔黄腻，脉滑数。

治法：清热利湿，补养气血。

方药：茵陈五苓散（《金匮要略》）合当归补血汤（《内外

伤辨惑论》）加减。茵陈、茯苓、猪苓、白术、泽泻、栀子、木通、黄芪、当归、甘草。方中茵陈苦寒，为清热利湿退黄的要药；栀子、木通清热利湿，泽泻、猪苓、茯苓甘淡利水渗湿；黄芪、当归益气养血；甘草调和诸药；全方共成清热利湿，补益气血之功。若发热甚，加芦根、淡竹叶；恶心呕吐者、加藿香、竹茹；腹痛腹泻，加黄连、木香。若湿热已轻，舌苔转白者，加党参、阿胶以补养气血。

（2）气血两虚型

证候：面色萎黄、气短乏力、头晕心悸、尿黄、目黄、口唇色淡、舌质淡、舌体胖、舌苔白、脉细。

治法：补养气血，利胆退黄。

方药：归脾汤（《济生方》）加减。黄芪、党参、白术、茯苓、当归、龙眼肉、白芍、旱莲草、郁金、炙甘草。方中黄芪、党参、白术甘温健脾益气，三者均为补气要药；当归、龙眼肉、白芍为补血要药；旱莲草清热化瘀；茯苓淡渗利湿；郁金舒肝胆退黄；炙甘草调和诸药，全方共成补养气血，利胆退黄之功。若湿热较重，加茵陈、木通。若兼饮食不振、胃脘闷胀等胃弱者，加砂仁、焦三仙、鸡内金。

（3）肾气虚弱型

证候：面色苍白、头颅大、智力较差、发育缓慢、肌肤萎黄、心悸少气、肢体软弱、舌质淡、苔薄润、脉沉。

治法：补益肾气，养精生髓。

方药：河车大造丸（《活人方》）加减。紫河车、鹿茸、龟板、补骨脂、地黄、山药、枸杞子、当归、鸡内金、鸡血藤、五味子、太子参、菟丝子、生龙骨、黑芝麻、女贞子、丹参。方中上方紫河车、菟丝子、黑芝麻均为培补肾精的要药；鹿茸、龟板、补骨脂温补肾阳；地黄、枸杞子、五味子、女贞子滋补肾阴，阴阳得补、肾气乃充；怀山药、太子参、当归、鸡血藤补血益气；鸡内金消食健胃；丹参活血化瘀。上药共奏补益肾气，养精生髓之功。偏肾阴虚者，有潮热、盗汗，手足心热，舌质虽淡但少津，苔黄，脉沉细数，上方加知母、黄柏、山萸肉；偏肾阳虚者，兼见手足冷，舌质胖嫩，脉沉弱，上方加肉桂、杜仲；兼腹部癥块者，重用丹参、加鳖甲；智力迟钝者加石菖蒲、远志、核桃仁；心悸重者，加苦参，甘草。

(4) 脾肾两虚型

证候：面色无华、四肢乏力、腰酸腿软、夜尿增多、食纳不佳、大便溏薄、畏寒肢冷、甚则浮肿心悸、舌淡体胖、苔白、脉沉细。

治法：温中健脾，补阳助肾。

方药：十四味建中汤（《局方》）加减。党参、白术、茯苓、当归、熟地、白芍、黄芪、补骨脂、附子、肉桂、肉苁蓉。方中党参、黄芪、白术、茯苓甘温健脾、益气温中，补骨脂、附子、肉桂、肉苁蓉温肾助阳，当归、白芍滋补阴血，全方共成温中健脾，补阳助肾之功。

(5) 气滞血瘀型

证候：面色晦暗、纳差、腹胀腹痛、腹有痞块、舌质暗、苔薄白、脉沉迟。

治法：活血化瘀，行气消痞。

方药：桃红四物汤（《医宗金鉴》）加减。桃红、红花、当归、川芎、赤芍、生地、茵陈、泽泻、陈皮、木香。方中桃仁、红花、当归、川芎、赤芍均为活血化瘀要药；陈皮、木香行气畅中；茵陈、泽泻利湿清热；生地清热凉血。全方共成活血化瘀，行气消痞之功。若腹中积块明显，加鳖甲、丹参。

216· 麻柔教授治疗自身免疫性溶血性贫血有何经验总结?

麻柔教授认为 AIHA 医学属于“黄疸”、“虚劳”、“积聚”等范畴。一般常因感染等诱因而诱发，本病既可因湿热毒邪致病，也可因受寒邪而获病，反复发作，病程长，难以根治。故临床常表现为本虚标实，虚中夹实的特点。脏腑辨证与脾肾二脏关系密切。脾肾亏虚兼血瘀为本，气血亏虚或兼湿热内蕴为标。故临床既有乏力、气短、腰膝酸软、纳差等虚的一面，又有尿色发黄，目黄身黄，腹有癥积，推之不移，舌质暗或有瘀斑等表现为湿热、血瘀实的一面。麻柔教授诊治本病着重调补脾肾以固正气，活血化瘀调节免疫。在疾病的不同阶段有所侧重，体现同病异治，治病求本，扶正以祛邪的中医辨证治疗观。具体介绍如下：

（1）分阶段治疗

1）溶血发作期或溶血未完全控制阶段：此阶段网织红细胞明显升高，骨髓处于高增殖代偿状态。临床表现以血瘀为本，气虚湿热为标，中医药治疗以活血化瘀兼健脾益气，调节免疫治本为主。与传统治疗方法相异，麻教授不用治标之清利湿热之品。基本用药：益母草、当归、川芎、赤白芍、川萆薢、穿山龙、土茯苓、炙甘草、桂枝、太子参、生姜、大枣等。

2）溶血不发作状态：此阶段网织红细胞降至正常，临床以脾肾亏虚表现为主。中药以补肾健脾，调节阴阳气血治本为主，兼活血养血调节免疫。基本用药：生熟地黄、仙灵脾、补骨脂、菟丝子、制首乌、巴戟天、太子参、炒白术、土茯苓、益母草、当归、川芎、赤芍、川萆薢、穿山龙、生姜、大枣等。

3）合并免疫性血小板减少阶段：因基本病机相同，治疗仍以补肾健脾兼活血为主，但如果血小板低于 20×10^9/L 改活血作用强的川芎、赤芍为活血养血之鸡血藤、丹参，以免加重出血。

（2）谨守病机，治病求本　溶血性贫血后期常表现以本虚为主，脾肾亏虚兼血瘀症状突出，故以补肾健脾为主，活血化瘀调节免疫为辅。虽然气血两虚常贯穿疾病始终，麻教授认为气血两虚为标，故仅酌情加用补益气血之品。在溶血发作期临床常有身黄、目黄、小便黄等湿热表现，仍认为湿热是致病之标因，故也不用清利湿热之品。如此治病求本，可达“不补血其血自复”之目的。

（3）补肾调阴阳　在溶血后期临床表现大多以腰酸、乏力、畏寒等阳虚症状突出，且患者在急性溶血发作期已使用免疫抑制剂控制溶血，在激素减量阶段加用中药注重温阳益气以恢复肾上腺皮质功能及促进正常造血功能的代偿，治病过程中注意阴中求阳，随时根据阴阳偏衰的变化调整用药，体现“调整阴阳，以平为期”。

（4）活血化瘀贯穿始终　麻柔教授强调 AIHA“瘀血”发病机制，且认为“瘀血”贯穿疾病始终，故活血化瘀治疗也应贯穿始终，只是据疾病在不同阶段“本虚”与“血瘀”的表现程度不同有所侧重。常用的活血药有益母草、当归、川芎、赤芍等。因为活血或破血药有加重出血的危险，所以伴血小板减少患者使用活血养血之品丹参、鸡血藤代替。现代药理研究证实活血化瘀药具有免疫抑制作用，包括穿山龙、川萆薢均具有调节细胞、体液免疫功能作用。

（5）针对病因治疗　大多数患者发生溶血的诱因与感染有关，即中医认为其病因与“毒邪”侵袭有关，麻柔教授针对病因常加具有清热解毒作用的蒲公英、紫花地丁、土茯苓、金银花等以抗炎抑菌防治溶血发作。现代药理研究证实，清热解毒药，如蒲公英、紫花地丁等具有不同程度的免疫抑制作用。

（6）扶正以祛邪，防患于未然　疾病后期常合用玉屏风散益气固表防外邪，常重用生黄芪至100g，因黄芪在《金匮要略》为治疗“表虚”主药。通过扶正以祛邪，体现治未病的学术思想。自身免疫性溶血性贫血是患者免疫功能低下的同时产生的异常免疫所导致。“免疫”指机体抗病能力，即中医学称之为“正气”。自身免疫性溶血性贫血大多迁延为慢性反复发作性疾病，每因外感“邪毒”诱发或加重溶血，疾病恢复期的转归形式，取决于邪正盛衰，正能胜邪则疾病向愈，因此，发挥中医药的优势，通过扶正固本，调补阴阳气血，调动人体的自主调节能力和祛邪能力。麻教授认为中医药治疗本病的关键也在通过扶正以祛邪，防止疾病的反复。

217 名老中医治疗自身免疫性溶血性贫血有哪些经验？

关幼波认为，AIHA属中医学的“阳黄”湿热内蕴，关老归纳出“治黄必治血，血行黄易却；治黄需解毒，毒解黄易除；治黄要化痰，痰化黄易散”的个人见解。常用的止血药物有生地、丹皮、赤芍、白茅根、藕节（凉血止血）；丹参、白芍、当归、坤草、泽兰、红花、郁金、香附（养血活血）。常用的解毒药物有银花、蒲公英、草河车、板蓝根、土茯苓、白茅根、青黛、紫参。常用的化痰药物有橘红、莱菔子、瓜蒌、杏仁等。

刘惠民治疗肾气虚弱型AIHA患者善用酸枣仁，根据《名医别录》关于酸枣仁能“补中、益肝气、坚筋骨、助阴气、能令人肥健”的记载，认为酸枣仁不仅是治疗不寐的要药，并具有滋补强壮作用，久服能养心益脑、安五脏、强精神。认为治疗本病加酸枣仁甚佳。

秦伯未治疗AIHA肾气虚弱型，补肾时，根据肾为水火之脏，补阴必须静中有动，补阳必须动中有静的原则，选用肉苁蓉，补骨脂、鹿茸、菟丝子、杜仲、猪羊腰。气滞血瘀型在治疗蓄血、癥瘕等属于血块内停者，常用当归、桃仁、红花、大黄、赤芍、穿山甲、五灵脂、蒲黄、王不留行、三棱、莪术。

钱伯文在治疗AIHA气滞血瘀型时主要方药为柴胡、枳壳、白术、陈皮、八月扎、佛手、茯苓、土茯苓、生熟地、薏苡仁、合欢皮、生黄芪、蒲公英、皮尾参等；随症加减用药：大腹皮、陈香橼、橘枸李、炙鳖甲、广木香、川楝子、炒扁豆、制苍术、煅瓦楞、泽泻、茵陈、墨旱莲、石上柏、生地榆。还可酌情服人参鳖甲煎丸。

218 自身免疫性溶血性贫血的中西医诊疗策略?

自身免疫性溶血性贫血 AIHA 的诊断应首先确定是否溶血，第二应确定属于哪一种溶血，应具备红细胞被破坏过多所见的黄疸，以间接胆红素、总胆红素增高为主的表现，并同时存在骨髓代偿性增生的特点，即骨髓增生活跃、网织红细胞增高。再者应有自身免疫抗体存在的证据，Coombs 试验阳性，即可确诊；结果呈阴性，但经过肾上腺皮质激素或切脾治疗有效，而且能除外其他溶血性贫血（如遗传性球形红细胞增多症等）即可诊断为 Coombs 阳性的自身免疫性溶血。

溶血性贫血最易与营养不良性贫血有效治疗的初期混淆，应注意观察加以鉴别，而且部分患者易合并维生素 B_{12} 缺乏，诊断时应考虑清楚，以指导治疗中是否加用造血原料。

AIHA 还应注意与 PNH、MDS、遗传性球形红细胞增多症、阵发性冷性血红蛋白尿及冷凝集综合征相鉴别。

本病具有易复发的特点，其诱发因素与感冒、感染、药物、毒物接触等相关。临证时应指导患者避免上述因素的影响，并在治疗时积极纠正，可减轻该病的严重程度。

AIHA 的治疗应首选激素，但当激素不能耐受或不能减量维持，可以选择免疫抑制剂治疗，或选择脾切除手术，或加用大剂量丙种球蛋白冲击、血浆置换等。其用药应根据患者的自身情况，疾病所处阶段选择适当的治疗方案。例如，溶血急性发作期应首选肾上腺皮质激素，配合丙球或血浆置换，观察其病情转归，对已恢复者激素减量直至停止；对于那些疾病易反复者，减少激素至最小用量，加用达那唑或环孢素 A，可减轻激素的不良反应，又可以减少疾病的反复发生。目前主张采用肾上腺皮质激素+环孢素 A+化疗+血浆置换的综合免疫治疗方案比单用激素或达那唑的疗效更佳。对于难治的、复发的 AIHA 可选用利妥昔单抗。

但应注意应用环孢素 A 时间应较长，甚至可达 2～3 年以减少其复发机会。

中医药辨证治疗溶血性贫血可以获得一定的疗效，可以减轻患者的临床症状，提高血红蛋白量。但在治疗时应根据患者病情所处阶段分期进行分证论治。

急性溶血发作期多为湿热蕴结，应根据四诊证候特点区分湿热轻重，而采用清热利湿法，合并六淫邪气时加以疏风解表之剂。待黄疸消退后，应加强健脾、补肾等扶正之法，防止疾病复发。

慢性期为中医药治疗的最佳时机，其目的是防止或减少复发，采用中医辨证方法，重在健脾益肾，祛除湿邪。可选用归脾汤、八珍汤、金匮肾气丸等化裁。治疗时可适当加用活血和络之物。此时调理周期应相对较长。

219 什么是寒冷病性溶血综合征？

寒冷病性溶血综合征（cryopathic hemolytic syndrome，CHS）是一类有冷型自身抗体引起的溶血性疾病，其抗体仅在 37℃ 以下才发病，是一种寒冷病。本病溶血过程补体系统发挥重要作用，易出现血管内溶血。其自身抗体有两种冷凝集和溶血素，可分为冷凝集素综合征、阵发性寒冷性血红蛋白尿两类。其发病较温抗体型溶血性贫血少见，多为中、老年，特别是 50～60 岁，女多于男，与遗传、种族无关。

220 什么是冷凝集素综合征?

冷凝集素综合征（cold-agglutinin syndrome，CAS）又称为冷凝集素介导的自身免疫性溶血性贫血。其自身抗体在低于体温的温度下能直接凝集人的红细胞，最强凝集作用发生于 0 ~ 5℃，温度稍高时也能固定补体于红细胞上。其抗体是冷凝集素（cold agglutinin，CA）。冷凝集素，是一种由 B 淋巴细胞产生的自身抗体蛋白，多为 IgM 完全抗体，个别为 IgG 或 IgA，IgM 可与 IgG/IgA 同时存在，偶可见冷凝集素与 IgG 温抗体同时存在。

221 冷凝集素综合征临床上如何分类?

特发性（原发性）慢性冷凝集素综合征（CAS），是 CA 所致，病因不明；继发性冷凝集素溶血性贫血，常为感染后（支原体肺炎或传染性单核细胞增多症）或继发于恶性 B 淋巴细胞增殖性疾病。

由冷溶血素所致的特发性（原发性）阵发性冷性血红蛋白尿症（PCD）少见；而继发性 PCD，以感染后（急性病毒感染）较常见于儿童，继发于先天性或四期梅毒较少见。

222 冷凝集素综合征临床表现?

临床上有慢性与急性发作两类：急性发作型，常继发于感染性疾病者中，如支原体肺炎康复期或传单早期。表现：如急性血管内溶血，原发病的严重寒战可使之加重。此时血中 CA 效价达到高峰值。溶血多呈自限性，持续一至数周。

原发性与伴发于淋巴细胞增殖性疾病者多属于慢性型，主要表现为贫血、黄疸、肢端青紫或其他血流障碍现象、发作性血红蛋白尿、脾大。

223 冷凝集素综合征如何诊断？

1987 年 11 月上海第一届全国溶血性贫血讨论会提出诊断标准如下：

（1）临床表现　以中、老年患者为多。寒冷环境下有耳郭、鼻尖、手指发绀，一经加热即消失。除贫血和黄疸外，其他体征很少。

（2）实验室检查　慢性轻至中度贫血，周围血中无红细胞畸形，可有轻度高胆红素血症，反复发作者可有含铁血黄素尿；CA 试验阳性，4℃时效价高至 1∶1000 甚至 1∶16000，30℃时在白蛋白或生理盐水内凝集素效价仍高者有诊断意义；DAT 阳性，几乎均为 C3 型。冷凝集素效价高，诊断 CAS 不难，如效价低，>1∶40 而<1∶256，结合临床表现和实验室检查可诊断为低效价 CAS。

224 冷凝集素综合征的治疗方法有哪些？

急性继发性冷凝集素综合征病程短，可自愈，不一定需要药物，其治疗有报道使用 α-2b 干扰素 300 万 U/m^2，皮下注射，3

次/周。可获得血清学缓解，并且患者不易复发。注意保暖，特别避免肢体受寒，并针对病因进行免疫学治疗。可应用免疫抑制剂，如瘤可宁，每日口服2～4mg，至少用3个月，最大用量可达每日10mg，有较好的疗效，但应注意不良反应。也可用环磷酰胺，每日口服100mg。也可选用糖皮质激素及脾切除，但疗效不理想。慢性型输血应慎重，因为正常献血员的红细胞比自身红细胞更易遭受冷凝集素的损害。

225 什么是阵发性寒冷性血红蛋白尿？

阵发性寒冷性血红蛋白尿（paroxysmal cold hemoglobinuria，PCH）是冷抗体（冷热溶血素）所致的一种罕见的自身免疫性溶血性贫血，表现为全身或局部遇冷后的发作性血管内溶血。本病有家族发病报告，但不存在种族或遗传因素。分为原发性（特发性）和继发性。继发性者可见于急性病毒性感染后所致PCH、发生于先天性梅毒或晚期梅毒的PCH。

226 什么是DL抗体？

在阵发性寒冷性血红蛋白尿的发病中，患者体内有DL抗体（donath-landsteiner抗体），它是一种IgG自身抗体。当其热幅小时，为“双相”的冷热抗体，在37℃以下的温度中，它与红细胞结合，固定补体，通过经典途径激活补体的早期阶段，在37℃的温度中，抗体与红细胞脱离，红细胞上的补体激活过程继续进行，直至C9的激活与红细胞溶解。当其热幅大时，可为“单相”的冷抗体，在低温下即可导致溶血，是一种溶血素，多数具有人的 P 血型抗原特异性。多与微小病毒感染有关。

227. 阵发性寒冷性血红蛋白尿如何诊断？

1987 年 11 月上海全国第一届溶血性贫血讨论会提出诊断标准如下：

（1）临床表现　多数受寒后即有急性发作，表现为寒战、发热（体温可高达 40℃）、全身无力及腰背痛，随后出现血红蛋白尿，多数持续数小时，偶有几天。

（2）实验室检查　发作时贫血严重、进展迅速，周围血红细胞大小不一及畸形，有球形细胞、红细胞碎片、嗜碱性点彩细胞及幼红细胞；反复发作者有含铁血黄素尿；冷热溶血试验阳性；DAT 阳性为 C3 型。

依据：受寒后的发作性血红蛋白尿；溶血性贫血的血象与骨髓象；尿含铁血黄素阳性；发作时直接抗人球蛋白试验阳性，间接多阴性；冷热溶血试验阳性。

228. 什么是冷热溶血试验？

冷热溶血试验是诊断阵发性寒冷性血红蛋白尿敏感性高的试验，将病人的新鲜血清与正常 O 型、P 阳性红细胞于 0℃下孵育 1 小时，置 37℃水浴中观察，有溶血为阳性，证明血中存在 DL 抗体。用病人储存血清或去补体血清作试验时，体系中应另行补充补体以防出现假阴性。用正常血清稀释阳性反应血清可测出血清中 DL 抗体的效价。

229 阵发性寒冷性血红蛋白尿如何治疗?

多数继发性 PCH 为自限性疾病，病人注意保暖可防止发作。顽固的反复发作可试用糖皮质激素、免疫抑制剂，但疗效不肯定。如需输血的患者最好加温至 37℃后输入，以输注 P 阴性红细胞为佳。冷性荨麻疹者可给予抗组胺药与肾上腺素类药。应用大剂量免疫球蛋白及脾切除无效。

230 什么是阵发性睡眠性血红蛋白尿?

阵发性睡眠性血红蛋白尿（paroxysmal nocturnal hemoglobinuria，PNH）是一种获得性造血干细胞克隆缺陷性（PIG-A 基因突变）疾病。由于血细胞（红细胞、粒细胞及血小板）膜缺陷，致使其对血清补体异常敏感而被破坏，导致持续性血管内溶血后出现的溶血性贫血，常在睡眠时加重，出现发作性血红蛋白尿。白昼也可发病，其发作不都与睡眠有关。

与遗传性溶血性疾病不同，获得性溶血性疾病大多数来自细胞外因子的损伤（生物性、化学性、物理性），只有 PNH 是一种获得性细胞本身缺陷引起的溶血病。以血管内溶血为主要表现。受累者不仅有红细胞，还有粒细胞、血小板乃至淋巴细胞。PNH 的基本缺陷为血细胞膜上的糖化磷脂酰肌醇因合成障碍而减少，与其连结补体调节蛋白缺乏，细胞对补体的敏感性升高而易于溶解。

早期观察病例是在夜间发生血红蛋白尿，故名为“阵发性夜间血红蛋白尿症”，但后来发现其发作不一定在夜间，而常常是睡眠之后，所以在我国改称“阵发性睡眠性血红蛋白尿症”。

231 阵发性睡眠性血红蛋白尿的发病率如何？

本病发病无遗传或家族性倾向，文献中至今仅见 1 例单卵双胎发病报告，东方人发病率似高于西方人。我国北方多于南方。报告的最小发病年龄为 6 个月，最高年龄为 72 岁，多数发病年龄在 20～50 岁。西方男女发病数相似，我国男女之比约为3：1。

PNH 在世界许多国家都有成组的病例报告，Crosby 曾估计美国的 PNH 发病率可能约为0.2/10 万人。我国牡丹江地区 1994 年报告的发病率为 0.27/10 万人。中国医科大学 1980～1991 年所见 341 例溶血性贫血中，PNH 94 例，占 27.6%。男女均可发病。欧美女性患者比男性稍多，男女之比为（0.6～1.1）：1，而在亚洲则男性患者比女性多。我国与其他亚洲国家相似，综合国内 14 个不同地区报告的651 例男女之比为 2.4：1，患者多为青壮年，20～40 岁者约占 77%。

232 阵发性睡眠性血红蛋白尿的病因和发病机制如何？

PNH 的病因仍不明确。现认为该病是骨髓造血组织受到损伤，引起多能造血干细胞的基因突变，这种异常的造血干细胞群不断增生、分化，形成了具有 PNH 缺陷的细胞群，达到一定数量即可发病。累及红细胞、白细胞及血小板。近年发现，首先受累的是祖细胞，由粒细胞逐渐发展到红细胞。红细胞由于内在缺陷而对补体的敏感性（包括经典与替代激活途径）易于破坏，是发病的基本环节。C3 在膜上的丝状分布，膜的乙酰胆碱酯酶活性不足，血型糖蛋白异常，脂质异常等 pH 降低，离子张力降低，蛇毒，Mg^{2+}，用抗体被覆细胞等，能激活补体、促进病人红细胞溶解。

根本发病环节主要在于造血干细胞基因的获得性、克隆性病变，导致细胞膜上的 GPI 合成障碍，与 GPI 锚固蛋白，包括补体调节蛋白也因而缺乏，补体激活失控，致使红细胞易于破坏，产生了克隆性病变的造血干细胞之所以得以扩张，在于存在骨髓造血功能衰竭，这就是当前 PNH 双重发病学说。根据双重发病学学说，在发生骨髓造血功能衰竭的基础上，出现了造血细胞的基因突变与 PNH 克隆细胞，该细胞通过某种“选择机制”，不受造血功能的影响而得以扩张，正常细胞却受到抑制，从而导致了 PNH 的发病。

PNH 的发生及异常克隆的扩增并获得生长优势必须满足两个条件：其一是有造血干细胞 PIG-A 基因突变，由此产生 PNH 异常克隆；其二是骨髓微环境的改变导致正常造血衰竭，从而使异常克隆得以扩增并获得造血优势。由此可见，异常克隆所获得的只是一种相对的生长优势，一旦骨髓微环境改善及正常造血恢复，这种优势就不复存在。

233. 阵发性睡眠性血红蛋白尿有异常克隆吗？

有，根据以下几点可以证明 PNH 的克隆性：①PNH 葡萄糖-6-磷酸脱氢酶同工酶杂合子的女性病人的异常细胞具单一酶谱；②PNH 患者常为多系血细胞被波及；③PNH 与 AA、骨髓增生异常综合征、白血病等造血干细胞损伤性疾病有一定关系；④存在基因突变。

234 阵发性睡眠性血红蛋白尿的病理改变有哪些?

（1）肾　近曲小管、管襻的上皮细胞内有含铁血黄素沉着，集合小管内有血红蛋白管型，小管上皮变性、脱落、间质水肿伴淋巴细胞浸润，肾小球纤维化，间质纤维组织增生。

（2）肝胆系统　肝细胞、窦状隙内皮细胞含铁血黄素沉着，肝内胆管色素胆石，胆囊结石。

（3）脾　可有淋巴组织萎缩，巨噬细胞增生。

（4）骨髓　红髓高度增生，管状骨的红髓对称性远心性扩张。

（5）血栓形成　PNH 患者易发生脑血栓、心梗及肢体血栓形成。

以上病理改变并无 PNH 诊断的特异性。

235 阵发性睡眠性血红蛋白尿外周血细胞有何特殊变化?

红细胞的变化：红细胞表面缺乏两种重要的补体调节蛋白是其对补体敏感性异常增高的最主要的原因。C3 转化酶衰变加速因子（DAF，CD55）可与 C3b 或 C4b 结合，防止补体的继续激活和放大；膜攻击复合物抑制因子或称反应性溶血膜抑制物可防止 C9 的聚合和膜攻击复合物 C5b-9 的形成。PNH 细胞缺乏这些蛋白，因而对补体异常敏感而导致溶血。

白细胞的变化：PNH 患者中性粒细胞也缺乏 CD55、CD59，因而对补体敏感。异常中性粒细胞还缺乏其他 GPI 锚连蛋白，如碱性磷酸酶和血型 Fcγ 受体，前者对细胞功能的影响还不清楚，后者有清除血循环中免疫复合物的作用。单核细胞表面的 $CD14^+$ 在 PNH 也缺乏，内毒素或脂多糖通过 $CD14^+$ 激活单核细胞产生肿瘤坏死因子，PNH 细胞此功能受损。淋巴细胞的 5′核苷酸酶也是 GPI 连接蛋白，PNH 患者中的一部分 B 和 T 淋巴细胞也可受累。总之，PNH 患者容易遭受感染，总体抗感染能力可能降低。

血小板的变化：PNH 患者的血小板也缺乏 CD59，因此有更多的含 C9 聚合物的复合体附着在膜上，引起囊泡化，使较多的原在内层的酸性磷脂暴露在外表面，增加了因子 Va、Xa 作用面，遂有较多凝血酶原变为凝血酶，这是 PNH 患者容易发生栓塞的一个原因。另外，PNH 患者单核细胞缺乏尿激酶型纤溶酶原激活剂受体，使局部产生的纤溶酶不足，血凝块稳固，增加栓塞倾向。

236 阵发性睡眠性血红蛋白尿的诊断标准是什么？

从如下症状可判断发病：①有血管内溶血，深色尿或血红蛋白尿史者；②出现黄疸而以未结合型胆红素增高为主者；③有贫血或全细胞性贫血，特别同时有溶血现象者；④反复性血栓，特别是少见部位发生血栓时；⑤难以解释的持续性缺铁者，特别是伴有溶血表现时；⑥难以解释的持续性蛋白尿病人；⑦难以解释的反复腹痛，腰背痛，头痛，特别是伴有慢性溶血征象时。

从如下检查可判断发病：①Ham 试验、糖水试验、蛇毒因子溶血试验、尿潜血（或尿含铁血黄素检查）等项目中，符合以下条件之一者可成立诊断：a. 2 项以上阳性；b. 1 项阳性，但具备下列条件：2 次以上阳性，或只 1 次阳性而结果可靠（操作正规、有阳性及阴性对照，即时重复仍阳性）；有肯定的血红蛋白尿发作或有血管内溶血的直接或间接证明；能除外其他溶血，特别是遗传性球形红细胞增多症、自身免疫溶血性贫血、G-6-PD缺乏、阵发性冷性血红蛋白尿症等；②流式细胞仪检查发现：外周血中CD59或CD55阴性中性粒细胞或红细胞>10%（5%~10%为可疑）。临床表现符合，试验检查结果具备①项或②项者，均可诊断，①、②两项可以相互佐证。

237 再障–阵发性睡眠性血红蛋白尿综合征诊断标准是什么？

凡AA转化为PNH，或PNH转化为AA，或兼有两病特征者，均属AA-PNH综合征。为表明两病发生先后，或兼有两病特征时，临床表现以何者为主，可将本综合征再分为四种情况，能分辨者应予标明。

AA转为PNH：指原有肯定的AA（而非未能诊断的PNH早期表现），转为可确定的PNH，AA的表现已不明显。这种病例最为多见。

PNH转为AA：指原有肯定的PNH（而非下述的第四类），转为明确的AA，PNH的表现已不明显。这种病例较少见。

PNH伴有AA特征：指临床及实验室检查所见均说明病情仍以PNH为主，但伴有一个或一个以上部位骨髓增生低下，巨核细胞、网织红细胞不增多等AA表现者。

再障伴有PNH特征：临床及实验室检查所见均说明病情仍以AA为主，但伴有PNH的有关化验结果阳性者。

238 阵发性睡眠性血红蛋白尿的临床特点有哪些？

本病患者发病大多缓慢，以贫血为首发表现；少数可以突发的酱油色尿急性溶血起病。可见自觉乏力、头晕、面色苍黄、心悸气短，劳累后加重等贫血表现。其严重程度与血红蛋白尿发作频率和骨髓造血功能相关。

血红蛋白尿的程度轻重不一，可分为不发作组、偶发组和频发组。典型的血红蛋白尿发作时尿液可呈浓茶色、酱油色或红葡萄酒色。血红蛋白尿发作时感排尿不畅，尿道刺痛、尿不尽感、腰酸、四肢关节酸痛。血红蛋白尿发作常有一定的诱因，如感染、劳累、输血反应、铁剂治疗、口服酸性药物或食物、精神紧张、手术等。

有时可出现皮肤黏膜出血，也可出现各种血栓形成，但以静脉血栓为主要表现。PNH 体检时易见皮肤苍黄，巩膜微黄染，皮肤色素沉着，皮下出血点，心脏代偿性扩大，半数患者出现肝脾轻度大。

239. 我国阵发性睡眠性血红蛋白尿患者与西方对比有何特点？

与西方白种人比较，我国患者男性偏多，全血细胞减少、严重贫血、无血红蛋白尿、骨髓功能减低者较多，有血栓形成者少，且发生较晚较轻。

240. 阵发性睡眠性血红蛋白尿常做哪些实验室检查？

包括血象、血液生化检查、骨髓检查、尿检查、染色体检查；特殊检查：血管内溶血试验：尿液检查血红蛋白尿阳性、尿含铁血黄素试验（Rous 试验）阳性、血浆游离血红蛋白增高、血浆结合珠蛋白降低；与补体溶血有关的试验：糖水溶血试验阳性（即蔗糖溶血试验），蛇毒因子溶血试验（CoF 试验）阳性，酸化血清溶血试验（Ham 试验）阳性，红细胞补体敏感试验阳性，红细胞和粒细胞膜 CD55、CD59 表达减少，血浆补体膜攻击复合物（sC5b、C6、C7、C8、C9）阳性；其他：热溶血试验，冷抗体诱发溶血试验等均可见阳性反应，但特异性差。

其中当 $CD55^-$ 或 $CD59^-$ 细胞占 3%～5% 即可检出，在 PNH 患者外周血中，$CD59^-$ 红细胞所占的比例较 $CD55^-$ 细胞要高，CD59 单抗比 CD55 单抗在诊断时更敏感。

常规的实验室检查是红细胞对补体敏感度的测定包括酸溶血试验（Ham 试验）、糖水试验、蛇毒溶血试验、尿潜血试验、尿含铁血黄素试验、红细胞微量补体敏感试验。只要有 2 项或 2 项以上试验阳性即可诊断为 PNH。

241. 阵发性睡眠性血红蛋白尿需要与哪些疾病相鉴别？

（1）PNH 当有溶血表现时，应与其他溶血性疾病鉴别。值得注意的是，自身免疫性贫血可有糖水试验阳性，PNH 也偶可出现 Coombs 试验阳性。二者都有溶血表现及尿色改变，AIHA Coombs 试验可阳性，流式细胞仪 CD55、CD59 筛查正常。

（2）有低色素贫血时应注意与缺铁性贫血相鉴别。可查血清铁、铁蛋白等鉴别。

（3）PNH 见全血细胞减少性贫血，特别应注意与再障的鉴别，有脾大时不利再障诊断，同时要考虑 PNH-AA 综合征的可能。除 CD55、CD59 检查可以鉴别外，还应注意 PNH 网织红细胞百分比不低，PNH 中性粒细胞不低，以及 PNH 骨髓象红系比例尤其晚幼红细胞一般不低，AA 则表现为降低。还应注意与骨髓增生异常综合征、巨幼细胞性贫血、红白血病等鉴别。

酸溶血试验阳性，尚可见于罕见的遗传性幼红细胞多核症（hereditary erythroblastic multinuclearity with postibe acidified serum lysistest，先天性红系造血异常性贫血Ⅱ型），据报道骨髓纤维化、白血病、淋巴瘤时也可存在有PNH特征的红细胞，PNH还可与肿瘤性疾病同存。临床中结合患者病史、症状、体征具体分析。

242 阵发性睡眠性血红蛋白尿常见哪些并发症及容易发生哪些转化？

PNH常见并发症，如感染、血栓形成、胆石症、肾功能减退、贫血性心脏病，少数并发脑出血及消化道大出血，由于长期应用肾上腺皮质激素，也可发生糖尿病、库欣综合征及病理性骨折。PNH患者妊娠后自然流产、胎死宫内发生率较高。此外，反复血红蛋白尿发作患者合并缺铁者也不少见。在PNH患者中约有20%与再生障碍性贫血相互转化，个别PNH患者还可转化为白血病。

243 阵发性睡眠性血红蛋白尿的疗效判定标准如何？

据主要临床表现：贫血分级：Hb≤30g/L为极重度，Hb 31～60g/L为重度，Hb 61～90g/L为中度，Hb>90g/L为轻度；血红蛋白尿分级：≤2个月发作1次为频发，>2个月发作1次为偶发，观察2年无发作为不发（观察不足2年为暂不发）；骨髓增生程度：除按有核细胞数划分四级外，尚需注意粒细胞和红细胞比例，骨髓增生低下者需注明单部位或多部位。

疗效标准可有如下几点：近期临床痊愈：1年无血红蛋白尿

发作，不需输血，血象（包括网织红细胞）恢复正常；近期临床缓解：1年无血红蛋白尿，不需输血，血红蛋白恢复正常；近期明显进步：按观察期前后的病情分级，凡血红蛋白尿发作频度、贫血严重程度、骨髓增生状况中任何1项进步，二者为明显进步；近期进步：病情分级中任何1项进步一级或其他客观检查有进步者；无效：病情无变化或恶化。如观察期≥5年时可去除“近期”两字。

244 阵发性睡眠性血红蛋白尿有何治疗进展？

到目前为止，除骨髓移植外，尚无特效的治疗方法。但是给予合适的处理，减少急性溶血的发作和并发症的发生，也可避免病情加重。嘱患者避免过劳与精神紧张，避免感染及滥用药物。理论上PNH的治本治疗应该是PIG基因修复，实际上临床上常用以下三类治法：一是使用肾上腺皮质激素抑制造血细胞膜表面免疫球蛋白对补体的激活，进而保护PNH细胞不被溶解；二是采用C5b单克隆抗体，阻断补体免疫复合物形成，进而保护PNH细胞；三是联合化疗或骨髓移植减少PNH克隆。

临床上对PNH的治疗多以对症为主，包括抑制溶血、输血、促造血、补充造血原料、治疗血栓形成等并发症。具体包括肾上腺糖皮质激素，肝素和低分子量肝素，GPI锚连蛋白的输注，补体受体有效抑制补体活化的经典途径、替代途径。

对骨髓低增生PNH的治疗：包括免疫抑制治疗：CsA 5mg/(kg·d)；ATG 20mg/(kg·d)；造血生长因子G-CSF 5μg/(kg·d) 皮下注射，当中性粒细胞升至1.5×10^9/L时逐渐减量；EPO：150U/(kg·d) 皮下注射；雄激素口服制剂，康力龙5～30mg/d或羟甲烯龙10～50mg/d是治疗PNH常用的两种雄激素，如雄激素在应用6～8周后仍无明显的疗效应停用。对PNH的根治性治疗包括低剂量联合化疗、骨髓移植、基因治疗。

PNH 虽然为一良性疾病，但病程冗长，花费昂贵，不易治愈。目前治疗仍以对症为主，肾上腺糖皮质激素能有效控制溶血发作，仍为治疗 PNH 的主要药物。但对肾上腺糖皮质激素反应效果不佳，或减量停药后很快复发的 PNH 患者仍无有效的治疗方法。

245. 中医学如何认识阵发性睡眠性血红蛋白尿？

中医学中本病无相应病名，但按照本病的证候及其演变的特点，将该病按不同的疾病诊治。起病缓慢，病程较长，以气血亏虚为主要症状，久虚难复，渐至脏腑元气虚损为主要病机特点者，属“虚劳”范畴；也有腹中积块，日久不移，谓“虚劳癥积”；急性发病，以黄疸为主要症状，湿热交蒸，肝胆失疏，胆汁外溢，浸淫肌肤为主要病机特征，属“黄疸”范畴。亦有因小便黄或红而归为“尿血”范畴；亦有因气滞血瘀，痹阻经络而腰背疼痛者，而诊为“痹证”的。

246. 中医学对阵发性睡眠性血红蛋白尿的病因病机有何认识？

（1）湿热内蕴　外感湿热之邪，或素体脾虚，无以运化水湿，湿浊内生，郁久化热而成湿热，或因情志内伤，肝失疏泄，横逆犯脾，脾失健运，水湿不化，日久化热。湿热交蒸，肝胆失疏，胆汁外溢，浸淫肌肤，而发生黄疸。湿为阴邪，易阻滞气机，气滞血瘀，胆汁瘀毒下注膀胱而见小便“赤黑”，即酱油样尿。

（2）气虚血败　素体禀赋不足，脾胃虚弱，或外感湿邪，困阻脾胃，脾失健运，气血生化无源，而致气血亏虚，气虚不能生血，脾虚不能统摄血液，如此恶性循环，而成本病。

（3）肾精亏虚　先天禀赋不足，肾精素虚，或房劳过度。生育不节，耗伤肾精，或病久伤肾，肾精被耗。肾藏精主骨生髓，肾精不足，不能充养骨髓，骨髓枯竭，不能化生血液，而致血虚。先天之本伤，精血俱虚，久而不复，出现虚劳之象。

（4）正虚血瘀　脾肾亏虚，气血不足，气虚则推动血脉运行无力，正如《医学衷中参西录》所说："气血虚者，其经络多瘀滞。"瘀血内停，阻滞血脉，不通则痛，而见腹痛、身痛、腰痛等，瘀血日久，着而成积，而见肝脾大。瘀阻经络则可见中风中经络及中脏腑的表现。瘀血不去，新血不生，进一步加重血虚。形成瘀血、血虚的恶性循环。

247. 阵发性睡眠性血红蛋白尿中医辨证要点是什么？

PNH 是虚中夹实之证，辨证时要注意标本缓急、虚实之转化。气血、脾肾两虚是本，兼以湿热、血瘀等，如目黄、尿赤、面色晦暗等。辨证组方时须区别正虚与邪实之主次，把握邪正盛衰之转化。

248. 阵发性睡眠性血红蛋白尿中医治疗原则是什么？

PNH 总以扶正祛邪为治疗原则，分别采用清热利湿、益气养血、补益心脾、健脾补肾为治疗方法。

249. 阵发性睡眠性血红蛋白尿如何辨证论治?

(1) 湿热蕴结型

证候：面色苍黄，身黄目黄，倦怠乏力，脘腹胀满，食少便溏，腹痛，小便色赤如酱油色，或有发热衄血，或有小便灼热刺痛、不利，舌淡或紫暗，苔黄腻，脉弦细或濡细。

治法：清热利湿，祛瘀解毒。

方药：茵陈五苓散（《金匮要略》）加减。茵陈、茯苓、猪苓、白术、泽泻、栀子、大黄、黄芪、当归、丹参、甘草。方中茵陈清热利湿退黄；猪苓、茯苓、泽泻淡渗利湿；白术、桂枝健脾祛湿；大黄、栀子加强清热除湿之效；当归、丹参活血和血。全方共奏清热利湿、祛湿解毒之效。发热严重者，加黄芩、败酱草、板蓝根以清热解毒利胆；若腹胀腹痛明显，加元胡、郁金以理气止痛；恶心呕吐者，加藿香、竹茹以清热化湿止呕；若热邪已去，湿邪轻微，舌苔转白，加党参、阿胶，去大黄以补养气血。

(2) 气血两虚型

证候：面色苍白或苍黄，头晕耳鸣，心悸气短，纳呆便溏，腹痛，肢倦乏力，或肌衄发斑，舌淡苔白，脉细。

治法：益气养血、温中缓急。

方药：黄芪建中汤（《金匮要略》）加减。黄芪、当归、桂枝、白芍、炙甘草、茯苓、阿胶、龙眼肉。方中黄芪补中益气；桂枝温阳；甘草、茯苓健脾和中；芍药、当归、阿胶、龙眼肉养血。若便溏明显，加白术、广木香以健脾理气；纳呆明显者，加砂仁、焦三仙以运脾消食；若兼湿热，酌加茵陈、木通以清利湿热。

(3) 气阴两虚型

证候：面色晦暗，头晕耳鸣，心悸气短，五心烦热，盗汗，腰膝酸软，乏力，齿衄、鼻衄，或皮肤发斑，舌红，苔黄，脉细数。

治法：益气养阴，凉血止血。

方药：生脉散（《丹溪心法》）合当归补血汤（《内外伤辨惑论》）加减。黄芪、当归、太子参、麦冬、五味子、龟板、生地、丹皮、地骨皮、阿胶、女贞子、旱莲草。方中黄芪、太子参补中益气；麦冬、女贞子、生地、五味子、龟板滋阴凉血；地骨皮、旱莲草凉血止血；当归、阿胶养血活血。若阴虚明显，加鳖甲、枸杞子、制首乌以填精补肾；若兼低热之象，加银柴胡、知母以清虚热；出血明显者，加小蓟、白茅根以凉血清热止血；盗汗明显者，加浮小麦糯米根须、煅牡蛎以益气退热止汗。

（4）脾肾阳虚型

证候：面色萎黄，头晕耳鸣，心悸气短，腹胀纳呆便溏，腰膝酸软，疲乏无力，四肢欠温，甚则畏寒肢冷，舌淡苔白，脉沉细。

治法：温补脾肾。

方药：附子理中丸（《局方》）加减。炮附子、肉桂、白术、茯苓、党参、黄芪、当归、补骨脂、菟丝子、陈皮、鹿角胶。方中附子、肉桂温肾散寒；补骨脂、菟丝子、鹿角胶温补肾阳；党参、黄芪、白术、茯苓、陈皮健脾益气；当归养血活血。肾阳虚甚者，加仙灵脾、仙茅以益其温肾壮阳之功；便溏纳呆明显者，加焦三仙以健脾消食；兼血瘀者，加丹参、川芎、鸡血藤以活血祛瘀。

（5）肝肾阴虚型

证候：面色萎黄，头晕耳鸣，心悸失眠，五心烦热，腰膝酸软，低热盗汗，皮肤出血点或瘀斑，舌红少苔，脉细数。

治法：滋补肝肾。

方药：左归丸（《景岳全书》）加减。枸杞子、龟板、菟丝子、熟地、山药、山茱萸、女贞子、旱莲草、当归、黄芪、地骨皮、丹皮。方中熟地、山药、枸杞、山茱萸补肾滋阴；鹿角胶、菟丝子温补肾阳；龟板滋阴降火；黄芪、当归补气生血；地骨皮、女贞子、牡丹皮滋阴降火。盗汗明显者，加浮小麦、煅牡蛎以清热止汗；出血明显者，加玄参、侧柏叶以凉血止血；若心悸失眠，加酸枣仁、五味子以养血安神。

(6) 气虚血瘀型

证候：面色萎黄或晦暗，心悸气短，乏力神疲，腹胀腹痛，腹中痞块，皮肤瘀斑，色泽紫暗，舌质暗或有瘀斑，脉涩。

治法：补气养血，化瘀消痞。

方药：八珍汤（《正体类要》）合化积丸（《杂病源流犀烛》）加减。当归、川芎、熟地、黄芪、党参、茯苓、白术、三棱、莪术、丹参、浮海石、香附、鳖甲、土元、鸡血藤。方中黄芪、党参、白术、茯苓健脾益气；当归、熟地、鸡血藤、川芎养血活血；三棱、莪术、土元活血化瘀；浮海石、鳖甲软坚散结；香附理气。若腹胀明显，加温郁金以行气；兼阴虚者，加枸杞子、制首乌、菟丝子以填补肾精，化生血液。

250· 名老中医周霭祥治疗阵发性睡眠性血红蛋白尿经验？

周霭祥教授认为 PNH 分发作期和缓解期两个阶段，在溶血发作期，黄疸明显，湿热内蕴较重，湿热为实邪，但患者常有气血两虚或兼脾虚、肾虚等象，此时治疗应以清热利湿为主，兼补气血益脾肾，这与治疗阳黄，纯用清热利湿祛邪不同，主方用茵陈蒿汤、茵陈五苓散，随证加减补气血、益脾肾及化瘀血方药；在不发作期，患者主要表现为气血两虚或伴有脾虚或肾虚，此时治疗重点为补气血、益脾肾，但有的患者常有残留黄疸，说明湿热余邪未尽，故在补的基础上，加用清热利湿退黄之品，有瘀血引起栓塞者，加用活血化瘀药，使补中有泻。此期的治疗也和一般虚损的治疗有所不同，本期以当归补血汤为主方，选用补气血、益脾肾，兼以清热利湿、活血化瘀方药。本病总的治疗原则是虚实兼顾。血红蛋白尿发作期，是以祛邪为主兼顾其虚；不发作期以补为主兼祛余邪。在血红蛋白尿发作期，为迅速控制发作，可应用泼尼松，待发作停止后，小剂量减量应用，以中药治疗为主，巩固疗效以补脾肾方药为主。周老报道共治疗 30 例 PNH 患者，其中缓解 12 例，明显进步 11 例，进步 2 例，无效 5 例，总有效率为 83.4%，取得了较好的疗效。

251 阵发性睡眠性血红蛋白尿中西医诊疗思路如何？

阵发性睡眠性血红蛋白尿（PNH）的诊断为确诊诊断。如发现红细胞/粒细胞膜上 CD55、CD59 表达下降即可诊断。

PNH 的临床表现分为三组症候群：①血管内溶血症候群：表现为血红蛋白尿（尿潜血阴性、尿镜检红细胞阴性）、间接胆红素升高、游离血红蛋白升高，结合珠蛋白降低；②栓塞症候群：虽然只占 5%，但其确是致死的主要原因。可见肝静脉血栓、肺栓塞、肠系膜静脉栓塞、脑静脉和静脉窦血栓。中国以肢体浅静脉栓塞为主，而西方则以内脏深静脉血栓为主；③骨髓衰竭症候群：部分患者出现骨髓衰竭表现，类似再障，也有患者表现 PNH-AA 或 AA-PNH，应注意低增生性 PNH 与再障的鉴别。

临床诊断 PNH 时要注意与一些疾病进行鉴别。自身免疫性溶血性贫血与 PNH 二者都有溶血表现和尿色表现，但前者 Coombs 试验可阳性，CD55、CD59 检查正常；有低色素性贫血时应注意与缺铁性贫血相鉴别；PNH 全血细胞减少时应与再障鉴别，有 10% 的 PNH 可表现为骨髓增生低下，除通过 CD55、CD59 鉴别外，PNH 患者网织红细胞百分数、中性粒细胞百分数以及骨髓象红系比例，尤其晚幼红一般不低，而再障则减低。

PNH是一种正常与异常造血克隆并存的难治性疾病。治疗本病的目标应是重建正常造血功能，消除异常造血干/祖细胞，但如何能有效地减少治疗措施带来不利的影响是每位医师应慎重考虑的问题。

骨髓移植：因PNH是良性疾病，其病程长，部分患者可自愈，或病情相对稳定，而骨髓移植风险又大，故目前尚无成熟的观点。

减少溶血：用于PNH急性溶血期，PNH的传统经典治疗是应用糖皮质激素，但其仅能保护体内异常PNH克隆不受补体攻击，而控制溶血发作，实际上体内异常PNH克隆并未因此而减少，因为激素应该被用于溶血发作期，尤其是对持续或频发血红蛋白尿的患者，短时间较大剂量的应用可使溶血缓解，然后较快的较少用量，在逐渐减至维持量，直到停用；另外，目前有用化疗方案（DA或HA方案）真正使体内PNH克隆被减少过消灭，正常克隆逐渐取代PNH克隆，以促进正常造血，并控制溶血发作。但应用联合化疗方案前一定要判断骨髓的增生度、患者的脏器功能，并积极预防并控制骨髓抑制期的并发症。此法存在一定风险，应慎用。

贫血治疗：贫血属骨髓衰竭，可用雄性激素；合并缺铁者可根据缺铁证据，小剂量（普通剂量的1/10～1/5），铁用量过大可能诱发血红蛋白尿；缺乏叶酸的可予补充，重症贫血可输注洗涤红细胞，应注意输血可能诱发血红蛋白尿的发作。

血栓的防治：合并血栓的急性期，无出血倾向或禁忌者可短时间溶栓，同时予以抗凝治疗。是否溶栓或抗凝应个体化考虑，尤其在我国的PNH患者，因为该病为出血与高凝并见。不主张预防性抗凝。

致重因素的防治：临床中很多PNH患者合并感染，肺炎、肠炎等感染性疾病会加重或发作溶血，所以平时患者的生活调护以及诱因的早发现、早治疗至为关键；另外，PNH可由一些药物诱发，应教育PNH患者服用任何药物均需谨慎，应与血液科医师沟通。

中医药治疗 PNH 可改善患者症状，减轻贫血，减少溶血发生。但应根据患者病情时期及中医辨证治疗：①溶血发作期：多表现为黄疸、发热等表现，此时辨证以黄疸为主，应分析患者的病情，常以湿热蕴结或脾虚湿盛多见，治以清热利湿的茵陈蒿汤或茵陈五苓散，对合并表证者加用疏风解表之品；②无典型血红蛋白尿发作期：该期 PNH 患者更易就诊于中医门诊，也是中药应用效果较好的时期。此时应该详细辨别患者的证候采用健脾补肾中药，或在方剂中适当加入活血和血之品效果更佳。

252 什么是嗜酸性粒细胞？它有什么功能？

白细胞根据光镜下胞质内有无特殊颗粒可分为有粒白细胞和无粒白细胞两类，有粒白细胞用瑞氏染料染色可分辨出三种颗粒白细胞，即中性粒细胞、嗜酸性粒细胞和嗜碱性粒细胞。因此，我们可将含有嗜酸性颗粒的白细胞称为嗜酸性粒细胞。颗粒内含有过氧化物酶、芳基硫酸酯酶、酸性磷酸酶和组胺酶等，因此，它也是一种溶酶体。正因为这种独特的结构，所以嗜酸性粒细胞能吞噬抗原抗体复合物，减轻其对机体的损害，并能释放组胺酶对抗组胺等致炎因子，减弱过敏反应。同时还能借助抗体与某些寄生虫结合，释放颗粒内物质，杀灭寄生虫。

253 何为嗜酸性粒细胞增多症？外周血中嗜酸性粒细胞的生理变化情况如何？

嗜酸性粒细胞增多症（eosinophilia）是指外周血中嗜酸性粒细胞超过正常值（正常人不超过 0.5×10^9/L 或占白细胞总数

的5%以下）的病证。值得注意的是，外周血中嗜酸性粒细胞计数可随着年龄增长、每天不同时间、运动等生理情况而变化。一般在早晨最低，而在下午最高，可能与皮质醇水平的变化有关。

254. 嗜酸性粒细胞增多症如何分类？

根据嗜酸性粒细胞增多的程度，临床上可分为：①轻度增多：嗜酸性粒细胞绝对计数 $<1.5\times10^9/L$，在白细胞分类中占15%以下；②中度增多：嗜酸性粒细胞绝对计数为（1.5～5.0）$\times10^9/L$，在白细胞分类中占15%～50%；③重度增多：嗜酸性粒细胞绝对计数 $>5.0\times10^9/L$，在白细胞分类中占50%以上。

根据病因、临床表现及侵袭部位的不同，临床上可分为：①热带性嗜酸粒细胞增多症；②嗜酸粒细胞淋巴肉芽肿；③嗜酸粒细胞肺浸润；④特发性嗜酸粒细胞增多症；⑤弥漫性嗜酸粒细胞结缔组织病；⑥嗜酸粒细胞心内膜炎；⑦传染性嗜酸粒细胞增多症。

255. 引起嗜酸性粒细胞增多的原因有哪些？

引起本病的常见原因有：①寄生虫感染，如蛔虫、钩虫和血吸虫等感染（国内主要是此种原因导致）；②变态反应性疾病，如花粉症、支气管哮喘和荨麻疹等（工业化国家主要是此原因导致）；③皮肤疾病，如银屑病、湿疹和剥脱性皮炎等；④血液病及肿瘤，如淋巴瘤、嗜酸性粒细胞白血病、慢性粒细胞性白血病、转移癌等；⑤系统性红斑狼疮等自身免疫病；⑥某些肺源性嗜酸性粒细胞增多症；⑦某些结缔组织病，如过敏性血管炎伴肉芽肿、胶原血管病、风湿关节炎，嗜酸性粒细胞筋膜炎等；⑧某些药物引起的超敏反应，如青、链霉素，磺胺类、两性霉素、苯妥英钠等；⑨其他，如嗜酸细胞性胃肠炎、嗜酸细胞性心内膜炎及嗜酸细胞性淋巴肉芽肿等。此外，还有原因不明的嗜酸性粒细胞增多综合征。

256· 嗜酸性粒细胞增多症的临床表现？

根据嗜酸性粒细胞侵袭部位的不同，各型嗜酸性粒细胞增多症的临床表现也不同。

（1）热带性嗜酸性粒细胞增多症　多见发热、乏力、胸痛、胸闷、阵发性咳嗽、咳白痰、夜间常致哮喘不能平卧。

（2）嗜酸性粒细胞淋巴肉芽肿　起病缓慢，一般无自觉症状。

（3）嗜酸性粒细胞肺浸润　多见发热、气促、体重减轻、乏力、咳嗽、喘息、胸痛等症状。

（4）特发性嗜酸性粒细胞增多症　常有发热、盗汗、持续咳嗽、胸痛、皮肤瘙痒等，若累及心肺、造血及神经系统，可出现心衰、心律失常，呼吸困难，周围神经病变。

（5）弥漫性嗜酸性粒细胞结缔组织病　常有发热、乏力、贫血等一般症状，嗜酸性粒细胞浸润脏器不同，症状亦各异。

（6）嗜酸性粒细胞心内膜炎　常有发热、乏力、盗汗、瘙痒、体重减轻、咳嗽、气促、心悸、不能平卧、腹胀及尿少等。

（7）传染性嗜酸性粒细胞增多症　初期常有短暂周身乏力、头晕等症状，迅速出现呼吸道症状，发热、胸痛、咳嗽等症状，部分患者伴随消化道症状，腹痛、腹泻、恶心、呕吐等。

257 高嗜酸性粒细胞增多症的诊断标准有哪些？

（1）外周血嗜酸性粒细胞>1.5×10^9/L，并持续6个月以上，或出现临床症状后，于6个月内死亡。

（2）有器官受累的症状或体征。

（3）未发现导致嗜酸性粒细胞增多的原因。

258 嗜酸性粒细胞增多症病因学诊断的重要性及可行性如何？

通过嗜酸性粒细胞直接计数检查，确立嗜酸性粒细胞增多并不困难，关键在于进一步作出病因学诊断。

寄生虫感染：应重点询问原籍、迁居地和旅游地区，有无食生蟹、生肉、饮生水及有无接触过疫水等历史。大便化验找到虫卵或虫体具有诊断价值。但有些蠕虫病，如丝虫病、旋毛虫病、内脏幼虫移行症，大便中可以找不到虫卵或虫体。蛔虫和钩虫病等，当其幼虫尚未定居于肠道以前，大便检查也可为阴性结果。所以，大便检查阴性不能除外蠕虫病。许多蠕虫感染可使血清 IgE 水平升高。另外，皮内试验、血清对流免疫电泳、酶标记免疫吸附试验等免疫学检查对诊断各种蠕虫病也有帮助。若有皮下结节或包块，可考虑活组织检查，以确诊旋毛虫病等。

变态反应性疾病：如怀疑为变态反应性疾病引起的嗜酸性粒细胞增多，应仔细询问过敏史、用药史、有无发热、关节痛、皮疹、咳嗽、哮喘等症状、痰液的多少和性状。必要时进行肺部 X 射线检查，了解肺部有无浸润性病变。

免疫性疾病：相应的免疫学检查，可帮助诊断免疫性疾病。

各种恶性肿瘤：当伴有嗜酸性粒细胞增多时常表明肿瘤有转移或坏死，提示预后不佳。

高嗜酸性粒细胞增多症：若嗜酸性粒细胞$>1.5\times10^9/L$并持续半年以上，同时伴有多脏器浸润的症状和体征，又无明显的病因，可考虑为嗜酸性粒细胞增多综合征。多见于中年男性，常有发热、持续咳嗽、腹泻、神经精神症状，皮疹、水肿、肝脾淋巴结大，心脏杂音，充血性心力衰竭等表现。

病因学的诊断有助于临床治疗方案的选择及疾病的预防，但有些疾病虽然病因不同，但治疗方案相同，此种情况在临床上并不少见，此时，我们没有必要积极地进行病因学诊断。

259 嗜酸性粒细胞增多症的治疗原则是什么？

本病应以治疗原发病为主，若患者易出现脏器受累的情况，则应给予降低嗜酸性粒细胞计数或阻断嗜酸性粒细胞效应的治疗。此外，还应根据病情进行相应的支持及对症治疗。

260 中医学对嗜酸性粒细胞增多症有何认识？

虽然中医学中无“嗜酸性粒细胞增多症”的病名记载，但根据其原发病及临床表现可将其归属于“哮病”“喘证”“腹痛”“血虚”“瘾疹”“虫症”“咳嗽”“药疹”等范畴。早在《素问·阴阳别论》中就有哮病及喘证的描述：“阴争于内，阳扰于外，魄汗未藏，四逆而起，起则熏肺，使人喘鸣。”《素问·咳论》："黄帝问曰：肺之令人咳，何也？岐伯对曰：五藏六腑皆令人咳，非独肺也。"《素问·四时刺逆从论》中提出："少阳有余，病皮痹瘾疹。"以上描述均类似于嗜酸性粒细胞增多症的上述临床表现。

261 中医学对嗜酸性粒细胞增多症的病因病机有何认识？

（1）病因

1）禀赋不足，肺肾两虚：卫外不固，易感风邪，肺受邪扰，肺失肃降或肾虚纳摄失权，气逆于上所致。

2）情志不调，起居失常：情志不调，易伤肝脾，肝失疏泄，脾失健运，而生湿、痰、火、饮等病理产物，滞于三焦，阻于经脉，而发本病。

3）饮食不节，脾胃受损：过食肥甘厚味或饮食不洁，易使脾胃受损，脾失健运，水湿内生，滞留三焦而致本病。

4）邪毒内侵，伤及脏腑：邪毒内侵，或伤及气血，或营卫不和，或耗伤肺肾，或损伤肝脾而发本病。

5）久病不愈，脏腑皆虚：素有癥瘕、痰核、痰饮等沉疴宿疾，病久不愈，肺脾肝肾皆虚，则水湿内生，留滞三焦；气滞血瘀、瘀血、痰湿内阻而发本病。

（2）病机　本病病因各异，但根据临床特点，可知本病多由于禀赋不足，肺肾两虚，气逆于上；或情志不调，起居失常，肝失疏泄，脾失健运，而生湿、痰、火、饮等病理产物，滞于三焦，阻于经脉；饮食不节，脾胃受损，脾失健运，水湿内生，滞留三焦；邪毒内侵，伤及脏腑，或伤及气血，或营卫不和，或耗伤肺肾，或损伤肝脾；或素有宿疾，久病不愈，脏腑皆虚所致。总之，无论是病发于内，还是外感邪气，均是正邪交争乃至脏腑气血功能失调而发本病。

262. 嗜酸性粒细胞增多症的中医辨证要点是什么？

本病发病可因先天不足、后天失养、久病不愈等引发。故临证时应根据临床证候来分辨其病位，如咳喘气促，咳唾痰涎者病在肺；皮肤瘙痒者邪在于表；腹痛腹泻者病在胃肠等。在辨明病位后，尚需辨别疾病的虚实。青壮年患者多属实证，中老年患者则多为虚证；初发者多属实证，反复发作者多属虚证；一般因水湿、痰饮、痰核、饮食不当、时疫、虫证引发者多属实证；继发于慢性疾病，如癥瘕者多为虚证或虚实夹杂。除此之外，我们还应循证求因。病因的诊断对于治疗和预防疾病有着积极的意义。

263. 嗜酸性粒细胞增多症如何辨证论治？

（1）邪郁于表型

证候：身热畏风，皮肤瘙痒，纳差便溏，甚者喘咳，风疹色淡，或丘疹红斑，苔薄白，舌淡红，脉浮。

治法：疏散风邪，调和营卫。

方药：桂枝麻黄各半汤（《伤寒论》）加减。麻黄、桂枝、白芍、生姜、大枣、生姜、杏仁、甘草。方中以麻黄为主，配合桂枝祛风散寒，白芍、生姜、大枣甘草调和营卫，小发其汗则能祛风止痒，消褪风疹；麻黄配合杏仁宣肺定喘止咳；皮肤瘙痒者可加防风、川芎；汗出者可加黄芪、白术益气固表，防麻黄、桂枝发散风邪、祛除寒毒而虚其表。

（2）邪气犯肺型

证候：咳嗽、咯痰、气喘或哮喘，发热出汗，皮肤隐疹，剧痒，或颈、面及下肢浮肿，苔薄黄，舌质红，脉浮数。

治法：疏风解毒，调和营卫。

方药：消风清热饮（《朱仁康临床经验集》）加减。荆芥、防风、蝉衣、黄芩、大青叶、桑白皮、当归、桂枝、赤芍、苦参。本方主要由祛风清热药组成，荆芥、防风、蝉衣疏风清热止痒；黄芩、大青叶苦寒清热；桑白皮清肺热利风水；当归、桂枝调和营卫；赤芍清热凉血止痒；苦参祛湿抗过敏。发热甚者加石膏、双花以清热解毒；痰多者加川贝母、炙百部止咳化痰。

（3）邪热壅肺型

证候：身热喜凉，喘咳气促，胸闷，胸痛，或腹痛，便干，苔黄，脉数

治法：宣泄肺热，宽胸降逆。

方药：麻杏石甘汤（《伤寒论》）合宣白承气汤（《温病条辨》）加减。麻黄、石膏、杏仁、甘草、大黄、瓜蒌。方中麻黄辛温，宣肺平喘；石膏辛寒，清泻肺热；杏仁苦温，润肺平喘；甘草甘平，调和诸药。可配合大黄、瓜蒌宽胸化痰，通降腑气。若咳嗽重者，可重用麻黄、石膏清泻肺热；热重、咯痰黄稠，可加黄芩、大青叶、鱼腥草、金银花加强清热之力。

（4）肝脾不和型

证候：胸胁胀满或窜痛，每遇情志刺激而病情加重，食欲不振，腹胀便溏，或发作性腹痛腹泻，舌苔白或腻，脉弦。

治法：疏肝理气，健脾化湿。

方药：柴胡疏肝散（《景岳全书》）加减。白芍、柴胡、枳壳、香附、陈皮、川芎、白术、甘草、防风。方中白芍养肝敛阴，和胃止痛，与柴胡相伍一散一收，助柴胡疏肝，相反相成共为主药；配枳壳泻脾气之壅滞，调中焦之运动与柴胡同用一升一降，加强疏肝理气之功，以达郁邪；香附理气除胀；枳壳理气除胀；川芎活血行气通络；白芍、甘草配伍缓急止痛；白术健脾燥湿；陈皮理气和中；防风散肝疏脾；全方疏肝理气，调和肝脾。腹痛明显、走窜不定者，可加木香、乌药、郁金等助理气止痛之

功；大便时溏者，加芡实、山药、茯苓等。

(5) 湿热蕴结型

证候：身热不扬，口渴不欲多饮，脘闷纳呆，恶心呕吐，腹痛泄泻或便行不畅，肛门灼痛，苔黄腻，脉滑数。

治法：化湿利肠，清热解毒。

方药：当归拈痛汤（《医学发明》）合甘露消毒丸（《温病经纬》）加减。葛根、防风、白术、苍术、当归、黄芩、连翘、藿香、蔻仁、茵陈、泽泻、乌梅、白芍、半夏。方中葛根、防风、白术、苍术祛风燥湿；当归活血止痛：黄芩、连翘清热解毒；藿香、蔻仁芳香化浊；茵陈、泽泻清热利湿；乌梅、白芍缓急止痛；半夏降逆止呕。咳嗽气喘明显者，加地龙、川贝母止咳解痉平喘；腹胀便秘明显者加枳壳、大黄清里攻下。

(6) 脾肾亏虚型

证候：倦怠乏力，纳呆便溏，腰膝酸软，心悸头晕，或喘息时作，或肌肤瘙痒经久不愈，苔薄腻，舌淡，脉沉细。

治法：健脾益肾，调补气血。

方药：六君子汤（《妇人良方》）合左归丸（《景岳全书》）加减。党参、白术、山药、茯苓、甘草、陈皮，当归、白芍、生地、山茱萸。方中党参、白术、山药、茯苓、甘草、陈皮健脾益气，配合当归、白芍养血调血；生地黄、熟地黄滋肾填精生血；山茱萸温补肝肾；若咳嗽喘促明显者，可加五味子、乌梅、麦冬敛肺肾之气；若发热、气短乏力明显者，可选用补中益气汤加黄柏、黄芩、黄连泻阴火；若肾阳虚者，可加菟丝子、鹿角胶、枸杞子、肉桂、附子等温肾助阳。

264 邓铁涛治疗嗜酸性粒细胞增多症有何经验？

邓老治病众多，治疗嗜酸性粒细胞增多症在其医案中亦有所载。邓老曾于1975年8月7日接诊一患者，卢某，男，22岁，工人。7月初觉下腹阵发性绞痛，以右下腹为甚，大便3～5次/日，便色黄褐，量少，有黏液，伴里急后重，并见低热（体温37.5℃），头痛，即到某医院诊治。初按亚急性阑尾炎治疗，用抗生素无效，后相继发现嗜酸性粒细胞增高（54%），肝脾大，多次查血丝虫及血吸虫均阴性，予护肝、驱虫（海群生，驱虫净等且各药服完1疗程）及抗过敏药物治疗亦未效。由西医以"嗜酸细胞增多症待查"转诊，求诊于邓老。

诊查：除上述症状外，并见头晕，疲乏，懒动，口无味而干，小便色黄，舌质老，苔黄浊边白，脉弦数。体温37.5℃，肝肋下3cm，压痛，脾大2cm；白细胞13×10^9/L，分类：中性粒细胞0.28，淋巴细胞0.17，大单核细胞0.01，嗜酸性粒细胞0.54；红细胞4.44×10^{12}/L；GPT110U，CFT（+）；尿常规、便常规、寄生虫及阿米巴均阴性；孵化找血吸虫毛蚴（日本血吸虫毛蚴孵化法）连续三次阴性，血丝虫三次检查均阴性；透胸心肺未见异常。

辨证：下焦湿热。

治法：清热利湿。

处方：秦皮15g，白头翁15g，川连4.5g，木香4.5g（后下），黄柏10g，金钱草30g，郁金10g，甘草4.5g。日1剂，留渣复煎当日服。

卢某服上方数剂，症见明显好转，后因工作原因停药2周，病情加重，遂来复诊，邓老嘱其固守原方。卢某又服上方1月余，嗜酸性粒细胞降至0.27，仍微觉头痛及右下腹痛，舌质转淡嫩，微有齿印，苔白，脉弦细，乃余邪未尽，正气已虚，肝气乘脾之象。邓老遂改拟健脾化湿浊，舒肝清余邪之方：白头翁15g，秦皮12g，黄柏10g，白芍15g，沙参15g，云苓12g，白术12g，木香6g（后下），枳壳4.5g，甘草4.5克。

卢某服上方10天后（10月7日）查嗜酸性粒细胞直接计数为330/μl，症状又有所减轻，守方服药至11月底，症状消失，大便正常。1976 年 1 月 5 日，嗜酸性粒细胞降至 0.5，基本痊愈，嘱仍服后方一段时间，50 天后复查嗜酸性粒细胞为 0.6，无其他不适，工作生活如常。

本例为不明原因嗜酸性粒细胞增多症，经西药治疗效果不佳。根据其腹泻、腹痛、里急后重、便中有黏液、舌质老、苔黄浊边白、脉弦数等症状，邓老辨之为湿热痢证。遂予白头翁汤加味治之，效果显著，可惜病未愈而停药致病情反复，迁延时日。病邪缠绵，经久不愈，正气渐伤，湿热困脾，脾气渐虚，而肝气乘虚横逆，故改拟健脾化湿、舒肝清余邪之法，用白头翁汤去苦寒之黄连以驱余邪，用四君子汤健脾祛湿，但以沙参易党参，一取凉润养津，一防过补留邪，合白芍、枳壳、木香疏肝理气。配伍得当，守方而愈。邓老辨证之准，拿捏虚实之及时，不拘泥于求因而治，病人焉能不愈。

265 什么是中性粒细胞减少症？

当外周血中性粒细胞绝对值（ANC，白细胞总数×中性粒细胞百分比）计数在成人低于 $2.0\times10^9/L$ 时，在儿童≥10 岁低于 $1.8\times10^9/L$，或<10 岁低于 $1.5\times10^9/L$，称为中性粒细胞减少症（neutropenia）。

266 什么是粒细胞缺乏症和急性粒细胞缺乏症？

外周血中性粒细胞绝对值计数低于 $0.5\times10^9/L$ 时，称为粒细胞缺乏症。急性粒细胞缺乏症是指突然发病，粒细胞突然减至完全缺乏（极期），并伴有发热、感染为特征的综合征。

267 急性粒细胞缺乏症的临床特点是什么?

多数急性粒细胞缺乏症患者均与药物引起的免疫变态反应有关。临床特点是起病急骤，可出现寒战、高热、头痛等，伴有口腔黏膜、上腭、咽部、齿龈等部位坏死性溃疡，直肠、肛门、阴道等黏膜也可发生溃疡，少数病人可出现黄疸，肝脾大，严重者可出现肺炎、败血症，甚至死亡。如患者不处于极期感染，白细胞和粒细胞总数呈现陡降⟶极期⟶恢复（可以超常）⟶正常的时相性改变。早期报道死亡率可高达20%~40%，但近期报道死亡率已降至0~10%。

268 什么是慢性粒细胞缺乏症?

外周血中性粒细胞绝对值计数$<1.5\times10^9/L$，且持续时间在6个月以上。ANC $(1.0\sim1.5)\times10^9/L$ 为轻度减少，ANC $(0.5\sim1.0)\times10^9/L$ 为中度减少，ANC$\leqslant0.5\times10^9/L$ 为重度减少。

269 中性粒细胞的发育过程如何?

中性粒细胞在骨髓中可为干细胞池（多能造血干细胞-粒系定向祖细胞）、分裂池（原始粒细胞-中幼粒细胞）、贮存池（晚幼粒细胞-成熟粒细胞）。成熟的中性粒细胞多贮存于骨髓，是血液中的8~10倍，可随时释放入血。中性粒细胞至血液后，一半附于小血管壁，称为边缘池；另一半在血液循环中，称为循环池。

270 中性粒细胞减少症和粒细胞缺乏症的病因和发病机制是什么？

病因概括起来说大体分为物理化学因素、感染、血液疾病、脾功能亢进、免疫性疾病、先天性疾病、获得性或原因不明。发病机制可大致分为三类：中性粒细胞生成减少或无效生成，破坏或消耗过多，粒细胞寿命缩短和分布异常。

271 导致中性粒细胞生成缺陷的因素有哪些？

（1）生成减少　细胞毒性药物、化学毒物、电离辐射是引起中性粒细胞减少的最常见原因，可直接作用于干细胞池和分裂池，破坏、损伤或抑制造血干/祖细胞及早期分裂细胞。某些药物可干扰蛋白质合成或细胞复制，作用呈剂量依赖性，另一些药物的作用与剂量无关，可能是过敏或免疫因素引起。

（2）影响造血干细胞的疾病　如再生障碍性贫血，骨髓造血组织被白血病、骨髓瘤及转移瘤细胞浸润等，由于中性粒细胞生成障碍而引起减少。某些先天性中性粒细胞减少症患者，如周期性中性粒细胞减少症的发病机制可能是造血干细胞缺陷而导致中性粒细胞生成减少。

（3）异常免疫和感染　中性粒细胞减少是通过综合性机制起作用的，异常免疫因素（如抗造血前体细胞自身抗体）及感染时产生的负性造血调控因子的作用是其中重要的机制。

（4）成熟障碍　维生素 B_{12} 及叶酸缺乏或代谢障碍、急性白血病、骨髓增生异常综合征等由于粒细胞分化成熟障碍，造血细胞阻滞于干细胞池或分裂池，且可以在骨髓原位或释放入血后不久被破坏，出现无效造血。

272 导致中性粒细胞生成减少的药物有哪些？

类别	药物
细胞毒性药	烷化剂、抗代谢药、蒽环类抗生素、长春属类生物碱、拓扑异构酶抑制剂等
解热镇痛药	阿司匹林、氨基比林、安乃近、吲哚美辛、布洛芬等
抗生素	氯霉素、磺胺类、青霉素及其他 β-内酰胺类等
抗结核药	异烟肼、对氨水杨酸、氨硫脲、利福平、乙胺丁醇等
抗疟药	氯喹、伯氨喹、乙胺嘧啶等
抗病毒药	更昔洛韦等
抗甲状腺药	甲硫氧嘧啶、丙硫氧嘧啶、甲巯咪唑等
降血糖药	甲苯磺丁脲、氯磺丙脲等
抗惊厥/癫痫药	苯妥英钠、苯巴比妥、卡马西平等
抗组胺药	苯海拉明、氯苯那敏等
降压药	利血平、肼屈嗪、甲基多巴、卡托普利等
抗心律失常药	普鲁卡因胺、奎尼丁、普萘洛尔、阿普林定等
免疫调节药	硫唑嘌呤、左旋咪唑、麦考酚吗乙酯等
抗精神病药	氯丙嗪、三环类抗抑郁药等
利尿药	乙酰唑胺、氢氯噻嗪等
其他	砷剂、沙利度胺及衍生物、硼替佐米、西咪替丁、青霉胺、甲氧氯普胺

273 导致中性粒细胞破坏或消耗过多的因素有哪些？

（1）免疫性因素　中性粒细胞与抗粒细胞抗体或抗原抗体复合物结合而被免疫细胞或免疫器官破坏，见于自身免疫性粒细胞减少、各种自身免疫性疾病（如系统性红斑狼疮、类风湿关节炎、Felty 综合征）及同种免疫性新生儿中性粒细胞减少。某些非细胞毒药物或病原微生物（如肝炎病毒）进入机体形成的半抗原，能与粒细胞的蛋白质结合为全抗原，从而诱发产生针对该抗原的抗体使粒细胞被破坏。

（2）非免疫性因素　病毒感染或败血症时，中性粒细胞在血液或炎症部位消耗增多；脾大导致脾功能亢进，中性粒细胞在脾内滞留、破坏增多。

274 导致中性粒细胞分布异常的因素有哪些？

（1）中性粒细胞转移至边缘池导致循环池的粒细胞相对减少，但粒细胞总数并不减少，故多称为假性粒细胞减少，可见于异体蛋白反应、内毒素血症。

（2）粒细胞滞留循环池其他部位，如血液透析开始后 2 ~ 15 分钟滞留于肺血管内；脾大，滞留于脾。

275 中性粒细胞减少症的诊断标准是什么？

（1）临床表现　轻度减少的患者临床上不出现特殊症状，

多表现为原发病症状。中度和重度减少者易发生感染和出现疲乏、无力、头晕、食欲减退等非特异性症状。常见的感染部位是呼吸道、消化道及泌尿、生殖道，可出现高热、黏膜坏死性溃疡及严重的败血症、脓毒血症或感染性休克。粒细胞严重缺乏时，感染部位不能形成有效的炎症反应，常无脓液，X 线检查可无炎症浸润阴影；脓肿穿刺可无脓液。

（2）实验室检查　血常规检查发现有白细胞减少，中性粒细胞减少，淋巴细胞百分比相对增加。骨髓涂片因粒细胞减少原因不同，骨髓象各异。

（3）特殊检查　①肾上腺素试验：肾上腺素促使边缘池中性粒细胞进入循环池，从而鉴别假性粒细胞减少；②中性粒细胞特异性抗体测定：包括白细胞聚集反应、免疫荧光粒细胞抗体测定法，以判断是否存在抗粒细胞自身抗体。

276. 急性粒细胞缺乏症的诊断要点是什么？

（1）突然发病，高热和口腔黏膜坏死等症状，有可致中性粒细胞减少症药物等接触史。

（2）白细胞数和中性粒细胞数进行性下降，最终中性粒细胞绝对值 $<0.5\times10^9/L$ 或缺如。

（3）骨髓增生活跃或低下，粒系减少或成熟障碍。

277. 慢性粒细胞缺乏症的诊断要点是什么？

（1）病史　是否有接触某些化学物质、射线、放射性物质及服药史；有无多次粒细胞减少的发作，其规律性是否有周期性发作的特点；发病年龄及家族中是否有类似患者。

（2）某些临床特点有助于病因诊断　出现高热、畏寒、疲乏、无力、头晕、食欲减退、精神萎靡等症状。

（3）中性粒细胞减少的患者要注意检查是否有外周血 T 大颗粒淋巴细胞增多。

（4）除外可以引起中性粒细胞减少的全身性疾病　如自身免疫系统疾病或结缔组织系统疾病等。

（5）骨髓象检查　可了解粒细胞的增殖和成熟情况，是否有无其他血液病。

（6）骨髓粒细胞储存池测定　注射从沙门菌中提取的纯脂多糖或伤寒疫苗，根据白细胞上升情况来判断骨髓储存池大小。

（7）外周血边缘池粒细胞测定　可做肾上腺素激发试验。

（8）粒细胞动力学及寿命测定　可用 DF32 标记的粒细胞进行测定。

278 中性粒细胞减少症和粒细胞缺乏症应与哪些疾病相鉴别？

（1）低增生性白血病　临床可见贫血、发热或出血，外周血常呈全血细胞减少，可以见到或不能见到原始细胞。骨髓增生减低，但原始粒细胞>20%，而白细胞减少则幼稚细胞少见，且无出血，无明显贫血现象。

（2）再生障碍性贫血　起病或急或慢，多有出血、贫血表现，白细胞减少，尤以中性粒细胞明显，血小板及网织红细胞均明显减少，骨髓呈三系细胞减少。而粒细胞缺乏症则发病急，无出血，贫血不显，白细胞分类以粒细胞极度减少，甚至完全消失，血小板及网织红细胞均正常，骨髓象呈粒系受抑，成熟障碍。

但传染性单核细胞增多症血片中可发现较多的异型淋巴细

胞，且血清嗜异凝集试验阳性，故不难与粒细胞缺乏症鉴别。

279. 中性粒细胞减少症和粒细胞缺乏症的治疗方案有哪些?

（1）病因治疗　对可疑的药物或其他致病因素，应立即停止接触。

（2）治疗引起粒细胞减少的原发病　继发性减少者应积极治疗原发病，急性白血病、自身免疫性疾病、感染等经过治疗病情缓解或控制后，粒细胞可以恢复正常。脾功能亢进者可考虑脾切除。

（3）防治感染　轻度减少患者发生感染的概率与正常人无明显差别，中度减少者则感染概率增加，祛除慢性感染灶。出现发热，特别是重度减少的患者应行血、尿、痰及感染病灶分泌物的细菌培养、药敏试验及影像学检查，以明确感染类型和部位。在致病菌尚未明确之前，可经验性应用广谱抗生素治疗，待病原和药敏结果出来后再调整用药，且抗菌药物要足量全程。若3～5天无效，可加用抗真菌治疗。病毒感染可加用抗病毒药物。静脉用免疫球蛋白有助于重症感染的治疗。

（3）重组人粒细胞集落刺激因子和重组人粒细胞-巨噬细胞集落刺激因子　治疗粒缺患者疗效明确，可缩短粒缺的病程，促进中性粒细胞增生和释放，并增强其吞噬杀菌及趋化功能，当中性粒细胞绝对值大于$1.0\times10^9/L$时停药。如果粒细胞缺乏病因未祛除，停药后粒细胞又会迅速下降，故只能作为支持疗法。

（4）免疫抑制剂　自身免疫性粒细胞减少和免疫介导机制所致的粒细胞缺乏可用糖皮质激素、硫唑嘌呤、小剂量环磷酰胺等免疫抑制剂治疗。其他原因引起的粒细胞减少，则不宜采用，以免加重感染，也可选用静脉输注丙种球蛋白以改善患者体液免疫缺陷状态。

（5）中医中药　地榆升白片、惠血生胶囊等。

280 中医学对中性粒细胞减少症和粒细胞缺乏症有何认识？

中医学将中性粒细胞减少和粒细胞缺乏症归属于“虚劳”、“温病”等范畴，认为中性粒细胞减少症的发病原因不外内伤和外感两方面因素。内伤因素主要指先天禀赋不足，肾精亏虚，精血同源。精不足则血亦亏；或由于劳倦过度损五脏，耗伤气血阴精，则虚劳之病生焉；或由于饮食不节，伤及脾胃，致使脾胃化生血的功能受损；或由于大病、久病失于调理以致邪气太盛，毒邪入血，伤及骨髓而发此病。外感因素主要指外感六淫之邪，邪毒久藏，伤及营血，毒及骨髓，而致生血减少或由于用药不当，伤及脾胃，损及肝肾，或由于物理、化学毒物内侵而致生血之源被抑，皆可引起此症。总之，本病在病机方面不外乎先天后天两个因素，先天关键在于肾，后天关键在于脾。血者水谷之精也，生化于脾，脾主运化，是人气血生化之源；肾主藏精，主骨生髓，精血同源，精足则血旺，精亏则血虚，脾肾不足则引起乏力、头晕、心悸及易感受外邪而发本病。

281 中性粒细胞减少症和粒细胞缺乏症的辨证要点是什么？

本病初期以气血两虚，脾气亏损为主，久则伤及肝肾，导致肾阴虚、肾阳虚或阴阳两虚。本病以脾胃肝肾虚损为本，故可见乏力、心悸、头晕、眠差、腰酸肢冷、五心烦热、少气懒言、精神不振、纳谷不香、脉沉细等。但辨证时应注意兼夹瘀血及外感之实证，临床可见恶寒发热、高热，低热，或发热持续不退，肌肤甲错，舌紫暗，面赤咽痛，口干欲饮，或红绛、紫暗，脉沉涩或滑数等。

282 中性粒细胞减少症和粒细胞缺乏症如何辨证论治？

（1）气阴两虚型

证候：乏力，自汗或盗汗，失眠，五心烦热，咽干，咽痛，易感冒，舌质红，少苔，脉细数。

治法：益气滋阴。

方药：生脉散（《丹溪心法》）合补中益气汤（《脾胃论》）加减。太子参、黄芪、甘草、麦冬、五味子、黄精、龟板、生地、天花粉。方中用太子参、黄芪、甘草补中益气；麦门冬、五味子、黄精、龟板、生地黄、天花粉等滋阴。可加鸡血藤、丹参、当归活血，全方共奏补气滋阴、活血之效，取补气而不碍气，活血而不伤正气之意。若阴虚内热者，可加牡丹皮、地骨皮、银柴胡等退虚热；自汗，易感冒者，可加防风、白术、黄芪以固表抵御外邪；脾气虚，食纳不香者，可加陈皮、砂仁以健脾行气；咽痛者，可加牛蒡子、沙参、山豆根等滋阴清热利咽。

（2）心脾两虚型

证候：头晕目眩，心悸怔忡，纳呆食少，倦怠乏力，面色无华，失眠多梦，腹胀便溏，舌质淡，苔薄白，脉细弱。

治法：补益心脾。

方药：归脾汤（《济生方》）加减。人参、白术、茯苓、甘草、黄芪、当归、龙眼肉、酸枣仁、远志、木香、生姜、大枣。方中人参、白术、茯苓、炙甘草，益气补脾；黄芪、当归，益气生血；龙眼肉、酸枣仁、远志养心安神；木香理气醒脾；生姜、大枣助脾胃调营卫。脾虚便溏者，可加薏苡仁，当归适当减量；气短自汗者，加煅龙骨、煅牡蛎、浮小麦；面色无华者，可加白芍、熟地黄、阿胶等。

（3）肝肾阴虚型

证候：腰膝酸软，头晕耳鸣，五心烦热，失眠多梦，遗精，低热不减，口干咽燥，舌红少苔，脉细数。

治法：滋养肝肾。

方药：六味地黄丸（《小儿药证直诀》）加减。生地黄、山药、山茱萸、茯苓、泽泻、牡丹皮。方中生地黄、山药、山茱萸滋补肝、脾、肾。茯苓、泽泻、牡丹皮泻肝、脾、肾之虚火，酌加女贞子、旱莲草、麦门冬、西洋参、沙参、花粉等增强滋阴之效。盗汗心烦热者，加知母、黄柏；大便干燥者，加柏子仁、肉苁蓉；失眠者，加炒酸枣仁；遗精早泄者，加黄柏、知母、生龙骨、生牡蛎；滋腻太过，有碍脾胃，痞满食少可酌加砂仁、陈皮、厚朴之类以助运化。

（4）脾肾阳虚型

证候：面色㿠白，畏寒肢冷，精神不振，少气懒言，腰膝酸软，大便溏薄，小便清长，舌质淡，舌体胖大有齿痕，苔白，脉沉细。

治法：温补脾肾，益气养血。

方药：黄芪建中汤（《金匮要略》）合右归丸（《景岳全书》）加减。肉桂、桂枝、补骨脂、鹿角胶、黄芪、甘草、熟地黄、山药、白芍药、山茱萸、枸杞子、大枣、菟丝子。方中肉桂、桂枝、补骨脂、鹿角胶温补肾阳；黄芪、甘草益气健脾；熟地黄、山药、白芍药、山茱萸、枸杞子、大枣、菟丝子补肾填精养血。若腹胀、呕恶者，加砂仁、半夏、陈皮，温中和胃降逆；下利溏薄者，加肉苁蓉、补骨脂、薏苡仁补脾肾，涩肠止泄；浮肿、尿少者，可加茯苓、泽泻、车前子利水消肿；并发瘀血者，可加丹参、鸡血藤、益母草、赤芍药等活血。

（5）外感温热型

证候：乏力头晕，发热不退，口渴欲饮，面赤咽痛，舌质红绛，苔黄，脉滑数。

治法：清热解毒，滋阴凉血。

方药：犀角地黄汤（《外台秘要》）合玉女煎（《景岳全书》）加减。水牛角、生地黄、牡丹皮、赤芍、沙参、麦门冬、白茅根、板蓝根、贯众、黄芩、知母、生石膏。方中水牛角配生地黄、牡丹皮、赤芍药清热凉血；沙参、麦门冬滋阴凉血；可加白茅根、板蓝根、贯众、黄芩、知母、生石膏等加强清热之效。并发外感风热者，可用野菊花、桑叶、金银花等。

（6）邪郁少阳型

证候：恶寒发热，汗出，或寒热往来，口苦咽干，咽峡溃烂，舌红，苔黄或白，脉弦数。

治法：扶正达邪，清热解毒。

方药：小柴胡汤（《伤寒论》）合五味消毒饮（《医宗金鉴》）加减。柴胡、黄芩、半夏、甘草、生姜、大枣、蒲公英、金银花、野菊花、紫花地丁、紫背天葵。用小柴胡汤和解少阳，五味消毒饮清热解毒。若兼气虚者，加党参、西洋参或人参、黄芪、当归；兼有瘀血者，可加赤芍药、当归。

（7）气虚血瘀型

证候：乏力头晕，自汗或盗汗，心悸失眠，纳差，舌质紫暗，可见瘀点、瘀斑，脉细涩。

治法：补气活血。

方药：四君子汤（《局方》）合血府逐瘀汤（《医林改错》）加减。人参、白术、茯苓、桃仁、红花、赤芍药、牛膝、当归、生地、柴胡、枳壳、川芎、桔梗、甘草。方中用人参、白术、茯苓补中益气，桃仁、红花、赤芍药、牛膝活血，当归、生地黄补血，柴胡、枳壳、川芎、桔梗行气活血。

283 · 什么是急性白血病？

急性白血病（acute leukemia，AL）是一类造血干细胞的恶性克隆性疾病。其克隆中的白血病细胞增殖失控、分化障碍、凋亡受阻，而停止在细胞发育的不同阶段。在骨髓和其他造血组织中白血病细胞大量增生累积，并浸润其他组织和器官，使正常造血受抑制。急性白血病可根据细胞来源分为急性淋巴细胞白血病（acute lymphocytic leukemia，ALL）和急性髓细胞白血病（acute myelocytic leukemia，AML）。

284 白血病的病因有哪些？

白血病的确切病因至今未明，许多因素被认为与白血病的发生有关，主要有病毒、电离辐射、化学因素、遗传因素等，或某些血液病最终可能发展为白血病，而且可能是综合性因素导致的。

285 白血病的基本分型有哪些？

根据白血病细胞的成熟程度和自然病程，将白血病分为急性和慢性两大类。急性白血病的细胞分化停滞在较早阶段，多为原始细胞及早期幼稚细胞，病情发展迅速，自然病程短，仅为几个月。慢性白血病（chronic leukemia，CL）的细胞分化停滞在较晚的阶段，多为成熟的幼稚细胞和成熟细胞，病情发展缓慢，自然病程长，可达数年。其中急性白血病分为急性淋巴细胞白血病和急性非淋巴细胞白血病（急性髓细胞白血病）。慢性白血病分为慢性粒细胞白血病（chronic myelocytic leukemia，CML）、慢性淋巴细胞白血病（chronic lymphocytic leukemia，CLL）及少见类型的白血病，如毛细胞白血病（hairy cell leukemia，HCL）、幼淋巴细胞白血病（prolymphocytic leukemia，PLL）等。

286 急性淋巴细胞白血病的 FAB 分型如何？

FAB 协作组将急性淋巴细胞白血病分为三型：

L_1 型：原始和幼淋巴细胞以小细胞为主。

L_2 型：原始和幼淋巴细胞以大细胞为主。

L_3 型：似 Burkitt 型，原始和幼淋巴细胞以大细胞为主，大小较一致，细胞内有明显空泡，胞质嗜碱性，染色深。

287 急性淋巴细胞白血病的 MIC 分型如何？

MIC 协作组把 ALL 分为 B 细胞系 ALL 和 T 细胞系 ALL 两种亚型。

（1）B 细胞系 ALL

1）早期前 B-ALL：此类细胞的表面标志 CD19、TDT、HLA-DR 阳性，而 CD10、CyIg、SmIg 阴性。细胞遗传学可为 t（4；11）和 t（9；22），为 FAB 分型中的 L_1 和 L_2 型。

2）C-ALL：此类细胞的表面标志 CD19、TDT、HLA-DR、CD10 阳性，而 CyIg、SmIg 阴性，细胞遗传学为 $6q^-$，为 FAB 分型中的 L_1 和 L_2 型。

3）前 B-ALL：此类细胞的表面标志 CD19、TDT、HLA-DR、CD10、CyIg 阳性，而 SmIg 阴性，细胞遗传学可为 t（9；22）、t（1；19），为 FAB 分型中的 L_1 型。

4）B-ALL：此类细胞的表面标志 CD19、HLA-DR、SmIg 阳性，CD10、CyIg 也可阳性，TDT 阴性，细胞遗传学为 t（8；

14）、t（2；8）、t（8；22），$6q^-$，为 FAB 分型中的 L_3型。

（2）T 细胞系 ALL

1）早期前 T-ALL：此类细胞的表面标志 CD7 和 TDT 阳性，CD2 阴性，细胞遗传学为 t/del（9p），为 FAB 分型中的 L_1 和 L_2型。

2）T-ALL：此类细胞的表面标志 CD7、TDT、CD2 均阳性，细胞遗传学可为 t（11；14）和 $6q^-$，为 FAB 分型中的 L_1 和 L_2型。

288 急性淋巴细胞白血病 FAB 与 WHO 分型有何差别？

FAB 协作组于 1976 年根据观察外周血片和骨髓涂片，根据细胞大小，核浆比例，核仁大小及数量，细胞质的嗜碱程度等，辅以细胞化学染色将 ALL 分为 L_1、L_2和 L_3型。

WHO 将急性淋巴细胞白血病仅分为前体 B-急性淋巴细胞白血病/原始淋巴细胞淋巴瘤前体（B-ALL/B-LBL）和前体 T-急性淋巴细胞白血病/原始淋巴细胞白血病/原始淋巴细胞淋巴瘤前体（T-ALL/T-LBL），而将 ALL-L_3归入成熟 B 细胞肿瘤。

289 急性髓细胞白血病的 FAB 分型如何？

（1）M_0（急性髓系白血病微分化型） 骨髓中原始细胞≥90%（NEC），胞质大多透亮或中度嗜碱，无嗜天青颗粒及 Auer 小体，核仁明显，类似 ALL-L2 型；细胞化学过氧化酶及苏丹黑 B 染色<3%；免疫表型髓系标志 CD33 及（或）CD13 可阳性。淋系抗原阴性，但可有 $CD7^+$、TdT^+；电镜髓过氧化酶（MPO）

阳性。

（2）M_1（急性粒细胞白血病未化型） 骨髓原粒细胞（Ⅰ+Ⅱ型）≥90%（NEC），其中至少有3%的原粒细胞过氧化酶或苏丹黑染色阳性，早幼粒细胞以下的各阶段粒细胞或单核细胞<10%。

（3）M_2（急性粒细胞白血病部分分化型） 原粒细胞（Ⅰ+Ⅱ型）30%～<90%（NEC），早幼粒细胞以下至中性分叶核粒细胞>10%，单核细胞<20%；如有的早期粒细胞形态特点既不像原粒细胞Ⅰ型或Ⅱ型，也不像早幼粒细胞（正常的或多颗粒型），核染色质很细，有1～2个核仁，胞质丰富，嗜碱性，有不等量的颗粒，有时颗粒聚集，这类细胞>10%时，亦属此型。

（4）M_3（急性早幼粒细胞白血病） 骨髓中以异常的多颗粒早幼粒细胞为主。

（5）M_4（急性粒单核细胞白血病） 有下列多种情况：

1）骨髓原始细胞>30%（NEC），原粒细胞加早幼、中性中幼及其他中性粒细胞占30%～80%，不同成熟阶段的单核细胞（常为幼稚及成熟单核细胞）>20%。

2）骨髓象如上所述，外周血中单核细胞系（包括原始、幼稚及成熟单核细胞）≥5×10^9/L。

3）骨髓象如上所述，外周血单核细胞系<5×10^9/L，而血清溶菌酶以及细胞化学支持单核细胞数量显著者。

4）骨髓象类似M_2，而单核细胞系>20%，或血清溶菌酶超过正常（11.5±4）mg/L的3倍，或尿溶菌酶超过正常（2.5mg/L）的3倍。

5）骨髓象类似M_2，而外周血单核细胞系≥5×10^9/L时亦可划分为M_4。

M_4E_o（急性粒单核细胞白血病伴嗜酸性粒细胞增多）：除具有上述M_4个性特点外，骨髓嗜酸性粒细胞>5%（NEC），其形态除有典型的嗜酸颗粒外，还有大而不成熟的嗜碱颗粒，核常不分叶，细胞化学氯乙酸酯酶及PAS染色明显阳性。

（6）M_5（急性单核细胞白血病） 又分为两种亚型。

M_{5a}：骨髓原单核细胞Ⅰ+Ⅱ型≥80%（NEC）。

M_{5b}：骨髓原单核细胞Ⅰ+Ⅱ型<80%（NEC），其余为幼稚及成熟单核细胞等。

（7）M_6（红白血病） 骨髓原始细胞（原粒细胞或原单核细胞，NEC）Ⅰ+Ⅱ型≥30%，红细胞系≥50%。

（8）M_7（急性巨核细胞白血病）：骨髓原巨核细胞≥30%，如原始细胞呈未分化型，形态不能确定，应做电镜血小板过氧化物酶活性检查，或用血小板膜糖蛋白Ⅱb/Ⅲa或Ⅲa或ⅧR：Ag以证明其为巨核细胞系。如骨髓干抽，有骨髓纤维化，则需骨髓活体组织检查。用免疫酶标记技术证实有原巨核细胞增多。

290. 急性髓细胞白血病的MIC分型如何？

（1）t（8；21）（q22；q22） 预计发生率为5%~12%，常为FAB分型中的M_2，少部分（7%）患者发生于M_4。MIC提议命名为M_2/t（8；21）。

（2）t（15；17）（q22；q12） 发生率5%~8%，仅限于M_3。MIC提议命名为M_3/t（15；17）。

（3）t/del（11）（q23） 其发生率为6%，约50%为M_{5a}。MIC提议命名为M_{5a}/t（11q）。

（4）Inv（16）（p12；q22）或t（16；16）（p13；q22） 其发生率为10%~12%，多见于M_4E_o。MIC提议命名为M_4E_o/Inv（16）。

（5）t（9；22）（q34；q11） 其发生率为1%，主要见于M_1。MIC提议命名为M_1/t（9；22）。

（6）t（6；9）（p21~22；q34） 其发生率为1%，主要见

于 M_2 或 M_4。MIC 提议命名为 M_2/t（6；9）。

（7）Inv（3）（q21；q26） 其发生率为 1%，可见于 M_1、M_2、M_4、M_7 和 MDS 转化的 AML 患者，但多见于 M_1。MIC 提议命名为 M_1/Inv（3）。

（8）t（8；16）（p11；p13） 其发生率小于 0.1%，白血病细胞有吞噬红细胞现象。MIC 提议命名为 M_{5b}/t（8；16）。

（9）t/del（12）（p11～13） 其发生率小于 0.1%，多见于 M_2。MIC 提议命名为 M_2Baso/t（12p）。

（10）+4 其发生率小于 0.1%，多见于 M_4 或 M_2。MIC 提议命名为 M_4/+4。

291 急性髓细胞白血病的 WHO 分型如何？

（1）伴有再现性遗传学异常的 AML

伴有 t（8；21）（q22；q22）（AML_1/ETO）的 AML。

伴有 Inv（16）（p13；q22）或 t（16；16）（p13；q22）（CBFβ-MYH11）和异常骨髓嗜酸性粒细胞的 AML。

伴有 t（15；17）（q22；q12）（PML/RARα）的 APL。

伴有 11q23（MLL）异常的 AML。

（2）伴有多系病态造血的 AML

由 MDS 或 MDS/MPD 发展而来的 AML。

无先前的 MDS 或 MDS/MPD 病史，但二系或三系病态造血细胞 50%。

（3）治疗相关性 AML 和 MDS（t-AML 和 t-MDS）

烷化剂或放疗所致的 AML/MDS。

DNA 拓扑异构酶抑制剂所致的 AML/MDS（一些可能为 ALL）。

（4）无法按上述分型的白血病（NOC-AML）

急性微分化白血病。

急性未分化白血病。

急性部分分化的白血病。

急性粒单细胞白血病。

急性单核细胞白血病。

急性红白血病（急性红系/粒单核系白血病和纯红系白血病）。

急性巨核细胞白血病。

急性嗜碱性粒细胞白血病。

急性全髓增殖症伴骨髓纤维化。

髓系肉瘤。

292 急性髓细胞白血病的 FAB 与 WHO 分型的差别？

关于 AML 的诊断分型主要有两个标准，即 1985 年 FAB 协作组提出的分型标准和 1999 年 WHO 制定的分型标准。FAB 分型标准以形态学为基础，依赖细胞化学染色，结合流式细胞分析区分髓系原始细胞和淋巴系原始细胞将 AML 根据分化程度分为 8 型。

WHO 分型结合了一些新的预后相关因素，如分子标志、染色体、核型、形态学异常、既往疾病史等将 AML 分为 17 个亚型。二者的分型标准相比有以下主要变化：①AML 的诊断标准由外周血和（或）骨髓穿刺中原始细胞比例≥30% 改为 20%，但 t（8；21）、Inv（16）和 t（16；16）（p13；q22）和 t（15；17）AML 的诊断不考虑骨髓原始细胞的百分比；②将伴多系增生异常的 AML（有或无 MDS 病史）和治疗/职业相关性的 AML 单独列出；③增加了急性嗜碱性粒细胞白血病，急性全髓增殖症伴骨髓纤维化和粒细胞肉瘤等亚型。

293. 急性髓系白血病（非M_3患者）的危险度如何分组？

美国癌症综合网建议根据 AML 诊断时筛查的遗传学特征进行危险度分组，以有利于治疗策略的制定。

危险组	细胞遗传学	分子生物学异常
预后良好组	Inv（16）；t（8；21）t（16；16）	细胞遗传学正常伴单纯 NPM1 突变
中等预后组	正常核型，单纯+8，单纯 t（9；11）其他非良好和不良的异常	t（8；21）；Inv（16）；患者伴 c-KIT 突变
预后不良组	复杂核型（≥3 种异常） –5，–7，$5q^-$，$7q^-$ 除 t（9；11）外的 11q23 异常 t（3；3），t（6；9），t（9；22）	细胞遗传学正常伴单纯 TLT3-ITD 突变

294. 急性白血病的起病特点和主要临床表现是什么？

大多数急性白血病患者起病急骤，往往以发热、多部位出血或骨关节疼痛为首发症状。起病缓慢者则以面色苍白、乏力、虚弱和食欲减退等症状开始，呈进行性加重，之后出现发热和出血，少数患者以视物不清、齿龈肿胀为主诉而就诊。其主要的临床表现有：

（1）正常骨髓造血功能受抑制表现

1）贫血：为正常细胞性贫血，贫血往往呈进行性发展。半数患者就诊时已有重度贫血。

2）发热：半数的患者以发热为早期表现，可低热，亦可高达39～40℃以上，热型不定。

3）出血：以出血为早期表现者近40%，出血可发生在身体各部，表现为皮肤瘀点、瘀斑、鼻衄、齿衄、月经过多、眼底出血。

（2）白血病细胞增殖浸润的表现

1）淋巴结和肝脾大。

2）骨骼和关节疼痛。

3）绿色瘤：眼球突出、复视或失明。

4）皮肤和黏膜病变：特异性的皮肤损害表现为蓝灰色斑丘疹或皮肤粒细胞肉瘤，局部皮肤隆起，变硬，呈紫蓝色皮肤结节。齿龈增生、肿胀。

5）中枢神经系统：引起中枢神经系统白血病（CNSL），以急性淋巴细胞白血病最常见，儿童患者尤多见。临床表现为头痛、恶心、呕吐、颈项强直，甚至抽搐、昏迷。脊髓浸润可发生截瘫。神经根浸润可产生各种麻痹症状。

6）睾丸：睾丸受浸润，出现无痛性肿大，多为一侧性，另一侧不肿大，是仅次于CNSL的白血病髓外复发的根源。

此外，白血病可浸润其他各器官，如呼吸道、心脏、消化道、肾等均可受累，但不一定有临床表现。

295. 急性白血病患者的实验室检查会有哪些异常表现？

（1）血常规　大多数患者白细胞增多，超过10×10^9/L以上者可称为白细胞增多性白血病。也有白细胞计数正常或减少，低者可低于1.0×10^9/L，称为白细胞不增多性白血病。外周血的异常白细胞形态检查可见数量不等的原始和幼稚细胞，但白细胞不增多性白血病的患者，在外周血涂片上很难找到原始细胞。伴有不同程度的正细胞、正色素性贫血。血小板数量下降，大多数患者低于$50 \times 10^9/L$，晚期则会出现极度减少。

（2）骨髓象　是诊断白血病的主要依据和必要检查。大多数病人的骨髓有核细胞增生明显活跃或极度活跃，骨髓中的原始细胞占全部骨髓有核细胞的20%以上为急性白血病的诊断标准。

（3）细胞化学　原始粒细胞、原始单核细胞、原始淋巴细胞形态相似，有时难以从形态学上区别，但是各自细胞内化学物质含量不同，经过组织化学染色，协助骨髓涂片学检查以鉴别各类白血病。

（4）免疫学检查　根据白血病细胞表达的系列相关抗原，明确免疫分型，如淋巴系T/B、粒-单系、红系、巨核系等。

（5）染色体和基因学检查　白血病常伴有特异的染色体和基因异常改变。

（6）血液生化改变　凝血功能、尿酸水平等的异常。

296. 急性白血病应与哪些疾病进行鉴别诊断？

（1）AA　该病呈全血细胞减少，有感染和出血，但无肝、脾、淋巴结大，无胸骨压痛。外周血无幼稚细胞，骨髓增生低下，易见非造血细胞团，巨核细胞不见或仅1～2枚，原始细胞不增多。

（2）MDS　该病的RAEB-Ⅰ及RAEB-Ⅱ型除病态造血外，外周血中有原始和幼稚细胞，全血细胞减少和染色体异常，易与白血病相混淆。但骨髓中原始细胞小于20%。

（3）巨幼细胞贫血　巨幼细胞贫血有时可与红白血病混淆。

但前者骨髓中原始细胞不增多，幼红细胞 PAS 反应常为阴性，予以叶酸、维生素 B_{12}治疗有效。

（4）某些感染引起的白细胞异常　如传染性单核细胞增多症，血象中出现异形淋巴细胞，但形态与原始细胞不同，血清中嗜异性抗体效价逐步上升，病程短，可自愈。百日咳、传染性淋巴细胞增多症、风疹等病毒感染时，血象中淋巴细胞增多，但淋巴细胞形态正常，病程为良性。骨髓原幼细胞不增多。

（5）恶性组织细胞病　该病呈全血细胞减少，除发热、衰竭、肝脾大为主外，可以出现黄疸，骨髓象可以见到一定数量的恶性组织细胞，有巨噬细胞吞噬各种细胞现象，也可以见到多核巨组织细胞。

（6）急性粒细胞缺乏症恢复期　在药物或某些感染引起的粒细胞缺乏症的恢复期，骨髓中原、幼粒细胞增多。但该症多有明确病因，血小板正常，原、幼粒细胞中无 Auer 小体及染色体异常。短期内骨髓成熟粒细胞恢复正常。

297 急性白血病的疗效标准是什么？

（1）缓解标准

1）完全缓解（CR）：骨髓象：原粒细胞Ⅰ型+Ⅱ型（原单+幼单或原淋+幼淋）小于或等于 5%，红细胞及巨核细胞正常；血象：男性血红蛋白大于或等于 100g/L，女性及儿童血红蛋白大于或等于 90g/L，中性粒细胞绝对值大于或等于 1.5×10^9/L，血小板大于或等于 100×10^9/L，外周血白细胞分类中无白血病细胞；临床：无白血病细胞浸润所致的症状和体征，生活正常或接近正常。

2）部分缓解（PR）：临床、血象有 1 项未达到完全缓解标准，骨髓象中原始细胞加早幼细胞大于 5% 且≤20%。

3）未缓解（NR）：临床、血象及骨髓象三项均未达到完全缓解标准，骨髓象中原始细胞加早幼细胞>20%，其中包括无效者。

（2）复发标准

1）骨髓原粒细胞Ⅰ型+Ⅱ型（原单、幼单、原淋+幼淋）大于5%且小于20%，经过有效的抗白血病治疗一个疗程仍未达骨髓完全缓解者。

2）骨髓原粒细胞Ⅰ型+Ⅱ型（原单、幼单或原淋+幼淋）大于20%者。

3）骨髓外白血病细胞浸润者。

有以上三者之一者称为复发。

（3）持续完全缓解　完全缓解之日起，其间无白血病复发达3～5年者。

（4）长期存活　白血病自确诊之日起，存活时间达5年或5年以上者。

（5）临床治愈　指停止化学治疗5年或无病生存达10年者。

298 急性淋巴细胞白血病的治疗方案有哪些？

（1）诱导缓解治疗　由长春新碱（VCR）和泼尼松（P）组成的VP方案是ALL诱导缓解的基本方案。VP方案能使50%的成人ALL获CR，CR期3～8个月。VP方案中再加用一种蒽环类药物（如柔红霉素，DNR）组成VDP方案，或VDP方案上再加左旋门冬酰胺酶（L-ASP）即为VDLP方案，CR率可增至75%～90%，缓解期也可延至18个月左右，且不明显增加治疗毒性，是大多数ALL患者采用的诱导治疗方案。

在VDLP基础上加用其他药物，包括环磷酰胺（CTX）或

Ara-C、替尼泊苷、大剂量甲氨蝶呤等，作为早期强化的一部分，其高缓解率有待进一步观察和证实。但在诱导缓解治疗过程中加用这些药物具有其他目的：①诱导缓解治疗中加用 CTX 可提高 T-ALL 的 CR 率；②大剂量 Ara-C 主要在于提高缓解质量，有效预防中枢神经系统复发；③提高蒽环类药物的剂量，如 DNR 45～60mg/(m^2·d)（2～3d），而不采用每周用药 1 次的方法；④地塞米松替代泼尼松：地塞米松有更强的抗白血病作用，在脑脊液中浓度较高，维持半衰期长，但易导致严重的败血症和真菌感染；⑤成熟 BALL 和 ALL-L3 型采用含大剂量 CTX 和 MTX 方案反复短程强化治疗，总生存率已达到 50% 以上；⑥伴有 t（9；22）的 ALL 可以合用伊马替尼进行靶向治疗。

（2）缓解后治疗　缓解后强化巩固和维持治疗十分重要，如未行异基因 HSCT，ALL 巩固维持治疗一般需 3 年。缓解后治疗的各个不同阶段（巩固、强化、维持和维持中的加强治疗）对延长缓解期所起的作用也不清楚，目前还没有统一的缓解后治疗方案。①HDAra-C 已越来越多应用于成人 ALL 的治疗，常用剂量为 1～3g/m^2（4～12 次）；②HD-MTX 的应用，一般中剂量为 0.5g/m^2，大剂量为 1～8g/m^2，HDMTX 对于预防全身和睾丸复发，治疗 CNSL 具有肯定的作用。

对于 ALL 即使经过强烈诱导和巩固治疗，仍需维持治疗。巯嘌呤（6-MP）75～100mg/m^2 每日 1 次，MTX 20mg/m^2 每周 1 次，二者联合应用是普遍采用的有效维持治疗方案。一般白细胞控制在 3×10^9/L 以下，以控制 MRD。

（3）复发和难治性的治疗　复发指 CR 后在身体任何部位出现可检出的白血病细胞，多在 CR 后两年内发生，以骨髓复发最常见。一般采用多药联合治疗复发难治性 ALL，常用的方案有：①HD-MTX+L-ASP；②VM-26+HD-Ara-C；③HD-Ara-C+AMSA 或蒽环类药物；④VAD 方案。

（4）骨髓移植　HSCT 对治愈成人 ALL 至关重要。异基因 HSCT 可使 40%～65% 的患者长期存活。

299 如何监测微量残留白血病？

形态学判断 ALL 完全缓解指骨髓中幼稚细胞比例小于 5%，但这是一个比较粗糙的概念。微量残留白血病（MRD）的检测改变了这一现状，MRD（可采用流式细胞仪、聚合酶链反应等技术）监测是评价治疗早期反应、后期治疗随访中了解患者病情的较可靠且较敏感的方法。诱导治疗期间或结束时残留病低于 0.01% 的患者预后好；诱导治疗结束时残留病水平≥1% 或缓解后≥0.1% 的患者具有较高的复发危险。6 周的诱导缓解治疗后残留病水平≥0.01% 的患者应进行较强的缓解后治疗，以改善长期疗效。

300 老年急性白血病有何特点？

急性白血病的发病与年龄密切相关，ALL 以儿童多见，老年 ALL 不足 20%。而老年 AML 则占 AML 患者的 50% 以上，其中位年龄患者在 64 岁左右，发病率随年龄增长而增加。

老年急性白血病患者一般状态较差，发病时常伴有许多不利的预后因素。老年患者在白血病发病前有先兆的血液病史，如 MDS 等。老年患者白血病细胞生物学特点与年轻患者不同，如显示预后不良核型或多药耐药。老年患者化疗后易导致骨髓抑制，其再恢复能力较差，抑制期易出现并发症，预后不良。

301 老年急性淋巴细胞白血病的治疗特点有哪些？

老年 ALL 的常用化疗方案与年轻患者基本相同，但疗效较差。一般治疗缓解率仅为 46%~79%，早期死亡率可高达 50%，耐药率高达 30%，生存期一般小于 6 个月，3 年无病生存率不到 20%，一般认为应适当减少诱导化疗剂量，减少耐药组合，缓解后治疗药物的剂量应同样减少。

302 什么是中枢神经系统白血病？

中枢神经系统白血病（central nervous system leukemia，CNSL，简称脑白），系由于白血病细胞浸润至脑膜或脑实质，使患者表现出相应的神经和（或）精神症状。CNSL 可发生在急性白血病的任何时期，但多数发生在缓解期。由于多种化疗药物不易透过血脑屏障，隐藏在中枢神经系统的白血病细胞不能有效被杀灭，成为白血病细胞的庇护所，为髓外白血病复发的首要原因。中枢神经系统白血病以急性淋巴细胞白血病最常见，儿童患者尤甚。急性淋巴细胞白血病发病率为 26%~80%，急性粒细胞白血病发病率为 7%~38%。

303 中枢神经系统白血病的临床表现有哪些？有何诊断标准？

临床表现：主要为头痛，恶心，呕吐，视盘水肿，视力障碍，抽搐，昏迷，偏瘫及脑膜刺激症状。

诊断标准：①有中枢神经系统症状和体征（尤其是颅压增高的症状和体征）；②有脑脊液的改变：a. 压力增高（>0.02kPa或200mmH_2O），或大于60滴/分；b. 白细胞计数>0.01×10^9/L；c. 涂片见到白血病细胞；d. 蛋白质>450mg/L，或潘氏试验阳性；③排除其他原因造成的中枢神经系统或脑脊液的相似改变。

304 中枢神经系统白血病有哪些治疗方法？

（1）颅脑放疗　颅脑放疗可以直接杀伤中枢神经系统内的肿瘤细胞。常用的放疗方案有全颅+全脊髓照射或全颅照射+鞘内注射用药。总剂量：标危组1800cGy，高危组2400cGy，分12～15次完成，放疗与鞘内注射联合应用。

（2）鞘内注射　鞘注化疗药物，大量的临床实践证明鞘注安全有效。鞘内用药在蛛网膜表层浓度最高，对蛛网膜表层的白血病细胞杀伤作用最大。最常用的药物有MTX，Ara-C和地塞米松。MTX每次10～12mg/m^2，Ara-C每次30～50mg/m^2，地塞米松2～5mg/m^2，每3天鞘内注射1次，共4～6次，以后每2个月1次，连续治疗2年。

（3）全身用药　血脑屏障对大部分化疗药通透性差，但是静脉注射大剂量MTX和阿糖胞苷可以通过血脑屏障，所以长期以来作为预防CNSL复发的有效治疗。

305 急性髓系白血病的治疗目的是什么？

白血病患者骨髓中存在着正常的多克隆造血和白血病性单克

隆造血两类细胞群，急性白血病的治疗目的是杀灭白血病克隆，以恢复持久的正常多克隆造血。

306 急性髓系白血病治疗分哪些阶段？

急性髓系白血病的治疗应分阶段进行治疗，分为诱导缓解治疗和缓解后治疗。诱导缓解阶段的目的是杀灭白血病细胞，达到骨髓常规检查包括骨髓涂片和活检恢复到完全缓解。缓解后治疗目的是清除残余的常规检查方法不能发现的白血病细胞，以减少复发，争取长期存活，包括巩固强化、维持治疗和髓外白血病治疗以及造血干细胞移植等。强化治疗通常在原始诱导方案基础上增添或换用不同药物治疗数个疗程。最后阶段则应用剂量小、不引起明显骨髓抑制的维持治疗，应用时间较长，或采取骨髓移植。

307 年龄<60 岁，前驱无血液病史的急性髓细胞白血病患者诱导缓解治疗方案有哪些？

（1）建议采用常规的诱导缓解方案（均可能需要 2 个疗程）

1）蒽环类药物［包括柔红霉素（DNR）、去甲氧柔红霉素（IDA）等］联合标准剂量阿糖胞苷（Ara-C）（即 3+7 方案）。

2）高三尖杉酯碱（HHT）联合标准剂量 Ara-C 的方案（HA 方案）。

3）HA＋蒽环类药物组成的方案，如 HAD（HA＋DNR）、HAA［HA+阿克拉霉素（Acla）］等。

化学药物推荐使用剂量：Ara-C 100～200mg/(m^2·d) 1～7，DNR 45～90mg/(m^2·d) 1～3，IDA 8～12mg/(m^2·d) 1～3，

ACR 20mg/(m^2·d) 1～7，HHT 2～2.5mg/(m^2·d) 1～7［或 4mg/(m^2·d) 1～3］。

（2）含大剂量 Ara-C 的诱导治疗方案

1）蒽环类药物（包括 DNR、IDA 等）联合大剂量 Ara-C，蒽环类药物剂量同上，Ara-C 1.0～2.0g/m^2，每 12 小时 1 次，3～5d（1、3、5d 或 1～5d）。

2）以 HA+蒽环类药物组成的方案（如 HAD 方案）：HHT、DNR 用法同标准剂量方案，Ara-C 前 4 天为 100mg/(m^2·d)，第 5、6、7 天 1～1.5g/m^2，每 12 小时 1 次。

（3）临床研究。

308 年龄<60 岁，前驱无血液病史的急性髓细胞白血病患者诱导治疗后如何进行监测？

诱导治疗过程中建议于骨髓抑制期（停化疗后 7～14 天）、恢复期（停化疗后 21～28 天）复查骨髓象，根据骨髓抑制期和恢复期情况进行治疗调整。

（1）标准剂量 Ara-C 诱导治疗患者的诱导后治疗调整

1）化疗后第 7～14 天复查骨髓象：存在明显的残留白血病细胞（≥10%），可考虑进行双诱导治疗。

①标准剂量 Ara-C+蒽环或蒽醌类等药物（IDA 或 DNR、米托蒽醌等）。

②大剂量 Ara-C 为基础联合方案：如联合 IDA 或 DNR 的方案；FLAG 方案（氟达拉滨+Ara-C+G-CSF）。

③含 G-CSF 的预激方案（如 CAG 方案，G-CSF＋Ara-C＋Acla）。

④等待观察（尤其是在患者骨髓增生低下的情况下）：残留白血病细胞<10% 但无增生低下时可给予双诱导方案，采用标准

计量 Ara-C+IDA 或 DNR、米托蒽醌等，或等待恢复；残留白血病细胞<10%，骨髓增生低下，等待恢复。

2）化疗后第 21～28 天复查骨髓象、血常规

①完全缓解，进入缓解后治疗。

②白血病细胞下降不足 60% 的患者，按诱导失败对待。

③未取得完全缓解，但白血病细胞比例下降超过 60% 的患者可重复原方案 1 个疗程。

④增生低下，残留白血病细胞<10% 时等待恢复；残留白血病细胞≥10% 时可考虑下一步治疗（参考双诱导治疗方案或按诱导治疗失败对待）。

（2）含大剂量 Ara-C 方案诱导治疗患者的诱导后治疗

1）化疗后第 7～14 天复查骨髓象

①存在明显的残留白血病细胞（≥10%）时按诱导失败对待。

②残留白血病细胞<10%，但无增生低下等待恢复。

③增生低下，残留白血病细胞<10%，等待恢复。

2）化疗后第 21～28 天复查骨髓象、血常规

①完全缓解，进入缓解后治疗。

②骨髓已恢复，但未达到部分缓解标准的，按诱导失败对待。

③骨髓恢复，达部分缓解，可换用标准剂量化疗方案（也可重复原方案 1 个疗程）。

④骨髓增生低下，残留白血病细胞<10% 时，等待恢复；残留白血病细胞≥10% 时，按治疗失败对待。

309 急性髓细胞白血病患者完全缓解后治疗如何选择？

按遗传学预后危险度分组治疗；蒽环类药物、Mitox［6～

10mg/(m^2 · d)×3d］的剂量同诱导治疗方案。

（1）预后良好组

1）多疗程的大剂量 Ara-C

①大剂量 Ara-C（3g/m^2每 12 小时 1 次，至少 6 个剂量），3～4 个疗程，单药应用。其后可以停止化疗，也可以再予以适当的标准剂量化疗巩固。

②大剂量 Ara-C（1～2g/m^2每 12 小时 1 次，至少 6 个剂量）为基础的方案：可与蒽环/蒽醌类、氟达拉滨等联合应用，2～3 个疗程后行标准剂量化疗，缓解后总的化疗周期为 6 个疗程。

2）2～3 个疗程大剂量 Ara-C 或大剂量 Ara-C 为基础的方案巩固，继而行自体造血干细胞移植。

3）标准剂量化疗（Ara-C 联合蒽环/蒽醌类、HHT、鬼臼类等药物），缓解后总的化疗周期 6 个疗程或标准剂量化疗巩固 3～4 个疗程后行自体造血干细胞移植。

4）临床研究。

（2）预后中等组

1）至少 1～2 个疗程大剂量 Ara-C 或大剂量 Ara-C 为基础的方案（可联合蒽环/蒽醌类、氟达拉滨等药物）或标准剂量化疗巩固，继而行配型相合供体的异基因造血干细胞移植或 2～3 个疗程巩固治疗后行自体造血干细胞移植。

2）多疗程的大剂量 Ara-C

①大剂量 Ara-C（3g/m^2每 12 小时 1 次，至少 6 个剂量），3～4 个疗程，单药应用。其后可以停止化疗，也可以再予以适当的标准剂量化疗巩固。

②大剂量 Ara-C（1～2g/m^2每 12 小时 1 次，6 个剂量）为基础的方案：与蒽环/蒽醌类等药物联合应用，2～3 个疗程后行标准剂量化疗，总的缓解后化疗周期，6 个疗程。

③标准剂量化疗（Ara-C 联合蒽环/蒽醌类、HHT、鬼臼类等），总的缓解后化疗周期≥6 个疗程或标准剂量化疗巩固 3～4 个疗程后行自体造血干细胞移植。

④临床研究。

（3）预后不良组

1）异基因造血干细胞移植：寻找供者期间行 1～2 个疗程的大剂量 Ara-C 为基础的化疗或标准剂量化疗。

2）临床研究。

3）2～3 个疗程的大剂量 Ara-C 或大剂量 Ara-C 为基础的化疗，或标准剂量化疗巩固，继而行自体造血干细胞移植。

4）无条件移植者予以标准剂量化疗巩固（6 个疗程）。

（4）未进行染色体核型等检查、无法进行危险度分组者，参考预后中等细胞遗传学或分子异常组患者治疗。若诊断时白细胞计数≥100×10^9/L，则按预后不良组治疗。

310 急性髓细胞白血病诱导治疗失败患者如何选择治疗方案？

（1）标准剂量 Ara-C 诱导治疗组

1）临床研究。

2）大剂量 Ara-C 为基础的方案（FLAG，Ara-C 联合 IDA 或 DNR 或蒽醌类药物等）或大剂量 Ara-C 再诱导。

3）二线方案再诱导治疗：如含 G-CSF 的预激方案（低白细胞计数者）等。

4）配型相合的异基因造血干细胞移植（二线方案达 CR 后行移植或直接移植）。

5）支持治疗。

（2）大剂量 Ara-C 诱导治疗组

1）临床研究。

2）异基因造血干细胞移植（二线方案达 CR 后行移植或直接移植）。

3）二线方案再诱导治疗：如含 G-CSF 的预激方案（低白细

胞计数者）等。

4）支持治疗。

311 如何选择年龄<60岁，有血液病史或治疗相关性急性髓细胞白血病的患者的诱导缓解治疗方案？

（1）临床研究。

（2）常规的诱导缓解方案（均可能需2个疗程） 可以联合G-CSF。

1）蒽环（包括IDA、DNR等）或蒽醌类药物联合标准剂量Ara-C（即3+7方案）。

2）HHT联合标准剂量的Ara-C方案（HA）。

3）HA+蒽环类药物组成的方案，如HAD（HA+DNR）、HAA（HA+Acla）等。

化疗药物推荐使用剂量：标准剂量Ara-C 100～200mg/(m^2·d) 1～7，DNR 45～90mg/(m^2·d) 1～3，IDA 8～12mg/(m^2·d) 1～3，ACR 20mg/(m^2·d) 1～7，HHT 2～2.5mg/(m^2·d) 1～7［或4mg/(m^2·d) 1～3］。Acla 20mg/d×7d，IDA 8～12mg/(m^2·d)×3d，Mitox 6～10mg/(m^2·d)×3d。临床工作中可以参照上述方案、药物剂量，根据患者情况调整。

（3）异基因造血干细胞移植。

312 如何选择年龄<60岁，有血液病史或治疗相关性急性髓细胞白血病的患者完全缓解后的治疗方案？

（1）异基因造血干细胞移植（可以在适当巩固治疗后）。

（2）无供体的患者　①临床研究；②2～3 个疗程大剂量 Ara-C 或大剂量 Ara-C 为基础的方案（与蒽环/蒽醌类、氟达拉滨等药物联合应用）或 3～4 个疗程标准剂量巩固治疗后，行自体造血干细胞移植；③无移植条件者行标准剂量巩固治疗（Ara-C 联合蒽环/蒽醌类、HHT、鬼臼类等药物）。

（3）诱导治疗失败者　参照此前无血液病史患者的治疗策略处理。

313 如何选择年龄在 60～75 岁之间急性髓细胞白血病患者的诱导缓解治疗方案？

（1）临床一般情况较好（PS≤2）；治疗前应尽量获得细胞遗传学结果。

1）临床研究。

2）标准剂量 Ara-C［100mg/(m^2·d)×7d］联合 IDA［8～10mg/(m^2·d)］或 DNR［40～60mg/(m^2·d)］或 Mitox［6～8mg/(m^2·d)］即 7+3 方案，可能需 2 个疗程。

3）标准剂量 Ara-C［100mg/(m^2·d)×7d］联合 HHT［2～2.5mg/(m^2·d)×7d］的 HA 方案。

4）小剂量化疗 G-CSF［如小剂量 Ara-C 为基础的方案：CAG、CHG、CMG 等。C：Ara-C，A：Acla，H：HHT，M：Mitox。G-CSF 用量建议：5μg/(kg·d）或 300μg/d］。

（2）临床一般情况较差（PS>2）

1）临床研究。

2）小剂量化疗 G-CSF（如小剂量 Ara-C 为基础的方案：CAG、CHG、CMG 等或口服羟基脲控制白细胞）。

3）支持治疗。

314. 年龄≥75岁或有严重非血液学合并症的急性髓细胞白血病患者的治疗方案如何选择?

（1）支持治疗。

（2）小剂量化疗±G-CSF（如小剂量Ara-C为基础的方案，小剂量Ara-C、CAG，CHG等或口服羟基脲控制白细胞）。

315. 年龄≥60岁的急性髓细胞白血病患者诱导治疗后骨髓情况如何监测?有何对策?

（1）化疗后第7～14天复查骨髓

1）骨髓仍存在明显的残留白血病细胞（≥10%）

①按诱导失败对待。

②积极的支持治疗。

2）残留白血病细胞<10%，但无增生低下。

①标准剂量Ara-C［100mg/(m^2·d)×5d］加蒽环类（IDA或DNR）、蒽醌类、HHT等药物。

②有供体的患者可以行减低预处理剂量的异基因造血干细胞移植。

③等待恢复。

3）增生低下，残留白血病细胞≤10%时，等待恢复。

（2）化疗后第21～28天复查骨髓象、血常规

1）完全缓解，进入缓解后治疗。

2）白血病细胞比例下降不足60%的患者，按诱导失败对待。

3）未达完全缓解，但白血病细胞比例下降超过60%的患者，可重复原方案1个疗程。

4）增生低下：残留白血病细胞<10%时，等待恢复；残留白血病细胞≥10%时，按诱导治疗失败对待。

316. 年龄≥60岁的急性髓细胞白血病患者完全缓解后的治疗如何选择？

（1）临床研究。

（2）标准剂量Ara-C［75～100mg/(m^2·d) 5～7d］为基础的方案巩固强化。可与蒽环、蒽醌类（IDA、DNR或Mitox等）、HHT、鬼臼类等药物联合。缓解后总的化疗周期为4～6个疗程。

（3）年龄<70岁，一般状况良好、肾功能正常（肌酐清除率70ml/min）、正常或预后较好，核型异常患者可接受Ara-C 1～2g/(m^2·d)，4～6个剂量，1～2个疗程。后改为标准剂量方案治疗，缓解后总的治疗周期为4～6个疗程。

（4）减低预处理剂量的异基因造血干细胞移植。

317. 年龄≥60岁的急性髓细胞白血病患者诱导治疗失败患者如何选择治疗方案？

（1）临床研究。

（2）减低预处理剂量的异基因造血干细胞移植。

（3）二线方案再诱导治疗　如含G-CSF的预激方案（低白细胞计数者）等。

（4）支持治疗。

318 急性髓细胞白血病患者 CNSL 如何诊断、预防和治疗？

急性髓细胞白血病患者 CNSL 的发生率远低于急性淋巴细胞白血病，一般不到3%。参考 NCCN 的意见，诊断时对无症状的患者不建议行腰椎穿刺（腰穿）检查。有头痛、精神错乱、感觉改变的患者应先行放射学检查（CT/MRI），排除神经系统出血或肿块。这些症状也可能是由于白细胞淤滞引起，可通过白细胞分离等降低白细胞的措施解决。若体征不清楚、无脑出血的证据，可在纠正出凝血紊乱和血小板支持的情况下行腰穿检查。脑脊液中发现白血病细胞者，应在全身化疗的同时鞘注 Ara-C 每次 40～50mg 和（或）甲氨蝶呤（MTX，每次 5～10mg）+地塞米松（每次 5～10mg）。若症状持续存在，脑脊液无异常，应复查。已达完全缓解的患者，尤其是治疗前 WBC≥100×10^9/L 或单核细胞白血病（M_4和 M_5），t（8；21）/AML-ETO，Inv（16）白血病患者，建议至少行腰穿、鞘注 1 次，以进行 CNSL 筛查。

（1）诊断时有神经系统症状　首先应进行 CT/MRI 检查，除外出血或肿块。

1）没有发现颅内/脊髓肿块者，进行腰穿检查。

2）脑脊液正常者：观察。如果症状持续存在，可以进行再次腰穿检查。

3）脑脊液发现白血病细胞者：每周 2 次鞘注化疗药物直至脑脊液正常，以后每周 1 次，连续 4～6 周。

4）发现颅内/脊髓肿块或颅压增高者：建议先行放射治疗；然后鞘注，每周 2 次鞘注化疗药物直至脑脊液正常，以后每周 1 次，连续 4～6 周。

（2）无神经系统症状 CR 后腰穿筛查脑脊液发现白血病细胞者　2 次/周鞘注化疗药物直至脑脊液正常，以后每周 1 次，连续4～6周。若患者接受HD-Ara-C治疗，应于治疗完成后复查脑脊液（证实脑脊液正常）；也可以配合腰穿、鞘注，至脊液恢复正常。

（3）无神经系统症状CR后腰穿筛查脑脊液正常者　WBC≥100×10^9/L或单核细胞白血病（M_4和M_3），t（8；21）/AML-ETO，Inv（16）白血病患者，每个疗程行1～2次腰穿、鞘注，共4～6次（采用大剂量Ara-C治疗者可以减少腰穿次数）。其余患者不再特别强调腰穿、鞘注的次数；以后出现神经系统症状者应再次腰穿。

319. 成年急性髓细胞白血病诱导治疗如何进展？

（1）增强标准DA方案的治疗程度　包括提高柔红霉素和阿糖胞苷的剂量；或在DA方案的标准上加用其他药物，如HAD、DAE方案；也可以将柔红霉素更换为MTZ、IDA等。

（2）联合靶向药物组成诱导治疗方案　如DA联合GO方案；联合FLT3抑制剂的诱导方案。这种方案的优势是在不增加治疗强度的同时可以显著提高疗效。

（3）进行序贯诱导治疗的研究，在缩短骨髓抑制时间的同时，还可提高患者的远期疗效。

（4）对于初治AML应按照临床和疾病特点分层选择诱导治疗方案。

320. 急性髓细胞白血病高白细胞的处理方案如何？

对于白细胞计数较高（$>50\times10^9$/L）的患者，在化疗前应用羟基脲2～3g/d，连用2～3天。也可以给予低剂量的阿糖胞苷50～100mg/d，然后再进行规范化疗，以免由于化疗时大量白血病细胞破坏而诱发弥散性血管内凝血，同时应用别嘌呤醇300～600mg/d，碳酸氢钠1.5g/d分3次口服，以预防高尿酸血症，并可适量补液。

321 急性早幼粒细胞白血病在诊断方面有什么特征？

急性早幼粒细胞白血病（acute promyelocytic leukemia，APL）是急性髓细胞白血病的一种特殊类型，被FAB协作组定为急性髓细胞白血病M_3型。

APL除具有一般的AML的临床表现外，还具有下列特征：

（1）骨髓形态为胞质含粗大颗粒和Auer小体（也有微颗粒变异型）的异常早幼粒细胞增生。

（2）常伴有出血倾向，发生率达72%～94%，严重者出现DIC。

（3）90%的患者出现特异性染色体t（15；17）（q22；q21）改变；95%以上患者可检测到PML/RARA融合基因。

（4）对化疗敏感，但早期死亡率高，尤其在加细胞毒细胞药物化疗时，有10%～20%患者死于早期出血。

（5）维A酸能诱导APL细胞分化成熟，砷剂能诱导其凋亡。

（6）持续缓解时间较长。以往APL的治疗效果很差预后凶险，多因并发性弥散性血管内凝血（DIC）或原发性纤维蛋白溶解导致严重出血，近年来随着对APL细胞生物学的特性认识的不断提高和治疗方法改进，以及有效药物的出现，如维甲酸、亚砷酸等应用，使治疗结果和预后得到了很大的改善，早期死亡率明显下降，长期生存的患者已明显增多。

322. 急性早幼粒细胞白血病治疗指南推荐的诱导方案如何？

建议采用常规的诱导缓解方案　APL 的诱导治疗方案主要分为两类：

（1）能耐受以蒽环类为基础化疗的患者，根据诱导前外周血 WBC 进行危险分层治疗。

1）低/中危组（诱导前外周血 WBC≤10×10^9/L）：①全反式维甲酸（ATRA）+IDA 或 DNR+三氧化二砷（ATO）；②ATRA+IDA 或 DNR。

2）高危组（诱导前外周血 WBC≤10×10^9/L）：①ATRA+ATO+IDA 或 DNR；②ATRA+IDA；③ATRA+DNR±Ara-C。

（2）不能耐受以蒽环类为基础化疗的患者，予 ATRA+ATO 治疗。

1）药物使用剂量：根据患者具体情况适当调整。ATRA 20mg/(m^2·d）口服至血液学完全缓解（CR）；ATO 0. 16mg/(kg·d）静脉滴注至血液学 CR；IDA 8～12mg/(m^2·d）静脉注射，第2、4、6 或第 8 天；DNR 45～90mg/(m^2·d）静脉注射，第2、4、6 或第8 天；Ara-C 150mg/(m^2·d）静脉注射，第1～7 天。

2）化疗起始时间：低危组患者可于 ATRA 诱导治疗 72 小时后开始，高危组患者可考虑与 ATRA 诱导治疗同时进行。

（3）诱导阶段评估　TRA 的诱导分化作用可以维持较长时间，在诱导治疗后较早行骨髓评价可能不能反映实际情况。因此，骨髓评价一般在第 4～6 周、血细胞计数恢复后进行，此时，细胞遗传学一般正常。分子学缓解一般在巩固 2 个疗程后判断。

323 急性早幼粒细胞白血病治疗指南推荐的初始诱导失败患者如何选择治疗方案？

（1）ATRA+蒽环类药物诱导失败者

1）ATO 再诱导。

2）异基因造血干细胞移植。

（2）ATRA+砷剂+蒽环类药物诱导失败者

1）临床研究。

2）异基因造血干细胞移植。

（3）不能耐受化疗以 ATRA+砷剂诱导失败者

1）临床研究。

2）异基因造血干细胞移植。

324 急性早幼粒细胞白血病完全缓解后的巩固治疗方案如何？

巩固治疗的目标是获得分子生物学缓解（定性或定量 RT-PCR 检测融合基因转阴）。建议依据危险分层［高危组患者（包括 WBC>10×10^9/L 或 FLT3-ITD 阳性）、低/中危组患者（WBC≤10×10^9/L）］进行巩固治疗。

（1）ATRA+蒽环类药物达 CR 者

1）低/中危组：ATRA+IDA 8～12mg/(m^2·d）或 DNR 45～90mg/(m^2·d)×3d，共 2 个疗程。

2）高危组：①ATRA+IDA 8～12mg/(m^2·d）或 DNR 45～90mg/(m^2·d)×3d+Ara-C 150 mg/(m^2·d)×7d，共 2 个疗程；

② ATRA+HHT 4mg/(m^2 · d) ×3d+Ara-C 1g/m^2每 12 小时 1 次，共 3d，1 个疗程。

以上每个疗程中 ATRA 用法为 20mg/(m^2 · d) 口服 14d。

（2）不能耐受化疗以 ATRA+砷剂达 CR 者　予 ATRA+ATO 巩固治疗 6 个疗程。巩固治疗结束后采用定性或定量 PCR 方法检测患者骨髓细胞的融合基因（主要是 PML-RARa)，以证实是否达到分子水平缓解。融合基因阴性者进入维持治疗阶段。融合基因转阳性者，4 周内复查，阴性者进入维持治疗阶段，复查阳性者按复发处理。

325 急性早幼粒细胞白血病完全缓解后的维持治疗方案如何选择?

维持治疗建议依据危险度分层进行。

（1）低/中危组　ATRA 20mg/(m^2 · d)×14d，间歇 14d（第 1 个月)；ATO 0. 16mg/(kg · d) ×14d，间歇 14d 后同等剂量×14d（第 2 ~ 3 个月)；完成 5 个循环周期。

（2）高危组：ATRA 20mg/(m^2 · d) ×14d，间歇 14d（第 1 个月)；ATO 0. 16mg/(kg · d) ×14d，间歇 14d 后同等剂量×14d（第 2 ~ 3 个月)；甲氨蝶呤（MTX） 15mg/m^2×14d，每周 1 次，共 4 次，或者 6-巯基嘌呤（6-MP） 50mg/(m^2 · d)，共 2 ~ 4 周（第 3 个月)。完成 5 个循环周期。

2 年内每 3 个月采用 PCR 方法检测患者骨髓细胞的融合基因。融合基因持续阴性者，继续维持治疗；融合基因转阳性者，4 周内复查。复查结果阴性者，继续维持治疗；确实阳性者按复发处理。

326. 急性早幼粒细胞白血病患者治疗后如何随访规划？

完成维持治疗后患者第1年建议每3～6个月进行融合基因检测，第2年及以后检测间隔可渐变为6～12个月。融合基因持续阴性者，继续观察；融合基因转阳性者，4周内复查阴性者进入维持治疗阶段，复查阳性者按复发处理。对于长期生存患者随访中应关注治疗药物（包括蒽环类和砷剂）的长期毒性反应，包括心脏毒性和第二肿瘤等。

327. 首次复发急性早幼粒细胞白血病患者如何选择治疗方案？

一般采用砷剂±ATRA进行再诱导治疗。

（1）达二次缓解（细胞形态学）者进行融合基因检测，融合基因阴性者行自体造血干细胞移植或砷剂巩固治疗（不适合移植者）6个疗程。融合基因阳性者行异基因造血干细胞移植或进入临床研究。强烈建议二次缓解的患者行鞘内注射，以预防中枢神经系统的侵犯。

（2）再诱导未缓解者可加入临床研究，或行异基因造血干细胞移植。

328. 急性早幼粒细胞白血病患者如何选择支持治疗方案？

（1）临床凝血功能障碍和明显出血　输注血小板维持PLT

≥(30～50)×10^9/L；输注冷沉淀、凝血酶原复合物（PPSB）和冷冻血浆维持 FG>1500mg/L，PT 和 APTT 值接近正常。每日监测 DIC 直至凝血功能正常。

（2）对高白细胞的 APL 患者，一般不推荐白细胞分离术。

（3）APL 分化综合征　警惕分化综合征的发生（通常在初诊或复发时，与 WBC>10×10^9/L 并持续增长相关。表现为发热、气促、低氧血症、胸膜或心包周围渗出，应考虑停用 ATRA 并密切关注容量负荷和肺功能状态，尽早使用地塞米松 10mg，每日 2 次，大于 2 周，直至低氧血症解除。

（4）亚砷酸不良反应的监测　治疗前心电图检查（评估有无 QTc 间期延长），血电解质（钙、钾、镁离子）和肌酐；治疗期间维持血钾离子浓度>4mmol/L，维持血镁离子浓度>18mg/L；重新评估患者绝对 QTc 间期>500ms。

（5）诱导治疗期间，除非粒细胞缺乏患者感染，一般不推荐使用粒细胞集落刺激因子。

（6）中枢神经系统白血病（CNSL）的预防　诊断时为低/中危组患者，应进行 3 次预防性鞘内治疗；诊断时为高危组或复发患者，因发生 CNSL 的风险增加，对这些患者应进行 6 次预防性鞘内治疗。

329 什么是维甲酸综合征？

急性早幼粒细胞白血病患者应用维甲酸治疗 1～2 周后都有外周血白细胞升高，可达 5～20 倍，甚至可达百倍以上。有 6%～31% 患者可出现发热、呼吸困难、肺间质浸润，心包、胸膜渗出，水潴留，肾损伤和心衰等，此时，白细胞计数多在 30×10^9/L 以上，即称为维甲酸综合征，及时足量应用糖皮质激素 3 天可缓解。

330 急性白血病的预后如何?

急性白血病若不经过治疗，平均生存期仅3个月左右，甚至在诊断数天后即死亡，若经过合理的治疗，已有不少患者获得病情缓解以至长期存活。如果是急性白血病缓解以后，五年不复发，称为长期生存，十年不复发，称为治愈。急性白血病，不管是急性淋巴细胞白血病还是急性髓细胞白血病，靠化疗大概20%~30%的患者能够治愈，即达到十年不复发的情况。如果有条件做骨髓移植，治愈率会更高。

331 如何应对急性白血病在化疗过程中出现的严重感染现象?

感染是白血病患者最常见的合并症，一旦发生感染，则病情危重，不易控制。若不及早处理则会导致败血症甚至危及生命，患者出现高热，体温多在39℃左右。此时应对患者做全面系统的检查，包括血培养、痰培养、尿培养、胸部CT或MRI检查等，并立即给予高效广谱抗生素，如泰能等。对金黄色葡萄球菌感染者应考虑选用万古霉素或利奈唑胺注射液。若为真菌感染，则选用高效的抗真菌药。当感染控制后，根据病情及细菌学证据进行降阶梯用药，如选用头孢类药物等。同时可配合清热解毒中药，加强支持疗法，以度过感染危险期。

332 在急性白血病的化疗过程中应用粒细胞刺激因子的作用是什么?

粒细胞刺激因子是一组功能很强的骨髓造血细胞增殖因子，

可促进相应造血祖细胞增殖，调节其成熟的功能，使粒细胞转移受抑，并增强粒细胞氧化代谢、化学趋向性和吞噬功能，在抗感染的非特异性细胞免疫过程中起重要作用。化疗和骨髓移植患者使用粒细胞刺激因子可使粒细胞、血小板提前恢复，并减少感染机会。化疗抑制期使用粒细胞刺激因子可使中性粒细胞减少或缺乏期缩短 7～10 天，感染并发症的发生率可减少 50%，并可预防细菌和真菌感染。

333 什么是白血病耐药？

白血病耐药是指白血病细胞对所用化疗药物不敏感或具有抵抗性。当某一患者虽经几个疗程的联合化疗，骨髓内的白血病细胞百分比无明显下降，或是一时减少，但在短期化疗后很快又增长至化疗前水平，这种情况即可视为白血病耐药。白血病细胞产生耐药性是目前白血病治疗失败的主要原因之一。耐药白血病的发生现认为有两种可能：一种可能是原来存在于体内的耐药细胞亚群，随着敏感细胞被选择性杀死而逐渐聚集、增殖，并最终成为主要细胞群，此为原发性耐药；另一种可能是由于化疗药物诱导使细胞特性发生改变，导致耐药性的产生，此为继发性耐药。

334 如何解决白血病细胞耐药问题？

治疗白血病期间产生耐药时采用中西医结合治疗，以中药为主西药为辅的中西医结合治疗，中医辨证施治及有效单味中药可以诱导白血病细胞分化，促进白血病细胞凋亡，纠正化疗过程中的不良反应，同时中药可以提高机体的免疫功能，对于消灭体内残存的白血病细胞和预防复发有一定的作用。现代研究证实三七、地黄、白花蛇舌草、白术、茯苓、赤芍、党参、山药、天门冬、半夏等中药不仅可以诱导白血病细胞凋亡、预防白血病细胞耐药，还可以调节机体免疫功能、活化各种免疫细胞。

335. 急性白血病治疗过程中出现弥散性血管内凝血应如何治疗？

弥散性血管内凝血（diffuse intravascular clotting，DIC）是指在各种致病因素的作用下，在毛细血管、小动脉、小静脉内广泛纤维蛋白沉积和血小板聚集，形成广泛的微血栓。导致循环功能和其他内脏功能障碍，消耗性凝血病，继发性纤维蛋白溶解，产生休克、出血、栓塞、溶血等临床表现。DIC 的病情严重，病势凶险，发展迅速，必须积极抢救，否则病情即可发展为不可逆性。

（1）消除病因及原发病的治疗　治疗原发病是治疗 DIC 的根本措施，积极抗感染，纠正休克和酸碱平衡等。

（2）肝素治疗。

（3）应用抗血小板凝集药物。

（4）补充血小板及凝血因子。

（5）抗纤溶药物的应用。

（6）应用活血化瘀中药。

336. 中医学对白血病是如何认识的？

在中医古籍文献中并无“白血病”这一称谓，但根据该病的发病机制和临床表现，将其归属于“热劳”、“急劳”、“虚劳”、“癥瘕”、“血证”、“温病”、“痰核”等范畴。《金匮要略·血痹虚劳病脉证并治》载“五劳虚极羸瘦，腹满不能饮食，食伤，忧伤，饮伤，房室伤，劳伤，营卫气伤，内有干血，肌肤甲错，两目黯黑”。《素问》记载：“有病温者，汗出辄复热，而脉躁急，不为汗衰，狂言不能食。”这与白血病出现的高热及败血症的临床表现相近。《圣济总录》曰：“急劳之病，其症与热劳相似，而得之差暴也。”又曰：“热劳之证，心神烦躁，面赤，头痛，眼涩，唇焦，身体壮热，烦渴不止，口舌生疮，食饮无味，肢节疼痛，多卧少起，或时盗汗，日渐羸瘦者是也。”这与急性白血病出现的高热或者肢体疼痛，以及贫血高热出现的衰竭症状极为相似。《圣济总录》云：“积气在腹中，久不差，牢固推之不移者。”又云：“按之其状如杯盘，牢结久不已，令人身瘦而腹大，至死不消。”《金匮要略》记载了“马刀”、“侠瘿”。据曹颖甫注文说：“马刀之状，若长形小蚌，生于腕下，坚硬如石”“侠瘤生于颈项、连连如贯珠。”这些论述与白血病出现的肝、脾、淋巴结增大表现类似。《外科正宗》所称“口破色淡为虚，色红为实。”而急性白血病细胞浸润或因免疫力低下引起感染所导致的口腔炎与“口破”确实相似。《诸病源候论》记载：“肾主骨而生髓，虚劳损血耗髓。”这句话表明虚劳的病位在肾，而白血病出现的虚劳证候，现代医家也多从“肾”论治。根据古代医家的论述，并参照现代医学对白血病的认识认为，虚劳相当于白血病所导致的贫血；热劳相当于白血病所导致的高热；癥瘕相当于白血病所导致的肝、脾大；血证则是皮肤紫癜、尿血、便血、吐血、齿衄、鼻衄等总称；急劳相当于急性白血病或慢性白血病的急变期；痰核则为急慢性白血病出现的颈下、腋窝、腹股沟及其他部位的淋巴结增大。

337. 中医学对急性白血病的病因病机是如何认识的？

（1）正气亏虚　正气亏虚是导致白血病发生的内在原因。

《内经》曰：“正气存内，邪不可干，邪之所凑，其气必虚。”《灵枢·百病始生》也云：“壮人无积，虚则有之。”造成正气亏虚的主要原因为内伤，如七情、饮食、劳倦等因素长期作用于人体，伤及肝、心、脾、肾等脏腑，使机体阴阳失调而致病。

(2) 邪毒内侵　邪毒在一定内因条件下侵入人体的脏腑经络，由表及里，深入骨髓而发病。由于正气不足，邪毒侵袭营血，血热炽盛，伤阴耗血，则见壮热、烦躁、口渴多汗、面赤头痛、口舌生疮，或见出血。邪毒蕴积日久化热，耗气伤阴则出现气阴耗伤的表现，可见头晕、耳鸣、心悸、气短、食少纳呆、腰膝酸软、低热、潮热、自汗等。如病邪久恶不去，气血俱虚，可见面白、乏力、心悸、气短、懒言嗜卧、动则汗出、舌质淡、苔薄白、脉细弱。

(3) 瘀血　瘀血既是病理产物，也是致病的因素之一。邪毒侵袭人体，一方面阻碍气机运行，气机阻滞，日久则发生血瘀；另一方面耗伤正气，导致正气亏虚，气虚则血行不畅，日久则出现气滞血瘀。瘀血不去新血不生，因此，瘀血又与贫血的发生密切相关。瘀血日久则会出现瘀血阻络的现象，血液不循常道可出现各种出血表现。瘀血日久则化热，热迫血行也可导致出血或出现发热的表现。

(4) 痰浊　邪毒日久化热，热邪煎熬津液而成痰。或者邪毒伤及脾胃，脾虚生痰。痰瘀互结，壅塞脉络，或结于胁下，形成癥积，状如杯盘，推之不移。

总之，白血病的发生是先天禀赋不足或外感邪毒所致，即有“因虚致病”又有“因病致虚”的观点，前者认为本病先有体虚内伤，然后感受邪气而发病；而后者认为先有邪毒内伏，然后导致正气亏虚、邪气亢盛。但根据本病的临床表现，大多学者认为本病是虚实相兼、本虚标实之证，即由于人体正气亏虚，受到邪毒的侵袭，内因外因相互作用而发病，并与痰、湿、气、瘀、热等密切相关，即在白血病的发展过程中，正邪交争贯穿始终。若正气转盛，邪气渐去，则病情缓解；若正气转败，邪毒势强，则病情恶化，气血阴阳甚虚，最后导致阴阳两竭而死亡。

338 急性白血病的辨证要点是什么？

本病辨证要从整体观念入手，对表里、标本、虚实、气血、阴阳、脏腑进行综合分析。本病局部表现为实，整体为虚。其实者有气滞、血瘀、痰浊、湿聚、毒火之别；其虚者则为全身气血阴阳的虚衰。在疾病发展迅速时又常见瘀热、痰热、湿热化火之病机。毒火与气血、痰湿互结，又进一步耗伤了正气，故形成正虚、邪实的局面。因此，诊治急性白血病时要准确辨别病因、病机和证型。

339 急性白血病的中医治疗原则是什么？

白血病的病因病机，主要是在正虚的基础上感受外邪，并与痰、湿、瘀、热等积结而成，给治疗造成困难，扶正则虑碍邪，攻邪则又恐伤正。虚与湿热并见，痰浊与瘀血互结等，颇难施药，因此，必须仔细分析病情，攻补适当。既要遵守辨证论治的原则，分辨虚实之轻重，详辨气血阴阳虚损程度及所在脏腑，痰瘀热毒侵袭深浅，又要因病选药，随症加减，从而取得较好的疗效。

340 如何对急性白血病进行分型论治

（1）热毒炽盛型

证候：壮热，汗出，口渴，喜冷饮，面赤头痛，烦躁不安，口舌生疮，咽喉疼痛，大便干结，小便短赤，齿衄，鼻衄，皮肤瘀点，紫斑，严重者神昏谵语，舌红绛少津，舌苔黄，脉弦数。

治法：清热解毒，凉血止血，佐以扶正。

方药：犀角地黄汤（《外台秘要》）加减。水牛角、生地、赤芍、丹皮。方中水牛角清热解毒，生地黄，赤芍清热滋阴，丹皮凉血止血。出血重者加茜草、白茅根、仙鹤草、紫草、三七等。热甚者，可用清瘟败毒饮加减，药用金银花、连翘、板蓝根、栀子、生石膏、淡竹叶、知母、水牛角、生地黄、丹皮。咽喉肿痛，加山豆根、射干；皮肤痒肿，加蒲公英、野菊花、紫花地丁；咳嗽、黄痰，加鱼腥草、瓜蒌。兼有阴虚者，宜加入养阴生津药，如沙参、麦门冬、石斛、天花粉。在此基础上可加用抗肿瘤中草药，如苦参、山豆根、半枝莲、白花蛇舌草、龙葵、山慈菇等。热盛神昏者可另服安宫牛黄丸或紫雪丹。淋巴结增大，加贝母、连翘、牡蛎、夏枯草等；肝大，加郁金、龙胆草、连翘；脾大，加鸡内金、王不留行、三棱、莪术、青黛等。

（2）气阴两虚型

证候：面色苍白，心悸气短，疲乏无力，食少纳呆，头晕耳鸣，口咽干燥，手足心热，自汗盗汗，可有衄血发斑，舌质淡红少苔，脉细数。

治法：益气补血，滋阴，佐以祛邪。

方药：三才封髓丹（《卫生宝鉴》）合六味地黄丸（《小儿药证直诀》）加减。人参、黄芪、五味子、当归、熟地黄、黄精、阿胶、何首乌、生地黄、山药、山茱萸、天门冬、仙鹤草、麦门冬、半枝莲、白花蛇舌草。方中人参、黄芪、五味子健脾益气。当归、熟地黄、黄精、阿胶、何首乌补血；生地黄、山药、山茱萸、天门冬、麦门冬滋阴补肾；仙鹤草收敛止血；半枝莲、白花蛇舌草清热解毒。汗多者，加浮小麦；腹胀纳呆，加焦三仙、莱菔子、砂仁；阴虚火旺，加龟板、鳖甲、青蒿；肝肾阴虚甚者，加枸杞子、女贞子、旱莲草；皮肤瘀点、瘀斑，可加紫草、茜草；鼻衄，加白茅根、侧柏叶；尿血，加大蓟、小蓟；便血加地榆炭、大黄炭、棕榈炭。

（3）痰瘀互结型

证候：肋下癥积，按之坚硬，痰核，瘰疬，胸骨胀痛，面色不华，低热，出血，舌质紫暗或有瘀斑，脉涩或弦数。

治法：活血化瘀，软坚散结，佐以扶正。

方药：膈下逐瘀汤（《医林改错》）合消瘰丸（《医学心悟》）加减。当归、桃仁、红花、赤芍、五灵脂、牡丹皮、延胡索、川楝子、三棱、莪术、昆布、海藻、牡蛎、郁金、香附、黄精、熟地、白花蛇舌草、夏枯草。方中当归、桃仁、红花、赤芍、五灵脂、牡丹皮、延胡索活血化瘀；川楝子、三棱、莪术、昆布、海藻、牡蛎消痰软坚散结；郁金、香附子疏肝理气；黄精、熟地滋补肾阴；白花蛇舌草、夏枯草清热解毒。头晕，目眩，口苦，加龙胆草、柴胡；呕吐者，加陈皮、竹茹、半夏；气虚者，加黄芪、党参、太子参；血虚者，宜加入当归、熟地黄、阿胶、何首乌等。

（4）气血亏虚型

证候：面白无华，乏力，头晕，心悸怔忡，动则气短，唇甲色淡，自汗，食少纳差，或肌肤紫斑，舌淡胖有齿痕，苔薄白，脉细弱。

治法：益气养血，健脾补肾。

方药：八珍汤（《正体类要》）加减。党参、黄芪、白术、茯苓、熟地黄、赤芍、当归、川芎、阿胶、首乌、枸杞子、女贞子、旱莲草、山茱萸。方中党参、黄芪、白术、茯苓、甘草益气健脾；熟地黄、赤芍、当归、川芎、阿胶、首乌养血补血，枸杞子、女贞子、旱莲草、山茱萸滋阴补肾。可选清热解毒药白花蛇舌草、半枝莲、山豆根、山慈菇、金银花、野菊花等。

（5）湿热内蕴型

证候：发热有汗不解，头晕身重，腹胀纳呆，大便溏薄，关节疼痛，小便黄，舌质红，舌苔黄腻，脉滑数。

治法：清热利湿，化浊解毒。方药：六君子汤（《妇人良方》）加减。人参、茯苓、白术、甘草、泽泻、猪苓、陈皮、半夏、柴胡、黄芩、龙胆草、栀子、白花蛇舌草。方中人参、茯苓、白术、甘草、泽泻、猪苓健脾利湿；陈皮、半夏理气和胃；柴胡、黄芩、龙胆草、栀子、白花蛇舌草清热解毒。可加瓜蒌、南星、黄药子，化痰利湿。

（6）脾肾阳虚型

证候：神疲乏力，畏寒肢冷，腰膝酸软，少气懒言，食少便溏，癥积，瘰疬，面色晄白，舌体胖，苔白滑，脉沉细。

治法：温补肾阳，化瘀散结。

方药：右归丸（《景岳全书》）加减。熟地黄、山药、山茱萸、茯苓、牡丹皮、杜仲、补骨脂、菟丝子、附子、巴戟天、肉苁蓉、肉豆蔻、草果仁、砂仁、三棱、莪术、青黛、半枝莲。方中熟地黄、山药、山茱萸、茯苓、牡丹皮、杜仲、补骨脂、菟丝子、附子、巴戟天、肉苁蓉，诸药合用滋阴补阳；肉豆蔻、草果仁、砂仁健脾和胃；三棱、莪术行郁散结；青黛、半枝莲清热解毒，抗肿瘤。

（7）肝肾阴虚型

证候：头晕眼花，两目干涩，口干心烦，心悸失眠，耳鸣耳聋，腰膝酸软，遗精或月经量少，胁下痞块，五心烦热，潮热盗汗，舌红少苔，脉弦细数。

治法：滋补肝肾，软坚散结。

方药：六味地黄丸（《小儿药证直诀》）加减。生地黄、山茱萸、山药、枸杞子、沙参、麦冬、黄柏、知母、牡丹皮、赤芍、夏枯草、鳖甲。方中生地黄、山茱萸、山药、枸杞子滋补肝肾之阴；沙参、麦冬、黄柏、知母、牡丹皮清虚热；赤芍、夏枯草活血化瘀、软坚散结。鳖甲既可滋阴补肾，又可软坚散结。可加用抗肿瘤的清热解毒药，如白花蛇舌草、半枝莲、山豆根、山慈菇等。

341. 中医学对中枢神经系统白血病有什么认识?

中枢神经系统白血病是白血病细胞对脑膜、脑实质、脊髓等部位的浸润所引起的一组症候群。临床主要表现为头痛，恶心，呕吐，视盘水肿，视力障碍，抽搐，昏迷，偏瘫及脑膜刺激症状。本病属中医学“头痛”、“中风”等范畴。如《济生方·头痛论治》云:“凡头痛者，血气俱虚，风、寒、暑、湿之邪伤于阳经，伏留不去者，名曰厥头痛。盖厥者逆也，逆壅而冲于头也。”《证治要诀·中风》对中风的临床症状做了比较细致的描述:“中风之证，卒然晕倒。昏不知人，或痰涎壅盛，咽喉作声，或口眼㖞斜，手足瘫痪，或半身不遂，或舌强不语。”与中枢神经系统白血病的表现有相似之处。

342. 中医学对中枢神经系统白血病的病因病机有何认识?

（1）邪毒内盛，热入心包　一般认为，白血病的基本病机是正气内虚，邪毒入侵，多因劳倦、七情、六淫毒邪，伤及脏腑，精气亏虚，邪毒内盛，热盛伤阴，阴阳失调而生内风，《中风斗铨》曰:“五脏之性肝为暴，肝木横逆则风自生，五志之极皆生火，火极生风，血虚液燥可以动风。”

（2）痰阻脉络　脾胃虚弱，脾失健运，聚湿生痰，痰郁化热，引动肝风，挟痰上扰，蒙塞心窍而发病。

（3）气机失调　对于中风发病，东垣有“正气自虚”之说，盖气虚既可生痰，气虚运行无力又使血行阻滞，而气郁则化火，火盛则风动。故凡气虚、气郁、气逆与痰浊、瘀血莫不相关，为发病之主要病机。

（4）血行瘀滞　瘀血阻络，阻塞脉络，气不能行，血不能濡，故肢体废而不用。总之本病多属正虚标实夹杂等证候同时出现，邪毒内盛，肝肾阴虚，痰热瘀阻导致气血逆乱，脉道不通为基本病变。

343. 中枢神经系统白血病的辨证要点和治疗原则是什么？

辨证要点：该病应辨为内伤头痛，其痛反复发作，时轻时重，应有气虚、血虚、肾虚、肝阳上亢、痰浊、瘀血之分。气虚者脉大，血虚者脉芤，肾虚者腰膝疲软，肝阳亢者筋惕肢麻，痰浊者头眩恶心，瘀血者痛如椎刺。中风之发生，总不外乎在本为阴阳偏性，气血逆乱；在标为风火交煽，痰浊阻塞，瘀血内停，形成本虚标实，上盛下虚的证候。

治疗原则：按急则治其标、缓则治其本的原则，急用平肝熄风、化痰通腑、活血通络、清热涤痰诸法，待邪去风熄，痰瘀已去，则补气养血、调整阴阳。

344. 如何对中枢神经系统白血病进行辨证论治？

（1）邪热内盛型

证候：壮热，烦躁，头痛，眩晕，呕吐，项背强直、抽搐，或衄血，便血，舌红，苔黄褐，脉虚大而数。

治法：清热解毒，芳香开窍。

方药：清瘟败毒饮（《疫疹一得》）加减。生地黄、牡丹皮、玄参、赤芍、水牛角、黄连、黄芩、连翘、白花蛇舌草、蒲公英、七叶一枝花、钩藤、生石决明、藿香、佩兰、菊花。方中生地黄、牡丹皮、玄参、赤芍滋阴清热凉血；水牛角、黄连、黄芩、连翘、白花蛇舌草、蒲公英、七叶一枝花清热解毒；钩藤、生石决明镇肝熄风；藿香、佩兰、菊花芳香开窍。酌情应用安宫牛黄丸、牛黄清心丸、紫雪丹等。

（2）肝肾阴虚型

证候：头痛，头晕、耳鸣、视物昏花，腰酸膝软，口眼㖞斜，抽搐，或肢体麻木，舌红少苔，脉弦。

治法：滋阴补肾，镇肝熄风。

方药：天麻钩藤饮（《杂病证治新义》）加减。生地黄、麦冬、山药、沙参、枸杞子、天麻、钩藤、僵蚕、石决明、赤芍、桃仁、牛膝、地龙。方中生地黄、麦冬、山药、沙参、枸杞子滋补肝肾；天麻、钩藤、僵蚕、石决明镇肝熄风；赤芍、桃仁、牛膝、地龙活血祛瘀。

（3）痰浊中阻型

证候：头晕，头重如裹，胸脘痞闷，呕吐痰涎，少食多寐，舌淡，苔白厚腻，脉滑数。

治法：健脾，燥湿，化痰通络。

方药：半夏白术天麻汤（《医学心悟》）加减。半夏、白术、天麻、苍术、佩兰、茯苓、黄芪、竹茹、胆南星、陈皮、丹参、牛膝、川芎、地龙、桃仁。半夏、白术、天麻、苍术、佩兰、茯苓、黄芪健脾燥湿；竹茹、胆南星、陈皮化痰理气；丹参、牛膝、川芎、地龙、桃仁活血通络。头痛重者，加元胡、白芷；呕吐重者，加半夏、竹茹；抽搐加止痉散；昏迷加安宫牛黄丸。

345 什么是微小残留白血病？

微小残留白血病（MRL），是指在白血病经诱导化疗获完全缓解后或是骨髓移植治疗后，体内仍残留有少量白血病细胞的状态。此时，虽用一般形态学的方法已难以检出白血病细胞的存在，但实际上患者骨髓内的白血病细胞还存在，数量可以是 10^9 或以下，这些残存的细胞即成为白血病复发的根源。

346. 中医学对微小残留白血病有哪些认识？

中医学认为气阴两虚而余毒伏留是微小残留白血病的中医病理机制，处于微小残留白血病状态的患者免疫功能缺陷符合邪祛正衰和正虚邪恋的特点。微小残留白血病乃白血病之毒邪经治疗后未完全清除，伏邪深伏于骨髓。病情缓解，留有毒邪，邪伏于内，邪轻不能与正气抗衡，故并不立即发病，经过一个量的积蓄，邪气渐盛，达到能与正气相抗衡时即发病，或者正气不足时无以抗邪导致疾病复发。也就是说，发病与否取决于正虚与邪实的程度。“精气夺则虚”，正虚由两方面引起：一方面是由余留毒邪引起，余毒久居于内，阻碍气血运行而致瘀，毒瘀互结，致使脏腑功能失常，气血阴阳失调，不能驱邪外达，伏邪深居，进一步耗伤气血精髓，则致其病顽固，缠绵难愈；另一方面乃因药毒所致，急性白血病患者反复化疗，气阴受损，正气愈加亏虚，脏腑、经络、组织器官损伤，生理功能衰败，抗病能力低下。“邪气盛则实”，邪实由余留毒邪单方面引起，余毒居内，而正虚之体无法托毒外出，致使毒愈甚。二者导致机体正气对于致病邪气斗争无力，且不能载药（化疗药）以达邪处，机体对药物敏感性降低，致病情危重，治疗效果不佳。

347 微小残留白血病的辨证要点是什么？

微小残留白血病的中医病理机制在于气阴两虚而余毒伏留。余毒留伏至阴，日益积蓄外发而致白血病复发，清除伏邪即成为微小残留白血病治疗的主要目标。对于微小残留白血病的“邪去正衰”状态首先要扶正固本，益气养阴，补气调血，以达到“托毒外出”的状态，正盛则邪退。然邪退不等于邪去，所以需再通过清热解毒以祛除体内余毒，从而达到防止白血病因微小残留而导致复发的目的。

348 中药有效提取物在白血病多药耐药的机制有哪些？

（1）通过药物转运（药物泵）逆转耐药。

（2）中药促进耐药细胞凋亡。

（3）中药降低耐药细胞相关解毒酶的活性。

目前研究的有关中药有效成分靶向调节多药耐药的相关蛋白和因子主要有汉防己甲素、三氧化二砷、冬凌草甲素、浙贝母、补骨脂素、鸦胆子油乳、槲皮素、毛冬青甲素、丹皮酚、绞股蓝总皂苷、全蝎、蟾酥灵、薏苡仁、姜黄素、三七总皂苷、川芎嗪、斑蝥素、大蒜素、厚朴酚、甲基莲心碱、氧化苦参碱、麻黄碱和亚硒酸钠等。

349 中药复方在白血病多药耐药方面有哪些研究？

耐药性白血病，中医辨证常表现为脾、肾虚证。因此，补气血、健脾胃、滋补肝肾、扶正培本等来对化疗增敏、增效、减毒，是中医克服化疗耐药性的主要手段。随着病情的进展，在必要的情况下，中西医结合治疗并有所侧重将会取得相得益彰的结果。经研究，中药香砂六君子汤、逍遥散等中药方剂均有较好的增敏、增效和减毒作用，能明显延长恶性肿瘤病人的生存期和生活质量。

350· 中药含砷剂抗白血病作用机制有何研究进展？

含砷中药制剂主要包括雄黄 、砒石和砒霜。

雄黄：主要成分为二硫化二砷，辛、温、苦；有大毒，归心、肝、胃经。具有解毒杀虫、燥湿祛痰、截疟的功能。

砒石：主含三氧化二砷，大热，辛、酸；极毒，归肺、脾、胃、大肠经。外用蚀疮去腐，内服截疟、祛痰平喘。

砒霜：为纯净的三氧化二砷，大热，辛、酸；极毒，归肺、脾、胃、大肠经。具有祛痰、杀虫、蚀腐肉的功能。

药理作用：研究表明，中药含砷剂可抑制构成细胞代谢的巯基酶系统，因而对生长迅速的肿瘤组织及胚胎组织具有抑制作用。此外，中药砷剂还具有抗病原微生物以及抗疟作用。

常用的中成药有六神丸、青黄散、癌灵Ⅰ号、复方黄黛片等，由于砷制剂在治疗白血病，尤其是急性早幼粒细胞白血病获得了很好的疗效，近年来有关其作用机制的研究逐渐深入，可归纳为以下几个方面：①细胞毒作用；②诱导分化作用；③促进细胞凋亡的作用；④抑制血管新生作用；⑤直接杀瘤作用。

中药砷剂治疗白血病具有如下特点：①缓解率高，尤以 APL 为著；②无明显骨髓抑制；③疗程中无严重的感染及出血现象；④不诱发与加重原有白血病；⑤疗程中的相关死亡率极低；⑥毒副作用小。

351 黄世林名老中医治疗急性早幼粒细胞白血病有哪些经验?

黄世林教授经过多年的临床与实验研究，认为白血病的病因病机系邪毒内蕴，伤阴血损骨髓，骨髓瘀滞，新血难生，气血双亏而致血虚贫血；瘀而化热而发热；热伤脉络，气不摄气，血溢脉外而出血；气滞血凝，瘀血内结而致肝脾及淋巴结肿大。依据白血病的病因病机关键是邪毒内发，骨髓瘀滞，病变实质为邪实而致本虚的认识，他提出“驱邪复正”为白血病的主要治则，即驱除邪气不伤正气，驱邪是指有效地清除体内白血病细胞；复正是指维护与恢复机体组织器官的正常功能，尤其是骨髓的造血功能。并以解毒清热，益气活血为治法组方复方黄黛片，治疗急性早幼粒细胞白血病获得特异性疗效，可使85%以上的急性早幼粒细胞白血病患者长期无病生存，根治有望。黄世林教授的研究结果显示复方黄黛片对正常动物的免疫功能既无激活作用，也无明显抑制作用。由此可见中药复方没有直接的扶正、恢复脏腑功能的作用，而是通过“解毒清热，驱除邪气”后，使病人机体的脏腑组织的功能恢复正常，即“驱邪复正”。

352 周霭祥名老中医治疗白血病有哪些经验?

（1）病因病机的认识　周先生提出白血病的发病原因为热毒或瘟毒，概称之为毒邪。毒邪伏于髓内或入髓伤血，引起血瘀，表现为骨痛、胸骨压痛、肝脾大、骨髓白血病细胞极度增生、舌质紫暗等。瘀血不去则新血不生，故出现贫血或血虚，表现为面色苍白、头晕、心悸、舌质淡等。血为气之母，在血虚的基础上，可出现气虚，表现为乏力、气短、懒言、多汗、舌有齿痕、脉细。气属阳，血属阴，气血两虚日久，势必导致阴阳两虚，表现为手足心热、低热、盗汗、舌质红、脉细数的阴虚证及怕冷、四肢凉、自汗、便溏、舌苔白、脉细无力的阳虚证。阴阳两虚可进一步发展为阴阳两竭、亦即全身衰竭。这是白血病的发展过程。如治疗及时而有效，则病可缓解甚或痊愈。

周先生认为白血病的三大症状发热、血虚、出血三者之间相互关联，相互影响。而本病发热的原因有：①邪毒内发：即白血病本身所致的发热，又称白血热；②外感发热：因本病常有气血两虚，正气既虚，故易感染外邪而发热；③阴虚及血虚：二者皆可生内热；④阳虚：晚期病人可出现阳虚发热。白血病的发热以前三者为多见。指出本病出血的原因有：①血瘀可使血不循经而出血；②血热及虚热皆可热伤血络或迫血妄行而出血；③气虚不摄引起出血。综上所述，可见白血病为正虚邪实，虚实夹杂，本虚标实。本病的发展过程，初期可为因病致虚，后期则是因虚致病，以致病入膏肓。

（2）诊治特点　周先生提出白血病的治疗原则有三：即扶正与祛邪相结合，辨证与辨病相结合及中西医有机结合。白血病常表现有正虚邪实之象，正虚表现为气虚、血虚、阳虚、阴虚，根据不同的虚象，给予相应的补益。邪实主要指毒和瘀，因此祛邪不外解毒、化瘀。扶正与祛邪，二者应结合进行，但在病程的各阶段，应有所偏重。如诱导缓解阶段，宜祛邪为主；巩固、维持阶段，宜扶正为主；早期病人，虚象不著，以祛邪为主；晚期病人，虚象较重，以扶正为主。扶正与祛邪，关系密切，相辅相成，正确掌握祛邪，能有助于扶正，有效的扶正治疗，也有利于祛邪。在辨证论治处方中，加用一些针对性的药物，如本病属于恶性肿瘤，可用些抗癌中草药，只有辨证与辨病结合，才能提高疗效。对并用化疗西药者，则应中西医有机地结合。

根据辨证论治，周先生总结出白血病治疗的主要法则：①解毒抗癌：根据本病的病因为毒邪，性质属于恶性肿瘤，在疾病的初发或复发时，可重点使用解毒抗癌的中草药作为诱导缓解。常用药有白花蛇舌草、龙葵、半枝莲、山豆根、黄药子、山慈菇、青黛、雄黄、重楼（七叶一枝花）、干蟾等；②活血化瘀：瘀血是本病的主要病理变化，针对瘀血的临床表现，用活血化瘀治疗，促使病理改变的恢复，也是治疗当中一个重要环节。此法除用于瘀血症状明显者外，还可与解毒抗癌药合用，作为诱导缓解。常用活血化瘀药有桃仁、红花、当归、赤芍、川芎、丹参、三棱、莪术、乳香、没药等；③补养气血：气血两虚是本病常见的临床表现，在此基础上容易招致感染，因此补养气血很重要。补气包括了补脾，补血则包括了补心和养肝。此法用于贫血较重者，或用于巩固和维持治疗阶段，配合化疗药使用。补气药有人参、党参、黄芪、黄精、甘草、白术等，补血药有当归、熟地黄、白芍、丹参、阿胶、紫河车等；④调理阴阳：调理阴阳对促使机体健康状况的恢复也很重要。补阴主要补肝肾之阴，补阳主要补脾肾之阳。此法常用于巩固或维持治疗阶段，也可配合化疗。补阴药有熟地黄、何首乌、枸杞子、女贞子、天冬、麦冬、玄参、龟甲等，补阳药有菟丝子、补骨脂、巴戟天、仙茅、淫羊藿，少数可用附子、肉桂。

353. 中医药治疗白血病有哪些优势?

中医药可显著改善白血病患者的病情状况。中医对人体的调理讲究的是全面的并且是平衡的。也就是说中医在对气血、阴阳、脏腑的调理可以与西医的免疫功能、免疫状态的调节相对应。因此，将中医药尽早应用到白血病的治疗中对病情的恢复是十分有利的。中医药突出的治疗优势主要表现在以下几个方面：

（1）延长或阻止白血病的复发。

（2）防治白血病多药耐药。

（3）预防白血病的相关并发症。

（4）清除体内残留的白血病细胞。

（5）中药可诱导白血病细胞凋亡。

（6）中药可以诱导白血病向正常细胞转化。

（7）辨证使用中药可以减轻化疗的不良反应，从而保证化疗按疗程完成。

（8）保护正常造血功能骨髓的恢复。

354. 中西医结合治疗白血病的前景和趋势？

白血病为血液系统的恶性肿瘤性疾病，无合适骨髓移植的患者，在临床治疗过程中主要以化学治疗为主，半数以上的病人可以获得完全或部分缓解，少数病例可获痊愈；但长期反复的化疗，存在复发率高、不良反应大、易产生耐药性，且在化疗过程中会出现骨髓抑制的表现，心、肝、肾等脏腑受损，即可表现出中医学认为的气阴两伤症候表现，如乏力、心悸、气短、手足心热、盗汗、口干、口渴等，又可见邪毒残留的表现，如发热、出血、痰核、瘰疬、积聚等表现。扶正祛邪法是中医学的重要治疗原则，根据疾病发病的不同阶段，分别采用扶正、祛邪的方法。例如，在疾病的初期以祛邪为主，兼及扶正；疾病的中期祛邪与扶正并重；疾病的后期则以扶正为主，兼以祛邪。在疾病的整个治疗过程中，充分发挥中医药的特色和优势，为患者战胜疾病树立了信心和勇气。临床研究表明，对于急慢性白血病，博采中、西医学体系之长，融合各自合理的治疗手段，形成全新的中医和中西医结合个体化治疗方案，坚持中西医结合治疗，可明显提高临床疗效。在化疗的基础上结合中医药进行治疗，能够明显改善上述症状和体征，延长或阻止白血病的复发，防止白血病多药耐药的产生，预防白血病的相关并发症，以提高白血病的缓解率，减少化疗的不良反应，改善生活质量，延长缓解期，提高治愈率，更有利于白血病患者。

355 如何预防白血病的发生？

（1）合理饮食　饮食上避免高脂、高糖饮食，少食油炸肥腻，多吃新鲜水果蔬菜，少吃腌菜、熏烤之品。能去皮的蔬菜和水果一定要尽量去皮，最大限度地去除残留农药化肥的污染。还应粗细搭配，营养丰富。

（2）避免毒害物质　放射性物质，如放射源、X线、家装材料（房屋装修过程中的化学物质苯、二甲苯等）、油漆和皮革加工材料、汽车尾气、工业废水、残留农药，应设法与之隔离。

（3）避免药源性伤害　研究表明，某些解热镇痛、抗风湿、抗肿瘤等药物均可导致白血病的发生，所以平时一旦生病，一定要就诊，在医师的指导下服用药物，临床上常可见到因滥服解热镇痛药物或某些抗生素而引发白血病的患者。

（4）增强自身免疫力　人体免疫力的增强，一靠增强体质，即通过日常的体育锻炼，如气功、太极拳、跑步、登山等运动，使体质、体力健康旺盛，增强抗病能力；二靠乐观的情绪、积极的生活态度。

356 什么是慢性粒细胞白血病？

慢性粒细胞白血病（CML），简称慢粒，是一种起源于多能造血干细胞上的克隆性疾病，以外周血粒细胞显著增多并出现各阶段幼稚粒细胞、嗜酸及嗜碱性粒细胞增高和脾大为特征。在受累的细胞系中，细胞遗传学90%以上具有Ph染色体或分子生物学有BCR-ABL融合基因。病程分为慢性期（2~6年）、加速期（1~1.5年）和急变期（3~6个月），20%左右患者无加速期，直接转成急变期。

357. 慢性粒细胞白血病如何分期及诊断要点是什么?

（1）慢性期

1）临床表现：无症状或有低热、乏力、多汗、体重减轻等症状。

2）血象：白细胞数增多（$>30\times10^9/L$），主要为中性中幼、晚幼和杆状核粒细胞，原始细胞（Ⅰ型+Ⅱ型）<5%~10%，嗜酸、嗜碱性粒细胞增多，可有少量有核红细胞。

3）骨髓象：增生明显至极度活跃，以粒系增生为主，中、晚幼粒和杆状核粒细胞增多，原始细胞（Ⅰ型+Ⅱ型）<10%。

4）有pH染色体。

5）CFU-GM培养：集落和集簇较正常明显增加。

（2）加速期（具有下列两项者，可考虑为本期）

1）不明原因的发热、贫血、出血加重和（或）骨骼疼痛。

2）脾进行性增大。

3）非药物血小板进行性降低或增高。

4）原始细胞（Ⅰ型+Ⅱ型）在血和（或）骨髓中>10%。

5）外周血嗜碱性粒细胞>20%。

6）骨髓中有显著的胶原纤维增生。

7）出现ph以外的其他染色体异常。

8）对传统的CML药物治疗无效。

9）CFU-GM 增生和分化缺陷，集簇增多，集簇与集落比值增高。

（3）急变期（具有下列之一者，可诊断为本期）

1）原始细胞（Ⅰ型+Ⅱ型）或原淋巴细胞+幼淋巴细胞或原单+幼单在外周血或骨髓中≥20%。

2）外周血中原始细胞+早幼粒细胞>30%。

3）骨髓中原始细胞+早幼粒细胞>50%。

4）有髓外浸润。

358 慢性粒细胞白血病的细胞遗传学和分子生物学检查有什么特征？

90%以上 CML 患者细胞中出现 Ph 染色体（小的 22 号染色体），显带分析为 t（9；22）（q34；q11），9 号染色体长臂上 C-ABL 原癌基因易位至 22 号染色体长臂的断裂点集中区 BCR 形成 BCR-ABL 融合基因。其编码的蛋白为 P210。P210 具有增强酪氨酸激酶的活性，导致粒细胞转化和增殖，在慢粒白血病发病中起着重要作用。大约有 5%的 CML 有 BCR-ABL 融合基因阳性，而 Ph 染色体阴性。

359 慢性粒细胞白血病应与哪些疾病进行鉴别诊断？

（1）原发性骨髓纤维化　贫血呈轻、中度并与脾大不一，白细胞减少或增多，但罕见有超过 $50\times10^9/L$ 者，骨髓干抽，活检示造血组织为纤维组织取代。无 pH 阳性细胞。

（2）原发性血小板增多症　临床上以出血为主，白细胞 $<50\times10^9/L$，血小板显著增高，可见异型血小板，骨髓巨核系增生

为主，pH 染色体阴性。

（3）真性红细胞增多症　患者皮肤黏膜呈暗红色、口唇紫暗、红细胞增高显著，中性粒细胞碱性磷酸酶增强，ph 染色体一般均阴性，粒系无核质发育不平衡现象。

（4）慢性淋巴细胞白血病　多见于老年人，脾大程度不如慢粒，白细胞通常在 $100\times10^9/L$，血象及骨髓分类以成熟淋巴细胞为主，偶有原淋、幼淋细胞。

（5）类白血病反应　多有原发病灶，临床上一般无贫血、出血及淋巴结、肝脾增大，血象中虽见少数幼稚细胞，但以成熟细胞为主，细胞胞质中有中毒性颗粒及空泡。骨髓增生明显活跃，伴有核左移现象，无明显的白血病变化，中性粒细胞碱性磷酸酶明显增高，pH 染色体阴性。

360. 慢性粒细胞白血病的疗效判定标准是什么？

疗效水平	定　义
完全血液学缓解	血细胞计数完全正常，且白细胞 $<10\times10^9/L$，血小板 $<450\times10^9/L$，白细胞分类计数正常，无髓外白血病表现。
部分血液学缓解	除①外周血白细胞分类计数可见幼稚细胞；②血小板 $>450\times10^9/L$ 但较治疗前下降 50%；③仍有脾大但较治疗前减少 50%；余同完全血液学缓解
微小细胞遗传学缓解	pH 阳性细胞 35%～90%
部分细胞遗传学缓解	pH 阳性细胞 1%～34%
完全细胞遗传学缓解	pH 阳性细胞 0

续 表

疗效水平	定　义
显著细胞遗传学缓解	pH 阳性细胞 0～35%
显著分子生物学缓解	BCR-ABLmRNA 水平减低≥3 个对数级
完全分子生物学缓解	RT-PCR 检测 BCR-ABL 为阴性

361. 慢性粒细胞白血病的治疗方案有哪些？

（1）初始治疗

1）新诊断的 CML 慢性期患者：首选的一线治疗方案为伊马替尼 400～600mg/d，每日 1 次。

2）高危而移植风险较低的 CML 慢性期患者　如果有 HLA 相合同胞供者，可以选择一线 allo-HSCT 治疗；对于 HLA 不相合者不推荐造血干细胞移植，但因经济原因或者患者强烈意愿选择移植时可考虑移植。移植前建议给予伊马替尼治疗至少至完全血液学缓解，且在移植前伊马替尼停药至少 2 周，不能接受伊马替尼者亦需用羟基脲、三尖杉酯碱类、其他化疗，待完全血液学缓解后接受 allo-HSCT。

3）因各种原因（如经济原因）不能应用伊马替尼治疗的患者可考虑应用干扰素：干扰素-α（3～5）$\times10^6$U/(m^2·d）±阿糖胞苷 15～20mg/(m^2·d），每月 7～10d 或者羟基脲或高三尖杉酯碱［2.5mg/(m^2·d)］治疗。

4）CML 加速期或急变期患者考虑应用伊马替尼 600～800mg/d 初始治疗，如果患者经伊马替尼治疗疾病回复到慢性期，可继续应用伊马替尼治疗，如果患者有合适的造血干细胞供者来源，应及早行 allo-HSCT。有 T315I 突变或Ⅱ代 TKI 不敏感的突变者应及早行 allo-HSCT。初始治疗时对 WBC≥100×10^9/L 者应行白细胞分离术或加用羟基脲或者伊马替尼。同时服用别嘌醇 200～300mg/d，并给予水化。若髓系急变可采用 AML 方案化疗，急淋变可按 ALL 方案进行治疗。

（2）伊马替尼的后续治疗　疾病评价包括血液学、骨髓细胞遗传学核型分析，有条件者建议做分子生物学分析（RQ-PCR BCR-ABL mRNA 以及 BCR-ABL 区点突变测定）。伊马替尼中断治疗以及服药依从性差的患者可能导致不良临床结果，良好服药依从性教育以及严密监测对于获得最佳临床疗效非常重要。

（3）对于应用以 IFN 为基础的治疗患者（包括 Ara-C/HU/HHT、干扰素-α（3～5）$\times10^6$U/（m^2·d）±阿糖胞苷 15～20mg/（m^2·d），每月 7～10d 后续监测和治疗。疾病评价包括血液学、骨髓细胞遗传学核型分析。

（4）进行 allo-HSCT 的后续治疗　疾病评价包括血液学、骨髓细胞遗传学核型分析或者 FISH，有条件者建议做分子学分析（RQ-PCR、BCR-ABL mRNA）。

（5）新药研发临床试验　目前在 CML 领域研发的新药品种多样，包括在国内外正在进行的Ⅰ～Ⅲ期临床试验的和等待上市的药物。

362. 中医学对慢性粒细胞白血病有何认识?

中医认为慢性粒细胞白血病属于“虚劳”、“积聚”等范畴，主要是根据其临床特征决定的。祖国医学在论述虚劳时，多兼及癥积出血，这也和慢性粒细胞白血病典型体征相符合。”《金匮要略》曰：“五劳虚极羸瘦，腹满不能饮食……内有干血，肌肤甲错，两目暗黑。”《诸病源候论》曰：“积聚者，由阴阳不和，脏腑虚弱，受于风邪，搏于脏腑血气所为也。”《普济方》曰：“夫虚劳癥瘕者，皆由久寒积滞。”“虚劳之人阴阳虚损，血气涩滞，不能宣通……故成积聚之病也。”

363 中医学对慢性粒细胞白血病的病因病机有何认识？

（1）情志不调，气滞血瘀 《济生方·积聚论治》曰：“有如忧思喜怒之气，人之所不能无者，过则伤及五脏……乃留结为五积。”强调积聚的发病与七情有关，七情内伤，导致气机不畅，郁结日久，脉络瘀阻，久成积聚。

（2）饮食不节，内生痰浊 饮食不节，损伤脾胃，脾失健运，湿浊内停，凝结成痰，痰气相柔，血行不畅，瘀块内生而引起积聚。《景岳全书》曰：“脾胃不足及虚弱失调之人，多有积聚之病。”

（3）邪毒侵袭、留着不去 《灵枢·百病始生篇》曰：“积之始生，得寒乃生。”寒邪、湿邪等多种外邪长时间作用于人体，导致脏腑失和，气血运行不畅，阻塞经络，或邪毒化热生火，灼伤脉络，导致衄血。

（4）起居无常 起居失常，寒温不调，邪毒侵袭，气血失和而得病。

364 慢性粒细胞白血病的辨证要点有哪些？

此病是在正虚感邪、正邪斗争、正不胜邪的情况下，邪气踞之，逐渐发展而成，所以在辨证时要辨明正、邪的盛衰。初期，邪气虽突而正气未见大虚，故肋下积块小而软，一般状况较好。

中期，邪渐甚而正气衰，表现积块迅速增大，质地较硬，并见乏力、自汗、纳减消瘦等症。治疗上应祛邪毒而扶正。末期，正气衰而邪气盛，表现为积块大而坚硬，疼痛不移，并伴有壮热、衄血、面白、乏力、消瘦等表现，虽邪毒强盛，但正气亦大伤，不宜强攻邪毒，而宜攻补兼施。

365. 慢性粒细胞白血病的中医治疗原则是什么？

病之初期，邪毒尤甚，正气尚未大虚，治宜行气活血、软坚消积为主。中期，邪盛正虚，治宜攻补兼施。末期，邪盛而正衰，治宜扶正培本为主，酌加化瘀消积之品，切忌攻伐太过。

366. 慢性粒细胞白血病如何辨证论治？

(1) 正虚瘀结型

证候：腹内癥积大而坚硬，神疲倦怠，面色晦暗，唇甲无华，食少纳呆，自汗盗汗，心悸气短，舌质淡或紫暗，脉弦数。

治法：气血两虚兼血瘀者，治宜益气养血散瘀。

方药：八珍汤（《正体类要》）加减。太子参、白术、茯苓、甘草、当归、熟地、赤芍、三棱、红花、延胡索、桃仁、丹参、青黛、半枝莲、雄黄、黄药子。方中太子参、白术、茯苓、甘草、当归、熟地黄益气养血；赤芍、三棱、莪术、红花、延胡索、桃仁、丹参活血化淤；青黛、半枝莲、雄黄、黄药子清热解毒。

治法：气阴两虚兼瘀者，治宜益气养阴散瘀。

方药：六味地黄丸（《小儿药证直诀》）加减。青黛、雄黄、白花蛇舌草、黄芩、川连、赤芍、生地、麦冬、五味子、山茱萸、山药、枸杞子、沙参、黄芪、党参。方中生地、麦冬、五味子、山茱萸、山药、枸杞子、沙参、黄芪、党参益气养阴。青黛、雄黄、白花蛇舌草、黄芩、川连、赤芍清热凉血、解毒。

（2）正复邪减型

证候：腹内癥积缩小或消失，乏力、心悸、气短等症明显好转，舌质淡，脉弱。

治法：补益气血兼祛邪。

方药：补中益气汤（《脾胃论》）加减。黄芪、白术、人参、当归、白芍、生地黄、黄柏、白茅根、蔓荆子、延胡索、丹皮、赤芍、丹参、青黛、白花蛇舌草、半枝莲、黄药子、重楼。方中黄芪、白术、人参、当归、白芍、生地黄、黄柏、白茅根、蔓荆子补中升阳，柔肝，滋肾；青黛、白花蛇舌草、半枝莲、黄药子、重楼清热毒祛邪，延胡索、丹皮、赤芍、丹参活血散瘀。

（3）热毒炽盛型

证候：肋下积块增大甚达少腹，硬痛不移，倦怠乏力，形体消瘦，面色晦暗，壮热，汗出，口渴喜冷饮，衄血发斑，或便血尿血，舌淡红，苔黄，脉细数。

治法：清热解毒，凉血滋阴。

方药：犀角地黄汤（《外台秘要》）或清营汤（《温病条辨》）加减。金银花、连翘、黄芩、黄连、白花蛇舌草、半枝莲、黄药子、大青叶、水牛角、生地黄、牡丹皮、赤芍、玄参、栀子。方中水牛角、生地黄、牡丹皮、赤芍、玄参、栀子凉血滋阴。金银花、连翘、黄芩、黄连、白花蛇舌草、半枝莲、黄药子、大青叶清热解毒。壮热不退加生石膏、知母、生甘草。有出血可加止血药物，如紫草、白茅根、仙鹤草、白及、三七粉、二蓟、藕节等。可加党参、何首乌、当归益气补血，以利除邪。

（4）气滞血瘀型

证候：肋下有积块，脘腹胀满，软而不坚，固定不移，苔薄白，脉弦。

证候分析：由于七情内伤，导致气机不畅，肝气郁结，气郁日久，脉络壅滞，瘀血内停故肋下积块，脘腹胀满，苔薄白，脉弦为气滞之象。

治法：行气逐瘀。

方药：膈下逐瘀汤（《医林改错》）加减。桃仁、红花、三棱、莪术、牡丹皮、赤芍、五灵脂、乌药、枳壳、青黛、雄黄、甘草、柴胡、郁金。方中桃仁、红花、三棱、莪术、牡丹皮、赤芍、五灵脂活血祛瘀。乌药、枳壳行气和血。青黛、雄黄、甘草清热解毒。柴胡、郁金疏肝理气。

367 什么是慢性淋巴细胞白血病？

WHO 指出慢性淋巴细胞白血病（CLL）是一种特指克隆性 B 淋巴细胞增殖性疾病，细胞以正常或高于正常的速率复制增殖，其特点为外周血、骨髓、肝脾和淋巴结均可见到大量形态一致的成熟淋巴细胞聚集，最终导致正常造血功能衰竭的慢性病程，而 T 细胞 CLL 现称为 T 幼稚淋巴细胞白血病。

368 慢性淋巴细胞白血病临床表现有哪些？

（1）症状　早期症状可能有乏力疲倦，而后出现食欲减退、消瘦、发热、盗汗等症状。晚期患者骨髓造血功能受损，可出现贫血、血小板减少和粒细胞减少。由于免疫功能减退，常易并发感染，也常出现自身免疫现象。

（2）体征　60%~80%患者有淋巴结增大，多见于颈部、锁骨上、腋窝、腹股沟。增大的淋巴结较硬，无压痛，可移动。

CT 扫描可发现肺门、腹膜后、肠系膜淋巴结增大。偶因增大的淋巴结压迫胆管或输尿管而出现阻塞症状。50%~70% 患者有轻至中度脾大，轻度肝大，但胸骨压痛少见。

369· 慢性淋巴细胞白血病的诊断要点是什么？

（1）外周血淋巴细胞≥5.00×10^9/L，形态为成熟小淋巴细胞，可有少量不典型淋巴细胞。可伴有贫血和血小板减少。

（2）骨髓淋巴细胞浸润，淋巴细胞比例超过有核细胞的 30%，幼稚淋巴细胞比例<55%。

（3）淋巴细胞 CD5 和 CD23 阳性，SmIg 弱阳性，FMC7 阳性，CD22 和 CD79b 弱阳性或阴性，部分患者表达 ZAP-70，后者也是疾病进展的标志。无 T 细胞标志，单一的 κ 或 λ 型轻链。

（4）部分病例可有血清低丙种球蛋白血症、T 和 NK 细胞功能异常、血清乳酸脱氢酶水平升高及 Coombs 试验阳性。

370· 慢性淋巴细胞白血病的临床如何分期？

分期系统	临床特征	中位生存期（年）
RaI 分期		
0	仅有淋巴细胞增多和骨髓浸润	>12.5
Ⅰ	淋巴细胞增多伴淋巴结增大	8.5
Ⅱ	淋巴细胞增多伴肝或脾大	6
Ⅲ	淋巴细胞增多伴 Hb<110g/L	1.5
Ⅳ	淋巴细胞增多伴 PLT<100×10^9/L	1.5

续 表

分期系统		临床特征	中位生存期（年）
Binet 分期			
	A	Hb>100g/L，PLT>100×10^9/L，受累淋巴器官<3 组	>10
	B	Hb>100g/L，PLT>100×10^9/L，受累淋巴器官≥3 组	7
	C	Hb<100g/L 或 PLT<100×10^9/L	2

注：受累淋巴器官包括 5 组：单侧或双侧的颈部、腋窝和腹股沟淋巴结、肝、脾

371 慢性淋巴细胞白血病与哪些疾病进行鉴别？

（1）病毒感染引起的淋巴细胞增多，是多克隆性和暂时性的，淋巴细胞数随感染控制恢复正常。

（2）淋巴瘤细胞白血病　由滤泡或弥漫性小裂细胞型淋巴瘤转化而来者与 CLL 易混淆，具有原发病淋巴瘤的病史，细胞常有核裂并呈多形性。淋巴结和骨髓病理活检显示明显滤泡结构。免疫表型示 SmIg、FMC7 和 CD10 强阳性，CD5 阴性。

（3）幼淋巴细胞白血病（PLL）　病程较 CLL 急，脾大明显，淋巴结增大较少，白细胞数往往很高，血和骨髓涂片上有较多的（>55%）带核仁的幼稚淋巴细胞。幼淋巴细胞白血病的细胞高表达 FMC7、C1322 和 SmIg，CD5 阴性。小鼠玫瑰花结试验阴性。

（4）毛细胞白血病（HCL）　全血减少伴脾大者诊断不难，但有部分毛细胞白血病的白细胞升高达（10 ~ 30）×10^9/L，HCL 细胞有纤毛状胞质突出物、抗酒石酸的碱性磷酸酶染色反应阳

性、CD5 阴性、高表达 CD25、CD11C 和 CD103。

（5）伴有循环绒毛淋巴细胞的脾淋巴瘤（SLVL） 为原发于脾的淋巴瘤，血和骨髓中出现数量不等的绒毛状淋巴细胞，1/3 ~ 1/2 伴有血、尿单克隆免疫球蛋白增高，CD5、CD25、CD11C 和 CD103 阴性；CD22 和 CD24 阳性。脾切除有效，预后较好。

372 慢性淋巴细胞白血病的治疗标准是什么？

根据临床分期、症状和疾病活动情况而定。CLL 为一慢性惰性病程，随访结果表明，早期治疗并不能延长患者生存期，早期患者无需治疗，定期复查即可。出现下列情况说明疾病高度活动，应开始化疗。

（1）体重减轻≥10%，极度疲劳，发热超过 38℃持续 2 周以上而无感染证据，盗汗。

（2）进行性脾大或脾区疼痛。

（3）淋巴结进行性增大，或伴有巨大淋巴结或淋巴结群融合。

（4）进行性淋巴细胞增多 2 个月内增加 50% 以上，或倍增时间<6 个月。

（5）自身免疫性贫血和（或）血小板减少，对激素治疗无效。

（6）进行性骨髓衰竭，出现贫血和（或）血小板减少进行性加重。

373 影响慢性淋巴细胞白血病预后的相关指标有哪些？

用细胞遗传学技术（常规核型分析或 FISH）检测 t（11；

14)、t(11q；v)、+12、del(11q)、del(13q)、del(17p)等染色体异常。大约80%的CLL患者存在染色体异常，这些异常对于CLL的诊断、鉴别诊断、治疗方案的选择和预后具有重要意义。单纯del(13q)的CLL患者预后较好。染色体正常和+12预后中等，而伴del(11q)或del(17p)的患者预后差，特别是del(17p)患者预后最差。CLL疾病发展过程中可能获得新的遗传学异常，对于疾病进展、复发、耐药的患者在开始新的治疗前应再次进行细胞遗传学评估。

374. 慢性淋巴细胞白血病有哪些治疗方案?

慢性淋巴细胞白血病的诊疗方案应根据患者细胞遗传学特点、年龄及伴随症状确定分层治疗方案。

(1) 无del(17p)或del(11q)的患者推荐进行传统化疗±免疫治疗

1) 其中≥70岁或存在严重伴随疾病的患者大多数推荐单药或小剂量化疗为主的治疗方案，具体为苯丁酸氮芥±泼尼松；苯达莫司汀+利妥昔单抗(BR)；CP(环磷酰胺+泼尼松)方案±利妥昔单抗；阿仑单抗；利妥昔单抗以及氟达拉滨±利妥昔单抗以及克拉屈滨等。

2) 对于年龄<70岁或者虽然≥70岁但是没有严重伴随疾病的患者推荐使用免疫化学联合治疗，主要方案为FCR(氟达拉滨+环磷酰胺+利妥昔单抗)、FR、PCR(喷司他汀+环磷酰胺+利妥昔单抗)。

3) 对于部分虚弱并有严重伴随疾病不能耐受嘌呤类似物的患者推荐只用苯丁酸氮芥±泼尼松、单药利妥昔单抗或激素冲击疗法。对于复发或者难治患者，如果患者初始治疗持续缓解>3年，推荐使用原方案继续治疗；缓解期<2年的患者根据年龄可

以尝试 FCR、PCR、大剂量甲泼尼龙（HDMP）、Ofatumumab、CHOP、HyperCVAD、剂量调节的 EPOCH 或 OFAR 等方案治疗。

（2）10%~15% 的 CLL 患者存在 del（17p），此类患者对目前所有治疗疗效不满意，因此首先推荐 FCR、FR、HDMP、阿仑单抗±利妥昔单抗或苯达莫司汀±利妥昔单抗等方案，对于获得 CR/PR 的患者如果具有 HLA 完全匹配的供者且身体适宜，推荐进行包括减低预处理强度在内的异基因造血干细胞移植；而对于复发难治的 del（17p）患者可以考虑 CHOP、CFAR、HyperCVAD、OFAR、Ofatumumab、阿仑单抗±利妥昔单抗、大剂量地塞米松或苯达莫司汀等方案。

（3）12%~18% 的患者存在 del（11q），del（11q）患者对于烷化剂较为敏感，推荐使用含有烷化剂的联合化疗方案。

1）≥70 岁或存在严重伴随疾病的<70 岁的患者推荐苯丁酸氮芥±泼尼松、BR、CP±利妥昔单抗、减低剂量的 FCR、阿仑单抗或利妥昔单抗。

2）<70 岁或≥70 岁但无严重伴随疾病的患者推荐化学免疫治疗：FCR、BR 或 PCR；对于获得 PR 的患者如果具有 HLA 完全匹配的供者且身体适宜，推荐进行包括减低预处理强度在内的异基因造血干细胞移植。

3）复发难治 del（11q）患者：持续缓解>3 年，治疗同一线方案；持续缓解<2 年患者的治疗方案基本同无 del（17p）或 del（11q）的复发难治患者。

（4）对于经过病理学检查确诊存在向弥漫大 B 细胞/霍奇金淋巴瘤转化的 CLL 患者，大多数预后很差，中位生存期不超过 1 年，参照侵袭性淋巴瘤的治疗方案推荐治疗方案在弥漫大 B 细胞淋巴瘤方案的基础上添加了 R-Hyper-CVAD 方案，并且如果存在 HLA 完全匹配供者，推荐考虑包括减低预处理强度在内的异基因造血干细胞移植。

375. 慢性淋巴细胞白血病的治疗指征是什么？

慢性淋巴细胞白血病与急性白血病不同，并不是所有确诊的患者都必须立刻进行治疗，采用观察与等待策略。对于有下列情况者可给予治疗：

（1）符合并愿意参加临床试验（尤其对于预期使用传统治疗无法治愈的患者推荐一线参加临床试验）。

（2）严重的疾病相关症状，如严重疲乏、夜间盗汗、体重减轻和感染性发热。

（3）终末器官功能受损。

（4）进行性巨块病变（脾肋下>6cm、淋巴结>10cm）。

（5）淋巴细胞倍增时间≤6 个月。

（6）进行性贫血。

（7）进行性血小板减少。

376. 慢性淋巴细胞白血病的治疗策略如何选择？

（1）初始治疗　新诊断的病例如符合治疗指征，应按照下列标准给予治疗：

1）老年且症状轻微或无症状的患者给予苯丁酸氮芥。

2）年轻患者，或症状明显且一般状况良好者，应予氟达拉滨或氟达拉滨联合环磷酰胺治疗，也可考虑苯丁酸氮芥。

3）准备移植的患者应给予包括氟达拉滨在内的治疗方案。

（2）进展期病例的治疗　主要针对的是经一线治疗无效或复发的病例，其治疗原则如下：

1）经低剂量苯丁酸氮芥治疗缓解后复发的病例，可再次应用苯丁酸氮芥，但应提高剂量。

2）苯丁酸氮芥治疗无效的病例可用氟达拉滨或CHOP方案。

3）氟达拉滨治疗缓解如在1年后复发，可再次单独应用氟达拉滨。1年内复发的病例给予氟达拉滨联合环磷酰胺。

4）对氟达拉滨无效或耐药的病例，如伴有明显淋巴结增大或p53基因异常，可考虑应用大剂量甲基泼尼松龙。

5）经烷化剂治疗后复发并对氟达拉滨耐药的病例可考虑应用Campath-1H。

6）复发或难治性病例不推荐单独使用美罗华，但可与氟达拉滨联合应用。

7）自体干细胞移植适用于完全缓解或接近缓解的病例，并且全身状况可接受大剂量化疗和全身照射。

8）高危的年轻患者如全身状况良好可考虑异基因造血干细胞移植。

9）脾大伴有压迫症状，脾亢引起的血细胞减少以及存在自身免疫异常的患者可试用脾切除。

377. 中医学对慢性淋巴细胞白血病有何认识？

中医学认为慢性淋巴细胞白血病属于“瘰疬”、“积”、“癥”、“虚劳”等范畴。《医学入门》指出“生颈前项侧，结核如绿豆，如银杏，曰瘰疬。”《难经·五十五难》曰：“积者，阴气也，其冶发有常处，其痛不离其部，上下有所始终，左右有所穷处。”又曰：“积者，藏病也，终不移。”《证治汇补·虚损》提到“虚者，血气之空虚也；损者，脏腑之损坏也。”

378. 中医学对慢性淋巴细胞白血病的病因病机有何认识?

（1）情志抑郁　《济生方·积聚论治》曰:“忧、思、喜，怒之气……过则伤于五脏，……留结而为五积。”《外科正宗》曰:“筋痈者，忧愁思虑，暴怒伤肝，盖肝主筋，故令筋缩结蓄成核，生于项侧，筋间形如棋子，坚硬大小不一，或隐或突，久则虚羸，多生寒热，劳怒则甚。”说明本病可因情志不畅，肝气不舒，肝郁乘脾，脾失健运，痰湿内生，气机不利，气血瘀滞，凝结成积块。

（2）饮食不节　饮食不节或饮酒过度，损伤脾胃，脾失健运，湿浊内生，凝结成痰，阻遏气机，气、血、痰互相搏，引起积块。如《卫生宝鉴》“凡人脾胃虚弱，饮食不节，或生冷过度，不能克化，致成积聚结块。”

（3）劳倦过度　《灵枢》指出:“风雨寒热不得虚，邪不能独伤人，……此必因虚邪之风与其身形两虚相得乃客其形。”说明劳倦过度，或体虚久病，正气不足，而后邪气踞上，故使气阴不足，阴血耗损，水不涵木，虚火内动，灼津液而成痰，痰火凝结，形成肿块。《丹溪心法》曰:“痰之为物，随气升降，无处不到，凡人身上中下有块物者，多属痰症。”

379. 慢性淋巴细胞白血病的辨证要点是什么?

本病多为痰瘀所致，辨证的关键在于分清是寒痰，还是热痰及瘀之虚实。邪毒内郁，则见热证，多有发热，口渴喜冷饮，尿少而赤，大便秘结。寒证多见四肢不温，口不渴或喜热饮，小便清长，大便稀薄，舌苔白，脉沉迟。根据正邪的盛衰辨别是虚证或实证，疾病初期，多为邪实正未衰，表现为实证，胸腹胀满，疼痛拒按，尿赤，便秘，舌苔厚腻，脉数。而中晚期，正气大伤时表现为虚证，面色苍白，少气懒言，头晕耳鸣，自汗盗汗，便溏，舌质淡胖，脉细无力。

380. 慢性淋巴细胞白血病的中医治疗原则是什么？

本病由于先天禀赋不足或后天失养，外感六淫之邪引起脏腑虚亏，毒邪乘虚而入，引起人体气滞血瘀，痰瘀互结形成本病，内虚是本，故治疗上要依据邪、正的盛衰来“扶正”和“祛邪”，标本同治。

381. 慢性淋巴细胞白血病如何辨证论治？

（1）痰瘀隐伏型

证候：病人无明显的症状和体征，化验检查时发现白细胞总数升高，分类以淋巴细胞为主，舌质淡红，脉细。

治法：健脾益气，化瘀祛痰。

方药：四君子汤（《局方》）加味。太子参、白术、茯苓、甘草、陈皮、赤芍、莪术、白花蛇舌草、龙葵、半枝莲、山慈菇、黄药子。方中太子参、白术、茯苓、甘草健脾益气；白花蛇舌草、龙葵、半枝莲、山慈菇、黄药子解毒祛瘀，抗肿瘤细胞；陈皮、赤芍、莪术理气活血。

（2）痰火郁结型

证候：乏力，颈部结节串生、按之尚软、推之能动、肤色不变、不热不痛，舌淡红，苔白腻，脉弦滑。

治法：疏肝解郁，化痰散结。

方药：柴胡疏肝散（《景岳全书》）合消瘰丸（《医学心悟》）加减。柴胡、香附、川芎、枳壳、赤芍、陈皮、牡蛎、贝母、夏枯草、昆布、胆南星、黄药子、人参、白术、茯苓。方中柴胡、香附、川芎、枳壳、赤芍、陈皮疏肝理气；牡蛎、贝母、夏枯草、昆布、胆南星、黄药子化痰解瘀；人参、白术、茯苓健脾化痰。

（3）积证虚损型

证候：面色少华，形体消瘦，潮热盗汗，结节渐增，肋下有块，固定不移，舌质淡，苔白腻或厚腻，脉细数。

治法：益气养阴、软坚散结。

方药：生脉散（《内外伤辨惑论》）和消瘰丸（《医学心悟》）加减。党参、黄芪、麦冬、白术、茯苓、生地、玄参、山茱萸、鳖甲、龟板、贝母、昆布、海蛤、牡蛎、山豆根、山慈菇。方中党参、黄芪、白术、茯苓益气健脾；生地、玄参、麦冬，山茱萸、鳖甲、龟板滋阴降火；贝母、昆布、海蛤粉、牡蛎、山豆根、山慈菇软坚散结。

（4）痰积湿热型

证候：除痰积虚损症候外，尚有面色萎黄、黄疸、皮肤紫癜、舌质淡、苔黄腻、脉细稍数。

治法：清热利湿，化痰软坚。

方药：茵陈五苓散（《金匮要略》）加味。茵陈、白术、茯苓、泽泻、猪苓、夏枯草、黄药子、三棱、莪术、贝母、牡蛎、陈皮。方中白术、茵陈、茯苓、泽泻、猪苓、夏枯草、黄药子清热利湿；三棱、莪术、贝母、昆布、牡蛎、陈皮化痰软坚。湿热留滞肌肤，有串状疮疹者，宜清泻肝胆湿热，方用龙胆泻肝汤加减：黄芩、栀子、柴胡、白芍、生地、龙胆草清肝泻火；木通、车前子、泽泻、甘草清热利湿。如有皮肤紫癜可加紫草、茅根、茜草、二蓟清热凉血止血。

382 黄振翘名老中医治疗慢性淋巴细胞白血病有哪些经验？

（1）分析病因，重在脏腑　慢性淋巴细胞白血病，多因正气虚于内，脏气和经络之气失常，痰火、痰瘀乘虚客于经络，“积之成毒，正气不足，而后邪气踞之”，滋生“痰瘤”、“痰毒”或“积证”而致本病。然而在证候变化多端之中，黄老认为脏腑失调是其内因，外邪则是致病条件。肺通调水道，肺为水之上源；脾运化水液，脾为生痰之源；肾主水。此病为肺脾肾三脏皆受累，以致体内水湿运化失司，内生痰湿，又外受风毒侵袭，肝木失调，痰湿风毒互结，而致本病。

（2）治痰以治风为先　黄老认为慢性淋巴细胞白血病与风痰关系密切，此乃肺脾肾三脏虚弱，内生痰毒或风邪侵袭肺脾肾三脏，风痰交阻而致“痰毒”，故治疗上主张以治风为先，在疾病的不同阶段采用不同的治风方法。初期为风痰湿毒，以邪实为主，治以祛风化痰，清利湿毒；中晚期则精气已亏，风痰湿毒留恋，以正虚为主，治以补益精气，祛其风邪痰毒。

（3）分清标本、缓急论治　慢性淋巴细胞白血病的病人到中后期，正气已亏，易受外邪侵袭，临床上一旦出现外邪侵袭则表现为本虚标实之证，应先治标后治本，分清缓急。肺为五脏之华盖，最易受外邪侵袭，而表现为肺失宣肃之症状，如咳嗽、咯痰等呼吸系统症状。黄先生则认为应先宣肺化痰止咳，可用桑杏汤。如有痰湿蕴于脾肾而出现的腹泻、大便溏薄，则先以健脾化湿、实大便为主治疗，方用参苓白术散合白头翁汤加减。如风热外袭见咽痛、头痛等外感风热之症状，则以清热解表为主，桑菊饮加减。

383 单核细胞的生成、分布及功能有哪些特征？

单核细胞来源于骨髓中的造血干细胞，并在骨髓中发育，其生成经过原单核细胞和幼单核细胞，进而分化为单核细胞，单核细胞进入血液停留 1～5 天后，再经血细胞渗出作用通过毛细血管壁进入周围组织，进一步分化为巨噬细胞，单核细胞和巨噬细胞来源于同一组织，具有明显相同的结构和功能，所以我们将单核细胞和巨噬细胞统称为单核-巨噬细胞系统（mononuclear phagocyte system）。

单核-巨噬细胞系统具有多方面的生物功能，主要可概括为：①非特异免疫防御；②非特异免疫监视；③递呈抗原；④分泌介质 IL-1、干扰素、补体（C1、C4、C2、C3、C5、B 因子）等。

384 引起单核细胞增多的原因有哪些？

婴幼儿及儿童单核细胞可增多，属生理性增多。

病理性增多常见于：

（1）感染　如疟疾、黑热病、原虫感染、梅毒、病毒性肝炎、败血症、感染性心内膜炎、进行性结核、急性感染的恢复期等。

（2）血液病　如骨髓增生异常综合征、单核细胞白血病，粒细胞缺乏症恢复期、多发性骨髓瘤、恶性组织细胞病、淋巴瘤、传染性单核细胞增多症等。

385. 传染性单核细胞增多症的概念及其临床表现是什么？

传染性单核细胞增多症（Infectious mononucleosis，IM，简称“传单”），是由 EB 病毒（EBV）感染所致的急性增生性传染病，其临床表现以发热、咽炎、淋巴结增大（70%）、肝大（30%~60%）、脾大（24%~65%）、皮疹（10%~20%）为主要特征。

386. 如何诊断传染性单核细胞增多症？与传染性单核细胞增多综合征如何鉴别？

（1）临床表现

1）发热：热型不定，持续 1~4 周或更长后骤退或减退。

2）咽峡炎：常有咽痛、咽部充血。

3）淋巴结增大：常见，全身淋巴结均可累及，颈后三角区最常见。

4）肝脾大：30%~60% 病例有肝大，多数伴肝功能损害。24%~65% 有脾大，肝脾大多数在肋下 3cm 内。

5）皮疹：10%~20% 病例有皮疹，多数为斑疹或丘疹。

（2）实验室检查

1）血象：外周血象白细胞计数增高，血小板减少。淋巴细胞比例增多，异型淋巴细胞超过 10%。

2）嗜异凝集试验：阳性。

3）抗 EB 病毒抗体检查：抗病毒壳抗原（viral capsid antigen，VCA）IgM 抗体出现早，阳性率高，是急性期重要的诊断指标。

（3）除外传染性单核细胞增多综合征　周围血中出现异型淋巴细胞，但嗜异凝集试验和VCA-IgM抗体一般阴性。

具备上述（1）中任何3项，（2）中任何2项，再加（3）可确诊为IM。（3）是鉴别IM与传染性单核细胞增多综合征的关键点。

387. 传染性单核细胞增多症的西医治疗有哪些？

本病无特异性治疗，以对症治疗为主。

（1）一般治疗　卧床休息，进食高营养、高热量的饮食，注意水和电解质平衡。

（2）抗生素　抗生素对本病无效，当伴有继发感染时应加用抗生素。

（3）肾上腺皮质激素　不能缩短本病的病程，因此，一般病例不宜使用。可用于重症患者，如咽部、喉头有严重水肿，出现神经系统并发症、血小板减少性紫癜、心肌炎、心包炎等，可改善症状，消除炎症。

（4）抗病毒药物　阿昔洛韦口服200毫克/次，5次/日，连服7～10天。静滴：每次5mg/kg，每8小时1次，连用7天。

（5）对症治疗　①高热可静推安痛定或口服阿司匹林；②休克者给予补充血容量及血管活性药物治疗；③出血者给予止血药物；④脑水肿者给予甘露醇脱水。

388. 中医学如何认识传染性单核细胞增多症？

中医无“传染性单核细胞增多症”的病名记载，但根据其发热的临床表现及传染性、流行性的特点，可将其归属为“温病”、“疫毒”范畴。也可根据其咽炎、淋巴结增大及肝脾大的临床表现，将其归属为“喉痹”、“痰核”、“癥积”等范畴。早在《素问·刺法论》即言：“五疫之至，皆相染易，无问大小病状相似。”而隋朝巢元方在《诸病源候论·时气令不相染易候》中言：“夫时气病者，此皆因岁时不和，温凉失节，人感乖戾之气而生病者多相染易……”当时就已提出了致病的原因——“乖戾之气”。到了宋代，朱肱在《活人书》中云：“人感疫疠之气，故一岁之中病无长少，率相似者，此则时疫之气。”当时医家就认为“疫疠之气”具有流行性和传染性的特点。至明代吴又可在《瘟疫论》中言：“瘟疫之为病，非风、非寒、非暑、非湿，乃天地间别有一种异气所感”及“邪之所着，一有天受，有传染。”这时就已明确无论是“五疫”“乖戾之气”“疫疠之气”“时疫之气”都可致病，而且都具有流行性及传染性等特点。而EB病毒是IM的病原体，也具有传染性及流行性，故我们将IM归属为“温病”、“疫毒”的范畴。

389. 中医学对传染性单核细胞增多症的病因病机有何认识？

（1）病因

1）外感疫毒：疫气存在于自然界中，通过口鼻进入人体而发病。

2）正气虚衰：疫气侵犯人体多因正气虚衰所致。故小儿易感此病，因小儿脏气娇弱，属稚阴稚阳之体。

3）多挟暑、湿之邪：本病好发于夏秋之际，故易挟暑、湿之邪。

（2）病机　正气虚衰之人易外感疫毒，疫毒首犯上焦、肺卫，由表入里，按卫气营血发展趋势，疾病早期侵犯肺卫，中期留恋胃肠，后期损及肝肾，伤及气阴，以阴亏为主，兼有邪恋。

390 传染性单核细胞增多症的辨证思路是什么？

本病因温邪疫毒发病，故辨证应紧扣温邪疫毒的致病特征，同时结合三焦辨证和卫气营血辨证来演绎其传变规律。因患者年龄有大小，体质有强弱，挟邪有不同，病情有轻重，所以我们应该辨病与辨证结合，根据证候具体分析，从而分型论治。

391 传染性单核细胞增多症的辨证要点是什么？

①根据温病卫气营血辨证，辨明病情发展的阶段；②根据三焦辨证，辨明病位之所在；③随着病情的发展，辨明正虚的转化。一般来说，病之初期，多以实证为主，偶有正虚邪实之证；病之后期，邪热渐减，阴液耗伤，一般以正虚为主，但也可出现正虚邪恋，虚中夹实的情况。

392 传染性单核细胞增多症的中医辨证论治如何？

（1）热在肺卫

证候：发热，微恶风寒，头痛，咳嗽，咽痛，无汗或少汗，口干渴，舌红苔薄白，脉浮数。

治法：辛凉解表，宣肺泄热。

方药：银翘散（《临证指南医案》）加减。金银花、连翘、薄荷、荆芥、豆豉、牛蒡子、桔梗、甘草、竹叶、芦根。方中银花甘寒芳香，清热解毒，辟秽祛浊，连翘苦寒，清热解毒，轻宣透表；薄荷辛凉，发汗解肌，除风热而清头目，荆芥、豆豉属辛温之品，但温而不燥，与薄荷相配，辛散表邪；牛蒡子、桔梗、甘草宣肺祛痰，解毒利咽；竹叶、芦根甘寒轻清，透热生津；甘草并能调和诸药。合而用之，共成疏散风热，清热解毒之剂。

（2）热入气分

证候：壮热汗出，口渴引饮，咳喘气急，咽喉肿痛，小便短赤，大便干燥，舌红，苔黄，脉洪大滑数。

治法：清热保津，解毒利咽。

方药：银翘散（《临证指南医案》）合白虎汤（《伤寒论》）加减。金银花、连翘、薄荷、荆芥、豆豉、牛蒡子、桔梗、甘草、竹叶、芦根、石膏、知母、粳米。方中银翘散加白虎汤中知母、石膏清肺胃之热而除烦渴；甘草、粳米益气生津、养胃和中。热盛伤津者可加人参，共奏清气分之热，兼牛津之功。

（3）热入营血

证候：身热夜甚，口不甚渴，心烦失眠，或时有谵语，皮肤瘀斑，或见鼻齿衄血，尿血，舌质红绛少苔或无苔，脉细数。

治法：清营凉血，生津解毒。

方药：清营汤（《温病条辨》）加减。犀角、生地、丹皮、连翘、黄连、竹叶、玄参、麦冬。方中犀角、生地清营凉血；银花、连翘、黄连、竹叶心清热解毒，并透热于外，使入营之邪透出气分而解；热壅血瘀，少配丹参活血消瘀以散热；邪热伤阴，麦冬、玄参养阴生津。

（4）热毒挟湿

证候：身热缠绵，体倦乏力，脘腹胀满，恶心呕吐，可有黄疸，舌红苔黄腻，脉濡数。

治法：清热化湿，疏肝利胆。

方药：茵陈蒿汤（《伤寒论》）加减。茵陈、大黄、栀子。方中茵陈清热利湿，疏利肝胆；栀子清泻三焦湿热，并可退黄；大黄通利大便，导热下行，三药相配，使湿热之邪从二便排泄，湿去热除，则发黄自退。

(5) 热毒炽盛，痰核瘕积

证候：身热汗出，咽喉肿痛，不欲饮食，痰核累累，大小不一，腹内积块，舌质暗红，苔厚，脉弦数。

治法：清热解毒，化痰除瘕。

方药：银翘散（《临证指南医案》）合消瘰丸（《医学心悟》）加减。金银花、连翘、薄荷、荆芥、豆豉、牛蒡子、桔梗、甘草、竹叶、芦根。银翘散清热解毒，玄参滋阴降火，苦咸消瘰；贝母化痰消肿，解郁散结；牡蛎咸寒，育阴潜阳，软坚消瘰。合而用之，对瘰疬早期有消散之功；病久溃烂者，亦可应用。

(6) 肺胃阴伤，余热未净

证候：干咳或有黏痰，口干舌燥，身热未净，皮肤干燥，舌红而干，少苔，脉细数。

治法：滋养肺胃，兼清余热。

方药：沙参麦冬汤（《温病条辨》）加减。沙参、麦冬、花粉、玉竹、扁豆、桑叶、甘草。方中主要用沙参，养肺胃之阴，辅以麦冬、花粉，清肺胃之热。用玉竹以补虚、扁豆以和中、桑叶之苦而轻宣肺热，合以甘草之甘而生津液。津液生，燥热除，各证自愈。

(7) 气阴两虚

证候：身热不甚，久留不退，盗汗，头晕神疲，气短乏力，面色无华，纳呆，舌红少苔，脉细数。

治法：益气养阴。

方药：生脉散（《内外伤辨惑论》）加减。人参、麦冬、五味子。方中人参甘温，益元气，补肺气，生津液。麦门冬甘寒养阴清热，润肺生津。人参、麦冬合用，则益气养阴之功益彰。五味子酸温，敛肺止汗，生津止渴。三药合用，一补一润一敛，益气养阴，生津止渴，敛阴止汗，使气复津生，汗止阴存，气充脉复。

393 韩贵清先生诊治传染性单核细胞增多症有哪些经验？

韩贵清先生认为IM属中医温病中的“瘟毒”范畴。根据临床特点，韩氏将其归纳为“一稚、二实、三期”。“稚”指本病多见于儿童，小儿脏气娇弱，属稚阴稚阳之体，用药不可过于寒凉，慎用攻伐之剂，以免伤阴劫液。“实”指本病亦好发于青壮年，临床表现以实证居多。“三期”指本病可分为早、中、晚三期论治：早期在卫在气，治以清气透卫、解毒泄热，方用余氏清心凉膈散化裁；中期气营两燔，毒热炽盛，治以清热解毒、活血化瘀、软坚散结、化痰除癥，方用凉营清气汤加减；晚期为恢复期，治以滋阴扶正，恢复元气。此期常肺胃阴伤，余热不清，以沙参麦冬汤或益胃汤为基础方进行加减治疗。

韩氏认为本病由外感风热之邪或素体虚弱，蕴生热邪，同时感受时疫之邪所诱发。本病治疗的关键在早期，早期诊断，早期治疗，防其传变。本病初期，病在气分，病位在上焦，以清透郁热为法，方用余氏清心凉膈散，方中生石膏需重用。本病中期，病在营血，应加强活血化瘀、软坚散结之功。在使用凉营清气汤时应酌加紫草、丹参、红花、桃仁等。淋巴结及肝脾大者加用夏枯草、昆布、牡蛎、赤芍等。本病后期，以虚象为主，治以滋阴扶正、恢复元气，方用沙参麦冬汤或益胃汤加减，此期应加强护理，以防又感外邪，而使病情多变。韩氏认为无论病在哪期，只要辨证正确，治疗得当，疗效就能确切。

394 正常的止血功能与哪些因素有关？涉及几个步骤？

止血功能是机体阻止血液从血管流出的功能。在临床上，一旦血管受到损伤，止血功能便发挥作用阻止出血。止血过程涉及以下步骤：①血管壁及其支持组织的相互作用；②循环中血小板与血管受损伤处相互作用；③凝血过程启动并形成纤维蛋白；④抗凝系统和纤维蛋白溶解系统对凝血的调节；⑤出血停止后受损处的修复。

血管损伤后，其内皮细胞被破坏暴露出组织因子和胶原，通过血管性血友病因子（vWF）和纤维蛋白原的介导，血小板发生黏附和聚集形成止血栓子，止血栓子为凝血反应提供了物质基础。此外，组织因子与凝血因子Ⅶ结合而启动凝血过程，通过一系列的酶反应生成凝血酶。

凝血酶和其他刺激物激活血小板，导致血小板在其表面上暴露出负电荷的磷脂（磷脂酰丝氨酸等），这有利于凝血因子在这一表面上反应，因而进一步加速凝血酶的形成。凝血酶使纤维蛋白原变为纤维蛋白并由因子ⅩⅢ使其交联。

凝血过程受抗凝系统调节，抗凝系统包括抗凝血酶、凝血酶调节蛋白、组织因子途径抑制物和蛋白 C-蛋白 S 系统，随后，凝血块通过纤溶系统形成的纤溶酶而使之溶解，而伤口修复过程继续进行。

395 血小板在止血过程中有什么作用？

在正常条件下，小血管破损后引起的出血几分钟内就会自行停止，这种现象称为“生理性止血”。生理性止血机制主要包括血管收缩、血小板止血栓形成和纤维蛋白凝块的形成与维持三个时相。

这三重反应在时间上是相继发生而相互重叠的。血管受损后，具有平滑肌的血管特别是小动脉和前毛细血管括约肌，首先发生自主神经反射性收缩，明显减慢或阻断血流，可使血小板易于在受损血管的局部黏附、聚集，血小板黏附、聚集于血管破损处，形成聚集团块，此为初期止血。同时凝血系统激活，血浆凝固形成纤维蛋白网，加固血小板止血栓到达二期止血。在正常情况下，纤维蛋白完成加固止血使命后逐渐被溶解。

生理性止血机制涉及血小板、血管内皮细胞、凝血-抗凝、纤溶-抗纤溶等多个环节。在众多环节中，血小板处于中心地位。初期止血主要依赖血小板黏附、分泌和聚集。血管损伤后，内皮下组织暴露，循环中的血小板通过其膜上的功能性黏附受体 GPIb-Ⅸ复合物，与吸附在内皮下微纤维表面的 von Willebrand 因子（vWF）结合，使血小板黏附于损伤血管内皮下。支持血小板黏附的蛋白质还包括胶原、纤维连接蛋白（fibrinectin，FN）、层粘连蛋白（laminin，LN）、微纤维、凝血酶敏感蛋白（throm-bospodin，TSP）等。胶原不仅引起血小板接触和伸展，而且诱导释放反应。这些蛋白质协同发挥作用，对于有效黏附的形成十分重要，然后血小板在一些刺激剂作用下完成聚集过程以加固止血。血管受损后，凝血过程被激活，血小板参与凝血酶的生成，血小板被活化后，很快分泌 vWF 与因子Ⅴ至膜表面，有利于因子Ⅸ的浓集在血小板表面，同时血小板膜脂质双层发生翻转利于凝血因子的装配，促进凝血酶的形成。血小板活化后分泌的 PAI-1 可抑制形成的血凝块溶解，稳定血栓。

396 参与凝血过程的因子有哪些？

参与凝血过程的因子主要包括：

（1）促凝酶原

1）凝血因子Ⅺ：因子Ⅺ是机体正常止血功能所需的一种凝

血因子。

2）凝血因子Ⅻ：该因子主要由肝合成，在凝血中的作用是参与内源性凝血途径的接触相激活。鉴于先天性因子Ⅻ缺乏的患者临床上并无出血征象，目前，人们普遍认为，因子Ⅻ并不是机体生理性凝血过程所必需的凝血因子。

3）激肽释放酶原（PK） PK在凝血过程中的作用是与因子Ⅻ，HK等一起参与内源性凝血途径的接触相激活。与因子Ⅻ一样，PK并不是机体生理性凝血过程所必需的凝血因子，它的缺乏并不导致临床出血现象。

（2）依赖维生素K的酶原 依赖维生素K的酶原包括凝血酶原、凝血因子Ⅶ，凝血因子Ⅸ和凝血因子Ⅹ。此外，抗凝因子蛋白C及其辅因子蛋白S，以及蛋白Z也属此类。

（3）促凝辅因子 不同酶复合物的辅因子蛋白可分为两类，即可溶性辅因子（凝血因子Ⅴ和凝血因子Ⅷ）和整合细胞膜蛋白（组织因子）。

（4）纤维蛋白原 即凝血因子Ⅰ，存在于血浆和血小板a颗粒中的一种糖蛋白。

（5）凝血因子ⅩⅢ 存在于血浆、血小板和单核细胞中的一种糖蛋白。因子ⅩⅢ的激活过程可受到b亚单位（减缓）和Ca^{2+}浓度（加速）的影响，而最近的研究又证明纤维蛋白原和早期纤维蛋白降解产物能加速因子ⅩⅢ激活的速度。

397. 临床对出血性疾病应做哪些实验室诊断？

正常的止血功能涉及血小板、血管壁、内皮细胞、凝血、抗凝、纤维蛋白溶解系统和血液流变学的功能正常发挥。上述成分功能低下或亢进，可引起出血或血栓形成。在出血和血栓性疾病的诊断中，实验诊断占有不可替代的地位。

（1）血管壁的检测　主要包括束臂试验、出血时间测定、阿司匹林耐量试验、内皮细胞鉴定试验。

（2）血管内皮细胞的检测内容　血管性血友病因子（vWF）抗原检测；血管性血友病因子结构检测：其中包括交叉免疫电泳检测和 vWF 多聚体分析。vWF 瑞斯托霉素（ristocetin）辅因子测定；6-酮-前列腺素 F1α 抗原测定；去甲基-6-酮-前列腺素 F1α 抗原测定；凝血酶调节蛋白检测；血管内皮细胞膜表面凝血酶调节蛋白分子数测定；血浆内皮素-1 检测。

（3）血小板的检测指标　包括血小板计数、平均血小板体积测定、血小板生存时间检测、血小板相关抗体和补体检测、抗心磷脂抗体测定、血小板膜精蛋白Ⅱb-Ⅲa（GPⅡb-Ⅲa）自身抗体测定、血小板黏附试验、血小板聚集试验、血浆 β-血小板球蛋白（β-TG）和血小板因子 4（PF4）测定。

（4）凝血系统的检测　包括全血凝固时间（CT）测定、激活凝血时间（ACT）测定、复钙时间（RT）测定、活化部分凝血激酶时间（APTT）测定、血浆凝血酶原时间（PT）测定、因子ⅩⅢ定性试验、因子ⅩⅢ抗体的纠正试验、凝血因子Ⅷ、Ⅸ、Ⅺ和Ⅻ的凝血活性测定、凝血因子Ⅱ、因子Ⅴ、因子Ⅻ和因子Ⅹ的凝血活性测定、纤维蛋白原检测、凝血因子Ⅷ抗原测定、Ⅸ抗原测定、Ⅺ抗原测定、Ⅻ抗原测定、Ⅱ抗原测定、Ⅴ抗原测定、Ⅶ抗原测定、Ⅹ抗原测定、组织因子（TF）抗原测定、纤维蛋白原检测。

（5）抗凝系统的检测　抗凝血酶（AT）抗原检测、抗凝血酶（AT）活性检测、凝血酶-抗凝血酶复合物（TAT）检测、肝素辅因子Ⅱ（HC-Ⅱ）活性检测、蛋白 C（PC）抗原检测、蛋白 C（PC）活性检测、蛋白 S（PS）抗原检测；抗活化蛋白 C（APCR）试验、复钙交叉试验、因子Ⅷ抑制物检测、狼疮抗凝物质检测、游离肝素时间检测、肝素浓度检测。

（6）纤溶系统的检测　组织型纤溶酶原激活剂（t-PA）抗原检测、组织型纤溶酶原激活剂（t-PA）活性检测、尿激酶型纤溶酶原激活剂（u-PA）抗原检测、尿激酶型纤溶酶原激活剂受体（u-PAR）抗原总 t 检测、尿激酶型纤溶酶原激活剂活性检测、纤溶酶原抗原检测；纤溶酶原活性检测、纤溶酶-抗纤溶酶复合物（PAP）检测、凝血酶时间检测、纤维蛋白（原）降解产物（FDP）检测、尿纤维蛋白（原）降解产物（FDP）检测、凝血酶可激活纤溶酶抑制物（TAFI）测定。

（7）血液流变学的检测　血液流动性的检测、血浆黏度检测、血液黏弹性检测、血细胞比容（HCT）检测、红细胞聚集性检测、红细胞变形性检测、白细胞流变性检测、细胞膜流动性检测。

398. 正常人体血小板的来源、寿命以及正常值是多少？

循环血小板来源于巨核细胞，其主要功能是参与止血过程。骨髓中有巨核细胞 $(6.1\pm0.7)\times10^{8}$/kg 体重，每个巨核细胞每天产生血小板 2000～7700 个，用 ^{51}Cr 标记法测定血小板寿命为 8～11 天，正常人血液中血小板数 $(100\sim300)\times10^{9}$/L，血小板的破坏场所主要在脾、肝等单核-巨噬细胞系统。

399. 出血性疾病的一般治疗主要包括哪些方面？

（1）祛除病因　过敏性紫癜常由细菌感染所致，上消化道出血常为溃疡、肝硬化、胃癌等所致，急性特发性血小板减少性紫癜与疱疹病毒感染有关，高血压、糖尿病可引起血管性紫癜等，均应针对不同的病因采取相应的治疗措施。

遗传性出血病引起的出血，如遗传性出血性毛细血管扩张症、血友病、血管性血友病、血小板无力症等，是基因缺陷所致，目前，尚无有效方法去除病因。

(2) 对症处理

1）休息：活动性出血时，应注意卧床休息，以免加重出血。出血恢复期应避免剧烈活动，预防外伤。

2）肌肉血肿、皮下血肿不宜盲目切开引流，否则易造成伤口感染，出血加重。

3）消化道大出血时，应禁食，静脉输液，补充热量，输血纠正贫血。

4）注意保暖，预防感冒，饮食应清洁卫生，防止消化道感染。

5）避免使用抗血小板功能的药物，如有感染存在适当使用抗生素治疗。

6）预防出血加重：应避免一切可以促使出血加重的因素。不使用血管扩张剂、羟乙基淀粉、右旋糖酐、山梨醇、甘露醇、罂粟碱；亦不使用影响血小板功能的药物，如阿司匹林、双嘧达莫（潘生丁）、α肾上腺素能抑制物、非甾体类抗炎药，禁用抗凝剂和溶栓药物。

(3) 局部止血

1）鼻腔止血：对于鼻腔、口腔可触及部位的出血，首先采用最简便而迅速的局部压迫和堵塞的方法止血。特别适用于有血管壁异常或血小板数量和质量异常所引起的出血，压迫止血有效。

2）皮下血肿或皮肤切口止血：可采用加压包扎止血，对血管异常性出血有效。若是凝血功能障碍所致皮下血肿，单纯加压包扎是不够的，必须配合凝血因子的补充，否则可造成加压后血液沿着肌肉间隙或筋膜下浸润，扩大出血的范围，使血肿逐渐增大，而达不到止血目的。

3）肌肉血肿治疗：急性肌肉出血形成局部大血肿时，首先应卧床休息减少活动，局部冷敷减少出血。若是凝血因子缺乏所致，应尽早补充所缺乏的凝血因子，这是最有效的止血和镇痛的方法。由于血肿压迫肌肉和神经造成局部抵抗力下降，容易继发感染，可使用抗生素预防感染。当肌肉血肿包块出现软化和明显缩小，且疼痛消失，肌肉收缩亦不引起疼痛，表明出血停止，血肿开始吸收。此时可解除肢体制动状态，开始物理治疗，可加速血肿吸收和松解纤维粘连，并开始逐渐进行患肢功能锻炼，预防肌肉萎缩的发生。

（4）止血药物　可根据导致出血的不同病因采用具有相应功能的止血药物。

（5）血浆置换　利用血浆去除术（plasmapheresis）除去患者体内血浆，同时以等量的置换液回输给患者，称为“血浆置换”（plasma exchange，PE），目的是除去含有异常物质的血浆。

（6）免疫抑制物的应用　出血病中，有众多的病种其病因发病机制与自身免疫紊乱有关。这类疾病经过合理的免疫抑制物治疗后，临床出血症状好转，直至完全控制出血。

400. 常用的全身性止血药物有哪些？其作用机制如何？

（1）维生素 K　维生素 K 是临床上常用的止血药。主要用于梗阻性黄疸、胆瘘、新生儿出血性体质；双香豆素、水杨酸钠等药或其他原因所致的凝血因子Ⅱ、因子Ⅶ、因子Ⅸ、因子Ⅹ减少引起的出血。而对血小板数量减低、血小板功能障碍和血管异常所致出血无效。维生素 K_1 注射后可在数小时发挥作用，而维生素 K_3、维生素 K_4 则需数天后才发挥作用，肝脏疾病应用维生素 K 亦可防治出血。

（2）增强毛细血管抵抗力的药物　此类药物可以作为辅助治疗、减轻和预防出血。可供选用的药物，如维生素 C、芦丁、酚磺乙胺（止血敏）等。对血小板减少性紫癜、过敏性紫癜、坏血病、感染性紫癜、药物性血管性紫癜等有一定疗效。但是对遗传性出血性毛细血管扩张症疗效不佳。肾上腺皮质激素具有抗过敏，改善毛细血管通透性作用，对控制过敏性紫癜、胃肠道出血、关节痛、腹痛和消退皮肤紫癜等疗效显著，但是对紫癜性肾炎疗效不佳。对特发性血小板减少性紫癜的治疗，肾上腺皮质激素已成为首选药物而广泛应用，一般使用2~3天后即可起到明显的止血作用。对凝血因子缺乏所致出血无效，但是对循环中存在抗某个凝血因子的抗体所致出血有效，这是通过肾上腺皮质激素的免疫抑制作用实现的。

（3）雌激素　雌激素治疗遗传性出血性毛细血管扩张症患者出血有一定效果。目前，尚有争议，属经验性治疗措施。

（4）垂体后叶素　适用于严重鼻出血、消化道出血（食管和胃底静脉曲张破裂出血）、咯血、月经量过多、产后出血。垂体后叶素中含有加压素能使血管收缩，尤其收缩肺内毛细血管和小动脉，减少肺内血流量，降低肺静脉压力，也可减少门静脉血流量从而降低门脉压，因此，对肺部和消化道出血有较强的止血作用。

（5）立止血（巴曲酶）　适用于临床各种类型的出血，预防手术中、术后出血。立止血是从巴西矛头蛇的毒液中分离精制而得到的一种制剂，具有类凝血酶样作用和类凝血激酶样作用，从而促进出血部位的血栓形成和止血。它促进生成的纤维蛋白I单体所形成的复合物，易在体内被降解而不致引起血管内弥散性凝血。

（6）氨基已酸（6-氨基已酸，EACA）　为广谱强效止血药，适用于纤溶亢进性出血，如肺、子宫、前列腺、肾上腺、甲状腺、大脑等外伤或手术出血。术中早期用药或术前用药，可减少手术中渗血，并减少输血量。临床上广泛应用于肺出血、肝硬化出血、上消化道出血以及出血病的辅助治疗，如过敏性紫癜、遗传性出血性毛细血管扩张症、坏血病、感染性血管性紫癜、药物性血管性紫癜、各种原因所致血小板减少性紫癜和凝血因子减少性出血等的辅助治疗止血措施。此外，还可用于链激酶或尿激酶过量引起的出血。

（7）氨甲苯酸（止血芳酸，PAMBA） 本品具有抗纤维蛋白溶解作用，作用机制与氨基己酸相同，但是作用较之强4~5倍。

（8）其他止血药物

1）雷尼替丁：为选择性的H_2受体阻滞剂，能有效地抑制组胺、五肽促胃液素和食物刺激后引起的胃酸分泌，降低胃酸和胃酶的活性，对胃和十二指肠溃疡的疗效高。用于溃疡病患者上消化道出血的预防和治疗。

2）达那唑：是一种人工合成的弱雄性激素，兼有蛋白同化作用和抗孕激素的作用，能抑制促性腺激素的分泌和释放，使体内雌激素水平下降，抑制子宫内膜和异位子宫内膜组织生长。临床主要用于治疗子宫内膜异位症、纤维性乳腺炎、男性乳房发育。血液科用于治疗特发性血小板减少性紫癜、血友病A、血友病B以及系统性红斑狼疮等，认为达那唑为具有免疫调节作用的雄性激素。

401 常用的治疗血管异常导致出血的药物有哪些？

血管性病证所致出血，大多数是由血管本身病变所致，而因血管周围组织的变性、萎缩或松弛所致出血者较少见。人体内最细的血管为毛细血管，其管壁主要是一层内皮细胞、内皮细胞间胶质和肌层组织，并有血小板的黏附和纤维蛋白填塞充实其间的缺陷部位。当血管病变发生通透性增高和血管收缩性减低时，则导致血管性紫癜出现。临床上作用于微血管并改善其功能和结构的止血药主要有：

（1）肾上腺色素缩氨脲水杨酸钠（adrenobazon salicylate）亦称卡巴克络、安特诺新、安络血、Adrenosem。本品为肾上腺色素缩氨脲与水杨酸钠的复合物，是肾上腺素的氧化衍生物，无拟肾上腺素作用，不影响血压和心率。临床用于毛细血管通透性增加而产生的出血，如紫癜、鼻出血、视网膜出血、慢性肺出血、咯血、血尿、胃肠出血、痔出血、齿龈出血、脑出血、手术出血等的治疗和预防。

（2）肾上腺色素缩氨脲磺酸钠（adrenobazon natrilSulfonas） 亦称卡洛磺钠、阿度那（adona）。用途和不良反应与肾上腺色素缩氨脲水杨酸钠相同。

（3）芦丁（rutinum） 本品从芸香中提取，能保持毛细血管正常的抵抗力、减低毛细血管通透性，使毛细血管恢复正常的弹性。此外，还有抗炎和抗休克作用。临床主要用于毛细血管脆性增加而致的出血，如皮下青紫、单纯性紫癜、老年性紫癜、口腔出血、鼻出血、血尿等。

（4）酚磺乙胺（etamsylate） 亦称止血敏、止血定。它能增加血液中血小板的数量，并增强其聚集性和黏附性，促使血小板释放凝血活性物质，缩短凝血时间，加速血凝块收缩，还可增强毛细血管抵抗力，降低毛细血管通透性，减少血液渗出，止血作用迅速。静脉注射后1小时作用达高峰，作用维持4～6小时。临床用于手术前后预防出血、止血以及血管脆性增加所致的出血，如血小板减少性紫癜、过敏性紫癜、胃肠道出血、泌尿道出血、脑出血、眼底出血、鼻出血、齿龈出血等。

（5）脑垂体后叶素（posterior pituitary） 本制剂系从动物的脑垂体后叶中提取的水溶性成分，主要含有缩宫素（催产素）和血管升压素。可用于产后子宫出血患者。增压素有抗利尿和升压作用，直接作用于血管平滑肌，使小动脉和毛细血管收缩，从而减少肺静脉、门静脉的血流量，有利于这些血管破裂部位血栓形成，达到堵塞伤口的止血作用。临床主要用于产后出血、产后子宫复旧不全、促进宫缩、肺出血、食管和胃底静脉曲张破裂出血、尿崩症等。

（6）雌激素 主要由卵巢和胎盘产生。在止血方面的功能有：①雌激素能减低毛细血管的通透性、增强毛细血管壁的完整性；②能使纤维蛋白原、因子Ⅴ、凝血酶原浓度增高，抑制纤溶酶活性，促进血液凝固；③可增强 ADP 诱导血小板聚集；④促进子宫内膜增生，增强子宫平滑肌的收缩，有助于功能性子宫出血的治疗。此外，对月经过多，扁桃体或子宫切除术后出血均有快速止血作用。

（7）维生素 C　新鲜蔬菜、水果中都含有维生素 C，而临床上使用的是合成品。维生素 C 有许多作用：在生物氧化还原作用和细胞呼吸中起重要作用。参与氨基酸代谢、神经递质的合成、原蛋白与组织细胞间质的合成。在止血方面它是细胞间质需要的物质。主要在细胞内质网合成前胶原 α-肽链时，需要维生素 C 参与并成为转化酶的重要辅因子。羟脯氨酸是胶原蛋白的重要成分。由胶原蛋白组成的胶原纤维韧性很强，保证了结缔组织的功能，使血管基底膜的细胞间隙和毛细血管通透性保持正常状态。因而可降低毛细血管的通透性、加速血液凝固。可促进铁的吸收，促使血脂下降，增加对感染的抵抗力，参与解毒功能等。临床用于过敏性紫癜、坏血病、单纯性紫癜特发性血小板减少性紫癜、感染性紫癜。急性肝、肝硬化出血。其他包括急性传染病、创伤愈合、金属中毒等。

（8）其他药物

1）合成的纤溶抑制物：人工合成的氨基酸类纤溶抑制物，能抑制纤维蛋白溶解酶原的激活因子，使纤维蛋白溶解酶原不能被激活为纤维蛋白溶解酶，从而抑制纤维蛋白的溶解，产生止血作用。此类药物主要有：①氨基己酸（EACH）：是最先研制的抗纤溶氨基酸；②氨甲苯酸（PAMBA）：又称止血芳酸、对羧基苄胺、抗血纤溶芳酸，作用较氨基己酸强 3 倍；③止血环酸（AMCHA）：又称氨甲环酸，作用较氨基己酸强 7～10 倍，较氨甲苯酸强 2 倍。

2）抑肽酶（aprotinin）：属天然多肽类纤溶抑制物。通过形成可逆性酶抑制物复合物而抑制多种丝氨酸蛋白酶，如胰酶、纤溶酶、激肽释放酶等蛋白溶解酶，并可直接抑制 FⅫ、Ⅺ的活化。其抗纤溶作用是基于直接抑制纤溶酶，故能保护 FV、Ⅷ，并能阻断参与纤维蛋白溶解过程中的激肽生成，保护血小板的功能。

402 常用的治疗血小板异常的药物有哪些？

血小板生成素；重组活化凝血因子Ⅶ；肾上腺糖皮质激素；静脉注射丙种球蛋白；其他药物：达那唑（danazol）、免疫抑制物、立止血（hemocoagulase）及酚磺乙胺（etamsylate）。

403 常用的外用止血药物有哪些？其作用特点如何？

（1）凝血酶制剂　本品能有效地用于局部小血管或毛细血管渗血和静脉出血，或作为皮肤、组织移植物的黏合、固定剂。例如，肝素化患者穿刺部位渗血，用本品即可奏效。外科止血常与明胶海绵同用。

（2）纤维蛋白（原）制剂　纤维蛋白原泡沫或海绵多用于创面止血，与凝血酶合用效果极佳。主要用于脑、肝、脾、肾等器官的损伤，不能用血管结扎止血的创面出血、渗血。亦可用于神经外科手术，肝、脾、肾、肺部手术。

（3）吸收性明胶海绵（absorbABLe geLatin sponge）　用于手术创面止血，特别是一般难以结扎止血或常规止血措施无效或因局部血管丰富难以缝合的出血部位更为适用。

（4）胶原可吸收止血剂（collagen absorbABLe hemostat）　本品系牛皮肤中的胶原制剂，制品如海绵垫样，已灭菌，无致热原。用法按病灶所需大小裁定，将其直接放在出血灶表面上，并应局部加压2～5min，胶原与血液接触才可发挥止血作用。

(5) 蛇毒止血剂微纤维胶原止血剂（microfillar collagen hemostat） 血凝酶（hemocoagulase）又称凝血酵素、巴曲酶等，商品名立止血。本品目前试用于月经过多、功能性子宫出血、外科手术出血者；对消化道出血、血友病血肿和血小板减少性疾病出血者，均可作为辅助治疗。

(6) 中药三七类外用止血剂　除外用散敷止血外，口服可治疗上消化道出血、咯血、脑出血等，用三七液直流电离子导入尚可治疗眼出血。

404 血小板数量异常导致的出血病有哪些？

(1) 特发性血小板减少性紫癜（idiopathic thrombocytopenic purpura，ITP） 临床上常见的一种出血病，是免疫机制导致血小板破坏增多的临床综合征。根据临床表现、发病年龄、治疗效果等，可将其分为急性 ITP 和慢性 ITP 两类。

慢性 ITP 最常见于成人，发病年龄以 20～40 岁为主，很少发生自行缓解，大多起病隐袭，40% 的成人患者无明显症状和体征，只是偶然发现血小板减少。因为老年患者的 ITP 诊断率增高，其发病率呈增多趋势。急性型 ITP 是儿童较为多见的出血病，多数在 2～8 岁发病，成人少见。起病前 1～2 周常有病毒感染史，如急性上呼吸道感染、水痘、风疹、麻疹病毒感染等。

(2) 药物性血小板减少性紫癜

1）肝素诱导性血小板减少性紫癜：1976 年，国外报道在 52 例接受肝素治疗的患者中，有 16 例患者发生了血小板减少，发生率高达 32%。随后有不少报道肝素可以诱发血小板减少症，其发生率 1%～24%。

2）药物抑制性血小板减少症：可抑制血小板生成的药物有很多：①细胞毒药物：如环磷酰胺、阿糖胞苷、甲氨蝶呤等；②

雌激素：引起血小板减少的机制不明，动物实验证明，雌激素对血小板生成有抑制作用；③引起骨髓再生低下的药物：如氯霉素、磺胺类药物、苯妥英钠、抗甲状腺药物、苯、放射性物质、青霉素、链霉素等。

（3）血栓性血小板减少性紫癜 1925 年，Moschcowrtz 首先报道本病，故血栓性血小板减少性紫癜（thrombatic thrombocytopenic purpura，TTP）又称 Moschcowrtz 综合征。是一种少见的疾病。

（4）感染性血小板减少性紫癜（infectious thrombocytopenic purpura，ITP）是细菌、病毒、真菌等感染引起，其中病毒感染是引起血小板减少的常见原因。

（5）输血后血小板减少性紫癜（post-transfusion thrombocytopenic purpura，PTTP）又称输血后紫癜。1961 年，Shulman 报道本病，是较少见的综合征。在输血后 7～10 天发生的急性、免疫性、暂时性的血小板减少和出血症状。大多数患者在发病前有输血史和妊娠史，患者血清中发现有针对输入血小板抗原的抗体。

（6）遗传性血小板减少性紫癜和先天性血小板减少性紫癜 其特点是起病较早，可有家族史。

（7）其他血小板减少症 如电离辐射引起的血小板减少，骨髓浸润导致的血小板减少，周期性血小板减少症。

405. 血小板功能异常导致的出血性疾病有哪些？

（1）血小板无力症 1918 年，Glanzmann 首先报道本病，故又称 Glanzmann 病（Glanzmann thrombasthenia，GT），是一种遗传性出血病。特点为血细胞对多种生理诱聚剂反应低下或缺如，由血小板膜糖蛋白Ⅱb（GPⅡb）或（和）Ⅲa（GPⅢa）质或量的异常引起。1990 年，国际血栓与止血学会标准化委员会将 GT 定义为由于 GPⅡb 或 GPⅡa 基因缺陷引起的血小板功能异常的出血性疾病。

（2）巨血小板综合征　巨血小板综合征是一种遗传性疾病。特征为血小板减少、巨型血小板、出血时间延长和凝血酶原消耗不良。其发病机制是血小板膜糖蛋白 GPⅠb/Ⅸ/Ⅴ复合物缺乏，多自幼年发病，以皮肤黏膜出血点起病，血小板计数减少或正常，体积增大。

（3）血小板凝血活性异常症　单纯的血小板第 3 因子（PF3）缺乏极为罕见，至今只有数例报道，部分病例可能继发于其他疾病，如 Ehlers-Danlos 综合征或慢性粒细胞白血病。

（4）花生四烯酸代谢障碍症　血小板内颗粒正常，而 ADP、5-HT 释放障碍的最常见的病因是服用阿司匹林，但是也有少数没有服用阿司匹林类药物的先天性释放障碍的患者，Weiss 等将此称为“阿司匹林样缺陷”。患者血小板对花生四烯酸缺乏聚集反应，存在花生四烯酸代谢相关的异常。

（5）获得性血小板功能障碍　许多临床疾病（包括血液系统和非血液系统疾病）和药物等均可影响血小板功能。由于影响血小板功能药物，如阿司匹林和其他非类固醇消炎药等的广泛使用，获得性血小板功能异常较遗传性功能异常多见。在不少疾病中，不仅有血小板功能障碍，常伴随有其他的凝血机制异常。常用的血小板功能实验，如出血时间和血小板聚集实验通常不能用来预测患者的出血危险性。

406 中医血证的概念是什么？

凡是由于人体脏腑阴阳失调，而致血液不循经脉运行，上溢于口鼻诸窍，或下泄于前后二阴或渗出于肌肤，所形成的一类出血性疾病，统称血证。在古代医籍中称其为血病或失血。其主要包括鼻衄、齿衄、咯血、吐血、尿血、便血、紫癜等几个方面。

虽然古代医家对各种血证的论述较多，但一般都是分开讨论。直到明代虞天民在其所著的《医学正传·血证》中才把多种出血病证归纳在一起，统称为“血证”。

407 中医学血证主要包括哪些疾病？

凡血液不能循经脉运行而溢于口、鼻、眼、耳诸窍的称衄血，其中从鼻腔渗出者称为鼻衄。从齿龈渗出者称齿衄；因损伤肺及气道络脉而引起的痰血相兼、唾液与血液同出的病证称咳血；血从胃或食管而来，从口中吐出的病证称吐血或呕血，吐血常伴有血色紫红、紫暗及血中夹有食物残渣的证候；血从肛门而下，在大便前或大便后下血的病证，称为便血或圊血、清血；从尿道尿出血液或尿中夹有血丝、血块而无疼痛者称为尿血或溲血、溺血；如血溢于肌肤之间，皮肤出现青紫瘀斑、瘀点的病证，称为紫斑或肌衄、葡萄疫。如口、鼻、眼、耳、皮肤出血和咳、呕、便、尿血一并出现的病证，称之为大衄。

408 中医学认为血证的病机有哪些？

（1）外感六淫　外感风热燥邪，热伤肺络，迫血上溢而致咳血、鼻衄；湿热之邪，侵及肠道，络伤血溢，从下而泻可致便血；热邪留滞，侵及下焦，损伤尿道，络脉受损，导致尿血。正如《临证指南医案·吐血》中指出：“若夫外因起见，阳邪为多，盖犯是证者，阴分先虚，易受天之风热燥火也。”

（2）酒食不节　饮酒过多或过食辛辣，一则湿热蕴积，损伤胃肠，熏灼血络，化火动血，而致衄血、吐血、便血。所以

《临证指南医案·吐血》曰：“酒热戕胃之类，皆能助火动血”。二则酒食不节，损伤脾胃，脾虚失摄，统血无权，血溢脉外也可导致出血。

（3）情志过极　七情所伤，五志化火，火热内燔，气逆于上，血随气逆，溢于脉外而致出血。如肝气郁滞，日久化火，木火刑金，损伤肺窍及肺之络脉可致鼻衄和咳血。郁怒伤肝，肝火偏亢，横逆犯胃，胃络受伤，以致吐血。

（4）劳倦过度　心主神明，神劳伤心；脾主肌肉，身劳伤脾；肾主藏精，房劳伤肾。劳倦过度，可致心、脾、肾之气阴损伤。气虚失摄，阴虚火旺均可致血溢脉外而致衄血、尿血、紫斑。

（5）久病或他病所传　他病传变也是血证一个重要病因。《诸病源候论·虚劳吐下血候》曰：“劳伤于脏腑，内崩之病也……脏腑伤损，血则妄行。”清·沈金鳌《杂病源流犀烛》中也有虚劳而致呕血的论述。《血证论》更是系统地论述了尿血与他病传变的关系。曰：“尿血……外因乃太阳阳明传经之热，结于下焦……内因乃心经移热于小肠，肝经移热于血室”。

409 中医学对皮肤出血点是如何认识的？

中医称皮肤出血点为紫癜。为血液溢出于肌肤之间，表现为皮肤出现青紫斑点或斑块，所以历代医家将其归属于“血证”、“斑疹”范畴，称之为“葡萄疫”、“发斑”或“肌衄”。

在《黄帝内经》中，尚未发现有关本病的确切记载，但有关于发斑、血证的论述散在各篇，如《素问·至真要大论》云：“少阳司天，客胜则丹疹外发”，“丹疹”即是斑疹。

东汉张仲景的《金匮要略·百合狐惑阴阳毒病证治第三》云：“阳毒之为病，面赤斑斑如锦纹，咽喉痛，唾脓血”，“阴毒之为病，面目青，身痛如被杖，咽喉痛”，关于阴阳毒的描述可视为有关紫癜的最早记载。

明·陈实功《外科正宗·葡萄疫》首先提出葡萄疫的名称，云：“葡萄疫，其患多生小儿，感受四时不正之气，郁于皮肤，结成大小青紫斑点，色若葡萄，发在遍体头面。乃为腑证，自无表里。邪毒传胃，牙根出血。久则虚人，斑渐消退”。

明·王肯堂《证治准绳·疡医》云：“夫紫癜风者，由皮肤生紫点，搔之皮起而不痒痛者是也。此皆风湿邪气客于腠理，与气血相搏，致荣卫否涩，风冷在肌肉之间，故令色紫也。”首次提出了“紫癜风”的病名。

清·吴谦《医宗金鉴·失血总括》云：“皮肤出血曰肌衄。”

410· 中医学认为出血性疾病患者饮食应如何选择？有何禁忌？

血热出血食疗也选择清热凉血止血。选用性偏寒凉之食物，如藕节、荷叶、茅根、苦瓜、茶叶、菠菜、银耳、番茄、芹菜、黄花菜、鸡冠花、荠菜、鲫鱼、兔肉、猫肉、鸭肉、红高粱等。从功效而言，这些食物一方面能清热，一方面能止血。

阴虚火旺的出血则应选择以甘寒、甘凉为多的食物，如百合、阿胶、龟肉、龟板胶、鱼鳔胶、乌贼鱼、甘蔗汁、芦根、猪肤、动物肝等。气虚不能摄血，常用的食物以甘温益气为主，如山药、白扁豆、大枣、紫河车、核桃、花生（连衣）、桂圆肉、牛肉、鸡肉、猪瘦肉等。

血证食疗主要有三点禁忌，一忌粗硬，二忌发物，三忌温热。忌粗硬：以吐血为例，若进粗食，则容易损伤脉络，而加重出血。往往初期禁食，中期流汁（如汤、汁、饮、粥），后期亦需软烂；忌发物：对过敏性因素引起的出血尤为重要。中医辨证多属血热风盛，发物常有动血旺气之弊。而乌梅、杏仁、生草、凤凰衣、花生衣、红枣等皆有良好的脱敏作用。热性出血症（无论虚火、实热），都有一定的迫血妄行之弊，如猪头肉、老公鸡、韭菜苗以及海腥之品应属禁忌之列。

411· 中医学认为治疗出血病时有何禁忌？

因为血证病情急迫且危重，所以在治疗上需十分谨慎，稍有偏差则贻害无穷。归纳起来主要有不可妄用止血药，禁汗、禁吐、禁下等原则。

（1）禁汗　失血之人，因肺之气阴两伤，导致卫气虚弱，卫外不固，易感外邪，不可以常规汗法解表。一则失血既伤阴血又伤水津，发汗必更伤肺津；二则失血之人，气最难敛，发汗解表药乃辛散疏泄之品，用后气更难敛，往往血随气溢而吐血不止；三则血汗同源，血证阴血已伤，再复发汗则更竭阴血。《血证论》中还提出了“忌汗”、“忌吐”、“宜下”、“宜和”的治疗宜忌。

（2）禁吐　元·张子和《儒门事亲·治法杂论》曰：“亡血者，不可宣吐，勿服酸辛热物、姜附之类药，不可不戒慎也。若犯诸亡血之证者，不可发汗，不可温补脾胃之药。若服之，虽进饮食，不生肌肉，此病转加危笃，乃成虚劳之病也”。进一步明确禁吐、禁汗、禁妄补的治疗禁忌。

（3）禁下　《血证论》中强调分清虚实，然后或下，或补。对于出血之证，强调急下存阴，提出“至于下法，乃所以折其气者，血证气盛火旺者，十居八九，当其腾溢而不可遏，正宜下之以折其势。……血证火气太盛者，最恐亡阴，下之正是救阴，攻之不啻补之矣。”

（4）慎用温补药物　秦景明《症因脉治·内伤牙衄》中云：“凡治血症，要明血去火亦去，可用补血益气。若血去火存，但可补血凉血，切不可用温燥。”指出血证治疗应慎用温补药物。

（5）慎用收涩药物　清·尤在泾在血证治疗上详辨病因，强调辨证论治，尤氏明辨其非，决不滥用收涩止血之品。如郁热失血者，主张“勿用止血之药，但疏其表，郁热得疏，血亦自止”，强调切勿滥用止血药的基本原则。

412. 古代医家是如何论述血证禁汗原则的？

早在汉代张仲景的《金匮要略方论·惊悸吐衄下血胸满瘀血病脉证治》中就树立了“衄家不可汗，汗出必额上陷，脉紧急，直视不能眴，不得眠”的治疗禁忌。晋代王叔和的《脉经》就指出：“亡血家，不可攻其表，汗出则寒栗而振”、“咽中闭塞不可发汗，发汗则吐血”、“淋家不可发汗，必便血”直接阐述了血汗同源，发汗则动血，引起出血或易致出血的理论。血者与阴液密切相关，妄用汗法、吐法则耗伤阴液而更助火热。

413. 中医血证的治疗原则是什么？

血证的治疗，应先辨其病证，然后探寻发病原因及病位所在，辨明其虚实轻重而后治之。如《景岳全书·杂证谟·血证》云：“凡治血证，须知其要。而血动之由，惟火惟气耳。故察火者但察其有火无火，察气者但察其气虚气实，知此四者而得其所以，则治血之法无余义矣”。鉴于以上之论述，临证治疗血证多以治火、治气和治血为基本原则。

（1）治火　火热亢盛，迫血妄行，血不归经，溢于脉外是引起血证最常见的病因病机。由于火热之邪可分为实火与虚火的不同，故实火当清热泻火、虚火当滋阴降火。

（2）治气　一则气为血帅，气能统血，气行血行，气脱血脱；二则气有余便生火，火热偏亢则扰动血脉，血不归经。故对实证当清气降气，虚证当补气益气。

（3）治血　血证既为出血之证，因此一定要根据出血的病因病机和证候的差异而施以不同的止血方法。如实火亢盛，扰动血脉者当凉血止血；气虚失摄，出血不止者当收敛止血；瘀血阻络，血难归经者当活血止血。

除了上述治疗血证的三项原则以外，还应根据出血的不同阶段，使用不同的治疗方法及药物。血证初期，出血较多较急，应急塞其流，以治其标，即采取“止血”的治疗方法；血止之后，应祛除病因，以澄其源，即采用“宁血”的治疗方法；善后应补养气血，以扶其正，即采用“补虚”的治疗方法。因此，止血、宁血和补虚三个治疗方法，常应用在治疗血证的不同阶段中。

414. 常用的止血中草药主要分几类?

主要分为收敛止血药、凉血止血药、化瘀止血药三类。

收敛止血药：这类药物具有不同程度的收敛性，可用于多种出血证，而以虚损不足或外伤出血的失血较好，一般炒为炭剂应用。出血初期、实热方盛或有明显瘀血阻滞者，不宜使用此类药物。

凉血止血药：此类药物具有凉血止血的作用。适用于血热出血，血色鲜红，较浓稠，伴有发热或不发热，面红目赤，口渴欲饮，舌红苔黄等症。

化瘀止血药：此类药物为具有化瘀作用的止血药。适用于跌打损伤和瘀阻经脉而致血不循经的出血证。化瘀与止血相结合起到止血而不留瘀的效果。

415. 常用的收敛止血药有哪些，临床应如何选用？

此类药物包括仙鹤草、白及、血余炭、棕榈炭、藕节等。

（1）仙鹤草　本品味涩性平，功善收敛止血，还兼有杀虫治痢、截疟之功。广泛应用于咯血、呕血、尿血和血痢等多种出血证。常随证配伍相应的药物，如用治血热妄行之出血证，常配鲜生地、侧柏叶、地榆等凉血止血之品；治疗虚寒性出血证，常与炮姜、艾叶等温摄止血药同用。

（2）白及　白及味涩质黏，功专收涩，善于收敛止血，以善止肺胃出血见长。微寒清热，入血分又有消肿生肌敛疮之功。用于肺胃出血证。可单用本品研末，用糯米或凉开水调服。用于外伤出血。可单用或配煅石膏研末外敷。

（3）血余炭　本品苦平，入药用炭，长于散瘀止血，故无留瘀之弊，可用于多种出血。外用又有生肌敛疮之功。可用于呕血、咯血、鼻衄、尿血、便血、崩漏等多种出血证。

（4）棕榈炭　本品味涩收敛，为作用较强的收敛止血之品，常与血余炭同用治咯血、鼻衄、便血、崩漏、尿血、月经过多等多种出血证而无瘀滞者。

（5）藕节　本品为睡莲科植物莲的干燥根茎节部。具有止血、消瘀。用于呕血、咯血、尿血和崩漏的功效。

416. 常用的凉血止血药有哪些，临床应如何选用？

常用的凉血止血药主要有小蓟、大蓟、地榆、槐角、侧柏叶、白茅根、茜草等。

（1）大蓟、小蓟　本品甘寒，具凉血止血和清热解毒之功效，兼可利尿，故为治尿血、血淋要药。用于血热妄行所致的咯血、鼻衄、呕血、尿血、崩漏和外伤出血等证。因本品尚有利尿之功，故擅治尿血、血淋，常与蒲黄、木通、滑石、生地等合用。

（2）地榆　本品苦寒，清热凉血，味涩。具有收敛之性，长于凉血止血，作用重在下焦，主治下焦火盛，血热妄行之便血、痔血。外用兼能解毒敛疮。用于诸种出血证，尤适用于下焦血热所致的便血、痔血、血痢和崩漏等证。

（3）侧柏叶　本品味苦性凉，长于凉血止血，兼有收涩之功，主治血热出血。此外，入肺经，又能祛痰止咳。主要用于血热妄行之咯血、鼻衄、呕血、尿血、便血和崩漏等各部位出血证，可单用本品水煎服，也可配伍生地、生艾叶等同用。

（4）白茅根　本品甘寒清润，通利下行，善清心胃之热而凉血生津，又泄膀胱之热而通淋。为血热妄行、津伤口渴，热淋水肿所常用。用于血热妄行之鼻出血、呕血、咯血、尿血等，尤以尿血为佳。单用力弱，常配伍生地、侧柏叶、小蓟、蒲黄等同用。

（5）茜草　本品苦以开泄，性寒清热，专行血分，功能凉血止血；炒用又善化瘀止血。适用于多种出血，兼有瘀热者更良。用于血热妄行之呕血、鼻衄、咯血、便血、崩漏等多种出血证，尤以血热崩漏最为常用，常与大蓟、乌贼骨等药配伍同用。

（6）槐角　为豆科植物落叶乔木槐树的干燥成熟果实。本品性凉，善泄血分之热而止血，且作用部位偏下，尤以下部出血应用更多。用于肠热便血、血痢和痔疮出血等。

417. 常用的化瘀止血药有哪些，临床应如何选用?

这类药物包括三七、蒲黄、降香和花蕊石等。

（1）三七　生品具有化瘀止血、消肿定痛的功效。而熟品则具有补血、和血的功效。本品止血作用甚佳，具有止血不留瘀的特长。适用于人体内外各种出血证，如咯血、呕血、胸腹刺痛和崩漏等，对出血兼有瘀滞者尤为适宜。可单独应用，研末吞服；也可配伍蕊石、血余炭等同用；研末外敷，可治创伤出血。熟品用于失血和贫血。

（2）蒲黄　本品止血而不留瘀，生用或炒用止血作用均显著，炒后性涩收敛，能增强止血作用。广泛用于鼻衄、咯血、呕血、便血、尿血、崩漏、产后出血不止和创伤出血等证。

418 · 中医止血常用的炭类药有哪些？

炭类药物共有20余种。其中或为止血之品制炭，如侧柏炭、蒲黄炭、大小蓟炭、茅根炭、地榆炭等，其目的在于增强收敛止血之功；或为他药制炭，如大黄炭、丹皮炭、炮姜炭等，炒炭存性，又兼止血之效也。明清以前医案，对于治疗急性出血的患者，每每于方中佐炭类药一二味，多能在短时间内收到较为满意的效果。如此，更能证明古人“红见黑即止”的理论观点。古人认为，血色红，五行属火。炭色黑，五行属水。水能制火，故有“红见黑即止”之论。从病机方面而言，血得热则行，热伏血分，迫血妄行，不循清道，或上冲口鼻，或下泄二阴，或外溢肌肤，而致诸多血证。而炭类药色黑能直入血分，清解血分热邪较它药为速，且性涩善于收敛，故能有效的止血。

419 · 什么是过敏性紫癜？

过敏性紫癜（allergic purpura）是一种常见的血管炎之一，

属血管变态反应性出血性疾病，亦为免疫性血管性疾病。临床上又称为出血性毛细血管中毒症和许兰－亨诺（Henoch-Schonlein purpura，HSP）综合征。临床主要以非血小板减少性皮肤紫癜为主，伴或不伴腹痛、关节疼痛，部分患者也可出现血管神经性水肿。本病是常见儿童期的疾病，但成人也有患病，常发生于7～14岁儿童，男女比例为1.4∶1，发病有明显季节性，以冬春发病为多，夏季少见。

420 过敏性紫癜临床表现及分型如何？

起病方式多种多样，可急可缓。发病前数天至3周常有上呼吸道感染等前驱症状，然后出现皮肤紫癜、多发性关节炎、腹痛或便血、血尿等。部分病例在紫癜出现前先有关节、腹部、肾或神经症状，这些病例早期诊断有时甚为困难，容易漏诊和误诊。

本病症状多变，根据病变主要累及部位和程度的不同分为单纯型、腹型、关节型、肾型、混合型。

（1）单纯皮肤型　单纯型为最常见的类型。皮肤出现大小不等的出血性皮疹，分布对称，分批出现，主要分布在负重部位，反复发作于四肢、臀部，尤其以对称性下肢伸侧多见。面部、躯干及黏膜受累少见。除皮肤紫癜外，有的病例可伴发荨麻疹、神经血管性水肿（肿胀处可有压痛）、多形红斑，甚至发生溃疡和坏死。皮损特点为高出于皮肤、小型荨麻疹或粉红色斑丘疹、压之不褪色。紫癜可融合成片，最终变成棕色。一般1～2周内消褪，不留痕迹。半数以上患者常反复出现皮疹，每次发作时情况相同，但持续时间较前次发作短且症状较轻。

（2）关节型　主要以关节疼痛和肿胀为主。多发生在膝踝肘腕关节，关节损伤成一过性，不留有关节畸形。一般关节肿痛发生在皮肤紫癜之后。若发生在紫癜之前，常可误诊为风湿热和风湿关节炎。

（3）腹型　2/3 患者可出现消化道症状，主要为腹痛、呕吐、便血和腹泻。腹痛与紫癜不一致，多数病例先有紫癜后有腹痛，但也有相反者。此型多见于儿童。腹痛为阵发性脐周绞痛，也可以波及腹部任何部位，可有压痛但很少有反跳痛。

（4）肾型　多见于儿童。主要表现为尿液改变，表现为肉眼血尿或镜下血尿、蛋白尿、管型尿。可在紫癜和关节炎消失后才发生，多在紫癜发生后 8 周内出现，其中以 1 周内为最多，极少数在 3 ~5 个月后才出现。肾病表现轻重不等，重症可出现高血压、肾功能衰竭。

（5）混合型　皮肤紫癜合并其他临床表现。

（6）其他　①肾脏并发症：大部分病例表现为急性肾小球肾炎；②神经系统症状少见，可表现为脑血管痉挛、蛛网膜下腔出血、脑出血及多发性神经炎。临床上可有剧烈头痛、呕吐、烦躁不安、谵妄、抽搐、瘫痪、昏迷等症状，也可出现颈项强直、巴宾斯基征阳性、查多克征阳性。实验室检查脑脊液压力增高，呈血性，脑电图呈弥漫性活动波，脑血管造影无异常发现等；③少数患者可伴有心肌炎、胸膜炎、肺出血、哮喘、喉头水肿、虹膜炎及肠套叠等。

421 过敏性紫癜西医诊断标准是什么？

（1）临床表现　①发病前 1 ~3 周常有低热、咽痛、上呼吸道感染及全身不适等症状；②以下肢大关节附近及臀部分批出现对称分布、大小不等的斑丘疹样紫癜为主，可伴荨麻疹或水肿、多形性红斑；③病程中可有出血性肠炎或关节痛，少数患者腹痛或关节痛可在紫癜出现前 2 周发生，常有紫癜性肾炎。

（2）实验室检查　血小板计数、血小板功能及凝血时间正常，毛细血管脆性试验阳性、上皮细胞增生和红细胞渗出血管外，免疫荧光检查显示血管炎病灶有IgA和C3在真皮层血管壁沉着。

（3）能除外其他疾病引起的血管炎，如冷球蛋白综合征、良性高球蛋白性紫癜、环形毛细血管扩张性紫癜、色素沉着性紫癜性苔藓样皮炎等。

422 过敏性紫癜应与哪些疾病相鉴别诊断？有何区别？

（1）单纯皮肤型应与ITP相鉴别　ITP的皮肤紫斑块或斑点是隐于皮肤内，不高出皮肤，无瘙痒，分布不均匀，可有便血，但无腹痛及关节肿胀疼痛，无肾脏改变，血小板计数低于正常值，出凝血时间延长，24小时血块退缩不良，血小板抗体增高，骨髓中巨核细胞有质和量的改变。

（2）腹型应与急性阑尾炎、坏死性小肠炎、肠套叠相鉴别　本病患者的腹痛呈阵发性绞痛，多发生在脐周围、上下腹部或全腹，但无反跳痛及腹肌紧张，白细胞计数一般正常。而急性阑尾炎为麦氏点持续性疼痛，并有压痛及反跳痛，肌紧张明显，疼痛呈进行性加重；白细胞计数及粒细胞百分比增高。坏死性小肠炎开始时为脐周或左中上腹的阵发性疼痛，呈持续性疼痛阵发性加剧，并有压痛及反跳痛，全身中毒症状明显，严重者可出现休克。外周血中白细胞及中性粒细胞分叶增加，明显左移，部分呈现中毒颗粒，便中有脓细胞及红细胞。肠套叠可出现固定部位疼痛，有压痛，肌紧张，反跳痛，重者可触及肠型。

（3）肾型应与急性肾小球肾炎、狼疮性肾炎相鉴别　急性肾小球肾炎在发病前1～3周有链球菌感染的病史，临床主要表现为水肿、高血压，儿童常有发热，有时高达39℃，伴有畏寒。成人则有腰酸、腰痛，少数有尿频、尿急。可有蛋白尿、血尿、管型尿，且大多数病人有程度不等的肾功能不全，内生肌酐清除率及菊糖清除率均降低；狼疮性肾炎的主要表现有蛋白尿、血尿、高血压、水肿以及皮损、发热、关节炎。抗核抗体、抗dsDNA抗体或抗Sm抗体阳性；而肾型过敏性紫癜发病初期都有皮肤紫斑的表现。故三者通过询问病史及各种实验室检查可以加以区别。

（4）关节型应与风湿热相鉴别　风湿热有发热，关节红肿热痛，关节症状产生的前后有环形红斑及皮下结节，血沉增快，抗“O”呈阳性，水杨酸治疗有效。

423 过敏性紫癜的病因病机如何？

现代医学认为，过敏性紫癜是机体对某些物质过敏而发生变态反应导致毛细血管壁的通透性和脆性增高，并伴小血管炎。紫癜甚者可融合成片或呈大疱状隆起，也可出现局部溃疡或坏死。毛细血管的变态反应可以由多种因素导致，但很难确定具体的明确的致病原因，而且不同的患者对不同的变应原有明显的个体差异。目前认为最常见的因素为感染，包括各种细菌、病毒、寄生虫等致病微生物的感染；其次为食物，主要是动物中的异体蛋白；另外也有药物致敏，如磺胺类、解热镇痛剂、各种抗生素、镇静剂等；作为诱发因素花粉吸入、虫咬、疫苗注射也可引起过敏性紫癜。本病也有可能由内源性抗原引起。

这些因素作为变应原在敏感素质患者体内引发变态反应，主要是速发型变态反应与抗原抗体复合物反应，以及肥大细胞及嗜碱细胞释放的血管活性物质的作用。免疫复合物损害小血管，发生广泛的毛细血管炎，严重者发生坏死性小动脉炎。如此造成血管壁通透性增加，血液及淋巴液渗透至组织间，导致皮下组织、黏膜和内脏的出血、水肿。

424 过敏性紫癜如何治疗？

（1）消除致病因素　原则上应停止接触任何可能引起变态反应的物质，祛除病灶、控制感染、驱除寄生虫，是治愈本病的关键一环。发病前如有细菌感染，应用抗菌药治疗，有寄生虫感染者应服驱虫药，避免服用可能致敏的食物与药物等。

（2）一般治疗　抗组胺类药物：可选用赛庚啶（二苯环庚啶）、开瑞坦、异丙嗪、氯苯那敏、芦丁、维生素 C 及葡萄糖酸钙等作为辅助用药降低毛细血管脆性及通透性。止血药：卡巴克洛（安络血）静脉滴注；也可用山莨菪碱注射液，尤其是腹痛时应用；西咪替丁可联合 H_1 受体阻滞剂，效果尤佳，有调节免疫的作用。初起可静点，以后改成口服。

（3）肾上腺皮质激素　抑制抗原抗体反应，具有抗变态反应及改善血管通透性的作用，故对减少出血、减轻症状有效，对关节型、腹型和皮肤型疗效较好，但对肾损害的疗效未得到肯定，不能改变肾型患者预后。因此，一般仅用于急性期腹痛明显、便血、关节损伤、大量蛋白尿者，常用泼尼松每日 1～2mg/kg，服用 7 天后逐渐减量，总疗程为 2～3 周。甲基泼尼松龙（MP）冲击治疗，对于反复发作、消化道症状明显的顽固性病例效果更佳，每日 30mg/kg，持续 3 天。

（4）免疫抑制剂　如以上疗法效果不佳可试用免疫抑制剂，特别是合并肾损害时。环磷酰胺 2～3mg/(kg·d) 口服，或硫唑嘌呤 2～3mg/(kg·d) 口服。免疫抑制剂也可与肾上腺皮质激素合用，注意血象变化及其不良反应。因本病可能是免疫功能紊乱，故寻求调节免疫功能的药物是今后努力的方向。

（5）甘草酸制剂、薄芝糖肽、小牛脾等免疫调节剂静脉输注，临床体会大多数病例可不用或少用肾上腺皮质激素。

（6）其他疗法　①对症处理：腹痛严重者，可给予阿托品或山莨菪碱口服或肌内注射：关节痛者，可给予镇痛药：呕吐严重者，可用镇吐药；并发呕血、便血者，可用抑制胃酸分泌药；②抗凝治疗：主要用于肾型紫癜患者，尤其是急进型肾炎、肾病综合征患者。

（7）紫癜性肾炎　该病是过敏性紫癜最严重的并发症，目前多采用2000年11月珠海会议上的紫癜性肾炎治疗草案：①孤立性血尿或病理Ⅰ级：给予双嘧达莫和（或）清热活血的中药；②血尿和蛋白尿或病理Ⅱa级：雷公藤多苷片1mg/(kg·d)（每日最大量<45mg），疗程3个月，必要时可稍延长；③急性肾炎型或病理Ⅲb、Ⅲa级：雷公藤多苷片，疗程3~6个月；④肾病综合征型或病理Ⅲb、Ⅳ级：泼尼松+雷公藤多苷片，或泼尼松+环磷酰胺冲击治疗，泼尼松不宜大量、长期应用，一般于4周后改为隔日顿服；⑤急进性肾炎型或病理Ⅳ、Ⅴ级：甲基泼尼松龙冲击+环磷酰胺+肝素+双嘧达莫的四联疗法，必要时透析或血浆置换。

425 过敏性紫癜的预后如何？

过敏性紫癜通常呈自限性，大多于1~2个月内可自行缓解，但少数患者反复发作可转为慢性，约半数以上的患儿于2年内出现1次或多次复发，95%以上的患者预后良好，预后差及死亡的患者大多为慢性紫癜性肾炎患者。

426 中医学对过敏性紫癜是如何认识的？

根据四诊所见，祖国医学将过敏性紫癜归属于中医学“血证”,“紫斑”、“肌衄”、“葡萄疫” 等范畴进行辨证施治。《圣济总录·诸风门》论曰:“紫癜风之状,皮肤生紫点,搔之皮起而不痒疼是也”,首次提及紫癜风概念。《医学正传·血证》率先将各种出血病症归纳在一起,并以“血证”之名概之。自2008年根究国家中医药管理局重点专科协作组组织专家研讨规定,将过敏性紫癜中医病名定为紫癜风。并对其诊疗方案进行了梳理,目前已形成了确定的临床路径,并进行了验证。

427 中医学对过敏性紫癜的病因是如何认识的?

血由水谷之精气所化生。《灵枢·决气》说:“中焦受气取汁,变化为赤,是谓血”。血液生化于脾、受藏于肝,总统于心、输布于肺、化精于肾,脉为血之府。当各种原因导致脉络损伤或血液妄行时,就会引起血液溢出脉外而形成血证。其主要原因,可以归结为以下五类。

(1)感受外邪　由于外邪侵袭,损伤脉络而引起出血,尤其是感受风热毒邪为最常见的病因。巢元方《诸病源候论》云:“斑毒之病,乃热气入胃,而胃主肌肉,其热挟毒,蕴积于胃,毒气熏发肌肉,状如蚊虫所螫,面赤斑起,周匝遍体”。

(2)饮食不节　过食辛辣厚味,或饮食不节、或嗜食荤腥动血之品、或食入药毒导致,脾胃运化失司,导致湿热内蕴,熏灼血液迫血妄行,血随湿热外溢则发于肌肤,引起衄血、吐血、便血等症。如《丹溪心法·斑疹》云:“内伤发斑者,胃气极虚,一身火游行于外所致”。《诸病源候论》云:“斑毒之病,是热气入胃”。若过食生冷,损伤脾胃,脾胃阳气亏虚,气不摄血,溢于肌肤,亦可致发斑。某些人禀赋过敏体质,如误食某些食物易罹患此病。

(3)血热妄行　《景岳全书·血证论》中指出:“血本阴精,

不宜动也，而动则为病……盖动者多由于火，火盛则迫血妄行”。火热之邪分虚实两端，若外感热毒不解，内扰营血或湿热毒盛，郁久化火动血，灼伤脉络，迫血妄行，血液溢出常道，外渗肌肤则为紫斑。唐容川《血证论》云：“血证气盛火旺者十居八九。”《济生方·吐衄》亦称：“夫血之妄行也，未有不因热之所发，盖血得热则淖溢。血气俱热，血随气上，乃吐衄也”。《丹溪手镜·发斑》说：“发斑，热炽也”。

（4）气不摄血　久病不愈，劳倦过度，损伤脾肾之阳气，阳气亏虚，推动无力，统摄无权，血行异道，溢于脉外，留于肌肤腠理之间而出现紫点、紫斑。《证治准绳·幼科·证治通论》云：“或吐血便血，乃脾气虚弱，不能统血归源”。《医贯·血症论》亦有：“胃者，守营之血，守而不走，存于胃中，胃气虚不能摄血，故令人呕吐，从喉而出于口也”。

（5）瘀血内阻　如《金匮要略》云：“风伤皮毛，热伤血脉……热之所过，血为之凝滞”。血瘀为主要的病理环节及致病因素。唐容川在《血证论》中说：“经隧之中，既有瘀血踞结，则新血不能安行无恙，终必妄走而吐溢矣”。《内经》亦云：“血气相溢，络有留瘀”。离经之血未能消散，则形成瘀血。

428. 中医学对过敏性紫癜的病机有何认识？

现代中医学认为，紫癜风乃病邪侵袭机体，损伤脉络，离经之血外溢肌肤黏膜而成。其病因以感受外邪、饮食失节、七情内伤、瘀血阻滞、久病气虚血亏为主，临床以阳证、热证、实证为多，若迁延不移，反复发作则表现为虚证及虚实夹杂之证。

（1）风热毒邪是最多见的病因　多数学者认为，过敏性紫癜的发生与风热毒邪入侵，表现为该患初起往往出现在外感风热毒邪之后，而且又因感受外邪而使病情反复发作。热毒郁蒸于肌肤，致使邪热伤血，络脉受损，血液外溢的关系比较密切。风热之邪从口鼻而入，与气血相搏，灼伤脉络，血不循经，渗于脉外，溢于肌肤，积于皮下，则出现紫癜。过敏性紫癜起病迅速，病情变化多端，皮肤紫癜、皮疹多形易变，关节肿痛多无定处，并有皮肤瘙痒，符合“风者，善行而数变”及“无风不作痒”的风性特点。若风热挟湿，或与内蕴之湿热相搏，下注膀胱，灼伤下焦之络，则尿血；湿热蕴滞肠络，中焦气血阻遏则腹痛便血；湿滞于关节内，则关节肿痛；瘀热在里，可使病情反复发作，迁延日久。故在治疗时应注重在急性发作期清热解毒，缓解期应扶助正气，防止外邪侵袭，诱发疾病的复发。

（2）血热妄行是出血最常见的病机　《景岳全书·血证论》云：“动者多由于火，火盛则逼血妄行”。六淫之邪易从火化，若热毒内扰，或湿热素盛，日久瘀热化毒化火动血，灼伤络脉，迫血妄行，血液溢出常道，外渗肌肤则为紫癜；从清窍而出则为鼻衄；损伤胃络，热结阳明则吐血；热邪循胃之脉络上行至齿龈则为齿衄；下注大肠或膀胱则便血、尿血等。湿热下注，则下肢浮肿。若热毒炽盛，内迫营血，内扰心神，可烦躁不安，神昏。若饮食不节或食入不适之品，导致脾胃运化失司，内热骤生，外发肌肤，迫血外溢而成紫癜，湿阻气滞，郁于肠胃则腹痛明显。血热包括血分实热和阴虚发热。

（3）血瘀是主要的病理环节　《血证论》云：“血止之后，其离经而未吐出者，是为瘀血”，并提出“止血为第一要法，消瘀为第二法”。初期本病多因外感风热或饮食失节所致，风热或湿热之邪，易入血分，热凝血瘀，故血热瘀血为其主要病理，热瘀互结往往损及脏腑气血，同时也使本病容易反复。若疾病日久，气虚血滞或阴虚煎熬血液，亦可导致瘀血内停。瘀血阻滞为该病重要的病理机制，故治疗时活血化瘀之法应贯穿始终，而应慎用收涩止血之品。血瘀是过敏性紫癜肾炎的基本病理，急性期多为实证热证。

（4）气虚、阴虚乃久病之病机　正气不足也是导致本病的重要因素。若禀赋不足，或疾病反复发作，气血耗损，虚火内生，闭阻脉络，脏腑受累，使气不能摄血，脾不能统血，血失统摄，不循常道，溢于脉外，留于肌肤脏腑之间而出现紫癜、便血、尿血等症。病程日久，随着血液流失，气随血耗，或阴液受损，或因反复使用泼尼松等类药物致气阴两虚，阴血暗耗，故慢性期病机以气虚或阴虚为主，气虚行血无力，易致血瘀，阴虚易致火旺，气阴两虚，脏腑功能失调，易内生痰湿或感受外邪而使病情迁延难愈。

429 过敏性紫癜的辨证要点是什么？

紫癜风因其病因主要为外感风热、湿热之邪，内因气阴两虚、血热妄行及瘀血内停为主要病机，且病证以实证为主。故治疗应以祛邪为主，清热（风热、湿热）解毒祛风为针对病因的基本方法，可用于疾病的初期，以及患者再次复发而以实证为主时；而活血祛瘀法应贯穿于疾病的始终；而对于先天禀赋不足或疾病日久气阴两虚者应注意扶助正气、调理脏腑，意在治疗疾病及防治疾病复发。临证时，应详辨四诊而应用治疗。在疾病初期以祛邪为主，可采用清热解毒祛风除湿之法，伴瘀血内阻者，活血化瘀；反复发作或疾病后期，可加扶正补虚之法，气虚者，益气摄血；阴虚者，滋阴降火，同时佐以活血通络之法。

430 过敏性紫癜如何辨证论治？

（1）热毒炽盛型

证候：起病急，病程短，皮肤青紫斑点或斑块，色红或红紫，皮肤瘙痒或起风团，以下肢多见；发热面赤，五心烦热，咽喉肿痛，口干口渴，便秘，溲赤。有时伴有尿血、腹痛、便血、关节肿痛，舌质红，苔薄黄，脉弦数或滑数。

治法：清热解毒，凉血止血。

方药：犀角地黄汤（《外台秘要》）合消风散（《外科正宗》）加减。水牛角、丹皮、生地、山药、荆芥、防风、苦参、苍术、牛蒡子、麻仁、当归、石膏、知母、木通。本方中水牛角、丹皮清热凉血止血；生地、山药滋阴养血，共同发挥清热解毒、凉血止血之功效。消风散中荆芥味辛性温，善去血中之风；防风，发表祛风胜湿，长于祛一切风，二药相伍，疏风以止痒。苦参性寒，清热燥湿止痒；苍术燥湿、辟秽、发汗、健脾，二者相配，燥湿止痒，又散风除热；牛蒡子疏散风热、透疹、解毒，蝉蜕散风热、透疹；石膏、知母清热泻火，木通利湿热，胡麻仁、生地、当归滋阴养血润燥，且生地善清血中之热，与清气分热之石膏、知母共除内热。当归兼可活血，有治风先行血，血行风自灭之理。甘草清热解毒，又可调和诸药。若风热偏盛而身热、口渴者，加银花、连翘以疏风清热解毒；湿热偏盛，胸脘痞满，身重乏力，舌苔黄厚而腻者，加地肤子、车前子、栀子等以清热利湿；血分热甚，五心烦热，舌红或绛者，加赤芍、丹皮、紫草以清热凉血。

（2）阴虚火旺型

证候：皮肤瘀斑、瘀点时重时轻，反复发作，色红或紫红，伴心烦少寐，潮热，盗汗，舌红少苔，脉细数。

治法：滋阴降火，宁络止血。

方药：知柏地黄丸（《医宗金鉴》）加减。知母、黄柏、生地、山茱萸、丹皮、泽泻、山药、茯苓。本方中知母、黄柏苦寒而甘，清虚热而坚肾阴；生地、山茱萸滋阴养血；丹皮清热凉血止血；泽泻、山药、茯苓生血养血，清邪热于小便外出；共同发挥清热养阴、凉血止血之功效。若阴虚甚者，加龟板、鳖甲、旱莲草、女贞子以养阴清热；血热偏盛者，加紫草、赤芍以凉血化瘀。

（3）湿热内蕴型

证候：皮肤紫斑，以下肢及臀部多见，同时伴有倦怠乏力，胸闷，食少纳呆，尿赤，浮肿，舌红苔黄腻，脉濡数。

治法：清热化湿，凉血止血。

方药：导赤散（《小儿药证直诀》）加减。生地、竹叶、木通、甘草。方中生地黄凉心血；竹叶清心气；木通通心火，入小肠；甘草梢下行而止痛；诸药用导心和小肠的伏火从小便而出。可加入赤芍、牡丹皮、墨旱莲、黄柏清热凉血止血；若有血尿者，可加大蓟、小蓟、白茅根等；若伴有蛋白尿者，可加黄芪、党参；也可选用丹参、益母草、三七活血化瘀止血。

（4）气血亏虚型

证候：皮肤紫斑反复发作，迁延不愈，紫斑色淡，呈散在性，遇劳则重，伴有心悸、气短 乏力，面色萎黄，舌质淡，苔薄白，脉细弱。

治法：健脾益气摄血。

方药：归脾汤（《济生方》）加减。党参、黄芪、白术、甘草、当归、阿胶、茯神、酸枣仁、远志、木香、生姜、大枣。方中党参、黄芪、白术、甘草补气摄血；当归、阿胶养血补血；茯神、酸枣仁、远志养血安神；木香理气健脾；生姜、大枣健脾益气。若皮下瘀斑多者，加仙鹤草、三七止血散瘀消斑；月经淋漓不断者，加棕榈炭、仙鹤草、益母草、艾叶炭以益肾涩经止血；腹泻便溏肢冷者，加补骨脂、肉桂，以温经散寒止泻。

431 常用中药制剂治疗过敏性紫癜的疗效如何？

（1）雷公藤多苷　雷公藤多苷为卫矛科雷公藤属植物的根部提取物，具有独特的抗炎及免疫抑制效应。它能抑制 T 细胞的增殖，诱导T细胞的凋亡，抑制B淋巴细胞和单核细胞分泌IL-2、TNF等促炎症性细胞因子，从而发挥抗炎、抗免疫作用。雷公藤还有促进肾上腺合成皮质激素的作用，且雷公藤与泼尼松的药理作用存在互补性，而无激素样不良反应，是中药中最常用的免疫抑制剂。多年来雷公藤治疗的常规剂量为1mg/(kg·d)，且往往只作为维持阶段的辅助性治疗。雷公藤治疗肾炎的疗效与其剂量有关，增加雷公藤剂量有可能提高其临床应用价值，并经临床研究证实双倍剂量雷公藤多苷对单纯性肾病综合征的疗效显著优于常规剂量且不良反应少。如雷公藤合用激素可进一步提高疗效。有实验表明，雷公藤治疗过敏性紫癜的皮肤、腹部等症状疗效同样满意，且双倍剂量更优于常规剂量，无反跳现象，也无明显不良反应。雷公藤既是紫癜性肾炎常用的有效药物，又能很好地治疗皮肤紫癜、腹痛、便血等症状。但在临床运用中还需了解雷公藤可能对肝、肾、造血系统产生毒性以及可逆性生育抑制不良反应，因此，雷公藤在小儿过敏性紫癜的治疗中是否作为常规治疗药物还有待进一步研究明确。

（2）复方甘草制剂　其主要成分是甘草酸二铵，其结构与肾上腺皮质激素相似，易与皮质激素的靶细胞受体结合，有类激素样的抗炎及病理学修复的作用。甘草中的甘草黄碱酮，能够缓解胃肠平滑肌痉挛，对腹痛者有直接治疗作用。在过敏性紫癜早期，甘利欣合肝素钠干预治疗，能有效预防肾损害，延缓疾病进展。临床上对于过敏性紫癜可单独应用治疗，效果尚可，可以取代激素的应用。或与薄芝糖肽联合应用效果不错。

（3）川芎嗪注射液　川芎嗪是从中药川芎中提取的生物碱，药物研究证明是一种新型钙离子阻滞剂，具有活血化瘀，抗血小板聚集，扩张血管，改善微循环，促进血液的运行和局部微循环的恢复，调节血液流变作用；并有抗病毒及提高组织耐氧能力；保护血管内皮细胞，减轻毛细血管通透性的作用。川芎嗪安全范围较大，一般用3～5mg/(kg·d)，但使用浓度>6mg/ml则可诱发溶血，所以不宜静脉推注，而仅用于静脉滴注。

（4）复方丹参注射液　近年科学研究证明，丹参能降低全血黏度和血浆黏度，改变红细胞膜的电荷，增加红细胞的变形能力，故有改善微循环、加速微循环的血流速度的作用，而且还有抗炎、扩张血管、清除氧自由基以及促进组织修复的作用。复方丹参注射液由丹参和降香组成，降香“降而行血，血热而滞者宜之”。丹参苦微寒，有活血祛瘀，清血分热之功，故能起到截断或减轻热毒从卫气深入营血的作用，配合辨治中药使用，有良好作用。

（5）脉络宁注射液　该药用于佐治过敏性紫癜也取得了一定的临床疗效，其作用机制是抑制血小板黏附及凝集，促进损伤毛细血管内皮修复，恢复毛细血管正常舒张功能，加快微循环血流，促进瘀血吸收，并有非特异性抗炎及一定的免疫调节作用，可用于过敏性紫癜。

432 什么是特发性血小板减少性紫癜？

特发性血小板减少性紫癜（idiopathic thrombocytopenic purpura，ITP）是以血小板免疫性破坏过度及（或）血小板生成减少，导致外周血中血小板减少的出血性疾病，因为与体液免疫和细胞免疫相关，所以也称特发性自身免疫性血小板减少性紫癜（idiopathic autoimmune thrombocytopenic purpura，IATP），又因部分患者无出血表现也称为血小板减少症，是临床上最常见的一种血小板减少性疾病。以广泛皮肤黏膜及内脏出血、血小板减少、骨髓巨核细胞发育成熟障碍、血小板生存时间缩短及抗血小板抗体出现为特征。ITP 的人群发病率在欧美国家为 6～11/10 万，占血小板减少患者的 3.69%～14.6%。任何年龄均可发病，儿童与成人各半。育龄期女性发病率明显高于男性。临床上分为急性型（3 个月以内）、持续性型（3～

12个月）、慢性型（12个月以上）、重症型和难治性型。急性原发性血小板减少性紫癜（acute idiopathic thrombocytopenic purpura，AITP）半数以上发生在儿童，无性别差异，80%以上在病前多有上呼吸道感染史，特别是病毒感染史，一般起病急骤，多有自限性，80%～90%的患者在患病后半年内恢复，其中多数在3周内好转，少数患者病程迁延而转为慢性型。慢性原发性血小板减少性紫癜（chronic idiopathic thrombocytopenic purpura，CITP）较为常见，占ITP的80%，主要见于40岁以下女性，女性与男性之比例约为4∶1，一般起病缓慢或隐袭，未见自行缓解者，且易反复发作。

433 特发性血小板减少性紫癜临床表现是什么？

急性型：一般起病急骤，在发病前1～3周常有感染史，可伴有发热、畏寒、咽痛，起病时常首先出现皮肤大小不等的瘀斑、瘀点，严重者可见大片紫斑或血疱，也可伴有鼻衄、齿衄及口腔黏膜血疱。少数患者有内脏出血，以胃肠道、泌尿道及生殖系统出血较常见，若伴有头痛、恶心、呕吐，常是脑出血的征兆，有些病人因视网膜出血会出现视物不清的症状。急性型ITP患者通常在4～6周内好转，少数患者病程迁延而转为慢性型。

慢性型：多见于成年人，女性多见。一般起病缓慢，表现为不同程度的皮肤与黏膜出血，呈持续性或反复发作，但出血症状较轻，病程较长。皮肤出血多表现为皮肤出血点，血肿少见，常在搔抓皮肤或外伤后出现，常伴有鼻衄、齿衄及口腔黏膜出血，女性可以月经过多为主要表现，少数患者有轻度贫血。慢性ITP患者极少因脑出血而危及生命。

434 特发性血小板减少性紫癜诊断标准是什么？

（1）多次化验检查血小板计数减少。

（2）脾不增大或仅轻度增大。

（3）骨髓检查巨核细胞数增多或正常、有成熟障碍。

（4）5 条中应具备任何 1 条　①泼尼松治疗有效；②切脾治疗有效；③PAIgG 增多；④PAC3 增多；⑤血小板寿命测定缩短。

（5）排除继发性血小板减少症。

（6）ITP 重型标准　①有 3 个以上出血部位；②血小板计数 $<10\times10^9/L$。

435 继发性血小板减少症包括哪些？

自身免疫性疾病、甲状腺疾病、药物诱导的血小板减少，同种免疫性血小板减少，淋巴系统增殖性疾病，骨髓增生异常，如再生障碍性贫血和骨髓增生异常综合征、恶性血液病，慢性肝病，脾功能亢进，血小板消耗性减少，妊娠血小板减少，感染等。

436 血小板减少性紫癜与过敏性紫癜如何鉴别？

过敏性紫癜是一种变态反应性毛细血管炎，表现为皮肤紫癜，多在手足伸侧及臀部，紫癜可高出皮肤并伴有痒感，同时可伴有腹痛、关节痛的表现，部分患者可出现血尿及蛋白尿的紫癜肾表现。血小板计数正常或偏高，骨髓中巨核细胞无异常，束臂试验阳性。而ITP则表现为皮肤紫癜可出现在任何部位，血小板减少，骨髓巨核细胞成熟障碍。

437. 诊断血小板减少性紫癜的实验室检查有哪些？

（1）血象　血小板数量减少，可有形态异常，如体积增大，除非大量出血，一般无明显贫血和白细胞减少。应进行外周血涂片镜检以排除EDTA依赖的血小板聚集引起的假性血小板减少。也可通过涂片排除非免疫性血小板减少，如白血病、骨髓增生异常综合征、巨幼细胞性贫血等。

（2）骨髓象　骨髓检查巨核细胞数增多或正常、有成熟障碍，胞质中颗粒减少、嗜碱性较强，产板巨减少或缺乏，胞质中出现空泡、变性。少数病程较长的难治性ITP患者的巨核细胞数量可减少。

（3）出凝血检查　出血时间延长，毛细血管脆性试验阳性，血块回缩不良，凝血酶原消耗不良，血小板聚集功能及黏附功能低下。

（4）血小板抗体的检测　多数患者PAIgG水平升高，但在ITP的诊断中特异性极差。MAIPA法检测抗原特异性自身抗体的特异性高，可以鉴别免疫性与非免疫性血小板减少，有助于ITP的诊断，但该实验不能鉴别疾病的发生是原发还是继发。

（5）血小板生成素（TPO）水平检测　TPO不作为常规检测，可以鉴别血小板生成减少（TPO水平升高）和血小板破坏增加（TPO正常），从而有助于鉴别ITP与不典型再障或低增生性骨髓增生异常综合征。

（6）自身抗体系列检测以排除自身免疫性疾病　如系统性

红斑狼疮、干燥综合征、难治性贫血等。

（7）血清学及呼气试验法检查幽门螺杆菌　用于难治性 ITP 患者，确定是否需要抗幽门螺杆菌治疗。

438. 血小板减少性紫癜如何按疾病发生的时间及其治疗情况分期？

（1）新诊断的 ITP　指确诊后 3 个月以内的 ITP 患者。

（2）持续性 ITP　指确诊后 3～12 个月血小板持续减少的 ITP 患者，包括没有自发缓解的患者或停止治疗后不能维持完全缓解的患者。

（3）慢性 ITP　指血小板减少持续超过 12 个月的 ITP 患者。

（4）重症 ITP　指 $PLT<10\times10^9/L$，且就诊时存在需要治疗的出血症状或常规治疗中发生新的出血症状，且需要采用其他升高血小板药物治疗或增加现有治疗的药物剂量。

（5）难治性 ITP　指满足以下 3 个条件的患者：①脾切除后无效或者复发；②仍需要治疗以降低出血的危险；③除外其他原因引起的血小板减少症，确诊为 ITP。

439. 免疫性血小板减少性紫癜的病因有哪些？

AITP 的发病机制尚不十分明确，但近年来随着免疫学、分子生物学技术的发展，对于 AITP 的发病原因有了更深入的了解。AITP 的发病与多种病毒感染密切相关，CITP 发病是免疫介导的结果，部分患者与幽门螺杆菌感染及雌激素的参与有关。

可引起 AITP 的病毒包括人微小病毒 B19、人类疱疹病毒、人类免疫缺陷病毒、肝炎病毒、流行性出血热病毒、麻疹病毒、风疹病毒及腺病毒。Kqtsure 等认为 HPV-B19 感染引起 AITP 的发生可能与以下方面相关：①部分血小板和巨核细胞表面沉积着由病毒抗原与相应抗体结合形成的免疫复合物，导致血小板和巨核细胞被单核-巨噬细胞系统破坏增多；②血小板膜糖蛋白结构在病毒的诱导下发生改变，导致膜糖蛋白抗原性发生改变，诱导 B 淋巴细胞产生自身抗体，最后通过单核-巨噬细胞系统破坏血小板；③在分子模拟机制下血小板表面糖蛋白可与抗病毒抗体交叉反应，或激活补体系统导致血小板的破坏；④病毒可在骨髓内巨核细胞形成核内包涵体，并抑制骨髓增生，从而影响血小板的生成。

近年来许多报道显示幽门螺旋杆菌感染与 AITP 的治疗和预后密切相关，有人分析文献数据显示抗 HP 常规方案治疗较单纯常规方案治疗效果更佳，抗 HP 治疗可提高治疗有效率，并降低其复发率。

440 血小板减少性紫癜发病机制如何？

目前已公认 ITP 为免疫异常所致。因而亦称免疫性血小板减少症。关于 ITP 发病机制的研究，主要集中在体液免疫及细胞免疫两方面。抗原特异性自身抗体介导的血小板破坏及（或）细胞毒 T 细胞对血小板的直接溶解是血小板破坏增多的重要原因；而免疫介导的巨核细胞成熟障碍和凋亡异常则是导致 ITP 患者血小板生成减少的重要原因。

ITP 体液免疫异常的研究经历了血小板相关抗体及血小板膜糖蛋白特异性自身抗体的发现、抗体破坏血小板的机制、B 淋巴细胞的异常活化和凋亡异常等阶段。PAIg 不仅能通过与血小板结合，使血小板被单核-巨噬细胞系统吞噬破坏；同时也能直接介导巨核细胞的异常，导致血小板生成减少。血小板膜糖蛋白特异性抗体（GP-specific Ab）是 ITP 发病的重要环节之一。目前认为其作用机制有以下几方面：①由于巨核细胞表面亦表达 GPⅡb/Ⅲa 和 GpⅠb/Ⅰx，自身抗体与巨核细胞上相应的抗原结合，可干扰巨核细胞的成熟和血小板的产生或在骨髓内血小板被活化的补体或巨噬细胞破坏；②GPⅡb/Ⅲa 是纤维蛋白原受体，纤维蛋白原与激活的 GPⅡb/Ⅲa 相结合是血小板聚集的最终途径，由于自身抗体结合在血小板膜 GPⅡb/Ⅲa 靠近纤维蛋白原的结合位点处，影响了配体与受体的结合，进而使血小板的聚集功能受到抑制；③GpⅠb/Ⅰx为血浆中 vWF 的受体，通过其桥梁作用，使血小板在内皮细胞的作用下发生黏附，由于血小板 GpⅠb/Ⅰx受抗体封闭，阻碍 vWF 与 GpⅠb/Ⅰx的结合，抑制血小板的聚集功能。

但是体液免疫异常并不能完全阐明 ITP 的发病机制：①因为部分 ITP 患者的血清并不能破坏正常人的血小板；②不是所有的 ITP 患者都能检测到自身抗体。因而，越来越多的学者对 ITP 患者的 T 细胞免疫进行研究。ITP 患者外周血 $CD4^+$ 细胞减少，而 $CD8^+$ 细胞显著增高，$CD4^+/CD8^+$ 下降，表现为 T 细胞亚群失调造成了机体内环境的紊乱。ITP 患者初发和复发患者外周血 $CD4^+CD25^+$ Treg 明显低于缓解期及正常对照组，说明 ITP 患者处于免疫失衡状态。另有研究显示，ITP 患者 T 细胞凋亡受抑可导致自身反应性 T 细胞克隆清除障碍，由此引发了针对血小板自身抗原的免疫应答，导致了血小板的不断破坏。目前根据其发病机制的研究进展正在探索新的治疗思路。

441 血小板减少性紫癜患者血小板安全范围是多少？

因为 ITP 为自身免疫性疾病，目前尚无根治的方法。加之现有的治疗方法均有不尽如人意的地方，甚至长期应用会导致比非重症血小板减少所带来的是更多的弊端，如股骨头坏死、重症感染、糖尿病、高血压等，因而现在国际上主张目前的现代医学治疗应该用于伴有严重症状的ITP患者，而不是所有的ITP患者。其治疗目标是使患者血小板计数提高到安全水平，防止严重出血，降低病死率，而不是一定要用可能存在不良反应的方法使患者的血小板计数达到正常。

现在主张ITP患者PLT>$30\times10^9/L$、无活动性出血、且近期无手术需要，一般无需治疗。据临床观察，严重出血现象一般发生于PLT<$10\times10^9/L$时，而当PLT>（30～50）$\times10^9/L$时很少发生出血。英国血液学标准化委员会提出成人中视为“安全”的血小板计数建议：口腔科检查≥$10\times10^9/L$，拔牙≥$30\times10^9/L$，小手术≥$50\times10^9/L$，大手术≥$80\times10^9/L$，正常经阴道分娩≥$50\times10^9/L$，剖宫产≥$80\times10^9/L$。对必须服用阿司匹林、非甾体类抗炎药、华法林等抗凝药物的患者，血小板计数应维持在$50\times10^9/L$以上。

442 血小板减少性紫癜紧急情况下如何治疗？

重症ITP患者（PLT<$10\times10^9/L$），伴胃肠道、泌尿生殖系统、中枢神经系统或其他部位的活动性出血或需要急诊手术时，应迅速提高患者PLT（>$50\times10^9/L$）。对于病情危急，必须立即提升血小板计数的患者应给予血小板输注。还可选用静脉输注丙种球蛋白和（或）大剂量甲泼尼龙。其他治疗措施包括停用抑制血小板功能的药物、控制高血压、局部加压止血、口服避孕药控制月经过多以及应用纤溶抑制剂等。如上述治疗仍不能控制出血，可以考虑使用重组人活化因子。此外，还可血浆置换：3～5日内连续3次以上，每次置换3000ml血浆，本法只作为严重血小板减少的出血患者作紧急处理之用。

443. 新诊断血小板减少性紫癜有哪些一线治疗方案?

（1）糖皮质激素　是治疗 ITP 的首选药物。泼尼松剂量从 1mg/(kg·d) 开始，可给予 1.5mg/(kg·d)，分次或顿服，病情严重的患者用等效剂量的地塞米松或甲泼尼龙静脉给药，待病情好转后改为口服。稳定后逐步减量，每周减 5mg，最后以 5～10mg/d 维持治疗，持续 3～6 个月。泼尼松治疗 4 周仍无效者，应迅速减量至停用。对泼尼松治疗无效或需高剂量泼尼松才能维持安全血小板计数的患者应考虑脾切除。长期应用者应注意不良反应的发生并及时予以相应的治疗。例如，骨质疏松给予二膦酸盐预防；糖尿病、高血压、急性胃黏膜病变也应高度重视并及时检查处理。对于 HBV DNA 复制水平较高者禁用。除泼尼松外，也可使用口服大剂量地塞米松。剂量 40mg/d，连用 4 天，建议口服用药，无效患者可在半个月后重复 1 次。应用时注意监测血压、血糖的变化，预防感染，保护胃黏膜，长期应用激素还可出现高血压、糖尿病、急性胃黏膜病变等不良反应，也应及时检查处理。2/3 患者在治疗的 2～4 周缓解，然后在数周内缓慢减量，减量过程中易复发，仅 1/3 的患者可获得长期缓解。泼尼松停药后，仅 10%～20% 的患者长期缓解无需治疗。

（2）静脉注射丙种球蛋白（IVIG）　主要用于：①ITP 的紧急治疗；②不能耐受肾上腺糖皮质激素或者拟行脾切除术的术前准备；③合并妊娠或分娩前；④部分慢作用药物（如达那唑或硫唑嘌呤）发挥疗效之前。常用剂量 400mg/(kg·d)，连用 5 天；或 1.0g/(kg·d)，用 1 天，严重者连用 2 天，必要时可以重复。IVIG 慎用于 IsA 缺乏患者、糖尿病患者和肾功能不全患者。

444. 激素治疗血小板减少性紫癜的作用机制是什么？

（1）减少抗血小板抗体生成及减轻抗原抗体反应。

（2）抑制单核-吞噬细胞系统对血小板的破坏。

（3）增强毛细血管抵抗力、减低毛细血管通透性。

（4）刺激骨髓造血及血小板向外周血的释放。

445. 丙球治疗血小板减少性紫癜的作用机制是什么？

（1）可使体内 IgG 明显升高，增加了血清 IgG 对 Fc 受体的竞争，使巨噬细胞上的 Fc 受体被 IgG 裂解的 Fc 受体所饱和，因而阻断了单核-巨噬细胞系统对血小板的破坏。

（2）能抑制自身抗体的产生，也减少单核-巨噬细胞系统对血小板的破坏。

（3）抑制自身抗体与血小板的结合。

446. 成人血小板减少性紫癜患者的二线治疗方案有哪些？

（1）脾切除　本方法为 CITP 最有效的治疗方法，完全缓解率为 60%～80%。在脾切除前，必须对 ITP 的诊断作出重新评价。脾切除的作用机制可能是通过切脾导致脾功能的丧失，进而减少抗体的生成和血小板的破坏。

（2）药物治疗

1）硫唑嘌呤（AZT）：常用剂量为150mg/d或1～2mg/(kg·d)，分2～3次口服，根据患者白细胞计数调整剂量。平均起效时间为4个月。一般与皮质激素联合应用，疗效较好。不良反应为骨髓抑制、肝肾损害。

2）环孢素A（CsA）：常用剂量为2.5～5mg/(kg·d)，口服，根据血药浓度调整剂量。不良反应包括胃肠道反应、肝肾损害、齿龈增生、毛发增多、高血压、癫痫等，用药期间应监测肝、肾功能。

3）达那唑：常用剂量为200mg，2～4次/日，口服，该药起效慢，需持续使用3～6个月。与肾上腺糖皮质激素联合，可减少肾上腺糖皮质激素用量。达那唑的不良反应主要为肝功能损害，月经减少。偶有毛发增多，停药后可恢复。对月经过多者尤为适用。主要用于激素、免疫抑制剂、脾切除治疗无效的难治性ITP。该药可通过调整T细胞的免疫功能以减少单核细胞Fc受体表达等机制而起治疗作用。

4）TP0和TPO受体激动剂：国内应用重组TPO治疗难治性ITP患者，剂量为1μg/(kg·d)，连用14天，不良反应轻微，患者可耐受，PLT达100×10^9/L停药。血小板生成素拟肽romiplostim（Nplate，AMG531），首次应用从1μg/kg每周1次皮下注射开始，若PLT<50×10^9/L则每周增加1μg/kg，最大剂量10ug/kg。若持续2周PLT>200×10^9/L，开始每周减量1μg/kg。PLT≥400×10^9/L时停药。若最大剂量应用4周，血小板计数未见上升，视为无效，停药。

5）长春碱类：长春新碱（VCR）应用剂量为1.4mg/m^2（最大剂量为2mg），每周1次，静脉缓慢滴注，共3～6次。或长春花碱酰胺（VDS）4mg每周1次，缓慢静滴，共3～6次。不良反应主要有周围神经炎、脱发、便秘和白细胞减少等。

6）美罗华（rituximab）：是一种针对B淋巴细胞CD 20抗原的单克隆抗体，能特异性结合并溶解CD 20^+ B淋巴细胞，从而抑制自身抗体的产生。近年来有人用于难治性ITP患者，用法为

375mg/m^{2}静脉输注，1 次/周，共 4 周，对于难治性 ITP 有效率为 52%，但价格十分昂贵。或可代替部分慢性难治性 ITP 患者的脾切除。

447. 血小板减少性紫癜患者脾切除的指征是什么？

（1）经过糖皮质激素和各种内科治疗无效，病程超过 6 个月以上者。

（2）激素治疗虽有效，但对激素产生依赖，停药或减量后复发需较大剂量维持才能控制出血者。

（3）激素治疗有禁忌证。

（4）有脑出血倾向，经内科治疗无效者。对于切脾治疗无效或最初有效随后复发的患者应进一步检查是否存在副脾。

448. 血小板减少性紫癜的探索性治疗方法有哪些？

（1）抗幽门螺旋杆菌治疗　近年来有报道部分 ITP 患者与幽门螺旋杆菌感染有关，采用免疫抑制剂、抗幽门螺旋杆菌联合治疗取得较好疗效。一般认为，阿莫西林 0.5 克/次，bid；甲硝唑0.4克/次，bid；奥美拉唑 20 毫克/次，bid，7～14 天 1 疗程，同时配合糖皮质激素应用，但国内报道较少，确切疗效需进一步证实。我们在临床中应用有一定的效果，但患者的病情仍易复发。

（2）左旋咪唑（levomisol，LMS）　属免疫调节剂或免疫增强剂，1985 年国内有报道用左旋咪唑治疗 ITP 患者 34 例，其中显效20例，有效12例，无效2例。用法：50毫克/次，tid，连服14～28天。现在已无治疗报道。

（3）他莫昔芬（tamoxifen） 可与雌二醇竞争免疫细胞上的雌激素受体，减少雌激素与抑制性T细胞结合所引起的免疫缺陷。适用于泼尼松无效及不愿切脾的ITP患者，对月经过多者及血清PAIgG升高者尤为适用。剂量：10毫克/次，每日3次，连服3个月，见效后应继续服药至血小板达正常后再维持2个月停药，国内报道有效率为50%。

（4）氨苯砜（DDS） 用于治疗老年ITP患者，剂量为75mg/d。Durand等用氨苯砜治疗5例老年CITP，其中3例为RITP，结果2例患者血小板计数恢复正常（分别为$120\times10^9/L$和$124\times10^9/L$），另3例血小板比治疗前增加2倍，出现明显疗效时间平均为32天，有效时间持续2～48个月。

（5）大剂量静点维生素C（Vit C） 降低毛细血管通透性及脆性，增加毛细血管的抵抗力，疗效有争议，可作为辅助用药，一般以静脉注射为佳，2～3g/d。

449 中医学对血小板减少性紫癜是如何认识的？

古代中医学中没有ITP的病名。因ITP以广泛皮肤、黏膜或内脏出血为主要临床表现，可见到鼻衄、齿衄、舌衄、目衄、吐血、便血、尿血及崩漏等症状，因而现代中医学者将其归于中医“血证”、“发斑”、“肌衄”、“葡萄疫”等范畴。古代医家把以血液溢出肌肤之间，皮肤出现青紫斑点或斑块为临床特征者称为“发斑”，如《医学入门·斑疹门》中提到：“内伤发斑，轻如蚊迹疹子者，多在手足，初起无头痛身热，乃胃虚火游于外”。明代戴元礼《证治要诀》中首立“肌衄”病名，认为“肌衄”是血从毛孔而出，溢于肌肉之中。《医宗金鉴·失血总括》说："皮肤出血为肌衄"。关于"葡萄疫"明代陈实功《外科正宗·葡萄疫》中记载："感受四时不正之气，郁于皮肤而不散，结成大小青紫斑点，色若葡萄，发在遍体头面，乃为腑证，自无表里"。古代医学根据出血部位不同也有不同的记载，《灵枢·百病始生》中说："阳络伤则血外溢，血外溢则衄血；阴络伤则血内溢，血内溢则后血"。《素问》中："春气者病在头，春善病鼽衄"。《景岳全书》中："血从齿缝牙龈中出者为齿衄"。《素问·至真要大论》中："少阳之复，大热将至……惊瘛、咳衄"。《济生方》中："血随气上，乃吐衄也"。《明医指掌》中："尿血者，小便血也"。《医学正传·血证》率先将各种出血病症归纳在一起，并以"血证"之名概之。近年来中医学者对 ITP 的研究颇多，并渐达成共识。将 ITP 命名为"紫癜病"，在全国范围内梳理了中医诊疗方案，将其分为四型治疗，并在多家医院进行疗效观察，取得了良好的效果。对本病制定了临床路径。

450. 中医学对血小板减少性紫癜的病因病机有何认识？

《景岳全书·血证》对血证的病机做了比较系统的归纳，谓："血本阴精，不宜动也，而动则为病；血主营气，不宜损也，而损则为病。盖动者多由于火，火盛则迫血妄行；损者多由于气，气伤则血无以存。"现代中医学者在总结先人的理论并结合现代研究对紫癜病的认识，总结出紫癜病的病因病机如下：

（1）血热妄行　外感风热邪毒、情志化火或过食酒水、辛辣所致湿热郁而化火均可致热入营血，伤及血络致血热妄行，血溢脉外瘀积与肌肤之间则发为紫斑；若伤于上部经脉，可发为鼻衄、齿衄，甚则咳血、吐血；若伤及下部血脉可发为尿血、便血。如唐容川《血证论》云：“血证气盛火旺者十居八九”。《济生方·吐衄》亦称：“夫血之妄行也，未有不因热之所发，盖血得热则淖溢。血气俱热，血随气上，乃吐衄也”。《丹溪手镜·发斑》说：“发斑，热炽也”。《金匮要略》中说：“热在下焦者，则尿血”。《灵枢·百病始生》云：“卒然多食饮则肠满，起居不节，用力过度则络脉伤。阳络伤则血外溢，血外溢则衄血；阴络伤则血内溢，血内溢则后血。”血热妄行者常为急性ITP或慢性ITP急性发作期。

（2）阴虚火旺　房劳过度或久病伤肾致肾精亏虚，或火热之邪灼伤脉络、耗伤阴津，或反复出血致阴血亏耗，导致虚火内炽，迫血妄行，血不归经而溢于脉外。《明医杂著·血病论》说：“凡酒色过度，损伤脾肾真阴，……衄血吐血，咳血咯血等证乃阴虚血虚，而阳火旺”。《医学正传·血证》谓：“口鼻出血，皆是阳盛阴虚，有升无降，血随气上，越出上窍，法当补阴抑阳，气降则血归经”。《平治荟萃·血有难成易亏论》中有：“阴气一亏伤，所变之证妄行于上，则吐衄，衰涸于外则虚劳，妄返于下则便红”。

（3）气不摄血　劳倦过度损伤脾胃、或久病脾虚，脾不能统血；或反复出血，气随血脱，正气亏虚，失于统摄，致血不循经溢于脉外，《证治准绳·幼科·证治通论》云：“或吐血便血，乃脾气虚弱，不能统血归源”。《医贯·血症论》亦有：“胃者，守营之血，守而不走，存于胃中，胃气虚不能摄血，故令人呕吐，从喉而出于口也”的论述。

（4）瘀血内阻　若久病正气亏虚，不能推动血液运行；或寒凝血瘀；或热邪煎熬血液；或离经之血未排出体外，积结成瘀血，阻滞于脉内，致血行不畅，血不循经，溢出脉外。唐容川在《血证论》中说：“经隧之中，既有瘀血踞结，则新血不能安行无恙，终必妄走而吐溢矣”。《内经》亦云：“血气相溢，络有留瘀”。

本病之因不外“气”与“火”两大类，火有虚实之分，虚即阴虚火旺，实乃热盛动血；气则为脾气不足，统摄无力，瘀血既是病理产物又是病因。

451. 血小板减少性紫癜的辨证要点是什么？

在紫癜病的诊治过程中应首先辨虚实；一般来说，外感风热毒邪及阴虚火旺均为火热熏灼迫血妄行所致，但前者为实火，属实证；后者为虚火，属虚证。而气不摄血型，属虚证；瘀血阻络则为虚实夹杂之证。

再辨发病情况及出血数量和颜色：凡起病急、病程短、发病前或发病时有寒热症状、出血量多、色鲜红，伴有尿黄、便秘、舌红苔黄、脉数有力者属实证；而热病隐袭或反复发作、病程长、出血量较少、紫斑色淡者多属虚证。伴乏力、气短、面色苍白者为气虚。而以五心烦热、盗汗、舌红少苔、脉细数者为阴虚火旺。若出血色紫暗、皮肤瘀斑、固定疼痛、舌紫暗、脉细涩者为瘀血内停之证。

对本病的治疗应遵循治火、治血、治气的原则。治火指治实火及治虚火，实火者当清热泻火，虚火者当滋阴降火；治气实证应清气降气，虚证当补气益气；治血则依据表现的不同，采用凉血止血、收敛止血及活血止血的方法。

452. 血小板减少性紫癜如何辨证论治？

（1）血热妄行型

证候：肌肤斑色鲜红或紫暗、甚或发黑，发热，烦渴，起病急骤，尿赤，便秘，舌红苔黄，脉滑数或弦数。

治法：清热解毒，凉血止血。

方药：犀角地黄汤（《外台秘要》）加减。水牛角、生地、赤芍、丹皮。方中水牛角清热凉血解毒；生地黄、赤芍药滋阴清热；牡丹皮凉血止血；全方共奏清热解毒、凉血止血之功。也可选用清营汤而气营两清。若发热重，口干、烦躁，加石膏；热伤肠络见便血者加槐花、地榆凉血止血；发热恶寒者加金银花、连翘清热、解表。

（2）气虚失摄型

证候：肌肤斑色淡红，神疲乏力，气短，病程较长，时发时愈，面色苍白或萎黄，头晕，自汗，食少，便溏，舌质淡，脉细弱。

治法：益气摄血。

方药：归脾汤（《济生方》）加减。党参、黄芪、白术、甘草、当归、阿胶、茯神、酸枣仁、远志、木香、生姜、大枣。方中党参、黄芪、白术、甘草补气摄血；当归、阿胶养血补血；茯神、酸枣仁、远志养血安神；木香理气健脾；生姜、大枣健脾益气。若皮下瘀斑多者，加仙鹤草、三七止血散瘀消斑；月经淋漓不断者，加棕榈炭、仙鹤草、坤草、艾叶炭益肾涩经止血；腹泻便溏肢冷者，加补骨脂、肉桂温经散寒止泻。

（3）阴虚火热型

证候：肌肤斑色鲜红或紫暗，五心烦热，口干，潮热盗汗，起病缓慢，时发时愈，头晕目眩，便秘，舌干红，少苔，脉细数。

治法：滋阴降火，宁络止血。

方药：茜根散（《济生方》）加减。茜草根、黄芩、侧柏叶、生地、丹皮、玄参、知母、龟板、女贞子、旱莲草、阿胶、甘草、牛膝。方中茜草根、黄芩、侧柏叶清热凉血止血；生地、丹皮滋阴凉血；玄参、知母、龟板滋阴降火；女贞子、旱莲草滋补肝肾之阴；阿胶养血止血；甘草和中：牛膝活血化瘀，导热下行。若胃阴不足，胃火上炎明显者，加石斛、石膏滋胃阴清胃火；大便秘结者，加当归、麻仁润燥通便。

（4）瘀血内阻型

证候：肌肤斑色紫黑，面色晦暗或唇舌青紫，心悸，失眠，胸或腰腹固定疼痛，舌质紫暗或有瘀斑，脉涩。

治法：活血化瘀止血。

方药：血府逐瘀汤（《医林改错》）加减。桃仁、红花、甘草、当归、白芍、生地黄、柴胡、桔梗、枳壳、牛膝、川芎。方中当归、白芍、生地黄、川芎活血化瘀、止血养血；柴胡、枳壳行气活血止血；牛膝引血下行；桔梗开肺气、载药上行；甘草调和诸药；桃仁、红花去瘀生新；若血瘀明显者，可酌情加桃仁、红花；若脾肾阳虚明显者，可加附子、肉桂、干姜、巴戟天、肉苁蓉、锁阳等。

453. 陈志雄教授治疗血小板减少性紫癜有哪些经验？

陈志雄教授提出辨证分型加祛风药治疗临床疗效较好，他认为：①急性型 ITP：当以清邪为先，不可过早补益，急性型多发病急，出血重，起病前常有上呼吸道感染史，证属外感风热或风寒化热，热迫营血，血热妄行。治当祛邪为先，不可过早补益，补益过早，会使邪气稽留，使病情迁延难愈，常用犀角地黄汤加减；②慢性型 ITP：当以益气养阴为主，扶正勿忘祛邪，慢性型 ITP 多起病隐袭，以皮肤瘀斑时发时止，反复不愈为主要表现，或伴有乏力、手足心热等，证属气阴亏虚，气不摄血。治当益气养阴为主，扶正勿忘祛邪，常用归脾汤、二至丸加减。此外，关于难治性 ITP，陈志雄教授认为当从痰、从瘀、从虚方面治疗，平时注意补虚，发作期根据偏痰、偏瘀的不同，健脾化湿或活血化瘀，常用紫癜灵加减，药物组成：黄芪、党参、灵芝、生地黄、菟丝子、阿胶、旱莲草、赤芍、牡丹皮、仙鹤草、茜草根、

三七、炙甘草、醋大黄。

454 何谓老年性紫癜？

老年性紫癜（senilis purpura）是一种慢性血管性出血性疾病，多见于60岁以上男性及女性。其发病机制主要与皮肤、皮下组织及血管壁本身因素有关。患者皮肤发生老年性退行性病变，胶原、弹性蛋白逐渐消失，皮下脂肪组织萎缩、松弛，使小血管周围失于支撑，血管脆性增加，导致局部出血倾向。出血斑直径为1～4cm，多在轻微外伤后出现。出血常见于暴露部位，如面部、颈部、下臂、手及小腿出现紫斑，呈深红色或紫红色。紫斑吸收缓慢，常留下棕褐色色素沉着。伴营养不良或高血压病的老年患者临床出血症状明显。

455 中医学如何认识老年性紫癜？

在祖国医学中，虽无明确的老年性紫癜的名称，但依据其临床表现，可归属于“紫斑”的范围内，对此，古人有较深刻的认识。张景岳在《景岳全书·血证》中指出血证的病因为：“故有以七情而动火者，有以七情而伤气者，有以劳倦色欲而动火者，有以劳倦色欲而伤阴者，或外邪不解而热郁于经，或纵饮不节而火动于胃，或中气虚寒则不能收摄而注陷于下，或阴盛格阳则火不归源而泛滥于上；是皆动血之因也”。在《素问·调经论》中提出：“孙络外溢，则经有留血”；在《灵枢·邪气脏腑病形》中有：“心脉……微涩为血溢”。其中“孙络外溢”相当于后世所指的肌衄，是因终末小静脉或毛细血管破裂出血；“血溢”相当于小静脉破裂出血。元代朱丹溪较早提出内伤发斑，《丹溪心法·斑疹》说：“内伤斑者胃气极虚，一身火游行于外所致”。老年性紫癜患者多由于年老体虚，气虚失摄或肾阴虚扰络，亦有因久病入络所致虚瘀共存所致出血表现时作时止或久病难愈。

456. 中医学对老年性紫癜的病因病机有何认识？

（1）肝肾阴虚　肝喜条达而恶抑郁，若情志不畅，肝气郁结，日久气郁化火，肝阴耗损；或年老肾精不足，不能养肝，水不涵木，木少滋荣，导致精血不能互生，肝肾阴虚，虚火内生，血随火动，络破血溢，渗出于肌肤之间而成本证。

（2）肾脏虚弱　年老体弱，肾精不足，虚热内生；阴损及阳，肾阳不足，虚寒内生，血寒不与气俱行而成紫斑；或肾阳亏虚，命门火衰，脾土失于温煦，导致脾肾阳虚、统摄失职而出血。

（3）瘀血内阻　年老久病，正气亏虚，不能推动血液的运行而血瘀；或肝肾阴虚，津亏不足以载血运行，导致血行不畅，甚至瘀塞。

457. 老年性紫癜有哪些证候特点？

（1）皮肤出现青紫斑点及斑块。

（2）以手背、颈部、上肢伸侧多见。

（3）有慢性反复发作的病史。

（4）除皮肤紫斑，极少有内脏出血的表现。

458 老年性紫癜与丹毒如何鉴别?

丹毒属外科皮肤病的范围之内，以皮肤色如红丹而得名。其轻者压之褪色，重者压之色不褪，但其局部皮肤灼热肿痛。丹毒多伴随有发热，且热势较重；老年性紫癜则为慢性反复发作的体表暴露部位，如四肢、颈部深红色或紫红色紫斑，吸收缓慢，发作后常留棕褐色色素沉着。

459 老年性紫癜与出疹如何鉴别?

出疹与紫斑的共同处在于都有局部皮肤的改变。但紫斑之斑点是隐没于皮肤之内，且压之不褪色，抚之不碍手；而疹子是高出皮肤表面，压之褪色，抚之碍手。其发病机制据目前研究认为，可能是由服药后发生特异性抗血管抗体，产生免疫复合物引起血管内皮受损；或长期服用皮质激素使蛋白质分解代谢增强，皮肤及结缔组织萎缩，使血管壁的脆性增加而引起皮肤紫癜。本病除毛细血管脆性试验阳性，止血功能均正常。

460 老年性紫癜的辨证要点是什么?

辨证的关键在于分清寒热虚实。临床上以虚证及虚实夹杂为主。若皮肤紫斑伴头晕、两目干涩、腰酸膝软者，多为肝肾阴虚；若肌衄伴畏寒肢冷、水肿便溏、脉沉迟，多为脾肾阳虚；若肌衄伴舌质紫暗，脉细涩多为血瘀之证。

461 老年性紫癜的中医治疗原则是什么?

依据本病的发病机制及临床表现，应以治本为主。阴虚者，当滋阴凉血止血；阳虚者，当温阳益气止血；血瘀者，当活血化瘀。

462 老年性紫癜如何辨证论治?

（1）肝肾阴虚型

证候：起病缓，病程长，反复发作，皮肤青紫斑点或斑块，伴手足心热、口干、头晕目眩、两目干涩，耳鸣，腰膝酸软，夜寐多梦，舌红少津，脉弦细数。

治法：滋补肝肾，凉血止血。

方药：杞菊地黄丸（《医级》）加减。枸杞、菊花、熟地、山茱萸、山药、茯苓、泽泻、牡丹皮。方中枸杞子滋补肝肾明目，菊花清肝明目，熟地黄滋阴补肾，山茱萸补肝肾，山药补脾，茯苓、泽泻利湿，牡丹皮清泄相火。若出现肝肾阴虚，肝阳上亢的表现，可加入天麻、钩藤平肝熄风，石决明潜镇。也可加入茜草、紫草、仙鹤草等凉血止血。若阴虚症状偏重，可加入玄参、鳖甲、地骨皮、女贞子。口干可加入天花粉、石斛、沙参、玉竹养阴生津。

（2）脾肾阳虚型

证候：皮肤紫斑，色青紫，气短乏力，畏寒肢冷，面色㿠白，腰酸，便溏，下肢浮肿，舌体胖大、边有齿痕，脉沉迟。

治法：温补脾肾止血。

方药：黄土汤（《金匮要略》）加减。灶心土、黄芩、生地、白术、附子、阿胶、甘草、仙茅、淫羊藿、补骨脂。方中灶心土温中、收敛、止血；白术、附子温阳健脾，以复脾胃统摄之权；生地黄、阿胶滋阴养血止血；黄芩不仅止血，且又佐制温热以免动血；甘草和药；诸药合用，共成温阳健脾、益阴止血之剂。

（3）瘀血阻络

证候：皮肤青紫斑点，色暗，有时伴有身痛、头痛，舌质紫暗，有瘀斑、瘀点，脉细涩。

治法：活血化瘀止血。

方药：血府逐瘀汤（《医林改错》）加减。当归、白芍、生地黄、川芎、柴胡、枳壳、牛膝、桔梗。方中当归、白芍、生地黄、川芎活血化瘀，止血养血；柴胡、枳壳行气和血，理气止血；牛膝通利血脉，引血下行；桔梗开肺气，载药上行；诸药合用，可达气行血清，郁散瘀化。若阴虚之证，可加入枸杞子、玄参、麦门冬、女贞子、旱莲草以加强养阴作用；若伴阳虚证候，可加入仙茅、淫羊藿、巴戟、菟丝子温补肾气。

463. 何为血栓性血小板减少性紫癜？

血栓性血小板减少性紫癜（thrombotic thrombocytopenic purpura，TTP）是 Moschcowitz 首先对本病进行描述的，所以又称之为 Moschcowitz syndrome。临床上也称之为血栓性溶血性紫癜。在 1947 年 Singer 等首先使用了 TTP 的病名，总结了以前的病历，典型的五联征为发热、血小板减少、溶血、肾功能损害和神经系统症状。是一种罕见的威胁生命的疾病，其发病率为 $3.7/10^6$，发病与种族差异无关，女性多于男性，比例为 3：2，发病年龄高峰为 20～60 岁，中位年龄为 35 岁。

464 血栓性血小板减少性紫癜的病因与发病机制是什么？

目前对于血栓性血小板减少性紫癜的病因仍不十分明确，其发病可能与免疫反应、感染及其他，如药物过敏等相关。而对原发性（或特发性）TTP 发病的分子机制已基本阐明，绝大多数患者是 vWF 蛋白裂解酶（vWFCP）异常所致。

VWFCP 的结构、功能及其与 TTP 发病的表现在其水平过高时导致血栓性疾病。复发性 TTP 患者易出现超大分子量的 vWF 多聚体，在高切力情况下与血小板结合能力要比平时强很多，从而形成广泛的血栓。

ADAMTS13 突变与 TTP 关系密切。有研究提示，TTP 患者基因组 DNA 正是在 ADAMTS13 基因发现了 12 种突变，涉及所研究的 15 个等位基因中的 14 个。这些突变包括插入、缺失、置换和剪切等，其结果是导致 vWFCP 结构和功能改变。

研究表明，vWFCP、ADAMTS13 在 TTP 发病中起病因学作用，而其活性低只是表现，本质的因素是其质、量或抗体存在。ADAMTS13 缺陷，活性降低，形成过多的超大 vWF 多聚体，可触发病理性血小板聚集，导致 TTP；同样，vWF 降解减少亦可看作是 ADAMTS13 活性降低的结果。ADAMTS13 也可能在血栓性止血或维持血管壁完整性方面具有重要作用，从而在多方面影响 TTP 发病。

465 血栓性血小板减少性紫癜有何病理变化？

TTP 的典型病理变化是小血管中广泛存在玻璃样血栓，使小血管阻塞。全身微动脉和毛细血管均可以受累。过多增生的内皮细胞和血小板微血栓堵塞了血管，这种不完全的堵塞造成红细胞在通过微血管时受损形成碎片细胞（裂细胞）。此种血栓的主要成分是纤维素和血小板，偶有补体和免疫球蛋白。由于内皮细胞过度增生，导致有些血栓出现在内皮下，受累血管的内皮细胞还有形态学和功能改变。这些细胞在电镜下观察呈肿胀，胞质内微血管样的纤维素成分很多。在血小板聚集区域的内皮细胞含有大量的细胞成分，内质网表面粗糙，线粒体增多，还有大量的溶酶体。血管损伤部位广泛没有特异性，但以肾、脑、肝、胰腺、心脏和肾上腺等部位最为常见。皮肤、齿龈和骨髓活检可以发现30%~50%的损伤证据。受损血管所表现的紫癜是活检的部位。还可见到脑部的广泛性出血，往往是致死性的严重后果。

466. 血栓性血小板减少性紫癜有何特点？

有五个主要特点：①血小板减少；②微血管病性溶血性贫血；③肾损害；④神经系统症状；⑤发热。

467. 血栓性血小板减少性紫癜诊断标准是什么？

主要诊断依据：①微血管性溶血性贫血：贫血多为正细胞正色素性中重度贫血；微血管病性溶血；黄疸与深色尿，偶可见蛋白尿；血片中可见到较多的畸形红细胞（>2%）与红细胞碎片；网织红细胞计数升高；骨髓代偿性增生，以红系为主，粒细胞与红细胞比例下降；血胆红素升高，以间接胆红素为主；可有血浆游离血红蛋白升高，亲血色蛋白（结合珠蛋白，haptoglin）、血红素结合蛋白（hemopexin）减少，乳酸脱氢酶升高；②血小板减少性紫癜与其他出血倾向：不同程度的紫癜及其他出血表现；血小板计数下降，血片中有巨大血小板；骨髓中巨核细胞数常增多，且有成熟障碍；③神经精神异常：具有一过性、反复性、多样性与多变性的特点，可表现为头痛、性格改变、神志异常、感觉与运动障碍、抽搐、病理反射呈阳性等。若以上 3 项同时具备称为三联征；④肾损害：主要表现为实验室检查结果异常，如尿蛋白呈阳性，尿中有红细胞、白细胞和管型，血尿素氮、血肌酐升高。发生肾功能衰竭者少见；⑤发热：多为低、中等度发热。若以上 5 项同时具备则为五联征。

本病的诊断目前主要靠临床表现和外周血涂片、血小板计数等。多数学者认为满足三联征即可，但也有部分学者仍然强调五联征。

468. 血栓性血小板减少性紫癜如何与原发性血小板减少性紫癜相鉴别？

基础研究证明，原发性血小板减少性紫癜是一种自身免疫性疾病，是由于 T 细胞免疫异常或体液免疫异常，体内产生抗血小板抗体，使血小板破坏过多，血小板计数减少，引起紫癜。临床以齿龈出血、鼻腔出血、皮肤出血点或瘀斑、消化道出血为主要表现。但无溶血现象。而血栓性血小板减少性紫癜有发热、溶血及精神症状，严重者可出现五联征。

469. 血栓性血小板减少性紫癜与 Evans 综合征如何鉴别？

伊文综合征（Evans syndrome）是自身免疫性溶血性贫血

（AIHA），同时伴有血小板减少并能引起紫癜等出血性倾向的一种病证。本病的特点是自身抗体的存在，导致红细胞以及血小板的破坏过多造成溶血性贫血以及血小板减少性紫癜并见。病因可分为原发性或继发性两种。围生期伊文综合征患者死亡率高，同时新生儿死亡率亦高。

二者临床表现类似，与血栓性血小板减少性紫癜相似之处是二者都可并发红斑狼疮。但伊文综合征虽然有血小板计数减少，临床有出血现象，并且有溶血，但无神经系统症状，在外周血中也无破碎红细胞。

470. 血栓性血小板减少性紫癜与溶血性尿毒综合征如何鉴别？

溶血性尿毒综合征与血栓性血小板减少性紫癜同属于血栓性微血管病的范畴，临床表现以溶血性贫血、血小板减少、尿毒症为三大基本特征。目前认为二者的区别在于：溶血性尿毒综合征多发生在10岁以下的儿童，尤其在乳儿期，预后较好，临床肾损害症状明显。而血栓性血小板减少性紫癜多发生在年长儿及成年人，预后较差；临床以精神症状明显，肾功能衰竭者少见。

471. 血栓性血小板减少性紫癜如何与弥散性血管内凝血相鉴别？

弥散性血管内凝血与血栓性血小板减少性紫癜在临床表现以及实验室检查方面有相似之处。二者都可有溶血性贫血、紫癜、血小板减少。

但弥散性血管内凝血的凝血功能异常，纤溶活性亢进，纤维蛋白降解产物（FDP）值偏高；无严重的溶血及一过性多变神经症状。

472 中医学对血栓性血小板减少性紫癜是如何认识的?

血栓性血小板减少性紫癜在祖国医学中依据其发病特征，属于“瘀血”、“血证”的范围。血证是涉及多个脏腑组织，临床上常见的一类疾病。祖国医学对血证有较深刻的认识，提出了许多深刻的理论及有效的治疗方法。血是运行于脉络之中，环流周身濡养四肢百骸的物质，如果留着不行，则为瘀血。其病因主要为寒热之邪、气滞、气虚以及痰湿水饮停滞和外力之伤，以上原因具备其一即可发生瘀血。在《内经》中虽然没有瘀血一词，但却有恶血、留血、衃血，认为气血运行发生障碍，会引起多种疾病。在《素问·调经论》中有：“血气不和，百病乃变化而生”。又如《素问·脉要精微论》中说：“脉者，血之府也……涩则心痛”。寒为阴邪，寒主收引，外感寒邪，客于血脉，会导致或加重瘀血的病变。另外，如津液耗损，血液质地异常也可导致津亏血瘀。如《血证论》中指出：“吐衄、便、漏（血），其血无不离经。凡系离经之血，与营养周身之血已睽绝而不合……此血在身，不能加于好血，而反阻新血之化权，故凡血证，总以祛瘀为要”。对于皮肤紫斑，古人认为也与瘀血有关。如《内经》中云：“血脉凝泣，络满色变”，“孙络外溢，则经有留血”。在《温疫论》中指出：“邪留血分，里气壅闭，则伏不得外透而为斑”。在治疗上提出了调畅血行、祛除恶血的治疗思想。在《素问·至真要大论》中指出：“疏其血气，令其调达，而致和平”。《先醒斋医学广笔记》中对活血化瘀的机制作了精辟的论述：“宣行血不宣止血，血不行孙络者，气逆上壅也，行血则血行经络，不止自止，止之则血凝，血凝则发热恶食，病曰痼矣”。因此，治疗上应采用活血化瘀法，这样才能收到良好的疗效。

473. 中医学对血栓性血小板减少性紫癜的病因病机有何认识?

本病除与寒热、气滞气虚、痰湿有关外，在脏腑主要与心、肝、脾有密切关系。这是由于心主血脉，肝主疏泄，脾主统血，对血液的运行有直接关系。当脏腑、经脉、气、津受损时，就会影响血液的正常运行，造成血行不畅，脉络瘀阻而成瘀血。血栓性血小板减少性紫癜的病因病机大概有以下五个方面：

（1）感受火热毒邪　感受热毒之邪，人体正气与之交争，热毒充斥于体内而发热。热毒之邪过盛，邪毒内盛，热入营血，营血耗伤，血热互结，血为之瘀结，则可表现为壮热、衄血广泛等症。《圣济总录·伤寒统论》说：“毒热内瘀，则变为瘀血”。

（2）外感湿热疫毒　外感湿热疫毒之邪，病邪由表及里，郁而不达；或饮食失调，脾胃受损，运化失司，湿浊内生，日久湿蕴化热，湿热交蒸于肝胆，不能泄越，导致肝失疏泄，胆汁外溢，浸淫于肌肤，下注于膀胱，使身目小便俱黄。若湿热之邪灼伤血络，络破血溢，可伴出血证。若疫毒内陷心包则有神昏谵语。

（3）脾胃虚弱　饮食失调，劳倦过度、素体脾胃虚弱或久病均会导致脾胃功能失调，运化失职，气血亏损。气虚不能摄血，血溢脉外而妄行则渐成紫斑、鼻衄、呕血等症。

（4）阴虚火旺　久病热病之后，反复发作迁延不愈。病久使阴津亏耗，因血之正常运行有赖于津液的运载，故津液不足无以载血运行，使血行不畅以致于瘀塞而引起皮肤紫斑、鼻衄等出血与阴虚火旺之象并见。

（5）瘀血阻络　久病瘀血阻滞经络，血液运行不畅，血不循经而溢出脉外，发生出血。因此，《血证论》谓：“失血何根，瘀血即其根也”。

474 血栓性血小板减少性紫癜的发病及证候特点是什么？

（1）发病特点　本病起病急骤，任何年龄均可发生，以女性患者居多，临床较为罕见。本病可出现多部位的出血倾向，并可伴有发热、黄疸以及神明被扰、瘀血的现象。本病病机复杂，多为虚实夹杂之证。

（2）证候特点

1）皮肤出现青紫斑点及斑块，并可伴有多部位的出血，如鼻衄、齿衄、尿血、便血。

2）高热，神昏谵语，四肢抽搐，起病急骤，烦躁不安。

3）可见目黄、身黄、小便黄。

4）本病除热毒壅盛挟瘀及湿热蕴结挟瘀外，其他各型为虚实夹杂，正虚邪实。

475 血栓性血小板减少性紫癜的辨证要点是什么？

本病属于祖国医学的“瘀证”、“血证”的范围之内，其病因病机复杂，但在临床表现都有瘀血阻滞的指征。辨证时首先要辨明虚实。单独的瘀证，一般属于实证的范畴。由火热毒邪熏灼所致的瘀证，临床属实证；另外，由湿热疫毒之邪引起的瘀证也属实证；如果由于气虚无力推动血液的运行；阴津亏耗无法运载血液；阳气虚衰，阴寒内生，运血无力等原因所导致的瘀证属虚证。瘀证日久，耗伤人体正气，会兼有气、血、阴、阳不足的表现。因此，瘀证的虚证实际上是虚实夹杂的病证。在临床表现上气虚者可有气短乏力，面色少华，心悸，头晕，瘀斑、瘀点色淡，出血量少；或阴虚证伴有手足心热，盗汗，腰酸膝软，低热等阴虚症状；也有畏寒肢冷，面色苍白，便溏，腰酸，浮肿等阳虚之征。如果临床以高热、神昏谵语、抽搐、口干口渴，或者身目俱黄，小便黄，腹胀，恶心为主要表现，则属于实证。属于实证者，其出血量大而不易止。

476. 血栓性血小板减少性紫癜的中医治疗原则是什么？

活血化瘀是治疗本病应遵循的基本治疗原则。通过活血化瘀可以达到调畅血行、活血通络、祛除瘀滞的目的。若单纯由瘀血引起的本病，采用活血化瘀法即可达到治疗目的。若是其他致病原因或病理变化导致瘀血者，应依据具体病症，采用解毒活血、清热利湿活血、滋阴活血、益气活血、养血活血、温阳活血、凉血化瘀等治法，只有依据不同的病因病机及临床表现，灵活地采用相应的治疗方法，才能取得良好的疗效。

477. 血栓性血小板减少性紫癜如何辨证论治？

（1）热毒炽盛挟瘀型

证候：壮热，口干口渴，心烦，夜寐不安，面红目赤，溲黄便秘，皮肤出现较密集的紫黑斑点，可伴有吐血、便血、尿血，甚至出现神昏谵语，四肢痉挛拘急，烦躁。舌质红绛，有瘀斑、瘀点，苔黄，脉弦数。

治法：清热解毒，活血化瘀。

方药：清瘟败毒饮（《疫疹一得》）加减。清瘟败毒饮是由白虎汤、黄连解毒汤、犀角地黄汤三方综合加减而成。如果出血重，可加入白茅根、大蓟、小蓟、地榆、侧柏叶等清热凉血；再配三七、蒲黄、茜草根等化瘀止血。若伴有腑热较甚，出现便秘、腹胀、脉沉实有力，可加入大黄、芒硝通腑泄热。若四肢拘急较重，可加入钩藤、僵蚕、地龙清泻肝火、镇肝熄风。若热陷心包，瘀塞心窍，出现神昏谵语，可服用安宫牛黄丸、至宝丹、紫雪丹清心开窍醒神。

（2）湿热蕴结挟瘀型

证候：发热，身黄、目黄，色鲜明，口渴，脘腹满胀，小便短赤，便秘。或身热不扬，身目色黄而不光亮，口渴不欲多饮，头重如裹，身体困重，便稀不爽，小便短黄，胸脘痞满。伴鼻衄、齿衄、肌衄、尿血，纳差，舌质红，苔黄腻或黄白相间，舌体上有瘀斑，脉滑数或弦滑。

治法；清热利湿，活血化瘀。

方药：犀角散（《备急千金要方》）加减。犀角、黄连、升麻、栀子、茵陈、赤芍。方中茵陈泻热利湿；犀角、升麻、黄连、栀子清热解毒；赤芍凉血活血化瘀。如果伴有尿血、衄血，可加入大蓟、小蓟、白茅根、侧柏叶、血余炭、仙鹤草等凉血止血。若舌有瘀斑，胁下有积块，为瘀血阻滞胁下，可加入桃仁、益母草、泽兰、丹参、三七活血化瘀。若湿热之邪内陷心包，扰乱神明、蒙蔽心窍而出现神昏谵语，可予至宝丹开窍醒神。如果伴小便不利，可加入猪苓、泽泻、茯苓、木通、车前子以通利小便。

（3）气血亏虚挟瘀型

证候：病程长，病情发展缓慢，皮肤瘀斑、瘀点逐渐出现，呈淡红色，神疲乏力，心悸气短，动则尤甚，面色萎黄，头晕，食少纳呆，可伴有鼻衄、齿衄，但出血量少，舌质淡，苔白，脉细涩。

治法：益气养血，活血化瘀。

方药：圣愈汤（《医宗金鉴》）加减。党参、白术、茯苓、甘草、当归、熟地、黄芪、川芎。方中黄芪、党参、白术、茯苓、甘草益气健脾；当归、熟地、川芎养血活血。若偏于气虚者，可用补阳还五汤。血虚偏重者，可加入制首乌、鸡血藤、枸杞子、桑椹子、阿胶补血养血。若有出血现象，去掉方中的桃仁、红花，加入白茅根、侧柏叶、地榆、三七粉、藕节等。

（4）肝肾阴虚挟瘀型

证候：低热，手足心热，形体消瘦，盗汗，头晕耳鸣，腰酸膝软，两目干涩，胸脘胁痛，口苦吞酸，皮肤紫斑，鼻衄，舌质红，少苔，舌体有瘀斑或瘀点，脉细数。

治法：滋养肝肾，活血化瘀。

方药：一贯煎（《柳州医话》）合桃红四物汤（《医宗金鉴》）加减。生地、麦冬、川楝、山茱萸、当归、川芎、赤芍、桃仁、红花。方中生地、麦冬、山茱萸滋阴补肾；当归、川芎、桃仁、红花活血化瘀；川楝疏肝。可加入丹参、郁金、苏木等加强活血化瘀的作用。若午后潮热、盗汗、手足心热或低热症状明显，可酌加青蒿、地骨皮、秦艽、鳖甲、银柴胡、龟板以清虚热。

（5）脾肾阳虚挟瘀型

证候：倦怠乏力，畏寒肢冷，腹胀、腹泻或大便溏薄，小便短少而色清，面色皖白，腰酸，纳差，肢体浮肿，皮肤紫斑色淡而稀疏，有时伴齿衄，但出血量少，舌质淡紫，或舌淡有瘀点、瘀斑，脉沉细涩，或沉迟。

治法：温阳益气，活血化瘀。

方药：急救回阳汤（《伤寒六书》）加减。人参、白术、附子、茯苓、甘草、陈皮、干姜、肉桂。方中肉桂、干姜、附子温补元阳；人参、白术、甘草大补元气；陈皮、茯苓行气化湿。可加入川芎、延胡索、丹参增强活血化瘀的作用。若面暗乏力，脉迟，可加入淫羊藿、补骨脂、巴戟天、菟丝子温补肾气。

478. 血栓性血小板减少性紫癜的转归与预后如何？

本病各证候之间存在着一定的关系。在转归上，主要是阴阳、虚实之间的转化。热为阳邪，易伤阴津，热证血瘀中常伴有津液亏耗的表现，故后期常转变为阴虚证。实证的热毒炽盛及湿热内蕴日久不愈，可造成瘀血阻滞，妨碍人体气血阴阳的化生，从而逐渐转变成虚证。但因血瘀属邪实，故虚证实际上为虚实夹杂。

本病的预后，一般来说，若平素体质健壮，正气强者预后良好；但年龄偏大，体质较弱者预后较差。临床上若表现为神昏谵语、抽搐、出血较重、耗血动血者预后不良。少数病情危重者多在明确诊断后的1日至1个月内死亡。但大多数病人经积极治疗后可以缓解，但需要长时间的治疗。

479. 血栓性血小板减少性紫癜应如何调护？

平素要注意精神愉快，起居有节，注意冷暖，少食肥甘滋腻之品。病轻者，若出血症状轻，可以适当活动，有利于气血的运行。病重者应适当休息，或卧床治疗。

对于本病的预防，根本在于预防瘀血的形成或产生。因而主要措施是增强人体的正气，防止情志内伤、饮食失调及外邪侵犯，及时正确地治疗各种疾病，以免久病入络而导致本病。

480 何为肝素诱导的血小板减少症？

肝素诱导的血小板减少症（heparin induced thrombocytopenia，HIT）是肝素治疗的并发症，临床表现为血小板减少，却很少发生出血。而肝素诱导的血小板减少并血栓形成综合征（heparin induced thrombocytopenia with thrombosis syndrome，HITTS），致残率及病死率很高。

481 哪些肝素制剂可诱导出现血小板减少？

许多肝素制剂包括普通肝素（unfractionated heparin，UFH）、低分子肝素（low molocu1ar weight heparin，LMWH）、类肝素及其他硫酸氨基葡聚糖等都可引起 HIT 及 HITTS。普通肝素治疗引起 HIT 的发生率为1%~5%，而低分子量肝素的引发率较普通肝素低。

482 肝素诱导的血小板减少症可分几型？

临床上 HIT 可分为两型：Ⅰ型，主要发生在初次使用肝素后1~3天内，血小板计数下降不明显，多为（50~100）$\times 10^9$/L，继续使用肝素血小板计数会恢复正常，一般无临床症状。是一种非免疫介导的良性过程，不增加血栓栓塞的危险性。通常认为是肝素有轻度的血小板聚集效应，并可增强血小板聚集诱导剂ADP免疫复合物和细菌及细菌产物的作用，可导致体内血小板轻度聚集，致使体内血小板破裂增多或聚集的血小板被网状内皮系统清除增多。Ⅱ型，血小板数量减少通常发生在首次按受肝素治疗后6～14天，既往使用过肝素者发病时间可提前。多数患者血小板数量小于$50\times10^9/L$，最低可达$20\times10^9/L$，停用肝素3～7天后血小板数量可逐渐恢复正常。HIT引起的出血症状少见，但是约50%的HIT患者合并HITTS，形成深静脉血栓形成、动脉血栓形成、肺栓塞、外周动脉（如肢体动脉、冠状动脉等）栓塞、肢体坏疽、脑卒中等，微血栓形成可能会引起皮肤损害和弥散性血管内凝血（DIC）。属于自体介导的免疫反应，必须立即停用肝素。

483. 肝素诱导的血小板减少症的发病率如何？

资料显示，HIT发生率为1%～5%，每年新发的HIT患者高达60万人，而被诊断并得到正确治疗的患者仅1.8万（3%），约30万人同时出现血栓并发症，9万人死亡。其发生率主要与肝素种类、病人群体有关。在美国，对10万名住院病人进行研究，结果显示使用普通肝素治疗的患者HIT的发生率为2%～3%，而使用低分子肝素治疗的患者，HIT的发生率约为1%。

484. 肝素诱导的血小板减少症的危险因素有哪些？

HIT存在四个危险因素：①肝素的来源和种类，来自牛肺的普通肝素>来自猪肠的普通肝素>低分子肝素；②不同患者人群发生HIT的概率也有差异，外科手术后>用药>产科；③连续使用肝素的时间，每次用肝素超过5～14天，发生HIT的危险增加，而血小板降低的比例（>50%）比绝对数降低更敏感；④性别：女性>男性。

485. 肝素诱导的血小板减少症发生机制？

HIT 血小板减少的发生机制：肝素与血小板 4 因子（PF4）结合后，形成 H-PF4 复合物，二者构象均发生改变并具有免疫原型，刺激机体产生抗体并与之结合，形成抗体 H-P4 大分子复合物。抗体 H-PH4 大分于复合物激活血小板并使之释放更多的 PH4 和促凝物质，引起血小板减少及血栓形成。血小板激活是Ⅱ型 HIT 的主要发病机制。

486. 肝素诱导的血小板减少症临床表现有哪些？

（1）血小板减少　血小板减少是 HIT 首发的临床症状，Ⅱ型血小板减少多发生在应用肝素 5～7 天以后，发生在 5 天以内或是发生于 2 周之后者亦少见。但 3 个月内使用过肝素的患者，再次使用肝素时，可以在几个小时以内出现血小板减少，血小板减少多达 50% 以上，严重的可以 $<10\times10^9/L$，但是很少引起出血。血小板减少的严重程度是 HIT 患者死亡、致残和新血栓形成的重要独立危险因素，血小板计数越低预后越差。

（2）与 HIT 相关的血栓栓塞　HIT 若继续使用肝素会导致广泛的动、静脉血栓形成，即为 HITTs。程度轻的患者可以出现四肢的轻度缺血，重者可发展为危及生命的中风、坏疽或肺动脉栓塞。深静脉血栓形成和肺栓塞是 HIT 患者最常见的血栓事件，其他还包括脑静脉窦血栓形成、上肢静脉血栓、静脉性肢体坏疽等，甚至出现血栓闭塞性静脉炎，在某些病例甚至需要截肢。其中肺栓塞是最致命的，在HIT患者中的发生率约25%。

（3）肝素导致的皮肤损伤　皮下注射肝素为10%~20%的患者可产生HIT抗体，并有少数病例发生血小板减少。肝素注射的部位可有疼痛、红斑、甚或局部坏死。皮肤损害且伴有血小板减少的患者有发生动脉栓塞的可能。因此，对肝素导致皮肤损害的患者，即使停用了肝素，仍需监测血小板数日，并警惕有无血栓形成发生。因为血小板数量已经恢复正常后，其发生血栓事件的风险仍会继续存在4~6周。

（4）少见症状　少部分HIT患者可表现为急性系统性反应，如发热、寒战、伴心动过速、高血压、呼吸急促等。某些HIT患者甚至会出现出血性肾上腺坏死，表现为腹痛或上腹痛等，如果两侧肾上腺坏死，可出现肾上腺危象而危及生命。还有外科术后HIT导致自发性脾破裂的报道。

487. 肝素诱导的血小板减少症可进行哪些实验室检查？

（1）血小板计数。

（2）HIT抗体免疫测定　抗H-PF4复合物抗体酶联免疫吸附法（Anti-H-PF4 Antibody ELISA），敏感性高（91%），但特异性较低，可以用来进行排除性诊断，需与功能性检查联合应用来提高诊断HIT的准确性。

（3）功能性检查　①^{14}C-5羟色胺血清释放试验（^{14}C-serotonin release assay，SRA）：该试验方法是迄今为止最特异最敏感的肝素依赖性血小板抗体的实验室检测方法，被认为是诊断HIT的“金标准”；②血小板聚集试验（platelet aggregation assay，PAT）：实验的特异性高，可达90%，但是敏感性低，仅为30%~50%，目前已被肝素诱导的血小板聚集试验代替；③肝素诱导的血小板聚集试验（heparin induced platelet aggregation test，HIPA）：HIPA 是经过改良的血小板聚集试验，该方法特异性及敏感性均接近 SRA。目前国外已用其取代 ^{14}C-5 羟色胺血清释放试验；④流式细胞仪监测（detection using flow cytometry）：流式细胞仪检测敏感性及特异性与 SRA 相似，且无放射性。可取代 SRA 作为确诊试验。

488 肝素诱导的血小板减少症如何治疗?

目前较公认的治疗策略包括六个方面：①一旦怀疑或诊断 HIT 以后，立即停用肝素或肝素样物质，甚至是留置针导管封闭时使用肝素，并用其他抗凝药物进行替代性抗凝治疗；②虽然低分子肝素的分子链较普通肝素短，较少引起血小板减少，但它与肝素依赖的抗体仍有交叉反应，所以不用；③对急性 HIT 无血栓形成者，上述抗凝剂需至少使用至血小板计数恢复正常；④LMWH与 HIT-IgG 抗体有较高的交叉反应，急性 HIT 时，不宜用其行替代性抗凝治疗；⑤由于 HIT 所致的出血发生率极低，勿需预防性输注血小板，否则可增加血栓发生率；⑥对仅有血小板减少患者，预防剂量的抗凝治疗并不能有效阻止血栓的进展，需给予治疗剂量的抗凝剂。

489 什么是遗传性出血性毛细血管扩张症?

遗传性出血性毛细血管扩张症（hereditary hemorrhagic telangiectasia，HHT）是一种常染色体显性遗传性血管性疾病。由于毛细血管和小血管先天性变薄和舒缩功能欠佳，引起局部血管扩张，临床表现为皮肤、黏膜出血，呈成簇的鲜红色或紫红色斑点，以及反复在同一部位出血，而实验室检查无特异性发现。文献报道其发病率为1/5万。

490. 遗传性出血性毛细血管扩张症的病因与发病机制是什么？

病因：HHT是常染色体显性遗传病，HHT发病特点是致病基因呈显性，位于染色体上，家庭中男女患病机会均等；患者基因型常为杂合子型；近亲结婚与本病无特殊关系，因为不存在表现型正常的携带者；疾病表现有巨大的可变性，有时无症状，但基因并未消失，本病不是染色体的异常，而是异常基因所致。与本病发生相关的基因有两种，即定位在染色体9q34.1的endoglin基因及定位在12q13的ALK1。由前者突变引起的HHT称为HHT1，ALK1突变引起的HHT则称为HHT2。

发病机制：该病的病理变化为皮肤、黏膜、内脏的毛细血管、小动脉及小静脉管壁结构有遗传性缺陷，变得异常菲薄，有的部位仅由一层内皮细胞外周包裹一层疏松结缔组织所组成，缺乏正常血管壁的弹性纤维及平滑肌成分。同时血管壁失去对交感神经和血管壁活性物质调节的反应能力，缺乏正常的舒张功能，以致在血流冲击下，病变部位的血管可能发生结节状和瘤状折曲，严重时形成动静脉瘤，从而可引发病变部位的自发性或轻微外伤出血不止。

491. 遗传性出血性毛细血管扩张症有哪些临床表现？

HHT累及机体的部位有皮肤、鼻、口、舌、指（趾）、胃肠道、肺、眼、肝及脑等。体表出现的毛细血管扩张是本病的基本表现，具有特征性，可突然发生，呈进行性发展。表现为结节性、血管瘤型、蜘蛛痣型。通常不高于皮肤表面，从针尖到小豌豆大小不等，颜色鲜红或紫红，压之褪色，可发生于任何部位。鼻出血是 HHT 最常见的症状（90%），因为鼻黏膜是呼吸道黏膜的脆弱部位，再加之鼻腔部位的毛细血管扩张在干燥空气中易导致鼻黏膜的干燥以及外力作用到鼻腔部位，如抠鼻子、擤鼻涕等，很容易造成鼻腔部位扩张的毛细血管破损而出现鼻出血。除鼻出血外，HHT 患者还可出现上消化道或下消化道的出血、口腔或泌尿生殖系统的出血。此外，尚有 5%~30% 的 HHT 出现肺动静脉畸形（PAVM）而导致明显的血液由右向左分流，病人可出现气促、发绀、疲倦、活动耐量减低、杵状指（趾）等临床表现。出血可呈自发性，也可由外伤、手术、月经来潮和分娩、腹压突然增高、发热、气候干燥、过度疲劳、服用血管扩张剂及血容量突然增高等诱发因素所致。HHT 患者可合并肺含铁血黄素沉着及脑栓塞等症。

492. 遗传性出血性毛细血管扩张症的实验室检查常有哪些异常？

本病各种实验室指标一般均正常。在反复严重出血的患者可继发小细胞低色素性贫血；极少数病例可伴有血小板功能异常；常见束臂试验阳性，可有出血时间延长。

493. 如何诊断遗传性出血性毛细血管扩张症？

2000 年国际 HHT 基金科学顾问委员会规定的临床诊断标准

是：①反复自发性鼻出血；②多发且在特征性部位（如唇、口腔和鼻黏膜、手指等处）的毛细血管扩张；③内脏受累，如消化道毛细血管扩张（有或无出血），肺、肝、脑或脊柱动静脉畸形；④一个一级亲属患有 HHT。患者如具备 3 项或 3 项以上可明确诊断 HHT；具备 2 项为可疑；少于 2 项可以排除。

494. 遗传性出血性毛细血管扩张症如何治疗？

本病尚无特殊治疗方法，以对症和支持治疗为主。鼻出血可用吸收性鼻腔填塞物或加压止血处理，严重反复的鼻出血或皮肤出血可采用激光凝固、冷冻外科、动脉栓塞或手术缝合等措施。对伴有消化道出血、咯血、术后出血的患者可选用安络血、垂体后叶素、血宁和酚磺乙胺等药物。对于肺动脉畸形的患者，可采用肺叶切除或栓塞疗法，此外还有使用雌激素或雌激素加黄体酮治疗鼻出血的报道。对贫血者可给予铁剂治疗。因尽量避免促发出血的因素并避免应用促发出血的药物，如血管扩张剂、抗血小板药及溶栓药。

495. 中医学对遗传性出血性毛细血管扩张症是如何认识的？

本病属中医血证范畴，根据不同的部位出血命名皆不相同。中医认为血是构成和维持人体正常生命活动的基本物质之一，富有营养，行于脉中，循环不已，流布全身。血不循常道，溢于脉外则见出血。溢于鼻则为鼻衄，现于肌肤则为肌衄等等。血液在脉道中的循行与心、肝、肺、脾四脏的功能密切相关，而气又是影响血液运行的关键因素，所以治疗血证常求之于前述四脏及气。

496 中医学对遗传性出血性毛细血管扩张症病因病机有何认识?

病因：内因：先天禀赋不足，或情志不遂，或劳倦内伤，或大病久病，造成正气亏虚。外因：外感六淫之邪。

病机：外感六淫之邪不解，入里化热，或情志不遂，肝气不疏，郁而生热，热盛迫血妄行而致衄血；或外感不解，邪恋正虚，气不足不能固摄；或久病体虚、劳倦内伤，耗伤脾胃，致气阴不足，阴虚生内热，气虚失于固摄，故可见衄血。

497 中医学对遗传性出血性毛细血管扩张症如何治疗?

中医认为治疗本病时要注意标本先后的问题，还要审清病机，辨明虚实。实证发病急骤，出血较多，且血色较鲜，多因热盛迫血妄行；虚证起病缓慢，常有面色无华、心悸气短等症，血色多为淡红。而虚证可分为气虚和阴虚，气虚多为脾虚失摄，而阴虚多见于肝肾阴亏。

急则治其标，缓则治其本，清代唐宗海提出治血四法可以灵活运用，要以止血、消瘀、宁血、补虚为主轴。急性出血时，当立即止血，常可选用十灰散外用凉血止血，亦可选用三七粉及白及收敛止血，大失血时当急投独参汤大补元气而摄血。待血止后，辨证施治，血热者当凉血止血，可用生地黄散、十灰散、黄连阿胶汤等；热在肌表者当解其表热，可选用泻白散等；胃火炽盛者当清泻胃热，可用玉女煎、白虎汤等；气不摄血者可选用归脾汤，补气摄血；阴虚内热者可以知柏地黄丸为主方，滋阴泻火，凉血止血；瘀血内停者可桃红四物汤为基本方加减治疗。长期出血者，补气养血，可用八珍汤调理。

498 何为凝血酶原缺乏症？

凝血酶原缺乏症（prothrombin deficiency）分为先天性凝血酶原缺乏症（congenital prothrombin deficiency）和获得性凝血酶原缺乏症（acquired prothrombin deficiency）两种类型。其中先天性凝血酶原缺乏症是一种罕见的出血性疾病。常染色体隐性遗传，双亲都可以遗传，男女均可患病，近亲婚配的家族中易患此病。其发病机制是因子Ⅱ基因缺陷所引起，导致因子Ⅱ抗原含量和凝血活性均明显减低，严重因子Ⅱ缺乏症见于纯合子患者。其临床上以黏膜出血为多见，其次为皮肤及组织出血，也有因轻度外伤或外科手术而出血不止者。后天获得性凝血酶原缺乏症的发病率较高。

499 凝血酶原缺乏症的发病原因是什么？

其一是严重的肝病：肝脏是合成多种凝血因子的重要器官，当肝实质受到损害时，不能利用维生素 K 合成凝血酶原。

其二是维生素 K 缺乏：造成维生素 K 缺乏的原因有消化道摄入不足、吸收不良、胆管阻塞、合成障碍；或者因常服用某些药物阻碍了维生素 K 的利用；或者弥散性血管内凝血和纤维蛋白溶解等使凝血酶原消耗过多而减少。出血症状可轻重不等，与原发病的性质及凝血因子缺乏的程度均有关。

发病特点：本病若属于先天禀赋特异者，发病多起于儿童。

男女均可罹患，并且父母均可以传于后代。出血症状的轻重临床表现不一。当急性发病时，出血量大，血色鲜红；而后天获得者的病程一般都较长，其发病常与饮食的偏颇及严重的肝病有关。

500 凝血酶原缺乏症的证候特点是什么？

（1）如果是先天因素导致的，则多在婴幼儿期或童年期发病，但本病也可以在成年后发病。

（2）临床以出血为主要表现，轻者表现为肌衄、鼻衄、齿衄，重者有便血、吐血、脑衄。

（3）后天获得者常有腹部积块以及脏腑功能亏虚的症状。

（4）常有家族遗传史。

501 凝血酶原缺乏症应如何诊断？

（1）先天遗传者　其临床表现与中、轻度血友病症状相似，可在婴幼儿及儿童期发病，也可于成人期发病。以出血症状为主，但轻重程度不一。大多纯合子者有严重的出血倾向，杂合子者轻。常见的出血症状为鼻腔出血、齿龈渗血、月经过多、皮肤出血点及紫癜、创伤后持续出血形成血肿、产后出血或术后出血等，脐带出血、关节出血少见。

（2）后天获得者　多继发于维生素 K 依赖性凝血因子缺乏和严重肝病之后。其出血症状与先天遗传者相似，以肌衄、鼻衄、齿衄为多见，偶有尿血、吐血、便血，但出血症状轻，无深部组织及关节腔出血。

当严重肝病时，虽然凝血机制异常，但并无严重的出血。一般以皮肤和黏膜出血为主，而这些出血又多发生于轻微外伤之后，自发性出血者少见。如果患者伴血小板减少，则可见皮肤紫斑及鼻衄、齿衄、女子月经过多；若食管及胃底静脉曲张，则可见呕血及黑便，严重者可合并弥散性血管内凝血。出血的严重程度随肝病的性质和肝细胞受损程度而定。

502 诊断凝血酶原缺乏症应做哪些实验室检查？

（1）凝血酶原时间常延长。

（2）凝血时间　严重病例可延长。

（3）先天性凝血酶原缺乏症的患者，其出血时间、血小板功能、纤溶检查均正常。

（4）部分凝血活酶时间延长。

（5）凝血酶原时间纠正试验　利用凝血酶原、凝血因子Ⅴ、Ⅶ、Ⅹ在正常血清及各种血浆中存在的特点，可区分凝血酶原缺乏与凝血因子Ⅴ、Ⅶ、Ⅹ等缺乏。

503 何为血友病？

血友病（hemophilia）是一组遗传性出血性疾病，其在凝血第一阶段凝血活酶发生障碍，包括血友病甲、血友病乙和血友病丙三种类型。其中血友病甲（hemophilia A）又称凝血因子Ⅷ缺乏症或称抗血友病因子A（antihemophilia factor A）缺乏症。真性血友病及抗血友病球蛋白缺乏症，是传统的血友病；血友病乙又称凝血因子Ⅸ缺乏症或血浆凝血活酶（PIC）缺乏症；血友病丙又称凝血因子Ⅺ缺乏症、血浆凝血活酶前质（PTA）缺乏症。

在先天性出血性疾病中以血友病最为常见，尤其血友病甲约占85%，其次是血友病乙，最少见的是血友病丙。

504 血友病的遗传与性别有何关系？

血友病甲和血友病乙的遗传方式相同，都是性染色体隐性遗传，男性发病，女性传递。其遗传有三种情况：①男性患者与正常女性婚配，所生男孩均正常，而女孩均为传递者；②女性传递者与正常男性婚配，所生男孩可为血友病患者，也可以是正常，而女孩一半为传递者，一半为正常；③患病男性与传递者女性婚配所生男孩患病的概率为50%，也就是说所生的男孩约有50%为正常，所生女孩中，可有血友病，也可有传递者。血友病丙的遗传方式为常染色体不完全隐性遗传。男女均可患病。

505 何为获得性血友病？

血友病甲除遗传方式发病，还可由基因突变所致。另外，还可能是继发于肝硬化、肝炎等肝脏疾病、肝癌转移、肝外癌转移、某些血液病，如急慢性白血病、淋巴瘤等以及系统性红斑狼疮、类风湿关节炎、尿毒症，这些由继发而来的血友病称为获得性血友病。

506 血友病的发病特点是什么？

患者一般多在外伤后、拔牙或者其他小型手术或者药物注射后，出现血流不止，也可以为自发性出血。其出血部位常在关节、皮肤、肌肉深部，同时伴有疼痛感受以及活动障碍。血热炽盛型患者属于急性出血期，出血吸收后功能可以恢复正常。而其他证型的患者，其病程较长，并且反复发作，因而逐渐导致关节的肿大、僵硬、变形，或者出现肌肉萎缩。脑出血（中风）虽然少见，但却是致死的重要原因。

507. 血友病的证候特点是什么？

（1）多为男性患者，女性极少见，有或无家族史。

（2）出血　以皮肤、肌肉深部出血为常见症状。可发生在身体的任何部位，关节腔若有出血现象，可造成关节活动障碍。血热炽盛型虽发病急，症见出血量多，但经积极正确地治疗后，出血可完全吸收，功能恢复正常。但其他类型因反复出血，缠绵不愈，逐渐导致关节的肿大、僵硬、变形，最终丧失其功能。

（3）除上述出血现象外，还可有鼻衄、齿衄等出血现象，但呕血、便血、咯血少见。

（4）中风（脑出血）是致死的原因。

508. 血友病的临床表现有哪些？

（1）皮肤、黏膜出血　是出血的多发部位。可见有鼻腔出血，齿龈渗血。幼儿多见额头碰撞后出血或有血肿，皮肤瘀斑、瘀点少见。拔牙后出血不止常是就诊的原因。

（2）关节出血　为本病的特征之一。表现为关节腔内及关节周围组织出血。多见于中、重型患者。常发生在外伤、行走过久、剧烈运动之后。多侵犯膝关节及踝关节，其次为髋、肘、肩、腕及脊柱。关节出血分为三期：一期为急性期，主要表现为关节的红、肿、热、痛；二期为全关节炎期，是由于反复出血，血液吸收不完全，形成慢性炎症，滑膜增厚；三期即后期，关节纤维化或关节强硬、畸形、肌肉萎缩、骨质破坏、关节挛缩以至于关节功能丧失，出现膝屈曲、外翻、腓骨呈半脱位状。

(3) 肌肉出血　是血友病最突出的表现之一，在全身各处均可发生。深部肌肉出血时可以形成血肿，血肿压迫周围神经，可以出现局部肿痛、活动受限。血肿压迫血管则引起局部血液循环障碍，导致局部缺血性损伤、纤维变化，严重者可出现坏疽。

(4) 尿血　重型血友病患者可出现肉眼血尿或镜下血尿，多无疼痛感，无外伤史，若有输尿管血块形成，常伴有肾绞痛。

(5) 其他部位出血　若有呕血、便血伴腹痛，为消化道出血；若咯血、血胸为肺及胸腹出血，较少见；脑出血较少，常在脑损伤后发生，预后不佳，常为致死原因。

509·血友病甲可分为哪四型？

依据血浆Ⅷ因子浓度，血友病甲可分为四型：Ⅰ型：重度，自幼关节出血，自发性出血严重，Ⅷ因子水平低于正常的1%；Ⅱ型：中度，偶有关节、肌肉、深部组织出血，关节畸形少，Ⅷ因子水平为正常的2%～5%；Ⅲ型：轻度，关节很少出血，无关节畸形，Ⅷ因子水平为正常的6%～30%；Ⅳ型：亚临床型，仅有严重创伤及手术后出血，Ⅷ因子水平为正常的26%～45%。

510·诊断血友病需做哪些常用实验室检查？

(1) 血常规　红细胞计数及血红蛋白可正常，白细胞数正常或略高，血小板计数正常。

（2）出血时间　血块退缩时间、凝血酶原时间（PT）、束臂试验均正常。

（3）凝血时间延长，但中型、轻型及亚临床型可正常。此项检查应用试管法较准确，因组织中凝血活酶的存在，用毛细血管法做此项检查极不可靠。活化的部分凝血活酶时间（APTT），Ⅰ型明显延长，Ⅱ型延长，Ⅲ型延长或正常，亚临床型正常。

（4）白陶土部分凝血活酶生成试验（KPTT）　此项是测定血友病既敏感又简便的过筛试验。正常范围在31.5～43.5s，超过正常对照10s以上为延长，当Ⅷ、Ⅸ、Ⅺ因子缺乏时可延长。

（5）血浆凝血酶原消耗试验（PCT）　不佳，少于20s。正常值大于25s。轻者可以正常。

（6）简易凝血活酶生成纠正试验（简易TGT，见下表）。

血异常纠正试验	血友病甲	血友病乙	血友病丙
患者全血+正常血浆	可纠正	可纠正	可纠正
患者全血+正常血清	不纠正	可纠正	可纠正
患者全血+正常 Ba_2SO_4 吸附血浆	可纠正	不纠正	纠正

（7）凝血活酶生成试验（Biggs法）　此项试验较敏感，对目前用其他方法不能检测出血友病者，可采用此试验。

（8）Ⅷ因子活性测定　正常值60%以上，若低于60%则表示Ⅷ因子活性降低。

511• 血友病甲的诊断标准是什么？

（1）临床表现　男性患者，有或无家族史，有家族史者符合性联隐性遗传规律，女性结合子型极少见；关节、肌肉、深部组织出血。有或无活动过久、用力过猛等创伤史，术后（包括小手术）出血史，关节反复出血引起的关节畸形。

（2）实验室检查　凝血时间（试管法）重型延长，中型可正常，轻型、亚临床型正常；活化的部分凝血活酶时间（APTT）重型明显延长，能被正常血浆及新鲜吸附血浆纠正，轻型稍延长或正常，亚临床正常；血小板计数、出血时间、血块收缩均正常；凝血酶原时间（PT）正常；因子Ⅷ促凝活性（Ⅷ：C）减少或极少；血管性血友病因子抗原（vWF：Ag）正常，Ⅷ：C/vWF：Ag 明显降低。

（3）严重程度分型，见下表。

（4）排除获得性因子Ⅷ缺乏症。

血友病甲严重程度分型表

分型	Ⅷ：C	临床出血特点
重型	<1	关节、肌肉深部组织出血，关节畸形
中型	2～5	偶有关节、肌肉深部组织出血，关节畸形少
轻型	6～25	关节很少出血，无关节畸形
亚临床型	26～45	仅严重创伤或手术后出血

512. 血友病乙的诊断标准是什么？

（1）临床表现　同血友病甲。

（2）实验室检查　凝血时间、血小板计数、血块收缩及凝血酶原时间（PT）同血友病甲；活化的部分凝血活酶时间（APTT）延长，能被正常血清纠正，但不能被吸附血浆纠正，轻型可正常，亚临床型亦正常；血浆Ⅸ：C测定示因子Ⅸ：C减少或缺乏。

513 血友病丙的诊断标准是什么？

（1）临床表现　不完全性常染色体隐性遗传；纯合子型有出血倾向，杂合子型可无出血症状；出血病状轻，表现为鼻衄、月经过多、小手术后（拔牙、扁桃体切除）出血等，关节、肌肉出血很少见。

（2）实验室检查　凝血时间正常或接近正常；血小板计数、出血时间、凝血酶原时间正常；活化的部分凝血活酶时间延长或Biggs凝血活酶生成试验示生成障碍，能被正常吸附血浆及血清纠正；血清Ⅺ：C及（或）Ⅺ：Ag测定减少或明显减少，纯合子型<1%～10%，杂合子型10%～20%，有的达30%～65%；血浆Ⅷ：C、Ⅸ：C及vWF：Ag水平都正常。

514 血友病应如何与血管性假性血友病相鉴别？

血管性假性血友病（von Willebrand disease）为常染色体显性遗传，一般为杂合子两性均可发病，出血以鼻、齿龈、黏膜、子宫、胃肠道及泌尿道出血为主，很少累及关节腔和肌肉深部，关节畸形罕见，一般随年龄增长出血症状减轻。其不同于血友病的实验室检查有：①出血时间延长；②血小板黏附性降低；③血浆中vWF缺乏或减少；④FⅧ：C可减少，但减少程度低于血友病。

515 血友病应如何与获得性因子Ⅷ缺乏症相鉴别?

获得性因子Ⅷ缺乏症多是血液中有抗因子Ⅷ抗体存在所致。可以发生在以往体健者，无性别年龄的特点。以往无出血史，也无家族出血史，临床上可有因子Ⅷ缺乏症的表现。白陶土部分凝血活酶时间和复钙时间均延长，但小量正常血浆不能使其纠正，表明血中含有抗凝物质；而血友病甲的试验异常可被小量正常血浆所纠正，可作为鉴别点。

516 中医学对血友病是如何认识的?

血友病属于中医“血证”范围之内。在《灵枢·决气篇》中指出：“中焦受气取汁，变化而赤，是谓血”。对血证的病因病机也有许多论述。在《济生方·吐衄》中认为血证“所致之由，因大虚损或饮酒过度，或强食过饱，或饮啖辛热，或忧思恚怒”。对于血证的病机，则认为多是热所致。《素问玄机原病式·热类》认为失血主要由热盛所致。《诸病源候论·九窍四肢出血候》载：“凡荣卫大虚，脏腑伤损，血脉空竭，因而恚怒失节，惊忿过度，暴气逆溢，致腠理开张，血脉流散也，故九窍出血”。《景岳全书·血证》对血证作了较为系统的归纳，将出血的病机概括为“火盛”和“气伤”两个方面，指出“血本阴精，不宜动也，而动则为病。血主营气，不宜损也，而损则为病。盖动者多由于火，火盛则逼血妄行；损者多由于气，气伤则血无以存”。

517 中医学对血友病的病因病机有何认识？

（1）热盛迫血　外邪入侵，酿成热毒；或素体阳盛，蕴生内热，阴不内守，血热妄行，络破血溢而出血。

（2）肾精不足　先天禀赋不足，肾精亏虚，虚火内炽，伤及脉络，迫血妄行，血溢脉外而成本病。

（3）气虚不摄　久病、劳倦过度，伤及脾胃，脾气亏虚，正气不足，统摄失职，血不循经而外溢。

（4）瘀血阻络　久病入络，脉络瘀阻，或反复出血，离经之血蓄结成瘀，瘀阻络损之处，使其难以修复，故反复出血不止。

518 血友病的中医辨证要点是什么？

本病中医辨证的关键在于分清虚实。若出血量较多，色鲜红，溲黄便秘，舌红苔黄，脉弦数者多属实证；若由于外伤或过度用力引起局部红肿，继而紫暗肿胀，舌紫暗，脉细涩，此为瘀血，属实证；若病程长，反复出血，同时伴有面色苍白，心悸气短，脉细弱者属虚证，为气血亏虚型；若出血量较多，色鲜红，伴腰酸膝软，耳鸣，手足心热，舌红少苔，脉细数为肾阴不足，属虚证。

519 血友病的中医治疗原则是什么？

依据本病所属的虚证、实证的不同，按照《景岳全书》中提出的治疗血证的三个原则，即治火、治气、治血。实火者当清热泻火，虚火当滋阴降火，气血不足当益气补气，血瘀者当活血化瘀。

520 血友病的饮食疗法有哪些？

（1）生花生米　生花生米（连衣）20g 每日 3 次嚼食。花生具有和胃、止血、润肺的功能。药理研究，其具有调整凝血因子缺陷的作用。凉血止血，用于血热型。

（2）藕节汤　由藕节 30g，柿饼 30g，荠菜花 15g 及蜂蜜 10ml 组成。具有凉血止血的功效。主要用于血热炽盛型。其用法是：将前 3 味药加水 800ml，煮沸 20min，取汁，加蜂蜜，每日 1 剂，顿服。

（3）五汁饮　由鲜藕汁 1000g，梨汁 500g，生荸荠 500g，鲜生地 250g，生甘蔗 500g 组成。具有滋阴清热、凉血止血，适用于阴虚血热型。其用法是诸药榨汁后，频服。

（4）鱼鳞胶羹　是鲤鱼或鲫鱼等鱼鳞甲，用于补气养血止血，适用于气血亏虚型。其用法是将上药用文火熬成鱼鳞胶服用。

521 血友病患者平时起居有何注意事项？

（1）避免对患者进行静脉注射及肌内注射。

（2）因本病属一种遗传性疾病，故要使患者本人及家属懂得优生优育的道理。若产前羊膜穿刺确诊为血友病，应终止妊娠，以减少血友病的出生率。

（3）调情志　因精神刺激可诱发出血。

（4）一旦由外伤或其他原因引起出血，要及时处置，这样所引起的并发症、后遗症都较轻。

（5）若需手术，必须在手术前按血浆Ⅷ：C水平及手术大小、部位将Ⅷ因子提到替代治疗效果。

（6）禁服使血小板聚集受抑制的药物，如阿司匹林、保泰松、双嘧达莫和前列腺素E等。

522 血友病的预后如何？

目前对遗传性出血性疾病尚无有效的治疗方案，故其预后不佳。在我国血友病长期存活者较少。

523 何为血管性假血友病？

血管性假血友病（von Willbrand disease，vWD）患者血浆内的von Willbrand因子（简称vW因子）缺乏或分子结构异常。止血机制障碍主要表现为出血时间延长，因子Ⅷ有关抗原（ⅧR：Ag）及凝血活性（Ⅷ：C）均缺乏，血小板的黏附性及瑞斯托霉素聚集功能降低。本病有先天遗传和获得性两种类型，是一种常见的遗传性出血性疾病，其遗传方式是常染色体显性或隐性遗传，男女均可患病，父母均可遗传。

524 血管性假血友病可分为几型？

临床上将本病分成两大类：Ⅰ型为标准型，较为多见。表现为因子Ⅷ R：Ag 数量缺乏，各种聚合物的含量均减少，因子Ⅷ所有活性均降低，Ⅰ型中分为常染色体隐性或显性遗传两种，前者较少见，临床表现极严重。Ⅱ型中主要是因子Ⅷ R：Ag 聚合物的结构异常。Ⅷ：C 量正常或略低，呈常染色体显性遗传。后天获得性血管性假血友病常见于系统性红斑狼疮、淋巴增生性疾病、血管增生性疾病及肾上腺肿瘤。临床表现除原发病症状外，出血倾向与遗传性血管性假血友病相似，vWF 因子也有明显减少。

525 血管性假血友病的诊断标准是什么？

（1）家族史　有出血家族史，大多为常染色体显性遗传规律或隐性遗传规律。

（2）临床表现　临床有皮肤、黏膜、内脏出血或月经过多史，创伤、手术时可有异常出血史；少数患者可有关节腔、肌肉或其他部位出血现象。

（3）实验室检查　①血小板计数和形态正常；②出血时间（Ivy 法）延长或阿司匹林耐量试验阳性（小儿慎用）；③血小板黏附率降低或正常；④活化的部分凝血活酶时间（APTT）延长或正常；⑤因子Ⅷ凝血活性（FⅧ：C）降低或正常；⑥vW 因子抗原（vWF：Ag）减低或正常（若正常需进一步检查是否为变异型）；⑦必须排除血小板功能缺陷性疾病。

（4）实验室分型检查　①Ristocetin 诱导的血小板凝集反应（RIPA）；②vWF 交叉免疫电泳；③血浆中及血小板中 vWF：Ag 多聚体的分析。

526 血管性假血友病与巨大血小板综合征应如何鉴别？

巨大血小板综合征在实验室检查中出血时间延长，血小板黏附试验、瑞斯托霉素诱导血小板聚集法异常；血涂片有特征性的巨大血小板；血浆 vWF：Ag 及 R：Rcof 浓度正常；血小板功能缺陷，输入血浆及因子Ⅷ不能纠正，是血小板膜缺陷所致。

527 血管性假血友病与“假性”血管性假血友病如何鉴别？

“假性”血管性假血友病是血小板与 vWF 亲和力增强致使血浆中 vWF 减少所引起的类似于血管性假血友病的一种出血性疾病。患者体内的血小板聚集，故出现血小板减少。

528 肝病导致出血的机制是什么？

（1）凝血因子合成减少　肝细胞是合成除组织因子（TF）、钙离子（Ca^{2+}）和因子ⅩⅢa 链以外的凝血因子的主要场所，肝细胞损害愈严重，出血的严重程度愈明显，出血的病死率愈高。急性重症肝炎时，肝细胞损害的病理变化有两种情况：①坏死，呈弥散性大块状坏死，包括液化性坏死（核溶解、细胞器和肝细胞消失）和凝固性坏死（肝细胞嗜酸性变、体积缩小、细胞器减少或消失）；②变性，呈弥散性肝细胞高度水肿，多呈气球样或胞质疏松，细胞器也减少或消失。在肝炎后肝硬化、慢性重症型肝炎和重症慢性活动性肝炎可形成由纤维分隔的众多假小叶，成纤维细胞增生，胶原纤维增多；也可有亚大块坏死、桥形坏死和碎屑样坏死等病理变化。

（2）血液凝固调节蛋白合成减少　肝病时包括生理性抗凝蛋白（抗凝血酶、肝素辅因子-Ⅱ、蛋白 C 和蛋白 S 等）和纤维蛋白溶解系统蛋白（纤溶酶原、α_2-纤溶酶抑制物等）合成减少或异常。另外，肝细胞清除和灭活有害物质和活化凝血因子的功能也有程度不一的减退。

（3）凝血和凝血调节蛋白消耗增多　导致肝病的因素常常是伴发原发性纤维蛋白溶解症和并发继发性纤维蛋白溶解症，两种疾病的临床特征是各处皮肤黏膜的明显出血症状。

（4）内毒素血症加重出凝血机制的紊乱　肠源性内毒素血症与肝脏疾病有密切关系。内毒素对止凝血过程影响的机制可能是：①内毒素损害肝细胞，使其释放组织凝血活酶样物质，激活体内凝血系统；②内毒素损害内皮细胞，也可释放组织因子激活凝血系统和释放 t-PA 激活纤溶系统；③内毒素诱发聚集和破坏血小板，并使血小板减少；④内毒素致中性粒细胞增多、并释放多种促凝物质和细胞因子，通过炎性反应，导致内皮细胞的大面积损伤；⑤内毒素损害肝细胞，加重凝血因子和凝血调节蛋白合成的减少，严重的可致内毒素休克、组织缺氧、酸中毒，进一步加重血管内皮细胞的损害。

529 肝病出血应如何治疗?

肝病出血的根本原因是肝细胞的大量坏死和变性，因此，防止肝细胞的坏死、促进肝细胞的再生和恢复止凝血机制才是防治出血的根本措施。

（1）出血的预防　禁止使用阿司匹林、吲哚美辛（消炎痛）

等抗血小板聚集反应的药物。慎用能引起胃黏膜出血的肾上腺皮质激素和抗生素。应用奥美拉唑（洛赛克）等药物预防应激性溃疡出血。适量补充维生素C、维生素K，定量输注新鲜血浆和（或）凝血酶原复合物等，均有预防出血的作用。

（2）出血的一般治疗　主要包括补充凝血因子、血小板，应用诸如维生素K_1、巴曲酶等止血药物。

（3）病理性抗凝物质所引起出血的治疗　醋酸泼尼松和其他免疫抑制剂用于治疗血循环中出现因子Ⅷ、因子Ⅸ、因子ⅩⅢ等抗体。重组活化的因子Ⅶ（$_{\gamma}$FⅦa，诺其）、动物因子Ⅷ制剂主要适用于由于因子Ⅷ、因子Ⅸ抗体所引起的出血。硫酸鱼精蛋白适用于血循环中有类肝素抗凝物质所引起的出血。

（4）维生素K缺乏的治疗　治疗上以口服维生素K为主，一般学龄前儿童每日口服1～5mg，学龄期儿童或青少年患者每日口服5～10mg，成人一般不超过10mg/d。对于因法华林钠造成的维生素K缺乏并伴有明显的出血症状时，可考虑用新鲜冷冻血浆治疗。

530. 恶性肿瘤导致的出血应如何治疗和预防？

出血是恶性肿瘤的常见症状和主要致死原因之一。10%～40%的恶性肿瘤患者有不同程度出血，轻者表现为皮肤或黏膜瘀点、瘀斑，齿龈、鼻腔出血，严重者可出现消化道、肺、脑出血。出血可源自肿瘤本身引起的止凝血功能异常或化疗、放疗等干预因素的不良反应所致。预防和治疗出血是肿瘤综合治疗的重要措施之一，也是降低肿瘤死亡率的关键。治疗和预防肿瘤出血往往在肿瘤的处理措施中处于突出位置，有时是挽救患者生命的关键。当发生出血，尤其是遭遇出血急症时，首先应以输血、补液、血管活性药物等措施维持生命体征，积极抗休克、抗 DIC，施以全身止血药，同时进行局部止血，并注重病因治疗。

531. 急性粒细胞白血病与出血的关系如何？

急性粒细胞白血病患者血小板大多减少，易导致出血，出血症状可出现在疾病诊断前数月。诊断时，约有 70% 患者有齿龈出血或紫癜的病史，15% 患者有视网膜出血。少数患者在确诊时由于其血小板仍维持在较高水平，临床上未发生自发性出血。一般认为，血小板的数量与出血危险呈负相关，如果患者没有伴发感染、凝血障碍等，血小板高于 30×10^9/L 者，出血较少见。

凝血障碍与血小板减少引起的出血常同存于 AML，此时患者临床表现以皮肤瘀斑和血肿形成为主，好发于骨髓穿刺和其他针刺部位，也可表现为胃肠道、肝、脾、泌尿生殖道等重要的内脏出血。APL 患者机体凝血功能的严重紊乱，使其临床上出血症状最为严重，中枢神经系统出血也最常见。AML 并发 DIC 在临床上并不罕见，且以初诊时和复发期多见。其发病率受到诸多因素的影响，如疾病的类型、分期、治疗方案、预防措施等。一般认为年龄大于 50 岁、循环中细胞负荷大、重度贫血、血小板减少、感染等为出血的危险因素。

抗白血病药物特别是甲氨蝶呤、醋酸泼尼松、门冬酰胺酶等，可引起肝脏变性和胃黏膜溃疡而出血，并且可加重 DIC。

另外，在 AML 患者中，约有 5% 外周血中白细胞异常增多。外周血象中白细胞大量急剧增多时，白血病原始细胞在血管内聚集停滞，损伤小动静脉内皮细胞，引起局部严重出血，可发生在任何器官，但是最危险的是容易在脑部出血，引起死亡，即使有少数病例幸存，也有严重的神经后遗症。

532. 急性淋巴细胞白血病与出血的关系如何？

急性淋巴细胞白血病（ALL）占成人急性白血病15%～25%，在临床上出血并不少见，可作为初诊时的一个并发症，其出血导致的早期死亡发生率较AML为低。虽然ALL在临床上出血的程度轻重不一，部位可遍及全身，但是仍以皮肤、口腔、鼻腔黏膜出血较为常见。皮下出血一般表现为全身瘀点和大小不一的瘀斑，偶见大片血肿。部分患者可因视网膜出血致视力减退，耳内出血致眩晕、耳鸣，脑出血致头痛、恶心、呕吐、瞳孔大小不等、瘫痪、昏迷或突然死亡，妇女可出现月经过多或阴道流血不止。当血液中白血病细胞急骤增多时，脑部血管内由于大量白血病细胞瘀滞并浸润血管壁，极易发生脑出血而致命。

533. 何为产科的弥散性血管内凝血？

弥散性血管内凝血（DIC）是许多疾病发展过程中的一个病理生理过程。在严重原发病基础上，促凝因素导致机体微血管内广泛形成血栓，伴以继发性纤溶为特征的获得性全身出血综合征。1955年，Ratnoff等就注意到许多产科疾病可以并发严重的出血。产科因素所致DIC占DIC总发病数的8.6%～20%，可见于羊水栓塞、胎盘早期剥离、死胎滞留宫内、重度妊娠高血压综合征（重度先兆子痫和子痫）、感染性流产或重症产褥感染、妊娠合并重症肝炎、大月份流产、前置胎盘、子宫破裂等。其中羊水栓塞是最常见的导致DIC的产科意外。DIC严重威胁着产妇和胎儿的生命安全，若能早期诊断，及时去除病因，就能有效地拯救母儿的生命。

534. 自身免疫性疾病与出血有何关系？

自身免疫性疾病是指机体对免疫反应表现出的超常的免疫应答，产生自身抗体和（或）自身致敏淋巴细胞，造成对自身靶抗原的细胞或组织的病理改变或功能障碍。自身免疫性疾病根据自身抗体分布的组织器官不同，可分为器官特异性和非器官特异性。前者自身抗原为某一器官特定成分，病变局限于该器官，如桥本甲状腺炎、自身免疫性溶血性贫血、特发性血小板减少性紫癜；后者自身抗原为多组织、多器官共同成分，如细胞核、线粒体，病变可累及全身各器官、组织。因血液和血管属结缔组织，故常成为自身抗体攻击的靶器官而造成损害，临床表现出血或血栓。

535. 血管免疫性疾病与出血有何关系？

自身免疫性疾病各种血管均可受损，既可累及动脉，又可累及静脉。除大动脉炎外，多累及中血管、小血管和毛细血管。引起血管病变机制主要是由于各种自身抗体或抗原-抗体复合物不能通过血管内皮进入组织间隙，也不能被单核-巨噬细胞吞噬，在小血管内膜下沉积，激活补体引起炎症反应，从而使血管壁受损，导致出血。由于血管系统炎性破坏使相应的组织和器官也发生炎性反应、血供障碍、组织坏死引起一系列临床症状。病理特征为小血管和毛细血管的坏死性炎症。多种免疫性疾病可引起的各种血管炎，包括系统性红斑狼疮（SLE）、类风湿关节炎（rheumatoid arthritis，RA）、皮肌炎（dermatomyositis，DM）、结节性多动脉炎（polyarteritisnodosa，PN）、硬皮病（scleroderma，SD）、Wegener 肉芽肿（Wegener granuloma)。血管炎治疗大致相同，首选激素，可联合应用细胞毒药物（如环磷酰胺），也可选用静脉输注丙种球蛋白（IVIG）、血浆交换、阿昔单克隆抗体等方法。

536 血小板免疫性疾病与出血有何关系？

导致免疫性血小板减少性紫癜血小板减少的原因：体内产生自身抗血小板抗体；或在细胞表面与血小板形成免疫复合物，在补体存在下，破坏血小板；或覆盖免疫复合物的血小板通过单核-巨噬细胞系统时被巨噬细胞吞噬和破坏。此外，脾、肝也是破坏结合了抗体的血小板的场所。^{51}Cr 标记的血小板寿命缩短；抗血小板抗体与巨核细胞有交叉免疫反应，影响巨核细胞产生血小板的能力；少数患者还可产生抗巨核细胞抗体，引起巨核细胞减少性血小板减少性紫癜。抗血小板抗体主要为 IgG，少数为 IgM，约 90% 患者 PAIgG 明显升高，包括自身抗体引起或同种异型抗体介导的血小板减少。

537 哪些感染性疾病可能导致出血？

感染性疾病是指所有由病原微生物和寄生虫感染人体后产生的疾病。病原微生物包括病毒、细菌、真菌、立克次体和螺旋体等。人体寄生虫主要是原虫和蠕虫。感染病中许多具有传染性，称为传染病。不少急性传染病除本身特有的症状和体征外，尚可出现胃肠道出血。有出血表现的感染病有肾综合征出血热、暴发型病毒性肝炎、斑疹伤寒、伤寒、副伤寒、败血症、副霍乱、钩端螺旋体病、回归热、钩虫病、血吸虫病等。

538 什么是骨髓增生异常综合征？

骨髓增生异常综合征（myelodysplastic syndromes，MDS）是一组异质性克隆性造血干细胞疾病。最初发现因其是以难治性贫血为特征，故称之为“难治性贫血”。后来发现，MDS多数会向白血病转化，故称之为“白血病前期”。MDS诸如此类的名称多达10余种，为方便学者对其的研究，1975年在巴黎召开的白血病前期命名会议上，血液病学者建议对此类疾病一律采用“骨髓增生异常综合征”一词。

539 骨髓增生异常综合征的发病机制是什么？

MDS的发病机制尚未完全明确，可能是多种因素（如接触苯、烷化剂、电离辐射、遗传因素、HIV感染、年龄的增长、其他相关性疾病等）综合影响的结果。一般认为，由于多种病因的影响导致多能干细胞的癌基因的异常表达，导致异常造血前体细胞对造血生长因子的不敏感，亦或由癌基因所决定的相应蛋白质出现异常的合成，干扰或抑制了干细胞的分化，造成骨髓多能干细胞池的损害，最终导致无效造血。

540 原发性骨髓增生异常综合征与继发性骨髓增生异常综合征的鉴别是否有意义？

原发性MDS即原因不明的MDS，继发性MDS多由上述多种病因所引起的，其中治疗相关性 MDS 可见于任何年龄，大多数存在克隆性染色体异常。二者外周血象相似，但继发性 MDS 的骨髓多呈低增生性，病情进展也较快，很快转化为急性非淋巴细胞白血病（ANLL），疗效较差，二者的鉴别有利于 MDS 治疗方案的选择。

541 • FAB 分型与 WHO 分型有何区别？

（1）根据血液学和骨髓形态学的特点，1982 年 FAB 协作组将 MDS 分成五种亚型，即难治性贫血（RA）、难治性贫血伴有环状铁粒幼细胞（RARS）、难治性贫血伴有原始细胞过多（RAEB）、转化中的 RAEB（RAEB-t）和慢性粒单细胞白血病（CMML）。各亚型主要诊断见下表。

FAB 协作组的 MDS 分型标准（1982）

亚型	原始细胞（%）		骨髓中环形铁幼粒细胞（%）*	外周血中单核细胞（$\times10^9$/L）	Auer 小体#
	骨髓	外周血			
RA	<5	<1	<15	不定	-
RARS	<5	<1	>15	不定	-
RAEB	5～20	1～5	不定	<1	-
RAEB-t	20～30	>5	不定	<1	+
CMML	5～20	1～5	不定	>1	-

注：* 占红系细胞的%。#：见到 Auer 小体，即使其他条件不符合，亦诊断为 RAEB-t

（2）2001 年世界卫生组织（WHO）将 MDS 分型在 FAB 分型基础上修订

1）重申只有骨髓红系一系发育异常即可诊断为 RARS。

2）增加一个“难治性血细胞减少伴有多系发育异常（refractory cytopenia with multilineage dysplasia，RCMD）”新亚型。

3）将 $5q^-$ 综合征（$5q^-$-S）纳入 MDS 作为一个亚型。

4）将 RAEB 再分为 RAEB-Ⅰ和 RAEB-Ⅱ两个亚型。

5）将 MDS 与急性髓系白血病（AML）的骨髓原始细胞分界线分解为 20%，取消 RAEB-t 亚型。

6）将 CMML 归入一个新的骨髓增生异常/骨髓增殖综合征（MDS/MPD）大类，不再作为 MDS 的一个亚型。

7）增设 MDS 不能分型亚型（MDS-U）。

8）有 t（8；21），t（15；17），inv（16）/t（16；16）核型异常者，即使骨髓原始细胞<20% 亦不诊断为 MDS 相应亚型，而径直诊断为 AML。

WHO MDS 分型标准见下表。

WHO 的 MDS 分型标准（2001）

亚型	外周血	骨髓
RA	贫血 无原始细胞或罕见	仅有红系发育异常* 原始细胞<5% 环形铁粒幼细胞<15%▲
RARS	贫血 无原始细胞或罕见	仅有红系发育异常* 原始细胞<5% 环形铁粒幼细胞≥15%▲
RCMD	血细胞减少（两系或三系减少） 无原始细胞或罕见 无 Auer 小体 单核<1×10^9/L	髓系中≥2 系发育 异常的细胞≥10% 原始细胞<5% 无 Auer 小体 环形铁粒幼细胞<15%▲

续 表

亚型	外周血	骨髓
RCMD 和环状铁粒幼细胞（RCMD-RS）	同 RCMD	除环状铁粒幼细胞>15%▲外，余同 RCMD
RAEB-Ⅰ	血细胞减少 原始细胞<5% 无 Auer 小体 单核细胞<1×10^9/L	一系或多系发育异常 原始细胞 5%~9% 无 Auer 小体
RAEB-Ⅱ	血细胞减少 原始细胞 5%~19% 有或无 Auer 小体 单核<1×10^9/L	原始细胞 10%~19% 余同 RAEB-Ⅰ
MDS-U	血细胞减少 无原始细胞或罕见 无 Auer 小体	粒系或巨核系一系发育异常 原始细胞<5% 无 Auer 小体
MDS 伴单纯 del（5q-）	贫血 原始细胞<5% 血小板数正常或增高	巨核细胞数正常或增加伴有核分叶减少 原始细胞<5% 无 Auer 小体 单纯 del（5q）

注：*：表中发育异常的定义是指发育异常形态学表现的细胞占该系细胞的 10% 以上。▲：指占红系细胞的%。在 RAEB 亚型中有时也可见到环状铁粒幼细胞>15%

虽然 FAB 亚型和 WHO 亚型有上述的不同之处，但其相同点是肯定的，即有病态造血现象，异常细胞至少占该系细胞的 10%。

近三十年来，国际一直应用 FAB 对 MDS 的分型，WHO 的发表不足 10 年，而且我国 MDS 患者有年轻化的趋向，具有一些自行的分类。所以常见几种分类一起使用的情况，为方便交流，建议注明 MDS 的分类标准。

542. 老年人骨髓增生异常综合征与儿童骨髓增生异常综合征有哪些区别?

MDS 多发于老年人，一般发病年龄 60 ~ 75 岁，男性多于女性。但也见于儿童。

老年人 MDS 的特点：①老年人 MDS 患者起病隐匿，多伴有各种不同的老年疾病，这些疾病在一定程度上可以掩盖 MDS 的症状，故使得 MDS 病情更为隐匿，容易误诊漏诊；②老年人 MDS 患者易出现重度贫血；③多伴有血小板的减少；④骨髓检查小圆核巨核细胞增多；⑤常规治疗的疗效差。

儿童 MDS 的特点：①在 FAB 亚型方面以幼年型粒单核细胞白血病（juvenil myelomonocytic leukemia，JMML）最多，其次为 RAEB/RAEB-t，而 RARS 罕见；②可合并其他先天性异常；③个别患儿可自行缓解。

543. 如何区别低增生型骨髓增生异常综合征与再生障碍性贫血?

（1）血液学检查　L-MDS 显示红细胞明显大小不等，并可见有核红细胞及中、晚幼粒细胞，WBC 数及中性粒成熟细胞较 AA 偏高，单核细胞明显多于 AA。而 AA 的 Hb 减低，WBC 减少及淋巴细胞相对增多较 L-MDS 更明显，未见不成熟红细胞。

（2）细胞形态学检查　L-MDS 的骨髓造血组织增生度在 20 ~ 40Vol%，可见巨核细胞尤其是单圆核或小巨核细胞。而 AA

的骨髓造血组织增生度<20Vol%，极少见巨核细胞。

（3）细胞化学检查　L-MDS 的骨髓细胞内铁阳性率明显低于 AA，L-MDS 的 PAS 染色阳性率及积分均高于 AA。

544 什么是 IPSS，有何意义？

1997 年，国际 MDS 危险分析专题研习会提出一个 MDS 预后积分系统（international prognostic scoring system，IPSS）：选定了三个预后参数，给予相应积分，根据总积分将 MDS 分为四个危度，以及各危度的中位生存期和 25% 转变为 AML 的生存期（见下表）。

IPSS 积分标准

预后参数	积分				
	0	0.5	1.0	1.5	2.0
骨髓原始细胞（%）	<5	5～10	–	11～20	21～30
染色体核型*	良好	中间	不良		
外周血细胞减少▲	0～1 系	2～3 系			
危度划分：					
低危：0 分					
中危Ⅰ：0.5～1.0 分					
中危Ⅱ：1.5～2.0 分					
高危：≥2.5 分					

注＊：预后良好核型：正常核型，–Y，5q–，$20q^-$。预后不良核型：复杂核型异常（≥3 种异常），7 号染色体异常。预后中间核型：除上述两类以外的其他核型异常。▲：血细胞减少的标准：血红蛋白<100 个/L；中性粒细胞绝对数<1.8×10^9/L；血小板数<100×10^9/L

危险分度、中位生存期及25%转变为AML的生存期

危险分度	积分值	中位生存期（年）	25%转变为AML的生存期（年）
低危	0	5.7	9.4
中危Ⅰ	0.5～1.0	3.5	3.5
中危Ⅱ	1.5～2.0	1.2	1.2
高危	≥2.5	0.2	0.4

对IPSS的评价：IPSS是评价MDS预后的一个比较统一的标准，是建立在FAB分型上的标准，对于越来越普遍的WHO分型而言，IPSS还有其局限的一面（骨髓原始细胞21%～30%的存在与WHO分型存在冲突）。同时IPSS也是临床治疗MDS的一个指标。2007年美国NCCN治疗指南中提出，对于MDS患者治疗的选择是基于年龄、患者身体体能状况（PS）、IPSS中的危险度。可见IPSS对治疗MDS是具有意义的。

545. 骨髓增生异常综合征诊断要点有哪些？

主要为血细胞发育异常（病态造血）形态学表现：①红细胞发育异常：外周血中大红细胞增多，红细胞大小不均可见到巨大红细胞（直径>2个红细胞）、异形红细胞、点彩红细胞，可出现有核红细胞。骨髓中幼红细胞巨幼样变，幼红细胞可有多核、核型不规则、核分叶、核出芽、核碎裂、Howell-Jolly小体，早期细胞胞质可有小突起，环状铁粒幼红细胞≥15%红系细胞。成熟红细胞形态改变同外周血；②粒细胞发育异常：外周血中性粒细胞颗粒减少或缺如，胞质持续偏于嗜碱，个体小，分叶少，假性pelger-huet样核异常或核分叶过多。骨髓中出现异形原粒细胞（Ⅰ型、Ⅱ型），幼粒细胞核浆发育不平衡，嗜天青颗粒粗大，消退延迟，中性颗粒减少或缺如；幼粒细胞巨型变，可见环形核幼粒细胞。成熟粒细胞形态改变同外周。异形原粒细胞形态特征为Ⅰ型的形态特征与正常原粒细胞基本相同，但大小可有较大差异，核形稍不规则，胞质中无颗粒。Ⅱ型的形态特征同Ⅰ型，胞质中有嗜天青颗粒，但不见高基区；③巨核细胞发育异常：外周血中可见到巨大血小板。骨髓中出现小巨核细胞（细胞面积<800μm^2），包括淋巴细胞样小巨核细胞、小圆核（1～3个核）小巨核细胞或有多个小核大巨核细胞。一般的巨核细胞也常有有核分叶明显和胞质颗粒减少的改变。淋巴细胞样小巨核细胞的形态特征为类圆形，直径5～8μm，核浆比大；核染色体浓聚、结构不清，无核仁；胞质极少、强嗜碱性，常有不规则的毛状或小泡状突起，无颗粒或颗粒极少。

546. 骨髓增生异常综合征诊断需排除哪些疾病？

细胞发育的形态改变是MDS的基本特征，但不少疾患也可出现程度不等的类似改变，如营养缺乏型疾患（缺乏维生素B_{12}、叶酸、维生素B_6等）、先天性红细胞生成异常性贫血（CDA）、骨髓增生型疾患、原发性血小板减少性紫癜、阵发性睡眠性血红蛋白尿、一些溶血性疾患、再生障碍性贫血治疗好转型、某些恶性肿瘤、骨髓转移瘤、某些感染（结核病、人类免疫缺陷性病毒感染等）、某些结缔组织病、苯和铅中毒。

547. 骨髓增生异常综合征患者如何选择移植？

异基因造血干细胞移植是目前唯一可能治愈MDS的手段，

但移植相关死亡率可高达50%。对于那些IPSS低危患者，由于其相对良性的自然病程，应慎重权衡利弊，严格掌握治疗指征。

548 骨髓增生异常综合征治疗中应注意哪些问题？

（1）异基因造血干细胞移植　是目前唯一可能治愈MDS的手段，但移植相关死亡率可高达50%，对于IPSS低危患者，应慎重选择治疗方案，因其病程常相对表现为良性过程

（2）化疗方案的选择　MDS联合化疗的完全缓解率低，复发率较高，而且MDS患者化疗后晚发生骨髓造血功能抑制，导致治疗相关死亡，因此，要严格选择化疗时机及方案。

549 儿童骨髓增生异常综合征如何分类？

年长儿童MDS的表现与成人基本相同，但婴幼儿MDS则有一些不同的特点：①在FAB亚型方面的幼年型粒-单细胞白血病（JMML）最多，其次为RAEB/RAEB-t，而RARS罕见；②可合并其他先天异常；③个别患儿可自发缓解。2003年一个国际儿童MDS工作组提出一个儿童MDS的WHO分类拟议见下表。

儿童 MDS 的 WHO 分类拟议

MDS 最低诊断标准：至少满足下述 4 项中的 2 项

持续性不能缓解的血细胞减少（贫血、中性粒细胞减少或血小板减少）

骨髓中髓系细胞至少两系发育异常

造血细胞有获得性克隆性细胞遗传学异常

骨髓中原始细胞≥5%

MDS/MPD 分类

1. MDS/MPD

   JMML

   CMML

   BCR/ABL（-）CML（Ph-CML）

2. Down 综合征（DS）相关疾病

   短暂性骨髓造血异常（TAM）

   DS 髓系白血病

3. MDS

   难治性血细胞减少（RC）：外周血原始细胞<2%，骨髓造血细胞<5%

   RAEB：外周血原始细胞 2%~19% 或骨髓原始细胞 5%~19%

   RAEB-t：外周血或骨髓原始细胞 20%~29%

550. 骨髓增生异常综合征的治疗原则是什么？

MDS 患者治疗方案选择的基本原则是个体化治疗。对于大多数病程平稳、主要表现顽固性血细胞减少，而基本上没有恶性表征的患者，治疗目标则应是提高血细胞数量和保持较好的生活质量。对于有明确白血病基本表现的患者，治疗目标是杀灭恶性克隆，恢复正常造血功能。给一个确诊的 MDS 患者作治疗决策时，主要考虑三点：①患者的国际预后积分系统（IPSS）危度分组；②患者的年龄；③患者的体能状况，现今 MDS 的治疗选择主要有单纯支持治疗、刺激正常残存造血干/祖细胞和（或）改善病态造血克隆的造血效率；④根除病态造血克隆并恢复正常造血。

551 成人骨髓增生异常综合征如何治疗？

（1）支持治疗

1）红细胞输注和祛铁治疗：现今尚未确定是否需要红细胞输注的血红蛋白界定值，主要根据贫血相关症状作出判断，一般来说，当 Hb<80g/L 时应考虑红细胞输注，当反复出现非溶血性发热性输血反应后应输少白细胞的红细胞。当患者接受的铁超过 5g（约 25U 红细胞）而需继续红细胞输注应考虑采用祛铁治疗；去铁胺 20～40mg/kg，皮下输注 12 小时，或 1g/d，皮下注射，5～7 天/周，至铁蛋白浓度＜1000μg/L，当铁蛋白浓度达 2000μg/L 后，去铁胺剂量不要超过 25mg/kg。

2）血小板输注：慢性血小板减少患者只需观察而不必进行预防性血小板输注，血小板计数 10×10^9/L 为预防性血小板输注的指征，当有发热、感染时应提高到 20×10^9/L。

3）感染的处理：对中性粒细胞减少的 MDS 患者尚无证据支持常规给予预防性抗细菌或真菌药物。对严重中性粒细胞减少患者可以考虑预防性小剂量 G-CSF 治疗以维持中性粒细胞计数 $>1\times10^9$/L。有明确感染灶时采用静脉抗生素治疗。

4）造血生长因子：有贫血症状、不需或红细胞输注量每月少于 2U 及血清 Epo 水平<200U/L 的 RA、RAEB 患者应首先单独用重组人 Epo（rhEpo），10000U/d，连用 6 周，无效者可再用 6 周或加用 G-CSF。rhEpo+G-CSF 可作为有贫血症状、红细胞输

注量每月少于2U及血清Epo水平<500U/L的RARS患者的首选治疗方案。G-CSF用量按75μg/d→150μg/d→300μg/d，每周递增，使白细胞计数维持在（6～10）×10^9/L。有效患者在达到最佳疗效后，G-CSF用量减为每周3次，rhEpo间隔4周调整1次用量；每周5天→每周4天→每周3天维持最佳疗效的最低用量。

（2）免疫抑制剂治疗　需进行治疗的低危或中危Ⅰ患者，如果不适合进行化疗或造血干细胞移植（SCT），应接受1个疗程抗胸腺细胞球蛋白（ATG）或环孢素A治疗，特别是那些骨髓低增生或HLA-DRBI-15单倍体患者。

（3）去甲基化药物治疗（HMAs）　主要药物有地西他滨（DAC）和阿扎胞苷（AZA），治疗MDS的有效率为40%～60%，能够改变MDS的自然病程。在多系细胞减少的中危Ⅰ以上的MDS患者，HMAs疗效明确，对于一般情况好、原始细胞增加、核型正常的患者使用HMAs疗效好。但HMAs的使用剂量尚无统一定论。

（4）AML方案化疗　年龄<55岁的中危Ⅱ或高危患者，如不适合SCT应采用AML方案化疗。属中危Ⅱ或高危组的55～65岁患者，如果体能状况好，也可以采用AML方案化疗。建议采用标准或成人剂量Ara-C联合蒽环类或氟糖胞苷方案。

（5）异基因造血干细胞移植（allo-HSCT）　年龄<55岁的中危Ⅰ、中危Ⅱ或高危组患者建议采用HLA匹配的同胞供体allo-HSCT。年龄<40岁的中危Ⅰ、中危Ⅱ或高危组患者可以采用HLA匹配的无关供体allo-HSCT。SCT前是否进行化疗尚无统一意见，干细胞来源建议采用外周血干细胞。预处理方案建议采用白消安+环磷酰胺方案，且白消安血浆浓度应达600～900μg/L。

（6）自体造血干细胞移植（auto-HSCT）　AML化疗后达完全缓解的患者如果无HLA匹配的同胞供体建议进行auto-HSCT，建议采用清髓性预处理和外周血来源的造血干细胞。

552 骨髓增生异常综合征化疗的时机如何掌握?

国内学者对于 MDS 是否运用化疗、化疗的剂量以及化疗时机的选择存在很大的争议，研究表明，小剂量或传统化疗并不能有效延长 MDS 患者的存活时间，大剂量化疗对部分患者可达到缓解作用，但生存期反而缩短，也可使 40% 的患者死亡。MDS 治疗的四个目标：①控制外周血细胞减少症状；②提高生活质量，尽量减少治疗毒性；③减低 AML 转化率；④延长总生存期。因此，合理掌握 MDS 化疗的时机尤为重要。根据 NCCN 治疗指南：①对于<60 岁，PS 评分好的中危Ⅱ及高危患者，需运用强的联合化疗方案；②对于<60 岁，PS 评分好的低危及中危Ⅰ患者，可考虑运用单药物小剂量化疗；③对于>60 岁，PS 评分好的中危Ⅱ及高危患者，主要考虑运用单药物小剂量化疗，少数也可采用强的联合化疗方案；④对于>60 岁，PS 评分好的低危及中危Ⅰ，可考虑运用单药物小剂量化疗；⑤对于 PS 评分差的 MDS 患者，不建议使用化疗。

553 骨髓增生异常综合征患者的作息如何安排?

根据 NCCN 治疗指南，“②④”类患者可行门诊治疗，对平常工作和休息影响不大。“①③⑤”类患者应该住院治疗。同时我们也应该尊重患者的意愿和生活方式。

554. 儿童继发性骨髓增生异常综合征见于何种情况？

主要见于先天性骨髓衰竭综合征（如范可尼贫血、Kostmonn 综合征、Shwachna-Diamond 综合征、Black-Diamond 贫血、家族性 MDS），还可继发于化疗治疗和 AA 等。

555. 儿童骨髓增生异常综合征如何治疗？

绝大部分儿童 MDS 应将 SCT 作为首选治疗。那些有 7 号染色单体或复杂染色体核型异常 RC 患儿，如有 HLA 匹配的同胞供体或无关供体，应在确诊后尽早进行 SCT，其他 RC 患儿如有 HLA 匹配的同胞供体也应在确诊后尽早进行 SCT。晚期 MDS 应在确诊后尽早进行 HLA 完全匹配的同胞供体和无关供体或 1 个位点不合的无关供体 SCT，如果疾病进展可考虑单位体 SCT。

556. 不典型骨髓增生异常综合征如何诊断？

不典型骨髓增生异常综合征患者，如仅有一种血细胞减少者、造血细胞有明确的发育异常形态改变仅累计一系者，应随诊 3 ~6 个月，定期观察血象和骨髓象的变化。对于诊断困难的病例，有助于确诊的实验室检查结果：①骨髓组织切片显示细胞空间定位紊乱或 ALIP（+）；②有 $-5/5q^-$、$-7/7q^-$、+8、$20q^-$ 等 MDS 常见的核型异常；③血细胞克隆性分析提示单克隆造血；

④姐妹染色单体互换（SCD）（-）或有其他造血细胞周期延长的证据；⑤造血细胞有 ras 或 fms 等 MDS 可有癌基因异常。

557 不典型骨髓增生异常综合征有哪些？

低增生骨髓增生异常综合征、纯红多增生减低型骨髓增生异常综合征、纯白细胞减少型骨髓增生异常综合征、纯血小板减少型骨髓增生异常综合征。

558 纯红多增生减低型骨髓增生异常综合征主要特点有哪些？

（1）多见于老年男性患者，表现为严重的贫血、网织红细胞减少、需要定期输血，且与原发性获得性 PRCA 相比，无相关性免疫性疾病史，血清中凝集素、抗核抗体等阴性或弱阳性。

（2）骨髓至少两系以上有发育异常的形态学异常。

（3）有克隆性染色体异常。

（4）皮质激素治疗常无效。

（5）预后差，白血病的转化率高。

559 纯白细胞减少型骨髓增生异常综合征有何特点？

难治性白细胞减少疾病是一种早期骨髓增生异常综合征的表现，患者表现为单纯白细胞减少；血和骨髓无病态造血或仅有单一粒系病态造血，需要有恶性克隆性造血证据（如非随机核型异常）才能诊断为骨髓增生异常综合征。这些以单纯白细胞减少及单纯血小板减少为主要表现而无贫血但确有恶性克隆性造血证据的患者，按 FAB 标准无法进行分类诊断，有新近提出的 WHO 骨髓增生异常综合征分型标准中将这类患者单列为“骨髓增生异常综合征，不能分型”，其分型诊断标准为：①外周血：血细胞减少、无原始细胞或罕见，无 Auer 小体；②骨髓：粒系或巨核细胞系 1 系发育异常，原始细胞<5%，无 Auer 小体。

560 纯血小板减少型骨髓增生异常综合征有何特点？

典型的骨髓增生异常综合征患者常有贫血，而以单纯血小板减少为主要表现的骨髓增生异常综合征极为少见：①所谓的难治性血小板减少（RTC）的特点是主要见于老年患者；骨髓巨核细胞数正常或增高，单个核小巨核细胞易见，部分患者有粒系和红系发育不良的形态学异常；外周血常可见到巨大血小板和卵圆形大红细胞；血小板寿命正常，无核血小板抗体；有克隆性染色体异常；无肝、脾大。糖皮质激素治疗无效；②获得性单纯无巨核细胞性血小板减少性紫癜（APATP）的骨髓涂片示巨核细胞数减少或缺如，还可以表现为一过性、自发溶解等为典型的再障。

561 骨髓增生异常综合征疗效判断标准是什么？

（1）完全缓解（CR） ①骨髓：重复检查骨髓示原始细胞<0.05，各系细胞比例正常且无发育异常形态学改变；当红系细胞比例小于骨髓有核细胞 0.50 时，原始细胞百分比按所有有核细胞来确定；当红系细胞为 0.50 或以上时，原始细胞百分比按非红系

细胞来确定；②血象（绝对值至少保持2个月）：Hb>110g/L（脱离输血及红细胞生成素治疗）；中性粒细胞绝对数$\geqslant 1.5\times10^9/L$（脱离髓系刺激因子治疗）；血小板$\geqslant 100\times10^9/L$（脱离促血小板生成药物治疗）；原始细胞0；无发育异常形态学改变。

（2）部分缓解（PR） 其他条件均达到CR标准（凡治疗前有异常者），但骨髓原始细胞仅较治疗前减低50%或以上或转变为较治疗前更轻的FAB亚型。

（3）病情稳定 未获PR但至少2个月内病情无进展。

（4）失败 治疗期间死亡或病情进展，表现为细胞减少加重、骨髓原始细胞（%）增高或进展为较治疗前更重的FAB亚型。

（5）CR或PR后复发 有下列1项或1项以上：①骨髓原始细胞（%）回升至治疗前水平；②粒细胞或血小板数较达最佳疗效时下降50%或以上；③Hb至少下降20g/L或依赖输血。

（6）病情进展 原始细胞<0.05的患者，原始细胞增加>0.50或以上，以至达到0.05或以上；原始细胞0.05~0.10的患者，原始细胞增加>0.50或以上，以至达到0.10或以上；原始细胞0.10~0.20的患者，原始细胞增加>0.50或以上以至达到0.20或以上；原始细胞0.20~0.30的患者，原始细胞增高增加>0.50或以上以至达到0.30或以上。下列1项或1项以上：粒细胞或血小板数最佳疗效时计数下降0.50或以上，Hb下降至少20g/L或依赖输血。

（7）病情转化 转化为AML。

（8）生存和无进展生存。

562. 中医学对骨髓增生异常综合征是如何认识？

中医学无“骨髓增生异常综合征”的病名记载，但根据其贫血、出血、发热及肝、脾、淋巴结增大等临床表现可将其归为不同的范畴。以贫血为主时，可归为“虚劳”范畴；以出血为主时，可归为“血证”范畴；以发热为主时，可归为“内伤发热”范畴；也可根据肝、脾、淋巴结增大等体征，将其归为“积聚”、“痰核”范畴。早在《灵枢·决气》即言：“血脱者，色白夭然不泽，其脉空虚，此其候也。”《灵枢·五变》说：“人之善病肠中积聚者，……如此则肠胃恶，恶则邪气留止，积聚乃伤；脾胃之间，寒温不次，邪气稍至，蓄积留止，大聚乃起。”《素问·举痛论》言：“血泣不得注于大经，血气稽留不得行，故宿昔而成积矣。”南宋杨士瀛《仁斋直指方论》提出：“血之为患，其妄行则吐衄，其衰涸则虚劳。”明代朱梓《普济方》中言：“夫热劳者，由心肺实热，伤于气血，气血不和，脏腑壅滞，积热在内，不能宣通之所致也。肢节酸疼，神思昏沉，多卧少起，或时盗汗，日渐羸瘦，故曰热劳。”以上描述均类似于MDS的临床表现。

563. 中医学对骨髓增生异常综合征的病因病机有何认识？

病因：①内因：先天禀赋不足，或后天失养，或劳倦内伤，或大病久病，正气亏虚；②外因：六淫之邪的侵入；③其他：接触放射线、细胞毒类药物、化学毒素等。

病机：“气阴两虚，血瘀内阻”是本病的基本病机。正气亏虚，生血之源枯竭，而出现气虚、血虚、髓枯诸症。亦或大病久病，而气血不足，气滞血瘀，可见痰核、瘰疬、腹中痞块、舌有瘀斑等症。或外感六淫，或因邪毒所伤，入里化热，热灼血络，耗伤津液，致气阴两虚，瘀血内阻，而变症百出。

564. 骨髓增生异常综合征的辨证思路是什么？

MDS 的辨证思路可总结为“抓证候，看缓急，辨虚实”。

抓证候：是辨证分型的基础，主要分为四类：①以面色萎黄，爪甲淡白，气短乏力，四肢倦怠，头目眩晕等为主要症状的脾胃亏虚证候；②以面白无华，头晕乏力，腰膝酸软，耳鸣健忘等为主要症状的肾精亏虚证候；③以面色晦暗，肌肤甲错，腹有癥块，或有痰核瘰疬为主要症状的血瘀痰阻证候；④壮热口渴，喜冷饮，头痛身痛，烦躁不宁，咽喉肿痛，口腔溃疡，小便赤短，大便干结为主要症状的邪毒侵袭证候。

看缓急：MDS 病程一般较为缓慢，多是由虚证—虚损—虚劳—虚实夹杂的多态性发展经过。期间，疾病每发展一步，病情也加重一步，病势也就越急。

辨虚实：虚证为本病实质，实证是疾病外在。脾胃亏虚、肾精亏虚为虚，血瘀痰阻、邪毒侵袭为实。

565. 骨髓增生异常综合征如何辨证论治？

（1）肾精亏虚型

证候：腰膝酸软，耳鸣健忘，头晕乏力；偏于阳虚者，阳事不举，畏寒肢冷，尤以下肢为甚，舌淡胖苔白，脉沉弱；偏于阴虚者，潮热盗汗，五心烦热，咽干颧红，溲黄便干，舌红少津，脉细数。

治法：温补肾阳或滋阴补肾，止血化瘀。

方药：肾气丸（《金匮要略》）加减。熟地、山茱萸、山药、泽泻、丹皮、茯苓、附子、桂枝。方中熟地黄滋阴益肾、填精益髓；山茱萸酸温滋肾益肝；山药滋肾养肝，三阴并补重为补肾；泽泻配熟地黄泻肾降浊，牡丹皮配山茱萸泻肝火，茯苓配山药渗脾湿，实乃补而不腻。加之附子、桂枝辛热助命门以温阳化气。若肾阴虚则去桂枝、附子，加知母、黄柏滋阴降火，加地骨皮、白薇清退虚热。若肾阳虚者，加巴戟天、仙灵脾、肉苁蓉温阳补肾。艾叶、炮姜温中止血。

（2）脾胃亏虚型

证候：面色萎黄，爪甲淡白，气短乏力，四肢倦怠，头目眩晕，或大便稀薄，纳呆腹胀，舌淡胖，脉缓弱。

治法：健脾和胃，益气生血。

方药：归脾汤（《济生方》）加减。人参、白术、茯苓、甘草、当归、黄芪、酸枣仁、远志、龙眼肉、木香。本方由四君子汤合当归补血汤加味而成。方中四君子人参、白术、茯苓、甘草补气健脾；当归、黄芪益气生血；酸枣仁、远志、龙眼肉补心益脾、安神定志；木香理气醒脾，使补而不滞。如出血者，可加仙鹤草、白及、槐花等；若气虚下陷而见少腹坠胀者，可加升麻、柴胡配合党参、黄芪、白术益气升阳；若出血严重，可加大蓟、小蓟、茜草根、紫草等。

（3）血瘀痰阻型

证候：面色晦暗，肌肤甲错，腹有癥块，或有痰核瘰疬，舌暗淡，或有瘀斑，脉弦涩或沉涩。

治法：活血化瘀，软坚散结。

方药：茯苓丸（《备急千金要方》）合桃红四物汤（《医宗金鉴》）加减。桃仁、红花、当归、熟地、白芍、川芎、半夏、茯苓、枳壳。方中桃仁、红花活血化瘀；当归补血和血；熟地黄填精益髓；白芍养血柔肝和营；川芎行气活血；半夏软坚化痰；茯苓健脾以除生痰之源；枳壳行气，消积化痰，合用共奏活血化瘀、软坚化痰之功。

（4）邪毒侵袭

证候：壮热口渴，喜冷饮，头痛身痛，烦躁不宁，咽喉肿痛，口腔溃疡，小便赤短，大便干结，舌红苔黄，脉洪数。

治法：清热解毒，凉血止血。

方药：五味消毒饮（《医宗金鉴》）合清营汤（《温病条辨》）加减。银花、连翘、黄连、竹叶心、紫花地丁、蒲公英、野菊花、紫背天葵子、丹参、麦冬、玄参。方中银花、连翘、黄连、竹叶心清热解毒，消散痈肿，使入营之邪透出气分而解；紫花地丁、蒲公英、野菊花、紫背天葵子清热解毒，凉血消肿散结，少配丹参活血消瘀以散热；并少加酒以通血脉，有利于痈肿疔毒之消散。热壅血瘀，故邪热伤阴，故用麦冬、玄参养阴生津。若咽喉肿痛、口腔溃疡，可加桔梗、板蓝根、青黛、白及等。

566 马明教授诊治骨髓增生异常综合征有何经验？

马明教授依据“肾主骨生髓”的原理，相火居于肾中，相火是肾中生生不息，温煦、生化的原动力，故认为MDS的发病是阴阳失调，相火妄动所致。而引起相火妄动的原因是外感六淫之邪（外界物理、化学、生物等诱变环境）或内伤（人体内环境的紊乱）。

MDS临床表现见症多端、虚实夹杂。主要以贫血、出血、发热及肝、脾、淋巴结增大等为主要临床表现。根据各类型的临床症状，将其归属为“虚劳、血证、癥积、瘰疬”等范畴。

治疗原则当辨证求本，泻相火而调阴阳。马明教授认为MDS的实质乃肾中相火妄动、阳盛阴衰而阴阳失调，所以泻相火、滋阴水、调阴阳（抑制恶性克隆细胞的增殖或诱导其分化，改善病态造血，促进正常造血功能的恢复）才是治疗 MDS 的根本出路。同时要本着“急则治其标，缓则治其本”的治疗原则对待各类型 MDS 患者。然肾乃精气之所藏，无实可泻，所以当相火妄动时，只能泻肝火。马明教授擅用青黛及当归龙荟丸治疗 MDS。在治疗过程中发现青黛及当归龙荟丸可降低甚至消除因化疗引起的不良反应，可缩短疗程。此法对 RA、RARS、RAEB 疗效较好，对 RAEB-t 疗效较差。

567. 什么是骨髓增殖性疾病？包括哪些疾病？

骨髓增殖性疾病（myelo proliferative diseases，MPD）是一组多能造血干细胞增殖性疾病，包括慢性粒细胞白血病、真性红细胞增多症、原发性骨髓纤维化和原发性血小板增多症。

568. 何谓红细胞增多症？分几类？

红细胞增多症指单位体积的外周血液中红细胞数、血红蛋白与血细胞比容高于正常，而不包含白细胞和血小板数，它是一组症状，而不是一个疾病名称。大致分相对性和绝对性两大类。相对性：指全身红细胞容量并不增加，因血容量减少导致单位体积的红细胞数量增加。绝对性：指红细胞数量增加，血细胞比容增多，总血容量也增加。后者又分为继发性和原发性，原发性又称真性红细胞增多症。

569 何谓真性红细胞增多症？有何特点？

真性红细胞增多症（polycythemia vera，PV）是1892年由法国人Vaguez首先提出，后英国Osler对其进行详细描述。是一种起源于骨髓的获得性造血干细胞的克隆增殖性疾病，其特点为红细胞数量和全血容量绝对增多、血液黏稠度增多，以红系前体细胞增生为主，同时伴粒系和巨核细胞的增生。临床上常伴血细胞和血小板升高、脾大、皮肤黏膜红紫，可出现出血和血栓形成等并发症。

570 真性红细胞增多症的病因和发病机制是什么？

PV的发病机制，目前研究尚不清楚，可能与下列因素有关："内生性"红细胞克隆的形成；红系祖细胞对EPO敏感性增强，认为患者血、尿中EPO水平不但不增加，反而显著减少；多能干细胞增殖水平异常；细胞凋亡的异常。另有提示患者血清中可能有一种糖蛋白（骨髓刺激因子），刺激红细胞及其他两系血细胞生成。

近代研究表明，其不是正常干细胞的过度增殖，而是由单一细胞起源的异常克隆性增殖所致。红细胞增生的机制可能是：①造血多能干细胞非控制的克隆肿瘤性增生，不依赖EPO的"内生性"红细胞增多；②干细胞对促红细胞生成素的敏感性增加；③某种异常的增生因子作用于正常的干细胞，起源于同一多能干细胞水平的单一克隆；④红细胞凋亡减少。

但近年研究表明，BCR/ABL阴性的MPD患者中存在特定的

JAK2V617F 点突变，在 PV 中的发生率为 65% ~ 97%。JAK2V617F 是发生在造血干/祖细胞水平的体细胞功能获得性突变，发生这种突变时，即使在无 EPO 存在的条件下，也可引起 JAK2 激酶及下游信号转导通路的持续活化和增强导致细胞恶性增殖和凋亡抑制，最终导致 PV 的发生。这一发现使人们从分子水平认识 PV 的可能机制，从而有望对 PV 的治疗有所突破。

571. 真性红细胞增多症发生的病理特点有哪些？

皮肤和黏膜：充血、血管充盈，可有血栓及出血。

骨髓：肉眼长骨中黄骨髓被红骨髓取代；镜下造血组织显著增生，脂肪细胞减少，但仍可见正常骨髓结构，血窦高度扩张，窦内充满大量红细胞。粒红比例可达 1 : 2，红系显著增生，巨核细胞明显增多，且体积增大幼稚嗜酸性和嗜碱性细胞可增多。网状纤维稍增加。

脾：轻度或中度增大、充血，其表面光滑，切面呈暗红色。镜下可见脾窦明显扩张，髓质充血和增生，滤泡萎缩，有些可见髓外化生。

572. 真性红细胞增多症的常见临床表现有哪些？

大多起病缓慢，起初症状不明显，自发病至确诊 1 个月至 20 年不等。有的始终无症状，仅在体检时发现，往往在检查血象时被发现。常见症状有头晕、头胀、头痛、耳鸣、视物模糊、恶热、自汗等，有时伴有心绞痛，腹胀纳差，胁痛。患者可有不同部位出血，如齿、口腔出血，紫癜，咯血，便血，月经量多，手术后易渗血，身痒，体重减轻等。

（1）主要症状

1）一般症状：发作隐匿，症状多变，有时可无明显自觉症状，仅于体检时才被发现，或疲乏无力，头昏眩晕。

2）多血症状：如头痛，头胀，视物模糊，耳鸣和手足发麻。半数可有高血压，少数可有静脉血栓和脑出血。可有皮肤、黏膜紫红，肢端发绀，颞浅动脉怒张弯曲，高血压，心脏扩大，肝脾大，头胀痛，耳鸣，失眠，手足感觉异常，视觉障碍，瘫痪，癫病样发作及精神紊乱等。

3）出血症状：皮肤瘀斑，鼻衄和齿龈出血较常见，还有颅内、子宫、肠道出血及创伤，术后大出血等。还常兼有肢端动脉痉挛及胃肠道症状，如腹胀嗳气、便秘或汗出增多、体重减轻等症状。偶可发生血尿、呕血。

4）肝脾大：3/4 以上患者可出现肝脾大，巨大脾可达盆腔；1/3 患者可有肝大。肝脾大随疾病进展而加剧。

（2）伴随症状

1）血栓形成和栓塞症状：可出现闭塞性脉管炎，肠系膜血管或门静脉血栓形成，心肌梗死，脑血管栓塞等。可引起深静脉血栓形成，多发生在肺部。

2）消化道症状：消化性溃疡、胃肠充血导致腹胀嗳气、便秘合并消化道出血。

3）组胺增高表现：消化性溃疡、皮肤瘙痒、荨麻疹等。最常见的体征是面、鼻、耳、唇、手掌和结膜充血，呈暗红色，如酒醉状。动脉压升高。绝大多数患者有脾大，但继发性红细胞增多症通常无脾大，约 1/3 患者可有肝大，并随疾病发展肿大逐渐明显。

4）神经系统：早期类似神经症表现，如头晕、失眠、晕厥、瘫痪、肌阵挛病、舞蹈病、癫痫样发作、类似脑瘤、视觉障碍、抑郁、幻觉、健忘等。

5）其他：①心脏扩大，以左心室为明显，可伴有高血压；

②痛风或尿酸结石；③晚期有的转变为白血病及骨髓纤维化。

573. 真性红细胞增多症的诊断标准是什么？

2008 年 WHO 推荐的关于 PV 的诊断标准：

主要标准：①Hb≥185g/L（男），或≥165g/L（女），或有其他血细胞比容增多的证据；②有 JAK2-V617F 或其他类型 JAK2 基因突变。

次要指标：①骨髓活检显示红系、粒系、巨核系、全髓系显著增生；②血清促红细胞生成素水平低于正常；③体外骨髓培养有内源性红系集落形成。

诊断要求：2 项主要指标+1 项次要指标，或第 1 项主要指标+2 项次要指标。JAK2-V617F 及其与 JAK2 相关的基因突变几乎见于所有的 PV 患者，被认为是 PV 的特异性基因标志，成为 PV 诊断的敏感指标。但因部分骨髓纤维化和原发性血小板增多症也存在 JAK2，故诊断时必须进行鉴别，并且应排除继发性红细胞增多症。推荐在 PV 诊断过程中密切结合临床资料和实验室检查，如 EPO 水平、JAK2、骨髓象、外周血、骨髓活检等。

574. 真性红细胞增多症需要与哪些疾病相鉴别？

（1）继发性和相对性红细胞增多症　继发性红细胞增多见于两类情况　一是组织缺氧或肾局部缺血缺氧所致 EPO 分泌增加，导致红细胞代偿性增多，可见于高山病、右至左分流的先天性心脏病、慢性肺部疾病、高铁血红蛋白症、吸烟引起的碳氧血红蛋白过多等，患者的血氧饱和度大多降低。另一种是肾肿瘤及其他内分泌性质肿瘤自主分泌红细胞生成素或红细胞生成素样物质所致的红细胞增多症，见于肾母细胞瘤、肝癌、小脑瘤、间脑瘤、肾癌、子宫瘤等。相对性红细胞增多症是血浆容量减少，使红细胞容量相对增多所致。其外周血红细胞、血红蛋白和血细胞比容增多，但全身红细胞容量正常，见于脱水、烫伤等暂时性体液丢失及因吸烟、饮酒、焦虑和高血压所致慢性相对性红细胞增多。

（2）慢性粒细胞白血病　PV 患者常伴脾大和粒细胞升高，晚期外周血幼稚粒细胞可明显增多，故需与 CML 进行鉴别，PV 患者中性粒细胞碱性磷酸酶积分升高，Ph 染色体和 BCR/ABL mRNA 阴性，而慢粒正好相反。近来研究发现，CML 患者也可有自发 CFU-E 形成，故内源性 CFU-E 不能用于鉴别 PV 和慢粒。

（3）骨髓纤维化　PV 许多临床表现与骨髓纤维化相似，且 PV 晚期也可继发骨髓纤维化，二者主要鉴别是病史和骨髓活检，骨髓纤维化病理是纤维组织明显增多，而 PV 只有晚期才合并骨髓纤维化，且病变范围小，程度轻。

575. 真性红细胞增多症与继发性及相对性红细胞增多症应如何鉴别？

实验室检查	PV	继发性红细胞增多	相对性红细胞增多
脾大	有	无	无
血细胞比容	增加	增加	增加
红细胞容量	增加	增加	正常
动脉氧饱和度	正常	正常或减少	正常

续 表

实验室检查	PV	继发性红细胞增多	相对性红细胞增多
血小板	增加	正常	正常
白细胞	增加	正常	正常
嗜碱粒细胞	增加	正常	正常
血中性粒细胞碱性磷酸酶积分	增加	正常	正常
骨髓象	三系增生	红系增生	正常
EPO	减少	增加	正常
血清铁	降低	正常	正常
血清组胺	增加	正常	正常
维生素 B_{12} 结合力	增加	正常	正常
维生素 B_{12} 含量	增加	正常	正常
内源性 CFU-E	生长	不生长	不生长

576. 真性红细胞增多症除血红蛋白高外，如何与原发性血小板增多症相鉴别？

真性红细胞增多症与原发性血小样增多症都可能出现非典型栓塞，二者都可能出现脾大与白细胞增多，真红还会有血小板增多，尤其是那些血红蛋白不太高的患者，有时难与原发性血小板增多症相鉴别。对于这类患者，血浆 EPO 的检测是很好的鉴别试验。如果 EPO 水平低，诊断为真性红细胞增多症，此外，也可以查内源性红细胞集落形成，有内源性细胞集落形成可以排除原发性血小板增多症，阴性则不能排除原发性血小板增多症。但是如果 EPO 水平正常，应查 JAK2V617F，阳性真红可能性大，但也不能排除原发性血小板增多症，阴性者原发性血小板增多症可能性大一些，这类患者应随诊。

577 真性红细胞增多症的治疗有哪些进展？

PV 病情进展缓慢，无严重并发症可存活 10 余年，若不治疗者平均生存时间仅 18 个月。由于目前尚无公认的最佳治疗方案，多主张按预后因素及血栓并发症的风险进行分层治疗。其目的是减少血栓形成和出血的危险；再者是降低骨髓纤维化和转成白血病的风险，从而改善患者的生存质量，提高生存时间。

PV 年龄<60 岁，既往无血栓病史又无心血管危险因素者为低危患者；若虽无高危因素，但有心血管危险因素者为中危患者。二者可选择静脉放血加小剂量阿司匹林治疗为主。高危患者指年龄>60 岁，或有血管并发症病史，或白细胞$\geqslant 15\times 10^9/L$，应采用静脉放血+小剂量阿司匹林+减细胞治疗。

静脉放血：为治 PV 的主要措施，安全迅速、简单。只能减轻症状，减少血栓和出血的危险。每周 2～3 次，每次 200～400ml，使血细胞比容（HCT）降至 0.45（男）、0.42（女）以下，以后根据病情延长放血时间。

阿司匹林：75～100mg/d，用于无严重出血史或无胃肠禁忌证的 PV 患者，目的是降低血栓形成的发生率。无禁忌者可进行预防保护。

阿那松雷：也是一种口服抗血小板药物，为 CAMP 磷酸二酯酶抑制剂，可抑制巨核细胞的分化和增殖。

骨髓抑制药物：羟基脲、高三尖杉酯碱、环磷酰胺用于不能耐受放血治疗者，老年心血管疾病，脾大明显不耐受放血，或放血无效，或白细胞、血小板显著增多者。羟基脲为首选药物，15～30mg/(kg·d)，用药时间、剂量应根据白细胞下降的情况调节用量，直至 HCT<0.45，用药维持或间断应用，用药期间白细胞≥3.5×10^9/L。高三尖杉酯碱对细胞 DNA 合成有抑制作用，2～4mg/d，静点 10～14 天，注意血象的变化。可每月维持治疗 1 次，用药 7 天，有较好的疗效。

α-干扰素：单用或与羟基脲合用，能使 PV 的血液学指标恢复正常，部分患者 JAK2-V617F 基因负荷量也显著下降。

沙利度胺（或雷利度胺）：具有抗血管新生及免疫调节作用，并具有促炎症细胞因子的作用。沙利度胺 100～600mg/d，易出现嗜睡、便秘、神经病变；雷利度胺不良反应小，10mg/d。可使 PV 或 PV 合并骨髓纤维化的患者脾回缩，改善贫血及血小板减少。

JAK2 抑制剂：是靶向性治疗药物，目前临床试验有一定的疗效，其潜力令人期待。

578 中医学对真性红细胞增多症是如何认识的？

中医古籍无“真性红细胞增多症”病名记载，根据患者的四诊所见，现代中医学者多将其归于“眩晕”、“血证”、“癥瘕”等疾病的范畴。真性红细胞增多症亦可见到唇甲、面色暗红，舌质绛或青紫，肝脾大，出血，血栓形成，肢体麻木或疼痛等表现，当属瘀血证。如《金匮要略》所说：“病人胸满、唇萎、舌青……为有瘀血。”因其瘀血所在部位不同、主症不一，可分别诊断为“癥瘕”、“中风”、“胸痹”等。真性红细胞增多症患者还可出现眩晕、头痛、目赤、易怒、脉弦数等肝阳上亢、肝火上炎表现，如《血证论·脏腑病机论》所说：“设木郁为火，则血不和，火发为怒，则血横决……火太甚则颊肿面青，目赤头痛。”基于上述认识，现代中医学者认为真性红细胞增多症多属于肝热血滞的实证，以瘀血为本，兼有肝火、营实血热，所以常采用活血化瘀、清热解毒、清肝泻火、平肝潜阳等法治疗。

579. 名老中医对真性红细胞增多症是如何认识的?

颜德馨认为，真性红细胞增多症，多发于50～60岁的中老年人，起病隐袭，病程进展缓慢，终末期可因骨髓纤维化、全身衰竭或转为急性白血病而死亡。初起有乏力、头痛等表现，症状与血容量及血液黏滞性增加有关。面红如茶，四肢紫斑累累、头痛且昏冒、目赤心烦、时有齿衄、血色紫红黏厚，口干不欲饮、便秘、腹部常有癥瘕。病机为肝阳与热毒浸淫于营分，血热炽盛，乃血实血积之症。颜老倡导久病必有瘀、怪病必有瘀，提出“衡法”：平衡阴阳，补其不足，泻其有余；调畅气血，疏导壅滞，促其生化。对于本病每取化瘀解毒、泄肝清营之品，拟方用石决明、生地、当归、丹参、大黄、黄连、桃仁、赤芍、莪术、白茅根及雄黄。待肝阳平抑、热毒渐退、营血煎炼之象初挫后改用雄黄、莪术作丸，对血象持续稳定有较好效果。

郭士魁认为，真性红细胞增多症属于中医“肝热、肝火、瘀血”范畴，病人常发生经久不愈的头痛、头胀、眩晕、耳鸣、烦躁、手足刺麻、乏力或有出血。血压升高，面色及皮肤暗赤，舌质紫暗或有瘀斑，指出本病以实热瘀为主，病程长极易反复，长期治疗久服苦寒药、活血破血药，如出现脾虚气虚等症状可加用补气健脾药等。

周霭祥认为，真性红细胞增多症患者表现为面红肤赤，喜凉恶热、穿衣少，此为血分郁热，阳气有余之象；表现为唇甲暗红，舌质绛或青紫，有出血、血栓形成，肢体麻木或疼痛，肝脾大等瘀血证候，因而又当属血瘀证；真红表现为眩晕、目赤、血压高，又属中医肝阳肝火范畴。总之真红属血瘀证，其主要病理变化为气血有余的肝实证。在治疗方面提出泻肝法。《素问·调经论》“血有余则怒…血有余则泻其盛经出其血”，盛经即肝经。《素问·阴阳应象大论》又提出了用放血的方法治疗血有余之血实证，还提出了“其实者，散而泻之”的清泻治疗方法。“血实宜决之”。《类经》“决为泄去其血，如决水之义”，这是医学史上最早提出放血治疗真红的方法。

580. 中医学对真性红细胞增多症病因病机有何认识？

本病病因不外乎六淫外感、七情内伤两个方面。其基本病机为肝郁血瘀。日久肝郁化火，瘀血化热，从而出现肝火亢盛，血热妄行等病理变化。为本虚标实证，疾病初起多以肝经郁热血瘀为主，后期多为虚实夹杂症，实为血瘀、肝火，虚为气虚、阳虚、血虚、阴虚等。

(1) 肝郁血瘀　肝主流泄，具条达气机，调节情志功能。若因所愿不遂，忧思郁虑，情志抑郁，或邪毒（包括外感六淫及理化生物致病因素）侵袭肝脉，则致疏泄失职，肝气郁滞。如《诸病源候论·气病诸候》说：“结气病者，忧思所生也。心有所存，神有所止，气留不行，故结于内”，《医学正传》说：“寒热之交侵，故为九气怫郁之候。”若肝郁不解，络脉失和，血行不畅，终致瘀血内停，正如《临证指南医案·郁》所说：“郁则气滞……初伤气分，久延血分。”气滞血瘀互为因果，始则气滞而渐成血瘀，瘀血阻络又反碍气机，如此恶性循环，导致病理变化日益深重。

(2) 肝经火旺　气郁日久，瘀血久留，皆可化热化火，《临证指南医案·郁》说：“血泣而不行……故热。”而刘河间对邪郁化火则更为重视，在《素问玄机原病式》一书中强调指出：“六气皆从火化”，“五志过极皆为热甚。”肝经火热，肝火上炎则面红目赤，头晕头痛；血随气逆，冲溢于上则见吐血，咯血，甚则突然昏仆不省人事；邪热灼伤脉络，迫血妄行，亦可见肌肤发斑，衄血，便血，尿血，血崩；瘀热互结而成积块，故见肝脾大；瘀血阻络，四肢失养则见肢体疼痛；瘀血阻闭心包则见胸痛等。

581 真性红细胞增多症辨证要点是什么？

本病初期以实证为主，尤以血瘀气滞为主，症见面色、口唇紫暗，肌肤甲错，胁下积块，舌质暗红或瘀滞，脉弦或涩；病程中兼见口苦目眩、头晕头痛、胁痛易怒，则属于挟肝胆实火之象；若兼神昏谵语、衄血、便血或尿血，颜色鲜红则属于热入营血之象。真性红细胞增多症患者常出现严重的合并症，甚至成为疾病的主症，如瘀血阻络则出现肢体麻木，甚或出现中经络、中脏腑的中风证；心脉痹阻则可出现胸痹或真心痛的表现，临证时应结合此两证进行辨证。中、晚期患者，随着病情的进展，正气渐耗、瘀血更甚，则可出现瘀血兼见诸虚不足的表现，而呈虚实夹杂之证。当据其舌脉症详细辨别虚实、轻重、缓急而分别治之。

582 真性红细胞增多症如何审因论治？

真性红细胞增多症的基本病理改变为瘀血内停，故宜以活血化瘀为基本治则，且应贯穿于疾病治疗的始终。若兼见肝胆火盛者，应配合清肝泻火之法；兼气滞者宜配合行气止痛；兼热入营血者，宜配合清热凉血之法；兼肝脾大、坚硬者，则宜配合软坚散结之法；若出现中风、胸痹等又应按各自主症进行辨治；晚期患者属正虚邪实之证者，则应采用攻补兼施之法。在辨证论治的基础上，若血瘀为主，脾大，配合用大黄蛰虫丸或当归龙荟丸，或青黄散，以提高疗效。晚期出现气血亏虚时宜补益气血，可用保元汤、归脾汤等。

583 真性红细胞增多症如何辨证论治？

（1）肝郁血瘀型

证候：情志抑郁，胸胁或少腹胀闷窜痛，胁下积块，妇女乳房胀痛，月经不调，舌质暗红或有瘀点、瘀斑，苔薄白，脉弦涩。

治法：疏肝理气，活血化瘀。

方药：柴胡疏肝散（《景岳全书》）合血府逐瘀汤（《医林改错》）加减。柴胡、川芎、枳壳、赤芍、甘草、桃仁、红花、当归、熟地、香附、牛膝、三棱、莪术。方中柴胡、枳壳、香附疏肝解郁，清肝泻火；莪术、三棱、红花、赤芍、桃仁、川芎活血化瘀消积。疼痛明显者，若见窜痛，加郁金、延胡索，以行气活血止痛；若见刺痛不移者，加蒲黄、五灵脂，以活血化瘀止痛；若见肢体麻木疼痛者，加鸡血藤、忍冬藤，以活血通络止痛。有出血倾向者，加仙鹤草、三七，以止血。

（2）肝经实火型

证候：头晕，头痛，目眩，耳鸣耳聋，面红目赤，急躁易怒，口干口苦，不寐，胁肋灼痛，便秘尿黄，或吐血衄血，或腹中痞块，舌红苔黄，脉弦数。

治法：清肝泻火，兼以消积。

方药：龙胆泻肝汤（《兰室秘藏》）加减。龙胆草、黄芩、栀子、柴胡、生地、青黛、夏枯草、桃仁、赤芍、丹皮。方中龙胆草、栀子、黄芩清肝泻火；柴胡疏肝解郁；夏枯草、青黛清肝火、散郁结；生地、丹皮、赤芍凉血活血。腹中积块明显者，加

三棱、莪术，以益其化瘀消积之力；吐血、衄血明显者，

根、藕节，以凉血止血；口渴明显者，加玄参、鲜石斛，以清热解毒，养阴生津；大便秘结者，加大黄，以通腑泻热；胁肋灼痛明显者，加虎杖、郁金，以清热解毒，活血止痛。

（3）热扰营血型

证候：身热夜甚，口渴不甚或壮热口渴，心烦不寐，躁扰不宁，神昏谵语，瘀疹透露，咳血，吐血，衄血，便血，尿血，女子血崩，或腹中痞块，舌红绛，苔黄，脉弦滑数。

治法：清营凉血，佐以活血散结。

方药：犀角地黄汤（《外台秘要》）合血府逐瘀汤（《医林改错》）加减。犀角、生地、丹皮、赤芍、桃仁、牛膝、蛰虫、玄参、银花、连翘、侧柏叶、紫草、白茅根、大小蓟。方中犀角地黄汤清热凉血；血府逐瘀汤活血化瘀。若见气营两燔，壮热口渴者，加生石膏、知母，以清热泻火，养阴生津；神昏谵语者，加服安宫牛黄丸，以清热化痰开窍；血热妄行，出血不止者，加服十灰散，以凉血止血。大蓟、小蓟、荷叶、侧柏叶、茅根、茜草、山栀、大黄、牡丹皮、棕榈皮各等分。

584 真性红细胞增多症单方、验方治疗有哪些？

（1）牛黄解毒片　4片/次，每日2次。用于热证为主。

（2）安露散粉剂　由全蝎、僵蚕、土鳖虫、蜈蚣组成，等量焙干，研粉混匀，蒸蛋服或制成巧克力糖剂，每日服10～20g。

（3）卷柏鳖甲煎　鳖甲、甲珠、赤芍、丹皮、红花、柴胡、当归、桂枝、厚朴、枳壳、青黛各10g，卷柏30g、甘草6g。水煎服，每日一剂，分3次服。用于脾大。

（4）云南白药　0.5克/次，每日2次口服，子宫出血量多有块时用。

（5）青黄散　青黛雄黄按 9∶1 的比例作成粉剂，1 次1.5～3g，置胶囊内口服，每日 3 次，用于贫血、骨痛、肝脾大者。

585. 真性红细胞增多症治疗过程中应注意的问题？

真性红细胞增多症不像慢性粒细胞白血病，在治疗中应避免骨髓抑制等药物剂量过量，羟基脲的起始剂量一般不超过每日 2g，无论是羟基脲还是干扰素或其他药物，真红治疗应掌握有效的最少维持剂量为原则。真红患者尤其是仅单放血治疗后可出现贫血易误诊为骨髓纤维化或慢粒变。通过骨髓铁染色可以判断是否伴缺铁性贫血。

586. 真性红细胞增多症患者应如何正确对待病情？

真红是骨髓增殖性疾病之一，目前尚无治愈手段，患者需要长期用药控制病情，作为医师应当将真红不是恶性疾病的性质告诉患者，减少患者的思想负担。但同时也应让患者知道极少数真红可能会转变为骨髓纤维化或者慢粒，使患者及家属重视病情，督促患者配合治疗，定期检查血常规，了解药物剂量是否合适，又可监测疾病的变化。

587. 什么是原发性血小板增多症？

原发性血小板增多症（essential thrombocythemia，ET）是一

种主要累及巨核细胞系的慢性克隆性骨髓增殖性疾病。主要特征为持续性外周血小板增高，骨髓中大型成熟巨核细胞数目增多。临床表现为栓塞和（或）出血。ET 的发病率为（1～2.5）/10 万。目前被认为是最常见的慢性骨髓增殖性疾病。ET 患者主要见于 50～70 岁的人群，约有 20% 患者年龄<40 岁，男女发病率差别不大。ET 的中位生存期可达 10～15 年。重要器官的血栓形成或出现为本病的重要死亡原因。部分病例可转化为真性红细胞增多症、慢性粒细胞白血病，或可转成急性粒细胞白血病，约 25% 患者可转化为骨髓纤维化。

588. 原发性血小板增多症病因与发病机制是什么？

ET 的病因至今不明，但目前认为其本质是一种以巨核细胞增生为主的克隆性多能干细胞增殖性疾病。但也有人发现 30%～50% 的患者具有多克隆造血的特点，而单克隆组则更易发生血栓并发症，但二者在年龄、血细胞计数及脾大等方面又没有显著差异。

目前已知 ET 患者体内的促血小板生成素（TPO）水平高于正常人或在正常范围。TPO 水平升高可能与 ET 患者体内异常血小板或巨核细胞的异常 TPO 受体（MPL）有关。正常时，TPO 与 MPL 受体结合刺激巨核细胞的生成和分化。推测在 ET 时，由于 MPL 受体表达的缺失或减少使得 TPO 不能与之正常结合，从而导致血浆中游离 TPO 的增加。另一方面，ET 患者的内源性巨核细胞集落形成并不依赖于 TPO。

ET 患者可见血小板功能异常，而反应性短暂血小板增多症患者有着正常的血小板聚集率。ET 患者的主要表现在胶原、ADP 或肾上腺素诱发的血小板聚集率的下降。ET 患者血小板含有更少的 α 颗粒以及更少的致密体，血小板内 vWF 和纤维蛋白原的缺失。

23%~57%的ET患者存在JAK2V617F突变，可造成JAK2酪氨酸激酶的持续激活，还可见到8+、9+、17p−等染色体核型。

589 原发性血小板增多症如何诊断？

本病的诊断国内外尚无统一的意见，在所有的CMPD中ET是唯一一种经除外其他疾病后才能被确诊的疾病。本文介绍以下几种国内外较常用的诊断标准，仅供参考。

（1）经修正后的国际PV研究组的ET诊断标准

1）血小板计数持续升高>600×10^9/L，>1000×10^9/L也很常见。

2）红细胞计数与血红蛋白正常。

3）无Ph染色体和ABL-BCR重排。

4）无缺铁性贫血或PV导致血小板增多的证据。

5）无其他诱致反应性血小板增多症的相关情况。

6）无或仅示局限性骨髓纤维组织增生。

（2）WHO的ET诊断标准

1）阳性标准

①PLT持续>600×10^9/L。

②骨髓活检以巨核细胞系增多为特征，巨核细胞体积较大，多为成熟型。

2）排除性标准

①无PV证据：红细胞容量正常或男性Hb<185g/L，女性Hb<165g/L；骨髓有可染铁，血清铁蛋白正常，或MCV正常；如前者不符合，增加红细胞容量或Hb水平达到PV范围的铁实验失败。

②无CML证据：无Ph染色体，无BCR/ABL融合基因。

③无 CIMF 证据：无胶原纤维增生；网状纤维轻微增生或缺乏。

④无 MDS 证据：无 del（5q），t（3；3）（q21；q26）或 iv（3）（q21；q26）等染色体异常；无明显的粒系发育异常，无或极少有小巨核细胞。

⑤无血小板反应性增多的证据：潜在的炎症或感染；潜在的肿瘤；此前未切脾。

（3）国内诊断标准

1）临床表现可有出血、脾大、血栓形成引起的症状和体征。

2）实验室检查

①PLT>1000×10^9/L。

②血片中血小板成堆，有巨大血小板。

③骨髓增生活跃或异常，或巨核细胞增多、体大、胞质丰富。

④白细胞计数和中性粒细胞增加。

⑤血小板肾上腺素和胶原的聚集反应可减低。

临床上凡原因不明的血小板数持续增多（>600×10^9/L，>1000×10^9/L 很常见），骨髓中巨核细胞显著增加，结合脾大、出血或血栓形成等表现，与继发性（或反应性）血小板增多症相鉴别或在排除其他骨髓增生性疾病后，就可考虑为本病。

590 继发性血小板增多症见于哪些情况?

继发性血小板增多常见于脾切除后、脾萎缩、急性或慢性失血、外伤及手术后。慢性感染、类风湿关节炎、风湿病、坏死性肉芽肿、溃疡性结肠炎、恶性肿瘤、分娩、肾上腺素等药物反应也可以引起血小板增多。

591. 原发性血小板增多症如何与继发性血小板增多症相鉴别？

鉴别要点	原发性血小板增多症	继发性血小板增多症
原发疾病	无	有
病程	持续性	常为暂时性
血小板计数增加	缓慢，常>1000×10^9/L	快速，一过性，常<1000×10^9/L
血栓或出血	常见	少见
脾大	常见	一般不大
急性期反应蛋白	正常	增加
白细胞增多	常见	不一定
血小板形态与功能	常异常	一般正常
骨髓巨核细胞	显著增多	轻度增多
细胞遗传学异常	常见	无
血浆 IL-6	降低	增加
骨髓网状纤维化	可能	无
自发性巨核系或红系克隆形成	有	无
血浆 C-反应性蛋白	正常或低	高

592. 原发性血小板增多症如何治疗？

治疗目的是使血小板减少至正常或接近正常，以预防血栓及出血的发生。

（1）血小板清除术　也称血小板单采（plateleteresis），适用于起病急、病情重、伴有栓塞或出血并发症的ET患者，赖以迅速降低血循环内的血小板数，使症状缓解。继而再用放射性^{32}P或各种烷化剂治疗。但对于存在致命性出血的患者疗效不佳。

（2）羟基脲　15mg/(kg·d)，对降低ET患者的血小板数有较好效果，并且对红细胞与白细胞无明显影响，是对ET患者出血最有效的药物治疗，用3～4天后应根据患者血小板计数、体重和年龄调整用量，不应过早停药。因停药过早，易导致血小板数反跳性回升，故必须使用维持量。羟基脲用于治疗实体瘤已有20多年的历史，尚无引起治疗相关白血病的报道。

（3）血小板功能抑制药物　为减轻血栓栓塞引起的症状，曾报道使用小剂量阿司匹林（100mg/d）口服，可使周围血管栓塞引起的局部缺血性疼痛明显缓解。目前，多数学者主张凡ET患者血小板$>1000\times10^9$/L时，均应给予小剂量阿司匹林预防血栓并发症。ADP受体拮抗剂（波立维和抵克利得）也可应用，但效果并不比阿司匹林好。

（4）α-干扰素（INF-α）　ET患者使用INF-α对降低外周血小板数量，改善血小板功能具有明显效果，主要与其抑制骨髓巨核细胞恶性克隆形成和克隆性增殖有关，有效率达70%～80%；停药后易复发为其缺点。剂量为300万U，皮下注射，每周3次。3～6个月后减量为每周2次。1年后减为每周1次，总疗程3～5年。

（5）治疗ET新药　①安娜格莱特（anagrelide）：属咪唑-喹唑衍生物，能抑制巨核系成熟，髓内巨核左移，血小板生成减少。用药后1周血小板开始下降，可用于对一线药不能耐受的病例；②哌泊勃洛玛（pipobroma）：属哌嗪衍生物，其结构拟似烷化剂，是嘧啶的竞争性抑制药，属二线治疗药物。

593 原发性血小板增多症的治疗策略如何？

尽管ET患者的病情属良性，但因可出现相关的血栓形成和出血的并发症，故推荐根据患者的危险因素给予分级治疗。主张所有患者都应积极纠正存在的心血管危险因素，包括吸烟、高血压、高血脂和肥胖。

（1）高危组　发病年龄≥60岁和（或）有血栓塞史者。可以首选小剂量阿司匹林（40～80mg/d）加羟基脲［初始剂量15mg/(kg·d)］，依照血小板数量进行调整，目标血小板数为$(100\sim400)\times10^9/L$；而对于血小板$>1500\times10^9/L$的ET患者，应先用羟基脲使血小板降低到$<1500\times10^9/L$，再考虑加用阿司匹林，或选用二线的阿那格雷或α-干扰素。

（2）中危组　发病年龄<60岁且无栓塞病史，血小板计数$<1500\times10^9/L$和（或）存在心血管疾病危险因素者，选用小剂量阿司匹林治疗。但有栓塞症状时应加用阿那格雷治疗。

（3）低危组　发病年龄<60岁且无栓塞病史，血小板计数$<1500\times10^9/L$，且不存在心血管疾病危险因素者，可单用阿司匹林治疗。

而对于妊娠中的高危患者可用α-干扰素替代羟基脲治疗。

594 中医学对原发性血小板增多症是如何认识的？

中医古籍中并无原发性血小板增多症的记载，但根据该病症见出血与血栓并见的特点，现代中医认为该病属于“血瘀”、“积证”、“血证”、“脉痹”等范畴。早在《灵枢·百病始生篇》就有："阳络伤则血外溢，血外溢则衄血；阴络伤则血内溢，血内溢则后血"的记载，指出了皮肤黏膜脉络损伤，可导致衄血及便血。唐荣川在《血证论》中阐明了瘀血和出血之间的关系，提出治血四法，认为祛瘀与生新有着辨证关系，强调"凡瘀血，急以祛瘀为要"。《难经·五十六难》说："肝之积名曰肥气，在左胁下，如覆杯，有头足……脾之积名曰痞气，在胃脘，覆大如盘……"其证候描述与原发性血小板增多症脾大的表现相似。

595 中医学对原发性血小板增多症的病因病机有何认识？

（1）情志内伤　情志过极，气机阻滞，气行则血行，气滞则血瘀，从而出现头痛、头胀、胁下积块等症。

（2）感受寒邪　寒为阴邪，具有凝聚收引的性质，感受寒邪之后，血流缓慢，血液凝聚则成瘀证。

（3）感受热邪　温热毒邪侵袭，灼伤津血，血受熏灼则易凝结瘀塞；津液亏耗则不能载血运行，均可导致瘀证。

（4）正气亏虚　先天不足或后天失养均可导致正气亏虚，无力推动血液运行而发生血瘀之证。

其病因多与外感邪气及情志内伤相关，而肝郁气滞及邪凝日久均可导致瘀血内停。瘀血阻滞为其主要病机。初期以实证为主，日久耗伤正气可致气虚、阴虚，而成正虚邪实之象。疾病末期，正气虚损，邪气日盛，可出现发热、出血等变证。

596 原发性血小板增多症的辨证要点是什么？

本病的辨证关键在于分清寒、热、虚、实，而瘀血内停为其共同见症，故应从兼症来鉴别，兼见胸闷、胁痛，头颅、颈项拘束不舒者属气滞血瘀；兼见腰膝酸软，口干渴，五心烦热者属肝肾阴虚；兼见壮热不已，口渴，脉数者证属邪热温毒致瘀；兼见畏寒肢冷，手足麻木，疼痛遇寒加剧，证属寒凝血瘀证。另应注意辨病之深浅，初期常以气滞血瘀为主要见症，随病情进展可损伤阴津出现阴虚证。病程中可因瘀血阻络，血不归经或阴虚火旺，迫血妄行出现各种出血表现。或可导致危候。

597 原发性血小板增多症如何辨证论治？

（1）气滞血瘀型

证候：头晕，头痛，头颅、颈项拘束不舒，胸闷胁痛，或胁下痞块，面色紫暗，口唇、爪甲青紫，舌质紫暗，有瘀点或瘀斑，脉弦。

治法：理气活血，化瘀消积。

方药：膈下逐瘀汤（《医林改错》）加减。当归、川芎、桃仁、红花、赤芍、五灵脂、牡丹皮、香附、乌药、枳壳、甘草。方中香附、乌药、枳壳疏肝理气止痛，川芎、当归、桃仁、红化、赤芍、五灵脂、牡丹皮活血祛瘀止痛，甘草调和诸药。腹部积块者可加鳖甲、牡蛎软坚散结；脘闷纳呆者可加白术、茯苓健脾和胃；衄血者可加仙鹤草、三七粉等止血活血。

（2）肝郁致瘀型

证候：两胁胀痛，烦躁易怒，面色晦暗，腹胀嗳气，肌肤甲错，苔薄白，舌质紫暗，有瘀点瘀斑，脉弦。

治法：疏肝解郁，理气活血。

方药：柴胡疏肝散（《景岳全书》）加减。柴胡、白芍、川芎、枳壳、香附、陈皮、甘草。方中柴胡疏肝解郁，香附理气疏肝；川芎行气活血止痛；陈皮、枳壳理气行滞；白芍缓肝止痛；

甘草调和诸药。若两胁胀痛者，可加川楝、元胡理气止痛；腹胀纳呆者加白术、茯苓健脾和胃；痛处不移者加三棱、五灵脂活血止痛。

（3）寒凝血瘀型

证候：身疲乏力，畏寒肢冷，手足麻木、疼痛，遇寒加剧，舌质暗红或暗紫，舌苔薄，脉沉迟或细数。

治法：温阳散寒，活血化瘀。

方药：右归丸（《景岳全书》）加减。熟地、山茱萸、当归、枸杞、山药、鹿角胶、菟丝子、杜仲、肉桂、附子。方中附子、肉桂温肾助阳；杜仲、山茱萸、菟丝子、鹿角胶补益肾气，填精生髓；熟地、山药、枸杞、当归补肾填精，滋阴以助阳。血瘀者可加丹参、鸡血藤以活血化瘀；出血者可加三七、旱莲草止血活血；浮肿者加茯苓、车前子利水消肿；肢体麻木者加桂枝、桑枝疏通经络。

（4）阴虚血瘀型

证候：头晕耳鸣，疲乏无力，五心烦热，腰膝酸软，皮肤紫斑，鼻衄，齿衄，口干舌燥，大便干燥，盗汗，舌质红，少苔，舌有瘀点或瘀斑，脉细数。

治法：滋阴活血。

方药：通幽汤（《兰室秘藏》）加减。生地、熟地、当归、桃仁、红花、甘草、丹参、赤芍、延胡索。方中二地滋阴养血；当归、桃仁、红花养血活血；丹参、赤芍、延胡索活血化瘀；甘草益气和中。可酌加枸杞、玄参、麦冬以加强滋阴之效；若低热者合用秦艽散；胁下积块明显者加三棱、水蛭以活血散结；出血重者加地榆、侧柏凉血止血；有血栓表现者可加地龙、甲珠以活血通经。

（5）邪热温毒致瘀型

证候：壮热不已，口渴引饮，可见鼻衄、齿衄、肌衄、血尿、便血及吐血等症，胁下积块，瘰疬，舌质红苔黄，或瘀斑、瘀点，脉数。

治法：清热解毒，凉血活血。

方药：清瘟败毒饮（《疫疹一得》）合四物汤（《仙授理伤续断秘方》）加减。生地、水牛角、生石膏、黄连、栀子、青黛、黄芩、知母、赤芍、玄参、连翘、甘草、丹皮、当归、川芎。方中水牛角、生地、玄参、丹皮、知母清热滋阴；石膏、青黛、黄连、栀子、黄芩、连翘清热解毒；赤芍、当归、川芎行气活血；甘草调和诸药。便血者加三七粉、白及粉、槐花以止血活血；尿血者加二蓟、白茅根凉血止血。待热退血止，可用滋阴养血之品调理。

598 什么是原发性骨髓纤维化？

骨髓纤维化（myelo fibrosis，MF）是一种骨髓增生性疾病。临床以贫血、脾大、不同程度的骨髓纤维化、周围血出现幼稚白细胞和红细胞，以及脾与肝内伴有髓样化生（myeloid metaplasia）为特征。典型临床表现为幼粒，幼红细胞性贫血，脾显著增大伴不同程度的骨质硬化，骨髓常干抽。根据起病缓急和病程的长短，分为慢性和急性两类，有依其原因不明和相对明确，分为原发性和继发性两类。临床上以慢性特发性骨髓纤维化（chronic idiopathic myelofibrosis，CIMF）多见，也称为原发性骨髓纤维化。CIMF是病因不明的克隆性造血干细胞异常所致的慢性骨髓增殖性疾病。骨髓呈弥漫性纤维组织增生，常伴髓外造血（或称髓外化生），主要在脾，其次在肝、淋巴结等。以贫血及轻度的中性粒细胞、血小板增多以及脾常显著增大为特征。有不同程度的骨质硬化，骨髓常干抽，骨髓活检证实巨核细胞系和粒细胞系高度增生，伴有结缔组织反应性沉积和髓外造血，纤维组织增生是其特点。病程中可和其他骨髓增殖性疾病相互转化，晚期骨髓衰竭，少数可转化为白血病。该病病因不明，少数患者与苯及电离辐射接触有关。发病率为（0.5～1.5）/（10万·年）。儿童罕见，老年人常见，男性多见，中位发病年龄为60岁。

599 原发性骨髓纤维化的病因和发病机制如何？

CIMF的发病原因目前并不十分清楚，与其他慢性骨髓增殖性疾病一样，认为可能是多能造血祖细胞发生染色体突变引起的病变。其病因可能与接触苯、电离辐射有关，表现为少数患者曾有苯、甲苯及电离辐射接触史，而在日本原子弹辐射区的人群中CIMF的发病率是非辐射区人群的18倍。

约有50%患者在确诊时可发现造血细胞克隆性异常核型，常见的异常核型包括13q-，20q-，1q+，9p+，8+及12p-，无一种核型是CIMF的特有核型。但是骨髓内的成纤维细胞并不具有造血细胞内所发现的这种异常核型，说明骨髓纤维化并非是克隆性扩增，而是一种继发性改变。

约有50%的CIMF患者存在JAK2突变，突变造成JAK2/STAT5途径的持续性激活以及巨核细胞过度表达其下游的FKBP51蛋白，可能为CIMF的重要发病机制。另外50%无JAK2突变的CIMF中可能存在其他模式的JAK2/STAT突变。

骨髓纤维化的基础源自成纤维细胞的过量胶原的异常沉积，其中Ⅲ型、Ⅳ型和Ⅰ型胶原是CIMF的主要胶原类型。在CIMF患者中生成胶原的成纤维细胞在形态和功能上都与正常的成纤维细胞相似，并且是多克隆性的。成纤维细胞受到邻近巨核细胞分泌的生长因子的刺激而分泌过量的胶原，说明CIMF的骨髓纤维化是一种反应性的改变。引起骨髓纤维化发生的细胞因子包括转化生长因子（TGF-β）、血小板衍生因子（PDGF）、血小板生成素（TPO）、血管内皮生长因子（VEGF）、碱性成纤维生长因子（bFGF）等。

600. 原发性骨髓纤维化的临床表现有哪些？

大多在中年以后发病，起病多隐匿，进展缓慢，部分患者开始多无症状或症状不典型，偶然发现脾大或血象异常而确诊。CIMF 常见症状包括高代谢状态，如发热、盗汗和体重下降；肝、脾大相关症状，如腹胀、食欲不振、腹痛等；血象异常相关症状，如乏力、呼吸困难、皮肤黏膜出血。此外，还有痛风、肾结石等表现。巨脾是本病特征，质多坚硬，表面光滑，无触痛，约半数患者就诊时脾已达盆腔。轻至中度肝大，见于（1/4）~（1/3）病例。因肝及门静脉血栓形成，可导致门静脉高压症。髓外造血灶出现可表现为肝脾及淋巴结增大、多浆膜腔积液，中枢神经及皮肤受累可出现意识、运动及感觉障碍、皮肤结节、红斑等。

601. 原发性骨髓纤维化的实验室检查结果如何？

（1）血象　有 30%~50% CIMF 患者有轻到中度的正细胞正色素性贫血；白细胞计数多少不等，20% 左右患者白细胞增高 $>30\times10^9/L$，<10% 患者白细胞计数 $<10\times10^9/L$，部分患者可见嗜酸性粒细胞和嗜碱性粒细胞增多；CIMF 患者早期血小板计数会增高，可达 $1000\times10^9/L$，随病情进展，血小板计数会减少。外周血涂片可见到成熟红细胞大小不等，有畸形，可见泪滴性、椭圆型及靶形红细胞；可见<5% 的原始粒细胞和中幼、晚幼粒细胞；可见血小板大而畸形。

（2）骨髓涂片　“干抽”是大多数 CIMF 患者的特征性表现，可表现为多部位“干抽”现象。骨髓涂片可表现为巨核细胞和粒细胞增生，巨核细胞的形态往往是正常的。骨髓涂片不能成为 CIMF 的诊断依据。

（3）骨髓活检　骨髓活检是确诊 CIMF 的必备检查手段。绝大多数患者可出现不同程度的骨髓纤维化，可表现为广泛的、弥漫性的。同时可伴有骨髓窦扩张，血管内造血，巨核细胞增生以及骨小梁增厚变形等。

（4）JAK2 基因突变　有 43%～63% 的 CIMF 患者可见到 JAK2V617F 基因突变。

（5）外周血 $CD34^+$细胞计数　有报道大多数 CIMF 患者外周血 $CD34^+$细胞计数$>91.6\times10^9/L$，约为正常人的 360 倍。

（6）生化检查　CIMF 可表现为非特异性的血液生化异常，如血清碱性磷酸酶、尿酸、乳酸脱氢酶以及维生素 B_{12}水平升高。粒细胞碱性磷酸酶积分增高。

602 WHO 原发性骨髓纤维化的诊断标准是什么？

主要标准：①存在巨核细胞增生和异形性，伴有网状纤维和（或）胶原纤维的骨髓纤维化；②不符合 PV、CML、MDS 或其他髓细胞肿瘤的 WHO 标准；③存在 JAK2V617F 突变或其他克隆性标记，如 MPLW515K/L 突变，或者如果没有上述克隆性标记，则要求没有引起继发性骨髓纤维化的炎性疾病或者肿瘤性疾病的证据。

次要标准：①外周血出现幼稚粒细胞/红细胞增多；②血清乳酸脱氢酶水平增高；③贫血；④可触及的脾大。满足所有 3 条主要标准以及其中至少 2 条次要标准即可诊断为 CIMF。

603 原发性骨髓纤维化如何分级?

分组	标准
MF-0	散在线性网关纤维，无交叉，相当正常骨髓
MF-1	疏松的网关纤维，伴有很多交叉，特别是血管周围区
MF-2	弥漫而浓密的网关纤维增多，伴有广泛交叉，偶尔仅在胶原纤维和（或）局灶性骨硬化
MF-3	弥漫而浓密的网关纤维增多，伴有广泛交叉，有粗胶原纤维束，常伴有显著的骨硬化

604 原发性骨髓纤维化需要与哪些疾病相鉴别?

CIMF 因为症状具有非特异性，而下列疾病也易出现类似的症状、外周血象等，所以应注意与下列疾病进行鉴别：

（1）CML　可通过细胞遗传学检测，包括传统核型分析或 FISH 检测证实存在 Ph 染色体或经分子生物学检测发现 BCR-ABL 融合基因即可确认 CML。

（2）MDS　骨髓中存在病态造血现象有助于 MDS 的诊断。

（3）Ph 阴性的 CMPD　Ph 阴性的骨髓增殖性疾病（CMPD）包括真性红细胞增多症、原发性血小板增多症和原发性骨髓纤维化，PV 表现为血细胞比容增加；ET 可伴有骨髓纤维化，但程度较轻，且外周血中见不到幼稚的粒/红细胞。

（4）急性 MF　急性 MF 是一种以严重骨髓纤维化、发热、全血细胞减少、泪滴样红细胞以及外周血中见到幼粒/红细胞为特征的综合征，一般无脾大，或脾轻度增大。

（5）其他可以从并发继发性骨髓纤维化的疾病　毛细胞白血病，多发性骨髓瘤，淋巴瘤，自身免疫性疾病，如系统性红斑狼疮、硬皮病、混合性结缔组织病、多发性肌炎、骨髓转移癌、原发性肺动脉高压等病均可伴有骨髓纤维化。

605 原发性骨髓纤维化的预后如何？

CIMF 患者从确诊起的中位生存期为 3.5～5.5 年（1～15 年）。在开始的 10 个月内可发生急性白血病转化，转成白血病的中位生存期约为 2.8 个月。外周血 $CD34^+$ 数目增高是 CIMF 转成急性白血病的预后因素。另可因感染、出血、血栓形成而发生死亡。CIMF 预后因素包括贫血、年龄、外周血白细胞数量等。

原发性骨髓纤维化生存期的动态国际预后积分系统（DIPSS）

预后参数	分值		
	0	1	2
年龄（岁）	≤65	>65	
白细胞计数（$\times10^9$/L）	≤25	>25	
血红蛋白（g/L）	≥100		<100
外周血原始细胞（%）	<1	≥1	
体质性症状（是/否）	否	是	

国内专家针对中国人独特特征，提出：①低危组（0 分）；②中危-1、触诊脾大或 PLT<100×10^9/L（1 分）；③中危-2（2 分）；④高危（3 分）。分为低危（0～1 分）、中危（2～3 分）、高危（4～5 分）三组。其中中危组和高危组的中位生存期分别为 21.3 年和 4.8 年

606 如何选择原发性骨髓纤维化治疗策略?

目前异基因造血干细胞移植是唯一可能治愈 CIMF 的方法，故其治疗目的是改善症状，如贫血、脾大、血小板减少和全血细胞减少，维持较好的生存质量。但不能延长生存期。

Tefferi 等按患者有无危险因素：Hb<100g/L，无全身症状，WBC<4×10^9/L，WBC>30×10^9/L，外周血原始细胞≥1%，+8 或 12p 染色体异常，将患者分为 3 组：即低危（无危险因素），中危（1 项危险因素）和高危（≥2 项危险因素），再结合患者年龄提出了以下治疗原则：①低危患者不予治疗，仅进行临床观察；②年龄<45 岁的高危患者，可行 allo-HSCT；③年龄>45 岁的高危患者，可选择非清髓性 allo-HSCT 或 auto-HSCT；④中危患者，根据危险因素选择适当的治疗；⑤对非移植治疗的患者，贫血的初始治疗可用雄激素和泼尼松联合或小剂量沙利度胺和泼尼松联合，对自身 EPO<100U/L 的患者可同时加用 EPO 治疗。有症状的脾大患者可首选羟基脲，对药物治疗无效的患者可考虑脾切除或脾区照射。脾以外的髓外造血可用小剂量照射。

607 原发性骨髓纤维化是如何治疗的?

目前临床尚缺乏阻止病情进展的有效措施。治疗目的在于改善骨髓造血功能，减轻贫血、出血及脾大引起的压迫症状。

（1）纠正贫血

1）雄性激素及蛋白同化激素：此类激素有促进幼红细胞分

化、成熟及改善骨髓造血功能的作用。常用的雄激素为丙酸睾酮（testosterone propionate）50～100mg肌内注射，每日或隔日1次。常用的蛋白同化激素有司坦唑醇（stanozolol，康力龙）2mg口服，每日2～3次。羟甲希龙（oxymetholone，康复龙）2.0～4.0mg/(kg·d)，分2～3次口服。达那唑200mg口服，每日2～3次。各药均需服用3～4个月以上才见效，疗效与骨髓残余红髓生成红细胞的能力有关。有1/3～1/2患者的贫血至少需要3个月可得到改善，疗效好可继续使用。各种蛋白同化激素的男性化作用较雄性激素弱，但均有肝功能损害的不良反应。注意定期复查肝功，如明显异常须停药。在男性患者接受雄激素治疗前应筛查前列腺癌。

2）糖皮质激素：可使1/3严重贫血或血小板减少患者得到改善，一般与雄激素合用，泼尼松40mg/d，连用3个月，疗效好后逐渐减量。

3）其他：对严重贫血并出血者可予以成分输血或使用EPO改善贫血。辅助治疗可用琥珀酸亚铁0.1g口服，每日3次，叶酸15～30mg/d及维生素B_6 250mg/d口服。

（2）减轻脾大

1）细胞毒药物治疗：可以抑制骨髓造血组织的异常增殖，抑制巨核细胞的同时可以抑制免疫发病机制，从而防止骨髓纤维组织的进一步发展。一般用于脾大、骨髓处于增生阶段、周围血细胞稍多的病例。常用苯丁酸氮芥联合泼尼松：苯丁酸氮芥每日15mg，泼尼松每日30mg。3～4周为1疗程，可以保持血红蛋白的较好水平和减轻脾大；羟基脲（hydroxyurea）0.5～1.0g/d；或白消安2～4mg/d。用药过程中一定要密切观察血象，如血细胞数下降过快应停药或减量。

2）脾切除：目前研究显示脾切除术死亡率为5%～10%，术后3个月死亡率为26%，故应严格掌握。手术指征：巨脾所致压迫症状明显，脾梗死引起难以耐受的疼痛；难治性溶血或需依赖大量输血；严重血小板减小；门脉高压，尤其并发食管静脉曲张破裂出血者。术后并发症：切脾后肝常迅速增大，或血小板增多致血栓形成，约30%患者术后出现腹腔脓肿、腹腔内出血、全身严重感染等，因此，手术应慎重权衡。手术禁忌证：活动性肝炎、严重心肺疾患、血小板较高者。

3）脾区放射治疗：主要适用于脾显著增大、脾区疼痛明显，而骨髓尚保持部分功能、外周血细胞减少不明显、曾用其他措施治疗无效或不适用于其他措施的患者。脾区照射剂量应根据患者的耐受程度和疗效而定，每次0.15～1.00Gy，每周照射2～3次，总量为0.15～6.50Gy，但疗效可能短暂。

4）部分脾栓塞术（partial splenic embolization，PSE）：能使脾发生部分梗死，体积缩小，并可部分抑制脾功能，但治疗骨髓纤维化伴巨脾的疗效和并发症尚需病例积累以明确之。

（3）抗纤维化及抑制骨髓巨核细胞生成　干扰素α（IFN-α）可以抑制巨核祖细胞及骨髓成纤维细胞的生长，还可以通过抑制PDGF消除骨髓对PDGF的增值反应。剂量为300万～500万U皮下注射，每周3次。宜长期应用。目前认为干扰素α对早期高增殖阶段是一个有效的降细胞药物，但对于有严重贫血或全血细胞减少的患者疗效有限。

（4）伊马替尼　为口服的2-苯氨基嘧啶，可以抑制BCR/ABL基因及相关酪氨酸转移酶而治疗慢性髓性白血病，在体外可以抑制干细胞受体（C-kit）及PDGF的活性，而C-kit及PDGF被认为是骨髓纤维化的病因之一。因此，人们猜想用格列卫治疗骨髓纤维化可能有效。

（5）沙利度胺　具有抑制血管新生，免疫调节和下调TNF-α水平的作用。部分临床试验表明，该药可改善CIMF患者的贫血、血小板减少和脾大。单独用量为100～400mg/d，总有效率为60%。有学者报道，联合泼尼松较单用效果更好，可减少不良反应。

608 如何判定原发性骨髓纤维化的疗效?

2005年欧洲骨髓纤维化网（EUMNET）提出了一个从临床血液学、骨髓组织学和细胞遗传学三个方面来判定治疗效果的标准。在2006年IWG-MRT完善了该疗效判定标准。

骨髓纤维化伴有髓样化生治疗反应的国际工作组（IWG）共识标准：

---

1. 完全缓解（CR）

（1）疾病相关的症状和体征，包括可触及的肝、脾大完全消失

（2）外周血细胞计数缓解定义为 Hb≥110g/L，PLT≥100×10^9/L，ANC≥1×10^9/L。而且三系细胞计数不应高于正常上限

（3）在未做脾切除术的情况下，外周血涂片白细胞分类计数正常，包括无有核细胞、原始细胞和幼稚粒细胞[a]

（4）骨髓组织学缓解定义为 符合年龄校准的有核细胞数等级，原始粒细胞<5%，骨髓纤维化分级≤1级[b]

2. 部分缓解（PR） 符合CR中除骨髓组织学缓解外的全部标准。评定PR时需要复查一次骨髓活检

3. 临床改善（CI） 既不符合CR/PR，又不符合疾病进展标准，能满足以下条件之一，并持续至少8周

（1）Hb水平增高至少20g/L或脱离输血（只适用于Hb基础水平<100g/L患者）[c]

（2）基础值至少为10cm的可触及的脾大至少回缩50%或基础值>5cm的可触及脾大变得不能触及[d]

（3）PLT至少升高100%且绝对值≥50×10^9/L（仅适用于血小板计数基础值<50×10^9/L的患者）

续 表

（4）ANC 至少增加 100% 且 ANC≥0.5×10^9/L（仅适用于 ANC 基础值<1×10^9/L 的患者）
4. 疾病进展（PD） 符合以下条件之一[e]
（1）进行性脾大 定义为此前无脾大者出现左肋缘下>5cm 的可触及脾大或脾大基础值为 5～10cm 者至少增大 100% 或脾大基础值>10cm 者至少增大 50%
（2）骨髓原始细胞≥20% 时确定为白血病转化
（3）外周血原始细胞百分比至少增高至 20% 且至少持续 8 周
5. 疾病稳定（SD） 不符合上述任何一项
6. 复发 丧失 CR、PR 或 CI。换言之，一例达 CR 或 PR 的患者当他（她）甚至不再符合 CI 标准时应考虑为复发。但是从 CR 转化为 PR 或从 CR/PR 转化为 CI 的改变应做正式记录并报告

a. 由于外周血涂片解释的主观性，CR 不要求红细胞、血小板和中性粒细胞形态学异常的消失；b. 达到 CR 的患者完全细胞遗传学反应的定义为如此前存在细胞遗传学异常的患者不能检出其细胞遗传学异常。部分细胞遗传学反应定义为异常中期分裂象减少≥50%。以上两种情况。至少应分析 20 个骨髓或外周血的中期分裂象。明显分子学反应定义为此前外周血粒细胞的特异性疾病相关突变的患者，不再能检出该突变。无细胞遗传学/分子学标志的患者，鼓励监测治疗内源性髓系集落形成单位的抑制。最后，治疗前后的骨髓病理切片应以中心集中审阅的方式同时染色，同一人审阅；c. 输血依赖定义为不伴有临床上明显出血源情况 Hb<85g/L，在过去 1 个月内至少输注 2U 红细胞。类似地，在按计划治疗期间，除非临床上有输血指征，不鼓励 Hb≥85g/L 的患者输血；d. 已经脾切除的患者，以同样标准判断可触及脾大；e. 已经知道血细胞减少的恶化可能代表疾病进展，因难于区分是疾病还是药物骨髓抑制，故没有把该条列入正式标准。但如果 Hb 降低≥20g/L，输血需求增加 1 倍以及新发生的输血依赖，这三者任何之一分别在停止原计划治疗后持续 3 个月以上，可考虑为疾病进展

609 中医学对原发性骨髓纤维化是如何认识的?

中医古籍中虽无“骨髓纤维化”的记载，但根据四诊所见，现代中医多认为其属于“虚劳”、“癥积”、“瘀血”等范畴。本病由于七情内伤、饮食失节导致脏腑功能失调，正气虚衰，邪毒侵袭，扰乱气血，气血瘀阻经络脏腑之间，日久而成。临证时见腹部积块，触之有形，质地坚硬。日久正气耗伤，可见面色苍白，乏力头晕、气短等虚损之象。至疾病末期，由于正气日衰，邪气渐盛，又可出现出血、发热、中风等变证。病情日益加重。

610 中医学对原发性骨髓纤维化的病因病机有何认识?

（1）气血瘀阻　情志抑郁，肝气不畅，脏腑失和，使气机阻滞，不能帅血畅行，以致瘀血内停，脉络受阻，结而成块，则成积证。

（2）湿毒瘀血　酒食不节，损伤脾胃，感受湿毒之邪，复因内伤七情，气滞血瘀，湿毒与气血相搏结，结而成快，则成积证。

（3）气血两虚挟瘀　饮食、劳倦等耗损正气，气血两虚，运行迟缓，则每遇邪犯，留着不去，脏腑失和，气滞血瘀，日久而成积证。

（4）脾肾阳虚挟瘀　邪踞日久，久病及肾而致脾肾两虚，脾肾两伤气血化生无源，更会加重气血双亏，加之脾肾阳虚，水液运化失常，痰湿内聚而成虚实夹杂之证。

（5）肝肾阴虚挟瘀　七情所伤，肝郁气滞，形成积证。疾病日久，损及肝肾之阴，而成肝肾阴虚挟瘀之证。

611 原发性骨髓纤维化的辨证思路如何？

CIMF以虚证为主，可见虚实夹杂之证。初期以实证为主，晚期以虚证为主，往往是虚中夹实，实中夹虚。故临证首先应详辨虚实，初期以实证为主，正气尚未大虚，临床表现为积块较小，质地不硬；中期多为虚实夹杂，正虚与邪实交错出现，积块日益增大，质地坚硬，并出现头晕、乏力、心悸、气短、低热、盗汗等症状；末期多以虚证为主，正气消残，邪气更盛，积块巨大、坚硬，伴消瘦、纳呆、浮肿等阴阳虚损之象。临床时还应根据患者的伴随症状辨别病变性质。兼有乏力、头晕、心悸、气短、面色苍白者为气血两虚之象；兼有消瘦、低热、盗汗、腰膝酸软、舌红少苔、脉细数者为肝肾阴虚之象；兼有畏寒肢冷、腹胀便溏、腰膝冷痛者为脾肾阳虚；若见高热、便秘、尿黄、舌红苔黄、脉数则为邪毒内盛之象。

612 原发性骨髓纤维化如何辨证论治？

（1）气滞血瘀型

证候：病之初起，神疲乏力，脘腹胀满，胁下积块，软而不坚，固定不移或疼痛，痛处不移，舌质红，有瘀斑，苔白，脉弦紧或涩。

治法：活血化瘀，行气止痛。

方药：膈下逐瘀汤（《医林改错》）加减。当归、川芎、桃仁、红花、赤芍、五灵脂、牡丹皮、香附、乌药、枳壳、甘草。

方中香附、乌药、枳壳疏肝理气止痛，川芎、当归、桃仁、红化、赤芍、五灵脂、牡丹皮活血祛瘀止痛，甘草调和诸药。积块坚大者可加鳖甲、牡蛎软坚散结；气血亏虚者可加黄芪、阿胶、人参。

（2）湿毒瘀血型

证候：胁下积块，日益渐大，脘腹胀满疼痛，口苦口黏，泛恶食少，或见黄疸，便溏，尿少尿赤，腹大，神疲乏力，形体消瘦，面色晦暗，舌质红或紫，苔黄腻，脉弦数或滑。

治法：化湿泄毒，除满消积。

方药：加减柴平汤（《实用中医血液病学》）。半夏、苍术、厚朴、陈皮、枳壳、山楂、神曲、三棱、莪术、柴胡、黄芩、青皮、甘草、生姜、大枣。方中半夏、苍术、厚朴、陈皮、枳壳燥湿调中；山楂、神曲、三棱、莪术化瘀消积；黄芩、柴胡、青皮疏肝清热，以助化湿除满，行气消积；甘草、生姜、大枣和中健脾，调和诸药。身目发黄，久不消退，面色晦暗证属阴黄者可加茵陈、干姜、姜黄、白术等药温中健脾，除湿退黄；腹胀，尿少者可合用五苓散健脾利水；神疲乏力，纳呆便溏，心悸气短属脾虚不运，气血不足者，酌加党参、黄芪以益气生血。

（3）气血两虚挟瘀型

证候：神疲乏力，头晕目眩，心悸气短，面色苍白，食少便溏，腹部积块，疼痛不移，舌淡或暗。

治法：益气养血，佐以活血化瘀。

方药：八珍汤（《正体类要》）合化积丸（《杂病源流犀烛》）加减。党参、白术、茯苓、甘草、白芍、熟地、川芎、当归、三棱、莪术、苏木、阿魏、香附子。方中以四君子汤益气健脾；用四物汤养血活血兼以调肝；三棱、莪术、苏木、阿魏活血化瘀；香附疏肝理气。诸药合用补气养血，化瘀消积。若积块坚硬，瘀血尤甚者，可酌加穿山甲、鳖甲、丹参等活血散结之品。

（4）脾肾阳虚挟瘀型

证候：腹部积块日渐肿大，坚硬不移，身倦乏力，腰膝酸软，畏寒肢冷，面色苍白，脘腹胀满，食少便溏，舌质淡，苔白，脉沉细。

治法：温补脾肾，填精补血，兼消瘀。

方药：肾气丸（《金匮要略》）加减。熟地、山药、山茱萸、鹿角胶、淫羊藿、仙茅、阿胶、女贞子、旱莲草、鳖甲、鸡血藤、当归。方中熟地、山茱萸、山药平补肾、肝、脾之阴；淫羊藿、仙茅温阳化气；阿胶、女贞子、旱莲草、鳖甲补肾填精；鸡血藤、当归养血活血。若腹胀纳呆，可加白术、茯苓、焦三仙健脾消食；腹痛明显者可加用延胡索、川楝行气止痛；浮肿者可加猪苓、泽泻淡渗利湿。

（5）肝肾阴虚挟瘀型

证候：腹部积块巨大，质硬不移，头晕目眩，消瘦乏力，面色苍白，低热盗汗，五心烦热，腰膝酸软，或见肌衄、齿衄，舌体瘦小，色淡，苔少或无苔，脉细弱。

治法：滋补肝肾，益气养血，兼化瘀。

方药：通幽汤（《兰室秘藏》）加味。熟地、山药、山茱萸、当归、桃仁、红花、甘草、枸杞、麦冬、女贞子、旱莲草、黄芪、西洋参。方中熟地、山药滋阴养血；当归、桃仁、红花养血活血；甘草益气和中；枸杞、麦冬、女贞子、旱莲草、山茱萸滋补肝肾之阴；黄芪、西洋参益气养阴。低热不退者加银柴胡、地骨皮；积块巨大疼痛者，加延胡索；盗汗明显者加浮小麦、煅龙牡；衄血者可加茜草根、侧柏叶止血。

613 · 什么是浆细胞病？

浆细胞病（plasma cell dyscrasia）是指因浆细胞的单克隆性增殖和（或）Ig 分泌 B 淋巴细胞的单克隆性增殖引起的一组疾病。主要包括多发性骨髓瘤、华氏巨球蛋白血症、意义未明的单克隆免疫球蛋白病、重链病和淀粉样变。

614 什么是M蛋白？

浆细胞病时，由于浆细胞和有关免疫球蛋白生成淋巴细胞的恶性病变，形成异常的细胞株，继而无限增殖，伴发单一性免疫球蛋白或其多肽成分的合成和分泌增多，血清和（或）尿中发现异常的单克隆免疫球蛋白或其碎片。M蛋白即包括异常的Ig及其重链和轻链，是所有浆细胞疾病的共有产物。

615 什么是多发性骨髓瘤？

多发性骨髓瘤（multiple myeloma，MM）是一种恶性浆细胞肿瘤，肿瘤性浆细胞多部位恶性增殖，浸润骨髓及软组织，产生异常的单克隆免疫蛋白。多发性骨髓瘤在我国的发生率为1/10万左右，而西方发达国家略高，在美国约为4.5/10万，男女比例约为1.3∶1。其在恶性肿瘤中的比率约为1%，约占造血系统肿瘤的10%。

616 多发性骨髓瘤的病因及发病机制如何？

病因：MM的病因至今未明。放射线照射、接触苯、工业与农业毒物、遗传因素及病毒感染均可能是致病因素。

发病机制有如下几种学说：

（1）细胞遗传学　染色体数目及结构异常，包括 del（13）、del（17）、t（4；14）、t（11；14）等。

（2）分子生物学　包括免疫球蛋白重链基因易位，免疫球蛋白基因和 T 细胞受体基因克隆性重排以及癌基因的激活和抑癌基因的失活。

（3）细胞因子　某些细胞因子（如 IL-6）的异常表达与骨髓瘤细胞的增殖及其临床表现密切相关。

（4）其他可能的机制　包括骨髓微环境改变、多克隆免疫球蛋白的合成受抑及 Fas 和 FasL 对骨髓瘤细胞凋亡的影响等。

617. 多发性骨髓瘤的临床表现有哪些？

（1）骨髓瘤细胞浸润表现

1）骨痛、骨骼变形及病理性骨折：骨髓瘤细胞分泌破骨细胞活化因子，激活破骨细胞，使骨质溶解破坏。骨骼疼痛是常见的症状，多为腰骶、胸骨、肋骨疼痛，早期疼痛较轻，后期加重；骨髓瘤细胞浸润骨骼，可出现骨肿块；由于骨质破坏，患者可出现病理性骨折，并可见多处骨折同时存在。

2）肝、脾、淋巴结浸润：可见肝、脾轻度或重度增大，颈部淋巴结增大。

（2）骨髓瘤细胞分泌大量 M 蛋白引起的症状

1）继发感染：细菌感染多见，亦可见真菌、病毒感染。较为常见的有细菌性肺炎，泌尿系感染等。

2）出血：血小板减少，且 M 蛋白影响血小板功能，导致凝血障碍。出血以皮肤黏膜多见，严重者可见内脏及脑出血。

3）肾功能损害：50%～70% 的患者尿检可见蛋白、红细胞、白细胞、管型，出现慢性肾功能衰竭、高磷酸血症、高血钙症、高尿酸血症。

4）高黏滞综合征：发生率为2%～5%，患者头晕、视物模糊、视力障碍，可突发晕厥、意识障碍，眼底检查可见动脉缺血、静脉瘀血伴出血。

5）淀粉样变：发生率为6%～15%，常发生于舌、皮肤、心脏及胃肠道。

（3）浆细胞恶性增殖引起的表现

1）贫血：贫血较为常见，为多数病人的首发症状，贫血程度不等，与病程无关。早期贫血轻，后期严重。

2）浆细胞白血病：发生率约2%，外周血白细胞分类中不典型浆细胞>20%和（或）绝对值≥2×10^9/L（2000/μl）。

618 多发性骨髓瘤的诊断标准是什么？

MM的诊断需要有临床表现、实验室检查及细胞学检查三方面的支持。

目前国内诊断MM的标准：①骨髓中浆细胞>15%，并有异常浆细胞（骨髓瘤细胞）或组织活检证实为浆细胞瘤；②血清中出现大量单克隆免疫球蛋白（M蛋白）：IgG>35g/L，IgA>20g/L，IgD>2.0g/L，IgE>2.0g/L，IgM>15g/L，或尿中单克隆免疫球蛋白轻链（本-周蛋白）>1.0g/L。少数病例可出现双克隆或三克隆性免疫球蛋白；③无其他原因的溶骨性病变或广泛骨质疏松。符合上述3项或符合①+②或①+③项，即可诊断为MM。诊断IgM型时须具备3项。仅有①、③两项者属不分泌型。仅有①、②项都须除外反应性浆细胞增多及意义未明的单克隆球蛋白血症（MGUS）。

2001年WHO组织血液病专家制定了多发性骨髓瘤的诊断标准：

主要标准：①骨髓中浆细胞增多（>30%）；②组织活检证

实有浆细胞瘤；③M 蛋白成分：血清 IgG>3.5g/dl 或 IgA>2.0g/dl，尿本-周蛋白>1g/24h。

次要标准：①骨髓中浆细胞增多（10%～30%）；②M 蛋白成分存在但低于主要标准第三条水平；③有溶骨性病变；④正常免疫球蛋白减少 50% 以上：IgG < 600mg/dl，IgA < 100mg/dl，IgM<50mg/dl。

诊断多发性骨髓瘤要求具有至少 1 项主要标准和 1 项次要标准，或者具有至少 3 项次要标准而且其中必须包括①及②两项，病人应有与诊断标准相关的疾病进展性症状。

综合国内及 WHO 制定的 MM 诊断标准，可概括为三个方面：第一，骨髓中存在异常浆细胞（骨髓瘤细胞）增生；第二，血和尿中出现单克隆免疫球蛋白或其轻链且水平较高；第三，弥漫性骨质疏松或多发性溶骨性病变。符合上述三方面的病变或符合第一项加第二项或第一项加第三项病变均可诊断为 MM。

619 多发性骨髓瘤需要与哪些疾病相鉴别？

（1）甲状旁腺功能亢进　可以表现为骨损害及肾功能不全，但血液中无 M 蛋白，骨髓无异常浆细胞，无本-周蛋白尿，血清碱性磷酸酶增高。

（2）转移癌　腺癌骨转移可发生溶骨改变，患者可查出原发癌，血清中无 M 蛋白，且可在其骨髓中找到癌细胞，常可见血清碱性磷酸酶增多。

（3）反应性浆细胞增多　有原发病可查，浆细胞多为成熟型，无骨损害，M 蛋白含量低。

（4）华氏性巨球蛋白血症　IgM>10g/L，骨髓中主要为淋巴样浆细胞，无骨损害。

620 临床上多发性骨髓瘤容易误诊为哪些疾病?

(1) 感染　由于骨髓瘤细胞恶性增生，分泌大量单克隆免疫球蛋白，而正常多克隆免疫球蛋白分泌受抑制以及骨髓受瘤细胞浸润，白细胞产生减少，体液免疫及细胞免疫受到抑制，导致机体免疫力降低所致。

(2) 骨病　骨痛是瘤细胞在骨髓腔内大量增生，浸润骨骼和骨膜，骨皮质血供和瘤细胞产生生物活性物质，激活破骨细胞，导致骨质疏松及溶骨性破坏，并抑制成骨细胞所致。

(3) 肾病　与血浆中的游离轻链经肾小球滤过后对肾小管的肾毒性作用，骨质破坏所致的高钙血症、高尿酸血症、高黏滞综合征和肾淀粉样变有关。

(4) 贫血　骨髓造血系统被瘤组织抑制，使血细胞减少。

(5) 其他　少数病例易误诊为冠心病、肝硬化。

621 多发性骨髓瘤的变异型有哪些?如何诊断?

多发性骨髓瘤常见的变异型有孤立性浆细胞瘤、冒烟性骨髓瘤、非分泌型骨髓瘤、髓外浆细胞瘤等，浆细胞白血病。

(1) 孤立性浆细胞瘤（solitary plasmacytoma）的诊断标准　①单个骨或软组织浆细胞瘤；②骨髓中无单克隆细胞增生；③无 M 蛋白或 M 蛋白随单个浆细胞瘤消失而消失；④不符合多发性骨髓瘤的诊断标准。

(2) 冒烟性骨髓瘤（smoldering myeloma）的诊断标准　①多数患者无、少数有（少于 4 处）骨骼溶骨性病变；②血清单克隆 Ig（M-蛋白）>30g/L；③无贫血、肾功能不全和高钙血症表现，无感染，Hb>100g/L，血清肌酐<2.0mg/dl；④骨髓涂片和切片显示 SMM 形态学和组织学特征：骨髓涂片内浆细胞≤10%，切片内<5%；骨髓涂片和切片内均以不典型成熟浆细胞占优势；切片内浆细胞呈间质型生长模式；PCLI 低（<0.8%）；切片示脂肪组织增加的同时，骨髓示增生减退；切片示破骨细胞活性增强的同时，伴弥漫性骨小梁稀疏状态。

（3）非分泌型骨髓瘤（non-secretory myeloma）的诊断标准 ①符合多发性骨髓瘤的诊断标准；②血清和尿中无单克隆 Ig；③骨髓瘤浆细胞胞质中 Ig 阴性为不产生型，胞质中 Ig 阳性为不分泌性。

（4）髓外浆细胞瘤（extra-medullary plasmacytomas）的诊断标准 ①原发于骨髓和骨骼外的浆细胞瘤，经病理证实；②骨髓象及骨骼正常；③无多发性骨髓瘤临床表现及相关实验室检查阳性指标。

（5）浆细胞白血病（plasma cell leukemia，PCL）的诊断 外周血白细胞分类计数中不典型浆细胞>20%和（或）绝对值$\geq 2\times10^9$/L（2000/μl）。

622. 多发性骨髓瘤的临床分期如何？

当前临床常用的分期形式有两种，分别是 Durie&Salmon 分期法和 ISS 分期法。Durie 和 Salmon 分期标准在临床应用最早、最广，而且行之有效，所以目前国内大多采用 Durie 和 Salmon 分期标准，但临床应当同时参考 ISS 分期标准。分期标准见下表。

Durie 和 Salmon 分期标准

分期	分期标准	瘤细胞数（$\times 10^{12}/m^2$）
Ⅰ期	符合下列 4 项 ①血红蛋白>100g/L ②血清钙正常 ③无骨质破坏 ④M 蛋白水平：IgG<50g/L，IgA<30g/L，尿轻链<4g/24h	<0.6
Ⅱ期	既不符合Ⅰ期又不到Ⅲ期	0.6～1.2
Ⅲ期	符合下述 1 项或 1 项以上： ①血红蛋白<85g/L ②高血钙症 ③进展性溶骨性病变 ④M 蛋白水平：IgG>70g/L，IgA>50g/L，尿轻链>12g/24h	>1.2
A、B 两组	A 组：肾功能正常（血肌酐<2.0mg/dl） B 组：肾功能不正常（血肌酐>2.0mg/dl）	

ISS 分期标准

Ⅰ期	血清 β_2 微球蛋白<3.5mg/L，白蛋白≥35g/L
Ⅱ期	介于Ⅰ期和Ⅲ期之间
Ⅲ期	血清 β_2 微球蛋白>5.5mg/L

623 如何判断多发性骨髓瘤的疗效?

国际骨髓瘤工作组统一疗效标准

(international myeloma working group uniform response criteria)

疗效分类	疗效标准
严格意义的完全缓解(sCR)	满足CR标准的同时具备下述条件：游离轻链(FLC)比率正常和免疫组化、免疫荧光证实骨髓中无克隆的细胞
完全缓解(CR)	血清和尿免疫固定电泳阴性，无软组织浆细胞瘤，骨髓中浆细胞≤5%
非常好的缓解(VG-PR)	血清和尿免疫固定电泳阳性，但一般蛋白电泳检测不出，或血清M蛋白降低≥90%及尿M蛋白<100mg/24h
部分缓解(PR)	①血清M蛋白减少≥50%，24小时尿M蛋白减少≥90%或降至<200mg/24h ②如果血清和尿中M蛋白无法测定时，要求血清受累游离轻链与非受累游离轻链之间的差值缩小≥50% ③若血清和尿液中M蛋白和血清游离轻链都不可测定且骨髓浆细胞比例≥30%，则要求骨髓内浆细胞数目减少≥50% 除上述标准外，若基线存在软组织浆细胞瘤，则要求浆细胞瘤大小缩小≥50%
疾病稳定(SD)(不再推荐作为疾病缓解的指标；疾病的稳定性最好用TTP评价)	不符合CR，VGPR，PR及疾病进展标准

国际骨髓瘤工作组统一疗效标准

(international myeloma working group uniform response criteria)

复发分类	复发标准
疾病进展 (用于计算包括 CR 患者在内的所有患者 TTP 和 PFS 和终点) (包括原发性疾病进展和治疗中或治疗后的疾病进展)	疾病进展须至少符合以下 1 项 与基线值相比升高≥25% ①血清 M 蛋白升高的绝对值必须达到 0.5g/dl ②尿 M 蛋白升高的绝对值必须达到≥200mg/24h ③如果血清和尿 M 蛋白无法检出：血清受累游离轻链与非受累游离轻链之间的差值增加的绝对值必须至少达到 10mg/dl ④骨髓浆细胞比例：增长的绝对值至少达到 10% ⑤出现新的溶骨性病变或者软组织浆细胞瘤，或现存骨病变或者软组织浆细胞瘤增大 ⑥出现仅与浆细胞异常增殖相关的高钙血症（校正血钙>11.5mg/dl)
临床复发	临床复发须至少符合以下 1 项 疾病进展和（或）终末器官障碍（CRAB 特征）的直接征象。不用于计算 TTP 或 PFS，但是列于此表的原因是可选择报道或应用在临床实践中 ①出现新的溶骨病变或者软组织浆细胞瘤 ②明确的骨病变或者软组织浆细胞瘤增大>50%(和至少 1cm) ③高钙血症（>11.5mg/dl) ④血红蛋白下降≥2g/dl ⑤血肌酐上升≥2mg/dl
完全缓解后复发	须至少符合以下 1 项 ①免疫固定电泳或者常规电泳检查血或尿 M 蛋白再次出现 ②骨髓浆细胞比例≥5% ③出现疾病进展的任何其他指征（即新出现的浆细胞瘤、溶骨性病变或高钙血症)

624 多发性骨髓瘤的治疗方法有哪些?

MM 的治疗药物及治疗方案多种多样，包括对疾病本身的治疗，如化疗、放疗、骨髓移植、挽救治疗等，还有针对溶骨、高黏滞血症、肾功能不全、贫血等的辅助治疗。但无论是哪种方式治疗都无法治愈本病，最多只能达到完全缓解的状态。

625 多发性骨髓瘤的化疗方案有哪些?

常用于 MM 的化疗药物有泼尼松、马法兰、环磷酰胺、长春新碱、多柔比星等。这些药物单独应用有一定的效果，但联合应用效果更好，故目前不主张单独用药，经典的联合化疗方案见下表。

方案	组成	剂量	给药途径	时间	周期
MP	马法兰	8mg/m^2	po	$d_{1\sim4}$	4~6 周重复
	泼尼松	60mg/m^2	po	$d_{1\sim4}$	
VMBCP	长春新碱	1mg/m^2	iv	d_1	35 天重复，共 1 年
	卡莫司汀	20mg/m^2	iv	d_1	
	马法兰	8mg/m^2	po	$d_{1\sim4}$	
	环磷酰胺	400mg/m^2	iv	d_1	
	泼尼松	60mg/m^2	po	$d_{1\sim14}$	

续　表

方案	组成	剂量	给药途径	时间	周期
VAD	长春新碱	0.4mg/m^2	持续 iv，24h	$d_{1\sim4}$	28～35 天重复
	多柔比星	9mg/m^2	持续 iv，24h	$d_{1\sim4}$	
	地塞米松	40mg	po/iv	$d_{1\sim4}$，$d_{9\sim12}$，$d_{17\sim20}$	
VBAP	长春新碱	1mg/m^2	iv	d_1	每 3 周重复
	卡莫司汀	20～30mg/m^2	iv	d_1	
	多柔比星	30mg/m^2	iv	d_1	
	泼尼松	60mg/m^2	po	$d_{1\sim4}$	
ABCM	多柔比星	30mg/m^2	iv	d_1	每 6 周重复
	卡莫司汀	30mg/m^2	iv	d_1	
	环磷酰胺	100mg/m^2	iv	$d_{21\sim24}$	
	马法兰	6mg/m^2	iv	$d_{21\sim24}$	
VMCP	长春新碱	1 mg/m^2	iv	d_1	每 35 天重复，共 1 年
	马法兰	6 mg/m^2	po	$d_{21\sim24}$	
	环磷酰胺	400mg/m^2	iv	d_1	
	泼尼松	60mg/m^2	po	$d_{1\sim14}$	

近年来，多发性骨髓瘤的治疗有了迅速的发展，这得益于多种新药的出现，如硼替佐米、沙利度胺及其衍生物来那度胺。而多种新药的出现使治疗方案更趋完善，多药联合及个体化治疗使本病的缓解率有了很大的提高。

NCCN 专家组将活动性骨髓瘤患者分为两类，一类为适合移植患者，另一类为不适合移植患者，针对两类患者的需求不同，提供了不同的推荐方案，认为适合移植的患者应当避免使用干细胞毒药物，如亚硝基脲类或烷化剂，因为这些药物会影响干细胞的储备。亚砷酸对于部分复发难治性骨髓瘤可能有效。

626 NCCN 对证据和共识的分类如何？

1 类推荐：基于高水平证据提出的建议，专家组一致同意。

2A 类推荐：基于低水平证据提出的建议，专家组一致同意。

2B 类推荐：基于低水平证据提出的建议，专家组基本同意，无明显分歧。

3 类推荐：基于任何水平证据提出的建议，专家组意见存在明显的分歧。

627 NCCN 专家组对适合移植患者的初始诱导方案有何共识？

目前认为能够获得高缓解率的诱导方案包括以硼替佐米、来那度胺、沙利度胺等为基础的方案。其中 1 类推荐方案有硼替佐米+地塞米松方案，硼替佐米+多柔比星+地塞米松（PAD 方案），硼替佐米+沙利度胺+地塞米松方案，来那度胺联合地塞米松方案；2A 类推荐方案有硼替佐米+环磷酰胺+地塞米松，硼替佐米+来那度胺+地塞米松方案；2B 类推荐方案有脂质体多柔比星+长春新碱+地塞米松方案（DVD 方案），沙利度胺联合地塞米松方案以及单用地塞米松。

628 NCCN 专家组对不适合移植患者的初始诱导方案有何共识？

用于移植患者的诱导方案同样适用于非移植患者。

NCCN专家组将马法兰+泼尼松联合沙利度胺（MPT方案）、马法兰+泼尼松联合硼替佐米（MPB方案）、马法兰+泼尼松联合来那度胺（MPL方案）以及来那度胺联合小剂量地塞米松列为1类推荐；将硼替佐米联合地塞米松方案及传统的MP方案列为2A类推荐；而2B类方案包括地塞米松单药、沙利度胺联合地塞米松、VAD方案及脂质体多柔比星、长春新碱、地塞米松（DVD方案）。

需要特别指出的是，使用以硼替佐米为基础的方案时需要预防性使用阿昔洛韦以降低药物相关性带状疱疹的发生率，此类方案的不良反应都是可预见的，并能在监测及支持治疗到位的情况下可控。应用来那度胺单药或加用小剂量地塞米松方案时深静脉血栓发生率低，但当联合大剂量地塞米松时会增加其发生率，故推荐应用来那度胺联合地塞米松时给予预防性抗凝。使用沙利度胺联合地塞米松时也应当给予预防性抗凝。目前有研究认为，来那度胺联合地塞米松方案较沙利度胺联合地塞米松方案有更好的耐受性，且疗效更佳优越，但此结论仍需进一步验证。

629 多发性骨髓瘤患者如何选择移植方案？

大剂量化疗和干细胞移植（SCT）包括单次自体SCT、双次序贯SCT和异基因SCT（包括清髓和不清髓）。NCCN指南认为不同的SCT在不同的临床情况下都可能适用。患者在进行大剂量化疗的时候需要有足够的肝、肾、肺和心功能，同时应避免全身照射。

NCCN专家组鉴于自体SCT可以获得高缓解率、总生存期等优势，将自体SCT列为原以进展或对诱导治疗耐药患者的1类推荐方案。推荐所有适合移植的患者应该采集足够2次移植所需要的干细胞，认为所有适合SCT的患者都可以考虑双次序贯SCT

以获得更好的缓解。

异基因SCT可以避免输注造成的自体肿瘤细胞污染，还可以产生移植物抗肿瘤的效应，但由于适合异基因SCT的患者很少，目前还没有比较清髓异基因SCT和自体SCT优劣的随机临床试验。NCCN指南推荐有治疗反应或原发进展的患者进行清髓性SCT的临床研究（2A类），或作为初次自体SCT后疾病进展患者的挽救治疗。有研究表明，在进行自体SCT后进行非清髓性异基因SCT可以降低清髓性异基因SCT的急性毒性，还能保留抗肿瘤活性。

630. 多发性骨髓瘤患者移植后的维持治疗方案有哪些？

NCCN指南将沙利度胺单药列为1类推荐，将单药硼替佐米及来那度胺列为2A类推荐，而2B类推荐方案有沙利度胺联合泼尼松、干扰素单药、类固醇。

631. 多发性骨髓瘤患者需要哪些辅助治疗？

（1）骨质破坏　多发性骨髓瘤患者常因溶骨引起躯干部位的骨痛，是多发性骨髓瘤患者生活质量和体力状态不佳的主要原因，因此，针对骨痛的治疗十分重要。目前常用的药物主要是双膦酸盐（NCCN 1类推荐），如帕米膦酸和唑来膦酸。有研究显示，每月使用1次帕米膦酸可以减轻疼痛，降低骨相关性并发症发生率，改善患者的体力状态，并且可以维持伴有溶骨病变的D&S Ⅲ期患者的生活质量。唑来膦酸可以更快速输注并获得同样的疗效。但有研究表明，使用唑来膦酸出现颌骨坏死的风险高达9.5倍。NCCN指南建议每年应该进行1次骨骼检查，使用双膦酸盐的患者要监测肾功及下颌骨坏死。对于出现不能控制的疼痛和即将发生病理性骨折或脊髓压迫的情况下可以考虑小范围低剂量放疗。

（2）贫血　对症成分输血或使用促红细胞生成素。

（3）感染　可以考虑应用免疫球蛋白，注射肺炎和流感疫苗。使用含大剂量地塞米松时应当预防肺孢子菌肺炎、真菌感染和疱疹。

（4）高钙血症　可以给予水化/呋塞米、双膦酸盐、类固醇和（或）降钙素。

（5）高黏血症　对于有症状的高黏滞血症可行血浆置换术。

（6）肾功能不全　监测患者肾功能，补液，避免使用非甾体抗炎药，避免使用静脉造影剂。亦可行血浆置换（NCCN 2B类推荐）。

632 多发性骨髓瘤的新药或靶向治疗药物有哪些？

①沙利度胺及其类似物；②蛋白酶体抑制剂：二肽硼酸盐硼替佐米；③三氧化二砷；④二甲氧基雌二醇；⑤法尼基转移酶抑制剂；⑥其他靶向治疗药物，包括VEGF抑制剂、抗BCL-2反义寡核苷酸、组蛋白去乙酰化酶抑制剂等。

633 中医学对多发性骨髓瘤是如何认识的？

多发性骨髓瘤起病缓慢，病程较长，临床表现繁多，如腰背疼痛、神疲乏力、头晕、视物模糊、手足发麻等，患者多因骨痛难忍到医院就诊而发现此病。在我国古代文献中并未发现有“多发性骨髓瘤”之名，但类似于本病的临床症状早有论述。根据其临床表现，MM 当属中医的“骨痹”、“腰痛”、“骨蚀”、“虚劳”等范畴。骨痹最早见于内经《素问·长刺节论》：“病在骨，骨重不可举，骨髓酸痛，寒气至，名曰骨痹。”《金匮要略》：“虚劳里急，悸，衄，腹中痛，梦失精，四肢酸疼，手足烦热，咽干口燥”与本病患者可见的乏力、气短、心悸、出血等症状颇为相似。后世医家对骨痹有更详尽的描述，如《症因脉治·痹症论》指出“肾痹之证即骨痹也，善胀，腰痛，遗精，小便时时变色，足挛不能伸，骨痿不能起，此肾痹之证也”。其中“腰痛，小便时时变色，骨痿不能起”与现代医学中多发性骨髓瘤的症状非常相似。中医认为本病多由于肝肾虚损、肝血肾精不能互相滋生，致精亏血少，正气虚弱，邪毒内侵，生痰致瘀，终成虚实夹杂之证。

634. 中医学对多发性骨髓瘤的病因病机是如何认识的?

本病的发生可因先天禀赋不足，或后天失于调养，或劳倦内伤，或大病久病，造成正气亏虚；或因外感六淫之邪；或由于接触放射线，工业、化学毒物等引发疾病。

“脏腑亏虚，痰瘀互阻”是本病的基本病机。先天禀赋不足，或后天失于调养，或劳倦内伤，或大病久病导致肝肾不足，脏腑经络功能失调，正气内虚，无力行血，则血停于内；营卫不足，外感风寒湿热之邪，或中于肢体经络，阻滞气血运行，亦可生瘀血；或内伤脾胃，化湿生痰，痰凝化火，灼伤血络；痰瘀互阻，正气更伤，邪毒深入于骨髓而发生本病。

（1）邪毒内侵　素体虚弱，正气不足，卫外不固，感受六淫邪气及理化、生物因素导致病邪乘虚而入，深传至骨。毒邪阻闭，血行不畅，骨失所养因而致骨痛、麻木，甚则瘫痪。

（2）痰瘀互结　饮食不节，情志损伤或邪毒侵袭，皆可致气机阻滞，气不布津，血行不畅，津液凝聚成痰，血液凝滞成瘀；或脾肾阳虚日久湿痰内生，亦可因寒凝而致血瘀。终致痰瘀互结，阻于骨髓、络脉而出现骨痛、骨折等症。

（3）气血两虚　年老体衰，气血渐虚，复因情志、饮食、劳倦所伤，脾胃运化失常，气血化生不足。一则可因虚失养，二则气虚无力运血，致血行不畅，加之气虚失摄，血溢脉外亦可导致瘀血内停而导致疾病的发生。

（4）肝肾阴虚　肾主骨生髓，肝藏血主筋。中老年人，肝肾气虚，肝血肾精亏虚，筋骨失养，则可出现骨痛、骨折、腰痛等症。

（5）脾肾阳虚　长期久病，肾阳虚衰，不能温运脾阳，可致脾肾俱亏。腰府及四肢失于温养则有腰膝酸软、疼痛。阳虚水停，湿聚成痰，痰瘀互结，痹阻经络则可导致骨痛、肢体麻木，甚则出现包块。

635. 多发性骨髓瘤如何辨证论治？

（1）气血两虚型

证候：筋骨疼痛，绵绵不止，遇劳加重，心悸气短，倦怠乏力，动则益甚，面色少华，食少纳呆，腹胀便溏，舌质淡有齿痕，苔薄白腻，脉沉弱。

治法：益气养血，补肾活血。

方药：当归补血汤（《内外伤辨惑论》）合六味地黄丸（《小儿药证直诀》）加减。当归、鸡血藤、黄芪、太子参、黄精、熟地黄、山药、山萸肉、威灵仙、木瓜。方中当归、黄芪、太子参益气养血；黄精、熟地、山药、山萸肉补肾填精；威灵仙、鸡血藤、木瓜活血通络。腰膝酸软者，加杜仲、续断；纳差者，加焦三仙、鸡内金；心悸明显者，加合欢花、龙眼肉、酸枣仁；腹胀便溏者加陈皮、扁豆。

(2) 气滞血瘀型

证候：胸胁疼痛，腰部刺痛，食少纳呆，腹部胀满，舌暗红或淡红有瘀斑，脉涩或脉弦。

治法：活血化瘀，益气养血。

方药：膈下逐瘀汤（《医林改错》）加减。当归、川芎、香附、枳壳、赤芍、五灵脂、丹皮、元胡、黄芪、甘草、太子参、桃仁、红花。方中当归、川芎、桃仁、红花、五灵脂、赤芍、丹皮、元胡活血化瘀；香附、枳壳行气止痛；甘草、黄芪、太子参益气和中。血虚明显者加熟地、山药、白芍和血养血；腹部积块坚硬者加鳖甲。

(3) 痰瘀互结型

证候：骨痛剧烈，固定不移，腰痛胁痛，胁下癥块，痰核肿大，舌质暗红，苔腻或有瘀斑，脉弦滑。

治法：祛痰化瘀，补益肝肾。

方药：导痰汤（《济生方》）合血府逐瘀汤（《医林改错》）加减。半夏、陈皮、枳壳、茯苓、甘草、当归、生地、桃仁、红花、赤芍、川芎、柴胡、牛膝、寄生、杜仲。方中半夏、陈皮、茯苓、甘草健脾化痰；桃仁、红花、赤芍、当归、川芎、枳壳行气活血；生地、牛膝、寄生、杜仲补益肝肾。纳呆腹胀者加焦三仙；出血明显者加三七、蒲黄；气虚明显者加黄芪、太子参。

(4) 肝肾不足型

证候：腰痛腰酸，肢体屈伸不利，骨痛绵绵，头晕乏力，耳鸣耳聋，潮热盗汗，五心烦热，小便频数，失眠多梦，肢体麻木，目干视昏，舌绛红少苔或无苔，脉弦细数。

治法：滋养肝肾，活血定痛。

方药：六味地黄丸（《小儿药证直诀》）合桃红四物汤（《医宗金鉴》）加减。生地、山药、山萸肉、茯苓、桃仁、红花、赤芍、丹皮、川芎、白芍、当归。方中生地、山药、山萸肉补肾养肝；白芍、当归养血活血；桃仁、红花、丹皮、赤芍活血化瘀。阴虚明显者加女贞子、旱莲草；低热盗汗者加鳖甲、地骨皮；骨痛明显者加乳香、没药。

(5) 脾肾阳虚型

证候：肢体麻木，抬举无力，骨痛有包块，面色苍白，形寒肢冷，小便清长，大便溏薄，颜面肢体浮肿，头晕乏力，心悸气短，舌淡苔薄白或腻，脉弱或沉细。

治法：温肾健脾。

方药：济生肾气丸（《济生方》）加减。附子、肉桂、黄芪、茯苓、太子参、白术、甘草、熟地、山萸肉、枸杞、丹参、泽兰、牛膝。方中附子、肉桂温补肾阳；黄芪、太子参、茯苓、白术、甘草健脾益气；熟地、山萸肉、枸杞补肾填精；丹参、泽兰、牛膝活血化瘀。腹胀便溏者，加陈皮、吴茱萸；纳呆、恶心者加焦三仙、佩兰。

636 张镜人治疗多发性骨髓瘤有哪些经验？

张氏认为本病起病缓，多有弥漫性的骨质疏松或局限性骨质破坏，与古代中医文献记载的“骨痹”和“骨蚀”吻合。中医认为，“骨痹”的发生主要在于三个方面，一是外邪挟痰瘀阻经络，主要表现为剧烈骨痛；二是肝肾气阴亏虚，主要表现为头痛头晕，骨痛酸软；三是热毒炽盛，灼烁营血，主要表现为高热出血，骨骼酸痛。

张氏认为此病治疗的目的是求其阴阳平和，扶持正气，但当邪盛势猛时需以祛邪为先。因此，治疗上要适当把握扶正与祛邪的具体运用。属肝肾不足时当以扶正为主祛邪为辅；瘀热阻络邪毒较盛时则当祛邪为主，即所谓邪去则正自安。

637. 黄振翘治疗多发性骨髓瘤有哪些经验？

黄振翘认为本病在疾病的不同阶段分属于中医的“骨痹”、“虚劳”的范畴，发病机制在于六淫、饮食、房劳等因素造成人体阴阳失调、脏腑亏虚，而致肝郁气滞、痰瘀互阻、热毒内蕴，其中肝肾失调，脏虚瘀毒在本病的发病中尤为重要。治疗则当以调治肝肾，化瘀解毒为主。本病不同阶段病机各不相同，早期当以疏肝调血，清泄里热为主；中期治疗当以化瘀泄浊、清热解毒为主；晚期则要注重补中益气，调理肝肾，兼清热解毒。

638. 什么是华氏巨球蛋白血症？有何临床表现？

华氏巨球蛋白血症（Waldenström macroglobulinemia，WM）是以血液中出现大量单克隆巨球蛋白（IgM）及浆细胞淋巴瘤骨髓浸润为特征的 B 淋巴细胞恶性疾病。Waldenström Jan 最早于 1944 年发现并描述了本病，并用离心的方法从患者的血浆中得到了大量高分子量的蛋白质，故称巨球蛋白血症。WHO 将其定义为淋巴样浆细胞淋巴瘤的亚型。整体发病率为多发性骨髓瘤的（1/6）~（1/4），好发于老年人，平均发病年龄约为 63 岁，男性明显多于女性，白种人发病率明显高于非白色人种。其特点为外周血出现大量单克隆 IgM，并伴发贫血，出血，反复感染，肝、脾、淋巴结增大，高黏滞血症，冷球蛋白血症，肾功能异常，神经系统异常等，可能伴发第二肿瘤。

639. 华氏巨球蛋白血症患者常见哪些实验室异常？

（1）血液学　贫血；红细胞缗钱状排列；淋巴细胞比率轻度增高，少数可见淋巴样浆细胞；红细胞沉降率加快；血小板计数正常或减少。

（2）骨髓　可见淋巴细胞、浆细胞和淋巴样浆细胞增多。

（3）血清蛋白电泳　γ区可见高而窄的尖峰或密集带，免疫蛋白电泳证实为IgM（19s）且≥30g/L，超过75%的IgM为κ轻链，可见低分子量IgM（7s），尿蛋白阳性且有单克隆轻链，部分患者可见冷球蛋白。

（4）免疫表型　细胞表达CD19、CD20、sIgM，部分表达CD5、CD10及CD23，但不影响诊断。

640. 华氏巨球蛋白血症的诊断标准是什么？

国内标准：

（1）临床表现　①老年病人不明原因的出血倾向；②有高黏滞血症表现（视力障碍、肾功能损害、神经系统表现）或雷诺现象；③肝、脾、淋巴结增大。

（2）实验室检查　①血清中单克隆IgM>10g/L；②贫血，白细胞及血小板减少；③骨髓、肝、脾、淋巴结中有浆细胞样淋巴细胞浸润，免疫荧光法检验可见该细胞表面及胞质有IgM；④血清黏滞度增高。

国外标准：

（1）临床表现　①老年发病；②贫血及出血倾向；③有高

黏滞血症表现（视力障碍、肾功能损害、神经系统表现）或雷诺现象；④肝、脾、淋巴结增大。

（2）实验室检查　①血清中单克隆 IgM>10g/L；②正细胞正色素性贫血；③骨髓中浆细胞样淋巴细胞浸润；④血清相对黏滞度>4；⑤Sia 试验阳性；⑥本周蛋白或冷凝集素实验在部分患者阳性；⑦溶骨病变少见。

641 华氏巨球蛋白血症的疗效标准如何？

（1）完全缓解　无临床症状，血清中 M 蛋白消失，血象，骨髓象及血液黏滞度全部恢复正常。

（2）部分缓解　血清中 M 蛋白减少 50%，淋巴结减少 50%，血清黏滞度降低 50%。

（3）未缓解　未达部分缓解。

国际华氏巨球蛋白血症工作组疗效标准

完全缓解（CR）	IgM 降至正常范围；免疫固定电泳显示单克隆蛋白消失；无骨髓组织学证据，巨大器官症、腺病消失，无临床症状；免疫固定电泳需要重复验证
非常好的部分缓解（VGPR）	IgM 水平及物理检查或 CT 显示肝、脾、淋巴结（缩小）90% 以上。未发现疾病活动的证据
部分缓解（PR）	IgM 水平及物理检查或 CT 显示肝、脾、淋巴结（缩小）50% 以上。未发现疾病活动的证据
轻微反应（MR）	IgM 水平降低 25% 以上而不到 50%。未发现疾病活动的证据

续 表

病情稳定（SD）	IgM 水平降低不到 25% 或增加不到 25%，而肝、脾、淋巴结增大、血细胞计数降低或无因本病引起的严重临床症状
疾病进展（PD）	IgM 水平增加 25% 以上，出现因本病引起的严重症状（如贫血，血小板减少，白细胞减少，肝、脾、淋巴结增大等），出现本病引起的其他症状（如不明原因发热 > 38.4℃、盗汗、体重减轻 10%、神经系统疾病、高黏滞症、有症状的冷球蛋白血症、淀粉样变等）

642 华氏巨球蛋白血症需要与哪些疾病相鉴别？

（1）原发性单克隆丙种球蛋白增多症　仅血清中出现单克隆 IgM 增多，且在 1～2 年内 IgM 无变化，不伴有血象骨髓象异常及肝、脾、淋巴结增大。

（2）IgM 型 MM　诊断 IgM 型 MM 需要有典型的 MM 临床表现和恶性浆细胞特征。

（3）慢性淋巴细胞白血病　骨髓增生活跃，组织学检查显示以成熟淋巴细胞为主的浸润而无淋巴样浆细胞存在。

643 华氏巨球蛋白血症如何治疗？

当患者有贫血、出血、高黏滞综合征等表现时需要治疗，包括对症治疗、化疗、骨髓移植。可以选用的化疗方案有：

有（或可能有）干细胞毒性的方案：苯达莫斯丁±美罗华；克拉屈滨±美罗华；氟达拉滨±美罗华；瘤可宁单药；氟达拉滨联合环磷酰胺及美罗华（FCR 方案）。

无干细胞毒性的方案：硼替佐米±美罗华；硼替佐米联合地塞米松；硼替佐米联合地塞米松及美罗华；环磷酰胺+多柔比星+长春新碱+泼尼松+美罗华方案（CHOP-R 方案）；沙利度胺±美罗华等。

对于高黏滞综合征患者，可行血浆置换术；对于有外周神经病变及紧急中枢神经系统病变的患者应该考虑血浆置换术，可考虑使用度洛西汀等神经疾病药物。而对于有神经病变的患者化疗方案可选用美罗华单药或以美罗华为基础的联合化疗方案。

644. 中医学对华氏巨球蛋白血症有何认识?

本病发病率低，疾病首发症状多样，患者多见头晕目眩，神昏晕厥，肌衄，手足青紫，齿衄、鼻衄，痰核肿大，舌有瘀斑。临床上本病患者大都有高黏滞血症，故可归为“瘀证”；以出血为主症的患者可辨为“血证”；本病老年人居多，且患者常有面色无华，神疲乏力等脏腑虚候，故亦可归为“虚劳”；此外还有患者以肝、脾、淋巴结增大为主要表现，则可将其归为“积聚”或“痰核”。

645. 中医学对华氏巨球蛋白血症的病因病机是如何认识的?

血为气之母，气为血之帅，气虚则无力运血，气滞则行血不畅，故气虚气滞皆可致血瘀；气虚无以统血，而瘀血阻于经络，可致血不循经而出血；先天不足，后天失养，久病失治可致气血阴阳不足而成虚劳；五志不及，思虑过度可致脾虚湿滞，肝失调达，郁而化火，炼液成痰而成“积聚”或“痰核”。

646 华氏巨球蛋白血症如何辨证论治？

本病症状错综复杂，常有阴虚与阳虚并存，血虚与气虚并见，正虚与邪实同在的情况，治疗关键在于辨别正虚与邪实的轻重，根据临床症状，大致可分为肝肾阴虚、脾肾阳虚、痰湿血瘀、气血双亏等证。

（1）肝肾阴虚挟瘀型

证候：胁下积块，腰膝酸软，皮肤瘀斑，齿衄鼻衄，神疲乏力，头晕耳鸣，甚则目眩耳聋，潮热盗汗，五心烦热，舌红苔少有瘀点，脉弦细数。

治法：滋补肝肾，活血祛瘀。

方药：杞菊地黄丸（《医级》）合血府逐瘀汤（《医林改错》）加减。枸杞、菊花、生地、山药、山萸肉、丹皮、丹参、红花、桃仁、赤芍、当归、白芍、川芎、香附、枳壳。方中山药、山萸肉、枸杞补肝肾之阴；丹皮、生地凉血；菊花、香附、枳壳行气疏肝；丹参、红花、桃仁、川芎活血祛瘀；当归、白芍养血活血。出血重者加蒲黄、三七；虚热重者加地骨皮、银柴胡。

（2）脾肾阳虚挟痰瘀型

证候：形寒肢冷，神疲乏力，面黄或白，大便溏薄，小便清长，胁下癥块，痰核肿大，舌质淡胖苔薄白或白腻有瘀点，脉沉弦无力。

治法：补肾健脾，活血化瘀，祛痰消积。

方药：肾气丸（《金匮要略》）合膈下逐瘀汤（《医林改错》）加减。附子、肉桂、党参、白术、熟地、山药、山萸肉、茯苓、半夏、当归、川芎、桃仁、赤芍、香附、红花、枳壳。方中附子、肉桂温补肾阳；熟地、山药、山萸肉益肾填精；党参、白术、半夏、茯苓健脾益气化痰；当归、川芎、桃仁、赤芍、香附、红花、枳壳行气化瘀消积。乏力重者可加黄芪、红参；食少纳呆加木香、砂仁；痰核坚硬者加鳖甲、南星。

(3) 痰湿血瘀型

证候：胁下肿块，形消神疲，食少纳呆，面色黧黑或萎黄，舌质淡紫或有瘀点，无苔或厚腻苔，脉细数或弦数。

治法：化痰除湿，活血化瘀。

方药：六君子汤（《妇人良方》）合桃红四物汤（《医宗金鉴》）加减。人参、白术、木香、陈皮、茯苓、甘草、半夏、当归、川芎、桃仁、赤芍、红花、枳壳。方中人参、甘草益气健脾；白术、茯苓、陈皮、半夏燥湿化痰；木香、枳壳理气；当归、川芎、桃仁、红花、赤芍活血化瘀。大便溏者加薏米、砂仁；肿块坚硬加猫爪草、昆布。

(4) 气血双亏型

证候：心悸气短，倦怠乏力，动则益甚，面色少华，食少纳呆，腹胀便溏，皮肤紫斑，舌质淡有齿痕，苔薄白腻，脉沉弱。

治法：健脾益气养血。

方药：八珍汤（《正体类要》）加减。人参、白术、茯苓、甘草、熟地、白芍、当归、川芎。方中四君子汤健脾益气，使气血化生有源；四物汤养血活血，补而不滞；出血重者加黄芪、白及；心悸甚者加远志、莲子；血虚重者加鸡血藤、阿胶；胁下肿块者加丹参、木香。

647. 什么是意义未明单克隆丙种球蛋白血病？

意义未明单克隆丙种球蛋白血病（monoclonal gammopathy of

undetermined significance，MGUS）是在缺乏骨髓瘤或可识别的B淋巴增生性疾病的情况下，血清和（或）尿内检出单克隆M蛋白，尿中本周蛋白无或微量，骨髓内浆细胞不超过5%，且无溶骨性损害、高血钙症、肾衰和贫血为特征的一种潜隐性状态。

648. 意义未明单克隆丙种球蛋白血病的临床特点如何？

（1）临床表现　通常无明显的临床症状，脾大亦少见，少数病例可伴发皮肤感觉异常或感觉缺失，共济失调和神经传导障碍等神经系统表现。

（2）实验室检查　血象一般正常，血涂片多见缗钱状红细胞，血清蛋白电泳可检出M蛋白，含量介于3～30g/L，少数病例有本周蛋白尿，<1g/24h，骨髓增生明显活跃，多数患者浆细胞数轻度增高。

649. 如何诊断意义未明单克隆丙种球蛋白血病？

诊断标准：①骨髓中浆细胞数<10%；②M蛋白IgG<35g/L，IgA<20g/L；③无骨质破坏；④无感染或其他症状。四项全满足时可诊断MGUS，但需除外SMM。二者有不同的诊断标准，但其区别仅在于骨髓中浆细胞数和M蛋白水平的有限差别，因此，常难以辨别，需要长期定期随访。通常检查的项目有血清自由轻链κ与λ比例、M蛋白、血红蛋白、骨髓象、血钙、肾功等。MGUS状况基本稳定，而SMM多呈缓慢进展状态。

650 什么是重链病？

重链病（heavy chain disease，HCD）是一组罕见的因免疫球蛋白生成B淋巴细胞的单克隆增殖，致使完整的Ig分子合成障碍，临床以缺乏轻链的异常Ig重链片段合成和分泌为特征，血清和尿液内出现大量Ig重链Fc为特征的一种特殊类型的M蛋白血症。临床分为四种类型，即IgG（γ）型HCD、IgA（α）型HCD、IgM（μ）型HCD和IgD（σ）型HCD。

651 重链病各型的临床特点如何？

IgG（γ）型HCD：乏力、发热、贫血、软腭红斑及红肿，肝、脾、淋巴结增大，骨质破坏罕见。

IgA（α）型HCD：慢性腹泻，吸收不良，进行性消耗。

IgM（μ）型HCD：伴发于慢性淋巴细胞白血病或恶性淋巴细胞疾患；肝、脾大而浅表淋巴结增大不显著。

IgD（σ）型HCD：溶骨性骨质破坏，肾功能不全。

652 什么是淀粉样变性？

淀粉样变性（amyloidosis，AL）的临床表现主要由均一性、嗜酸性的“淀粉样蛋白”在全身不同脏器与组织内沉积而引起。原发性淀粉样变时，淀粉样蛋白主要累及肾、心脏、舌、胃肠道、神经和皮肤；继发性主要以肝、肾、脾受累为主。

653 什么是反应性浆细胞增多症?

反应性浆细胞增多症（reactive plasmacytosis，RP）是指一组由多种原因或原发疾病引起的以骨髓成熟浆细胞增多为特征的临床综合征。

654 反应性浆细胞增多症的诊断标准是什么?

国内诊断标准：

（1）常可查及的原发性疾病 ①病毒感染；②变态反应性疾病；③结缔组织病；④结核病或其他慢性感染性疾病；⑤慢性肝病；⑥恶性肿瘤；⑦再生障碍性贫血、粒细胞缺乏、骨髓增生异常综合征等造血系统疾病。

（2）临床表现与原发病相关。

（3）γ球蛋白及（或）免疫球蛋白正常或稍增高，以多克隆IgG增高较为常见。

（4）骨髓浆细胞≥3%，且为成熟浆细胞，是诊断的主要依据。

（5）可排除多发性骨髓瘤、巨球蛋白血症、原发性淀粉样变性、骨髓外浆细胞瘤、重链病等。

国外诊断标准：

（1）有引起反应性浆细胞增多的原发病存在。

（2）临床表现与原发病相关。

（3）γ球蛋白及（或）免疫球蛋白正常或稍增高，增高时血清蛋白免疫电泳呈现多克隆免疫球蛋白增多。

（4）骨髓浆细胞≥4%。

（5）能除外浆细胞恶性增殖性疾病，尤其要除外多发性骨髓瘤，其鉴别要点：

1）骨骼疼痛：多发性骨髓瘤常见，反应性浆细胞增多症少见。

2）溶骨性损害：多发性骨髓瘤常见，反应性浆细胞增多症少见。

3）本周蛋白尿：多发性骨髓瘤常见，反应性浆细胞增多症少见。

4）免疫球蛋白增高：多发性骨髓瘤常见，为单克隆免疫球蛋白增高；反应性浆细胞增多症不常见，为多克隆免疫球蛋白增高。

5）骨髓中浆细胞百分比：多发性骨髓瘤多>10%，反应性浆细胞增多症一般<10%

6）骨髓中浆细胞的成熟程度：多发性骨髓瘤多数为原始浆细胞和幼稚浆细胞，反应性浆细胞增多症多为成熟浆细胞。

7）骨髓浆细胞中的酸性磷酸酶积分：多发性骨髓瘤显著高于反应性浆细胞增多症。

8）骨髓浆细胞结节：多发性骨髓瘤常见，反应性浆细胞增多症罕见。

9）骨髓血管周围的浆细胞分布：多发性骨髓瘤不多见，反应性浆细胞增多症较多见。

综合国内外的诊断标准，可以看出，诊断本病时应注意：①能找到明确的能引起浆细胞增多的原发病；②γ 球蛋白及（或）免疫球蛋白正常或多克隆性增高；③骨髓浆细胞增高，但均为成熟；④要注意排除其他浆细胞疾病，特别是多发性骨髓瘤。

655 WHO 2008 年非霍奇金淋巴瘤分型如何？

前驱肿瘤：

（1）母细胞性浆细胞样树突状细胞肿瘤（以前称为母细胞性 NK 细胞淋巴瘤）。

（2）谱系未定的急性白血病　①急性未分化白血病；②混合表型急性白血病，有/无重现性遗传学异常。

前驱淋巴性肿瘤：

（1）B 淋巴母细胞白血病/淋巴瘤，非特殊类型。

（2）B 淋巴母细胞白血病/淋巴瘤伴重现性遗传学遗传　①B 淋巴母细胞白血病/淋巴瘤伴 t（9；22）（q34；q11.2）；BCR/ABL；②B 淋巴母细胞白血病/淋巴瘤伴 t（v；11q23）；MLL rearranged；③B 淋巴母细胞白血病/淋巴瘤伴超二倍体；④B 淋巴母细胞白血病/淋巴瘤伴低二倍体；⑤B 淋巴母细胞白血病/淋巴瘤伴 t（5；14）（q31；q32）（IL3-IGH）；⑥B 淋巴母细胞白血病/淋巴瘤伴 t（1；19）（q23；p13.3）；（E2A-PBX1；TCF3/PBX1）。

（3）T 淋巴母细胞白血病/淋巴瘤。

成熟 B 细胞淋巴瘤：

（1）慢性淋巴细胞性白血病/小淋巴细胞性淋巴瘤。

（2）B 前淋巴细胞性白血病。

（3）脾边缘带淋巴瘤。

（4）毛细胞白血病。

（5）脾淋巴瘤/白血病，不能分类。

（6）淋巴浆细胞淋巴瘤。

（7）重链病。

（8）浆细胞骨髓瘤/浆细胞瘤。

（9）结外黏膜相关淋巴组织边缘带 B 细胞淋巴瘤（MALT 淋巴瘤）。

（10）原发皮肤滤泡中心淋巴瘤。

（11）滤泡性淋巴瘤　①胃肠道滤泡性淋巴瘤；②儿童滤泡性淋巴瘤；③“原位”滤泡性淋巴瘤。

（12）结内边缘带 B 细胞淋巴瘤。

（13）套细胞淋巴瘤。

（14）弥漫大 B 细胞淋巴瘤　①弥漫大 B 细胞淋巴瘤，非特殊类型：T 细胞/组织细胞丰富的大 B 细胞淋巴瘤；老年人 EBV 阳性的弥漫大 B 细胞淋巴瘤；慢性炎症相关的弥漫大 B 细胞淋巴瘤（脓胸相关淋巴瘤、慢性骨髓炎相关淋巴瘤、植入物相关淋巴瘤）；原发中枢神经弥漫大 B 细胞淋巴瘤；②淋巴瘤样肉芽肿；③原发纵隔（胸腺）大 B 细胞淋巴瘤；④血管内大 B 细胞淋巴瘤；⑤原发皮肤大 B 细胞淋巴瘤，腿型；⑥浆母细胞性淋巴瘤；⑦原发渗漏淋巴瘤；⑧ALK 阳性弥漫大 B 淋巴瘤；⑨起源于 HHV8 阳性的多中心 Castleman 病的大 B 细胞淋巴瘤。

（15）伯基特淋巴瘤。

（16）介于弥漫大 B 细胞淋巴瘤和伯基特淋巴瘤之间的不能分类的 B 细胞淋巴瘤。

（17）介于弥漫大 B 细胞淋巴瘤和经典霍奇金淋巴瘤之间的不能分类的 B 细胞淋巴瘤。

成熟 T/NK 细胞淋巴瘤：

（1）T 前淋巴细胞白血病。

（2）T 大颗粒淋巴细胞白血病。

（3）慢性 NK 细胞淋巴增殖性疾患。

（4）侵袭性 NK 细胞白血病。

（5）成人 T 细胞白血病/淋巴瘤。

（6）EBV 相关的克隆性淋巴组织增殖性疾患（儿童）①儿童系统性 EBV 阳性 T 细胞增殖性疾病（与慢性活动性 EBV 感染相关）；②种痘水疱样淋巴瘤。

（7）结外 NK/T 细胞淋巴瘤，鼻型。

（8）肠病相关 T 细胞淋巴瘤。

（9）肝脾 T 细胞淋巴瘤。

（10）皮下脂膜炎样 T 细胞淋巴瘤。

（11）蕈样真菌病。

（12）赛塞里综合征。

（13）原发皮肤间变性大细胞淋巴瘤。

（14）原发皮肤侵袭性嗜表皮 $CD8^+$细胞毒性 T 淋巴瘤。

（15）原发皮肤 γ/δT 细胞淋巴瘤。

（16）原发皮肤小/中 $CD4^+$T 细胞淋巴瘤。

（17）外周 T 细胞淋巴瘤，非特殊类型。

（18）血管免疫母细胞 T 细胞淋巴瘤。

（19）ALK 阳性间变性大细胞淋巴瘤。

（20）ALK 阴性间变性大细胞淋巴瘤。

656. WHO 2008 年霍奇金淋巴瘤分型如何?

（1）结节性淋巴细胞为主型霍奇金淋巴瘤。

（2）经典霍奇金淋巴瘤　结节硬化型；富于淋巴细胞型；混合细胞型；淋巴细胞减少型。

657. 霍奇金淋巴瘤如何分期?

（1）霍奇金淋巴瘤的分期诊断是基于 Ann Arbor 分类，该系统包含了预后因子，如受累解剖部位的数量和位置、巨块样淋巴结病变、病变结外侵犯范围和膈肌下受累。准确的分期诊断需要颈部、胸部、腹部及盆腔CT扫描，腹部和盆腔B超，骨髓细胞学和活检以及骨的放射性核素显像。最近几年，正电子发射断层显像（PET）技术已经成为一些肿瘤有价值的诊断工具，主要用于初诊时的分期诊断以及评价诊疗反应和反应率。

（2）Ann Arbor 分期法

Ⅰ期：病变仅累及单一区域的淋巴结。

ⅠE期：病变仅侵犯淋巴结以外的单一脏器。

Ⅱ期：病变累及膈肌同侧两个以上的区域淋巴结。

ⅡE期：病变局限侵犯淋巴结以外器官及膈肌同侧一个以上的区域淋巴结。

Ⅲ期：病变累及膈肌两侧淋巴结。

ⅢE期：病变累及淋巴结以外一个器官，加膈肌两侧淋巴结受累。

Ⅳ期：病变已侵犯多处淋巴结，或发生远处转移，如肺、肝及骨髓等。

每期分为“A/B”两组：A组无特殊体征；B组有以下任何症状：①不能解释的发热，持续3天体温38℃或以上；②夜间盗汗；③诊断前6个月内体重减轻10%或以上。

658 非霍奇金淋巴瘤如何进行临床分期？

Ann Arbor 分期：

Ⅰ期：病变仅累及单一的淋巴结区。

Ⅱ期：病变累及膈肌同侧的2个以上淋巴结区。

Ⅲ期：膈肌两侧2个以上的淋巴结区受侵犯。

Ⅳ期：病变疑侵犯多处淋巴结及以上部位。

X期：大肿块（直径>10cm）。

E期：结外播散或单发结外侵犯。

每期分为“A/B”两组：A 组无特殊体征；B 组有以下任何症状：①不能解释的发热，持续 3 天体温 38℃或以上；②夜间盗汗；③诊断前 6 个月内体重减轻 10% 或以上。

659 霍奇金淋巴瘤临床表现有哪些？

浅表淋巴结无痛性、进行性增大常是首发表现，尤以颈部淋巴结为多见，其次为腋下。全身症状包括发热、盗汗和体重减轻，其次是皮肤瘙痒和乏力。结外病变常累及肝、脾、胃肠道和肺部，较少侵犯心脏、皮肤、骨骼和神经系统。

660 非霍奇金淋巴瘤临床表现有哪些？

常见无痛性淋巴结增大，一般好发于颈部、纵隔、腋窝和肠系膜，触之硬韧，晚期可黏结成一巨大肿块。在局部淋巴结增大的同时即可扩散分布，引起扁桃体、鼻窦等组织的淋巴组织浸润，并侵犯淋巴结周围组织或眼眶、乳房、皮肤和骨髓等部位。

增大的淋巴结可以引起压迫症状，如纵隔淋巴结增大可压迫气管和支气管，出现呼吸道梗塞，导致呼吸困难，甚至可引起上腔静脉阻塞。侵犯胸膜可发生胸腔积液，穿刺液中可找到肿瘤细胞。原发于腹腔淋巴结的，多位于回盲部，可引起腹痛，甚至产生肠梗阻和腹腔积液。腹壁的淋巴瘤常诱发慢性、复发性肠套叠。侵犯骨骼可引起骨痛。广泛的骨髓侵犯可导致贫血、血小板减少和中性粒细胞减少。

除局部症状外，全身症状尚有发热、无力、厌食和体重减轻。由于肿瘤迅速扩散至身体各部位，多有肝、脾大；若有中枢神经系统浸润，可出现颅压增高症状，并可侵犯脑神经，尤以面神经症状最常见。

661 如何确诊霍奇金淋巴瘤？

病理活检是确诊霍奇金淋巴瘤及病理类型的主要依据，最常采用的是淋巴结活检。特点是非肿瘤细胞的背景下含有特征性的RS细胞，并根据RS细胞的形态学、免疫表型及细胞背景的成分而区分亚型。

662 如何确诊非霍奇金淋巴瘤？

淋巴结完整切除和在无法完整切除情况下的部分切除被推荐用于建立非霍奇金淋巴瘤的病理诊断。细针穿刺活检（FNA）不能用于淋巴瘤的最初诊断。粗针穿刺活检（CNB）也不被推荐，除非临床情况提示这是获取诊断用组织的唯一安全方法，此时，最好能进行多点CNB。在形态学检查的基础上，结合石蜡切片免疫组织化学和流式细胞术，可能会获得更充足的诊断信息。基因表达谱分析可以鉴别肿瘤的组织来源，免疫表型是现代淋巴瘤诊断的关键，然而这一切的基础是满意的病变组织活检。

663 霍奇金淋巴瘤的治疗有哪些方案？

2012年NCCN更新了霍奇金淋巴瘤的诊疗指南，推荐方案见下表。

分期	一线化疗方案
ⅠA、ⅡA期预后良好的cHL	ABVD 2～4个疗程或stanford Ⅴ×8周再联合放疗，亦可用ABVD×2个疗程
Ⅰ～Ⅱ期有大肿块的cHL	ABVD×2个疗程或stanford Ⅴ×12周
Ⅰ～Ⅱ期无大肿块但预后不良的cHL	ABVD×2个疗程或stanford Ⅴ×12周
Ⅲ～Ⅳ期cHL	ABVD×2～4个疗程或stanford Ⅴ×12周（IPS<3）或（esc-BEACOPPOS≥4）
进展期cHL	放疗或二线化疗±放疗（化疗可选C-MOPP、ESHAP等）
ⅠA、ⅡA期的NL-PHL	首选IFRT受累野30Gy，扩大区25～30Gy
ⅠB、ⅡB期的NL-PHL	无推荐一线化疗方案，化疗±放疗或利妥昔单抗±化疗±放疗（化疗包括ABVD、CHOP、VCP、EPOCH、单用利妥昔单抗）
ⅢA、ⅣA期的NL-PHL	无推荐一线化疗方案，化疗±放疗或观察或局部放疗（仅缓解症状用）或利妥昔单抗±化疗（化疗包括ABVD、CHOP、VCP、EPOCH、单用利妥昔单抗）
ⅢB、ⅣB期的NL-PHL	无推荐一线化疗方案，化疗±放疗或利妥昔单抗±化疗±放疗（化疗包括ABVD、CHOP、VCP、EPOCH、单用利妥昔单抗）
复发难治HL	大剂量化疗和自体造血干细胞解救（HDT/ASCR），Brentuximab vedotin

其他治疗方案：

分期	其他方案	联合放疗
ⅠA、ⅡA 期预后良好的 cHL	MOPP	IFRT20～30Gy（ABVD 方案）；30Gy（stanford V 方案）
Ⅰ～Ⅱ期有大肿块的 cHL	MOPP、BEACOPP	IFRT30～36Gy（ABVD 方案）；36Gy（stanford V 方案）
Ⅰ～Ⅱ期无大肿块但预后不良的 cHL	MOPP、BEACOPP	IFRT30～36Gy（BEACOPP 方案）
Ⅲ～Ⅳ期 cHL	MOPP、BEACOPP、COPP-ABVD	IFRT30～36Gy（BEACOPP 方案）
进展期 cHL		RT30～36Gy
ⅠA、ⅡA 期的 NLPHL		首选 IFRT 受累野 30 Gy，扩大区 25～30Gy
ⅠB、ⅡB 期的 NLPHL		IFRT30～36Gy
ⅢA、ⅣA 期的 NL-PHL		RT30～36Gy
ⅢB、ⅣB 期的 NL-PHL		RT30～36Gy
复发难治 HL	GVD、IGEV、GCD	

注：IFRT：受累野照射；RT（局部）照射；IPS：国际预后积分（进展期疾病）

664. 非霍奇金淋巴瘤的治疗原则是什么？

（1）低度恶性淋巴瘤

Ⅰ/Ⅱ期包括单独放疗（受累野照射和扩大野照射）及放化疗联合治疗（通常循环10次，在循环到第3次时同时进行受累野照射，上半身为45Gy，下半身为30Gy的总剂量）。

Ⅲ期的患者可用CHOP-belo方案治疗，一般应用8个疗程。在进行第2次循环和第4次循环后，予累及淋巴结照射。

Ⅳ期的治疗目前仍然存在一定的争议。大部分FL和几乎所有的SLL在疾病发现时已处于Ⅳ期。目前治疗方案有等待观望法、常规化疗、干扰素治疗、大剂量化疗+自体/异体移植以及单克隆抗体（如抗CD20、抗CD52）的应用。

（2）中度恶性淋巴瘤

Ⅰ/Ⅱ期病人如果受侵部位<3处或无巨大肿块，可以仅接受短疗程的CHOP方案化疗，继以受侵部位的放疗；如果有巨大肿块（直径>10cm）或伴有其他的不良预后因素，则应按照Ⅲ/Ⅳ期病人对待。

Ⅲ/Ⅳ期病人以化疗为主，诱导化疗后辅以局部放疗。目前认为CHOP方案仍然是中度恶性NHL首选的化疗方案。对于具有明显不良预后因素的初治患者（IPI中高危及高危组），诱导化疗达CR后实施高剂量化放疗联合自体造血干细胞移植可以明显提高长期无病生存率和总生存率。但对于诱导化疗后仅达PR患者，移植后的疗效与移植前达CR者相似。

复发耐药的中度恶性非霍奇金淋巴瘤的解救化疗方案包括IMVP-16、MIME、DHAP、ESHAP、CEPP（B）及CAMP等，各个方案间的疗效和长期生存情况基本相似。自体造血干细胞移植比单纯常规解救治疗能取得更好的疗效。

（3）高度恶性淋巴瘤　高度恶性非霍奇金淋巴瘤的预后不良，常规方案化疗的效果不佳，单纯CHOP方案显然不够。因为其恶性程度很高，早期即可以出现远处播散，并常侵及骨髓和中枢神经系统，所以即使很早期的病人也应按Ⅳ期对待，治疗原则为高剂量化疗加干细胞移植。

665 非霍奇金淋巴瘤有哪些治疗进展?

（1）单克隆抗体

1）杀伤机制：①抗体依赖的细胞毒作用（ADCC）；②补体依赖的细胞毒作用（CDC）；③诱导凋亡；④细胞因子（如 IL-2 及 TNF）的释放；⑤作用于抗独特型网络；⑥构建抗体固有的细胞毒活性。

2）不良反应：主要有发热、寒战、呼吸窘迫、高血压、皮疹、紫癜、头痛、鼻炎、血管神经性水肿等，通常只限于输注期间，部分患者需要使用抗炎、抗组胺、类固醇类药物控制，自低剂量逐渐增至理想剂量可减少不良反应发生。

3）应用：①Rituximab（利妥昔，美罗华）：Rituximab 是一种抗 CD20 的人鼠嵌合抗体，是第一个被美国食品药品管理局（FDA）批准应用治疗肿瘤的单克隆抗体。这种嵌合抗体被证实能介导 ADCC 和 CDC 效应，并能在体外诱导淋巴瘤细胞凋亡。药或与化疗联合应用，治疗复发或初治的惰性滤泡淋巴瘤、套细胞淋巴瘤及弥漫性侵袭性 B 细胞淋巴瘤均有显著疗效，而且在维持治疗方面单药也显示出较好疗效。ECOG（东部肿瘤合作组）一线化疗后使用美罗华可明显延长惰性淋巴瘤患者的无进展生存时间。推荐在每一化疗周期之前应用 $375mg/m^2$ rituximab 作为一线方案，治疗可治愈的 B 细胞淋巴瘤和高危的惰性淋巴瘤；②Alemtuzumab（campath CD52）：Campath 是一种人源性单克隆抗体，主要作用存在于 B 淋巴细胞核 T 淋巴细胞、单核及吞噬细胞以及有这些细胞起源的肿瘤细胞表面上的 CD52 抗原，激活 ADCC 和 CDC，从而破坏淋巴细胞。作为单独用药或联合治疗，Campath 已应用于 B-CLL 的治疗，目前正在研究其在外周和皮肤 T 细胞淋巴瘤、自体免疫性疾病（如多发性硬化）的治疗和器官移植排异反应的治疗中的应用。Alemtuzumab 每次 30mg，3 次/周，共 4 周，皮下注射；③epratuzumab（HLL2）：Epratuzumab 是人源化单克隆抗体 LL2 的 IgG1 类，直接靶向 CD22 抗原。试验发现，Epratuzumab 对滤泡性淋巴瘤（FL）和弥漫性大 B 细胞淋巴瘤（DLBL）病例有明显的抗肿瘤疗效。目前的研究已致力于将 epratuzumab 应用于 rituximab 无效的惰性 NHL 及将 epratuzumab 与 rituximab 联合应用于 FL 和 HHL，有关 epratuzumab 治疗侵袭性 NHL 也在计划研究中。

（2）放射免疫治疗　放射免疫治疗是以能与肿瘤抗原结合的物质［如单克隆抗体（Mab）］作为靶向载体，偶联放射性核素作为“弹头”（治疗剂），注入体内与肿瘤细胞相关抗原特异结合，达到靶向肿瘤细胞的一种治疗方法。

^{90}Y-ibritumomab tiuxetan（Zevalin）：^{90}Y-ibritumomab tiuxetan 是 2002 年 12 月被 FDA 批准的第一个放射免疫药物。它由放射性核素组成^{90}Y、ibritumomab、rituximab 及 tiuxetan，可以让^{90}Y 稳定地保存于体内，适用于复发的或顽固性 NHL 患者。

^{131}I tositumomab（Bexxar）：^{131}I tositumomab 是 2003 年 6 月 FDA 正式批准的一种带有放射性碘（^{131}I）的抗 CD20 单克隆抗体，治疗 rituximab 单抗难治性且化疗后复发、CD20 阳性、伴或不伴转化的滤泡性 NHL。

（3）新的抗淋巴瘤药物

1）Lenalidomide（bevlimid，雷那度胺）：美国的 Czuczman 等报告了一项雷那度胺治疗侵袭性 NHL 的国际多中心研究的结果，显示对于复发或耐药的 B 细胞侵袭性 NHL，雷那度胺安全有效。

2）Temsirolimus（torisel）：美国 FDA 已经批准 temsirolimus 上市用于治疗进行性肾细胞癌，是唯一上市的特异性抑制 mTOR 激酶的药物。mTOR 激酶是调节细胞增殖、生长和细胞存活的重要蛋白质。在体外研究中发现，Temsirolimus 抑制 mTOR 激酶后导致一定的血管生长因子（如血管内皮生长因子）水平的下降，进而阻止新生血管的发展。美国芝加哥大学的 Smith 报告了一项 temsirolimus 单药治疗复发或难治性 B 细胞淋巴瘤（非套细胞）的多中心Ⅱ期临床研究，显示 temsirolimus 对于复发或难治型套细胞淋巴瘤（MCL）有明显活性。

3）泛素蛋白酶体抑制物 bortezomib（velcade）：bortezomib 具有诱导凋亡和抗肿瘤活性，可抑制 NF-κB 的核转录，降低骨髓瘤细胞黏附因子的表达，干扰黏附介导的 IL-6 生成。同时还能干扰 MARK 通路介导的增殖信号，诱导细胞周期蛋白依赖激酶抑制物 p21Cipl 和 p27Kipl 的聚焦。2003 年 5 月 13 日，FDA 批准 bortezomib 用于先前接受过两个以上方案治疗、最近一次治疗肿瘤进展的多发性骨髓瘤患者。鉴于临床前研究和Ⅰ期临床研究提示，bortezomib 对惰性和侵袭性 B 细胞淋巴瘤（尤其套细胞淋巴瘤）有效。除肿瘤进展或毒性不能耐受外，研究的结论是非霍奇金淋巴瘤患者对 bortezomib 的耐受性良好，bortezomib 对套细胞淋巴瘤的疗效优于其他 B 细胞性非霍奇金淋巴瘤。

（4）干细胞移植

1）自体干细胞移植：目前对自体造血干细胞移植作为侵袭性淋巴瘤的一线治疗仍然存在争议。大剂量放化疗加自体造血干细胞移植后 40%~70% 的患者最终复发。复发原因可能与移植物中或体内存在残留淋巴瘤细胞有关，可采取 $CD34^+$ 细胞分选等体外净化、美罗华等单克隆抗体体内净化以及移植前尽可能降低肿瘤负荷、移植后免疫治疗维持等方法提高疗效。但是自体移植可作为复发、难治侵袭性 NHL 的治疗。

2）异基因造血干细胞移植：由于异基因移植的移植相关死亡率较高，较少用于恶性淋巴瘤。自体移植失败后可以选择异基因造血干细胞移植。有些移植组正在评估非清髓性预处理移植（NST）对高危患者的治疗价值。

666. 弥漫大 B 细胞淋巴瘤有何诊疗策略?

（1）治疗前需要完善相关检查，核实病理的准确性。与其他恶性肿瘤一样，诊治 DLBCL 之前最重要的是核实病理的准确性。正确的病理诊断取决于两个方面：一是病理组织的质量，完整的淋巴结切除标本是正确诊断的基础，淋巴结针刺活检或涂片都不宜作为诊断 DLBCL 依据；二是病理医师的经验，同一组织标本最好能经过两位有经验的血液病理医师的确认。若病理诊断不明确，不应贸然给予化疗，而应再次活检确诊。避免在贸然化疗后治疗效果不好或无效想再取活检时无组织可活检的尴尬情况。

（2）分期检查和计算 IPI 评分　在确认病理之后，需要对 DLBCL 患者进行临床分期并计算出国际预后指数（IPI），以便为患者及家属提供合理的治疗方案和准确的预后信息。分期检查至少要包括详细的病史资料和体格检查，全血细胞计数和血生化检查（包括乳酸脱氢酶），胸部 X 线片（正侧位），胸腹和盆腔 CT 扫描，骨髓涂片的活检。同时根据患者的具体情况选择其他相应检查，例如，如果患者有睾丸、硬脑膜、眼眶周围、中枢神经系统、脊柱旁组织、脊髓或鼻窦受累，或 HIV 合并淋巴瘤时都应进行腰椎穿刺检查；当患者有全身或局灶骨痛时，应行局部 X 线及全身骨核素扫描。正电子发射断层扫描（PET）是一种功能性显像技术，其利用肿瘤细胞较高的糖代谢率显像出肿瘤组织，目前其已经逐渐成为治疗前分期、治疗后再分期的重要工具，新的修正后淋巴瘤疗效标准也已经把 PET 作为疗效评价的手段之一。

（3）评价全身重要脏器的功能　评价其是否能够耐受全身化疗以及预测化疗后可能的不良反应，包括超声心动图和心电图评价心脏功能；肝功能、肾功能、乙型肝炎病毒等。

667 初治 DLBCL 有何治疗策略？

（1）局灶性病变　化疗和放疗的联合治疗是局灶 DLBCL 的主要治疗方案，但是目前放疗在局灶性 DLBCL 治疗中的价值受到了一些挑战。还没有研究能证实联合化疗对延长局灶性 DLBCL 患者的长期生存率有作用。对于累及特殊器官的局灶性 DLBCL 患者，应根据不同的受累器官选择不同的治疗方案。例如，睾丸 DLBCL 具有健侧睾丸转移和中枢神经系统转移的倾向性，治疗方案需要包括 6～8 个疗程 RCHOP 化疗的 4～6 次鞘内注射 MTX 或阿糖胞苷预防中枢神经系统复发，之后还要进行健侧睾丸放疗。因血-脑脊液屏障使得多种化疗药物和利妥昔单抗等药物不能进入中枢神经系统内，故中枢神经系统 DLBCL 需要特殊的治疗方案。大剂量 MTX 化疗和鞘内注射 MTX 或阿糖胞苷已经成为中枢神经系统 DLBCL 的标准治疗方案。

（2）弥漫性病变　CHOP 方案是治疗弥漫性 DLBCL 的标准方案，新的治疗方案主要有：①化疗方案联合单克隆抗体（R-CHOP）；②强化疗方案；③大剂量化疗和自体干细胞移植作为一线巩固治疗。

668 R-CHOP 方案是否适用于所有的 DLBCL？

研究显示，过度表达凋亡蛋白 BCL-2 的 DLBCL 患者可以从利妥昔单抗治疗中获益最多。

669 DLBCL治疗后重复活检有何意义？

结束治疗后DLBCL患者新出现颈部淋巴结增大多数都是因为淋巴瘤复发，还有其他病因，包括淋巴结反应性增生、感染、转移癌和结节病等。因此，重复颈部淋巴结活检非常有意义。还应在重复活检的同时重复胸腹、盆腔CT的骨髓活检等检查。

670 复发难治性DLBCL有何治疗策略？

一些与含有蒽环类的联合化疗方案无效又耐药的联合方案能使50%~60%的复发难治性DLBCL患者获得PR或CR，但是中位OS只有12~24个月，同时这些二线方案都有较强的不良反应，包括骨髓抑制、黏膜炎、肾毒性和神经毒性，这使得老龄难治性DLBCL难以耐受化疗。因此，一般而言，年龄>60~65岁的老龄难治或复发性DLBCL的预后较差，利妥昔单抗的出现给老龄难治或复发性DLBCL患者提供了更多的生存机会。大剂量化疗和自体干细胞移植已成为老龄难治或复发性DLBCL患者的标准治疗方案。

671 惰性淋巴瘤有何治疗策略？

惰性淋巴瘤通常只有在出现症状时才进行治疗，而且治疗目的是改善生活质量，而不求治愈。究其原因，一方面是过于积极的治疗带来明显的治疗相关不良事件；另一方面是因为多数治疗最终不能改善总生存情况。初次诊断的FL，早期没有明显症状者可以观察而不急于治疗，除非疾病进展或者需要进行临床研究。对于分期较早、病灶局限的非巨块型FL的治疗仍然充满矛盾，有症状或者疾病进展者的治疗方案很多，但除联合利妥昔单抗的方案外，多数方法均不能证实对患者的总生存有益，仍然可以观察而不急于治疗。有治疗指征的复发患者需要参考体能评分、既往治疗情况和疗效以及疗效持续时间等因素来决定治疗。目前常用含利妥昔单抗的方案治疗复发病例，适合移植者，尤其是化疗敏感的年轻复发患者，可以考虑高剂量化疗后的自体干细胞移植或异基因干细胞移植。

672 复发FL有何治疗策略？

复发耐药患者的治疗策略与初治相同，对于复发但没有症状的患者，仍然可采用观察而不急于治疗。复发患者的治疗需要参考体能评分、既往治疗情况和疗效以及疗效持续时间等因素。目前常用含利妥昔单抗的方案治疗复发病例，适合移植者，尤其是化疗敏感的年轻复发患者，可以考虑高剂量化疗后的自体干细胞移植或异基因干细胞移植。

673 T细胞淋巴瘤的诊治要点是什么？

①仔细询问病史和细致的查体是诊断的基础。查体明确全身浅表淋巴结的增大情况、质地和活动性，可以帮助医师判断淋巴结的性质，还可以协助外科进行淋巴结活检；②病理的获取对淋

巴瘤诊断至关重要；③掌握 WTO 对淋巴瘤的新分型；④重视准确的临床分期和危险度分层；⑤正确认识放疗、手术治疗在外周 T 细胞淋巴瘤治疗中的地位。

674. 中医学对于恶性淋巴瘤的病名是如何认识的？

中医虽无恶性淋巴瘤的病名，但因淋巴瘤者绝大多数都有浅表淋巴结增大，而中医对淋巴结增大的叙述与证治并非少见。“瘰疬”就是指淋巴结增大而言，其中如“筋瘰”、“失荣”、“石疽”、“恶核”的症状各异，又有“瘰疬、筋疬、痰疬之殊，连接三五枚……痰疬者，饮食冷热不调，饥饱喜怒无常，多致脾气不能传运，遂成痰结。”《外科心法要诀》中说：“石疽生于颈项旁，坚硬如石，色照常，肝郁凝结于经络……”。《外证证治全生集》中云：“阴疽之证，皮色皆同，然有肿与不肿，有痛与不痛，有坚硬难移，有柔软如绵……，不痛而坚，形大如拳者，恶核失荣也……”。这些病证的肿块共同特点是皮色不变、无痛无痒，皆属中医阴疽的范畴。

古代医学认为，凡淋巴结增大皆与“痰”有关，谓“无痰不成核”，而痰之起因有二：一为寒湿凝结成痰；二为火热煎熬津液成痰。所以化痰软坚散结法是治疗本病的基本原则，应贯穿于整个疾病的始终。

675. 中医学对于恶性淋巴瘤的病因病机有何认识？

中医认为，凡“瘰疬”大皆与“痰”有关，即所谓“无痰不作核”，痰有寒痰、热痰之分，寒湿凝滞为寒痰；气郁化火，阴虚火旺，血瘀日久化热，煎熬津液成痰者为热痰。同时也认为，外由风热血燥，或寒痰凝滞；内因忧思喜怒，肝郁气结，郁痰化热，气滞血瘀，积而成结，日久脏腑内虚，肝肾方损，而伴气血两亏之或肝肾虚损之证。总之其病因病机可表现如下几个方面：

（1）风热邪毒　外受风热、邪毒内侵，日久化热化火，煎熬津液，炼津为痰，热痰蕴结，灼伤脏腑，化而为毒，发为恶核。

（2）寒痰凝滞　寒湿毒邪袭表，壅遏肺气，肺失宣降，津液失调，凝聚为痰；或寒湿困遏脾胃之气化功能；或脾胃素虚，恣食生冷，阻遏阳气，虚寒内生，中焦失运，水湿内停，聚湿成痰；或内伤劳倦，肾阳素虚，寒毒内生，或寒湿毒邪直中少阴，损伤阳气，温化无权，气不化水，水湿停蓄亦成痰。正如《医贯》所言："肾阳虚弱，津液不降，败浊为痰。"可见寒湿毒邪既可外受，亦可内生，因寒性凝滞收引，皆可导致痰浊胶固而为痰核瘰疬，其病与肺、脾、肾三脏功能失调密切相关，故《医学入门》说："痰源于肾，动于脾，客于肺。"

（3）气郁痰结　因忧思恼怒，情志不舒，气机逆乱，津液失于输化，即可生痰；或木郁克土，脾不化湿，聚而成痰；或气郁日久化热，热灼津液为痰，痰火互结，积久成形而为"失荣"。如《景岳全书》说："郁痰……兼怒者，宜抑肝邪，郁兼忧者，宜培肝肺。"《医贯》曰："七情内伤，郁而成痰。"《证治汇补》亦曰"惊怒忧思，痰乃生焉"。凡此论说，皆说明内伤七情，气机逆乱，津液输布失常而致痰浊内生。

（4）痰瘀互结　水与血之运行，全赖气机之通畅舒达。外感邪毒，阻遏气机，既可影响津液之输布，聚而为痰，又可影响血液之运行而为瘀血；或情志不遂，气滞血瘀，脉络瘀滞，日积月累，凝结成块，则为痛积。痰瘀之形成皆由于气，互为因果，故二者常相伴而成，痰中有瘀，瘀中有痰，终成痰瘀互结之证。正如《诸病源侯论》所言："此由寒气客于经络，与血气相搏，血涩结而成疽也，其寒毒偏多则气结聚而皮厚，状如痤疖，硬如石，故谓之石疽也"。

（5）肝肾阴虚　先天不足；或由他病及肾；或房劳过度致精血亏耗，肾水不足，母病及子水不涵木而形成肝肾阴虚，虚火内动，灼津为痰，痰火相结而成“恶核”，若与邪毒胶结则为“失荣”、“石疽”。正如《医贯·痰论》所言：“盖痰者病名也，原非人身之所有，非水泛为痰，则水滞为痰，但当分有火无火之异耳。……阴虚火动，则水动沸腾，动于肾者，犹龙火之出于海，龙兴而水附，动于肝者，犹雷火之出于地，疾风暴雨，水随波涌而为痰，是有火也”。

（6）气血两亏　先天禀赋不足，或后天失养或大病久病，失于调理；或年老体弱，或误服他药，均可致气血两亏证。气虚卫外不固，易招致外邪入侵，血虚脏腑失于濡润，功能下降，气虚血亏，可直接影响血液与津液的运行输布，使血行迟缓而瘀滞，津不输布而聚湿成痰，痰瘀互结，若与外邪相合，则更是胶结难化，则为痰核。

676 淋巴瘤的辨证要点是什么？

淋巴瘤在运用中医理论分析中多认为该病多因风热邪毒内侵，肺失宣降；或素体脾虚，寒邪内侵或内生，脾胃运化失常；或因情志不舒，肝郁气结；或患者大病久病之后，肝肾之阴损伤，以致水湿不化，滋生痰浊，气滞血瘀等病变。其病机关键为痰湿与瘀血，病变脏腑涉及肺、脾、肝、肾。痰浊外形虽相似，均以“痰核”、“瘰疬”为表现，但其形成病因不同。而且病有新久，寒热虚实不同，因而临证时应详细辨证。

（1）辨成因　引起该病的病因多种多样，症候复杂。有外邪所伤者，又有内伤所致者。外邪有寒邪、热毒及湿淫之不同；内伤有肺、肝、脾、肾功能失调或虚损所致者。临证时应详细辨成因，分别对因治疗而获效。

（2）辨寒热　痰有寒痰、热痰之分，其成因及表现不同。其阴寒内盛或湿邪内聚所化痰浊多为寒痰；而气郁化火、阴虚化火、血瘀化火生热，灼津为痰者多为热痰。

（3）辨虚实　一般来说年轻患者，疾病初起，或因肝气郁结、寒热邪盛者为实；年老体弱，疾病日久，或脏腑虚损，正气亏虚者为虚；疾病过程中可出现虚实夹杂之证。

（4）辨轻重　一般疾病初起痰核小而且少，质地较软，皮色不变，推之可移，无全身症状或症状轻微者为病轻；至疾病日久，痰核渐大且增多，质地坚硬，推之不移，或伴形瘦，面色无华者病重；若出现痰核破溃，流血水，形体消瘦，为气血衰竭而成的变证，疾病至终末期。

677. 淋巴瘤的中医治疗原则如何？

本病之治疗原则为清热润燥，温阳化痰，软坚散结，疏肝健脾，补益肝肾，益气补血等。以化痰软坚散结为根本原则，应贯穿于整个疾病的始终。因淋巴瘤的基本病机为痰瘀互结，故其治疗的基本原则为化痰祛瘀。但因其痰瘀形成的病因不同，因而应随不同症状而施治。在疾病之初应根据其实证多见，正气尚旺，因而根据病情肝郁者理气、血瘀者活血祛瘀、痰浊阻滞者则健脾化湿；痰病日甚，耗伤正气，伴有脏腑功能失调，气血阴阳虚损者，且邪气日甚，痰结坚硬者，则应扶助正气，补肾健脾，益气养血，兼化瘀软坚，化痰散结之法。

678. 恶性淋巴瘤如何辨证论治？

（1）风热血燥型

证候：颈部或腋下瘀核，不红不痛，发热恶寒，咽痛，或有鼻衄、肌衄，小便黄，大便干燥，舌红苔黄，脉数。

治法：疏风清热，润燥散结。

方药：防风通圣散（《宣明论方》）合增液汤（《温病条辨》）加减。大黄、芒硝、玄参、生地黄、麦门冬、防风、川芎、当归、白芍药、连翘、黄芩、石膏、甘草、荆芥、白术、夏枯草、山慈菇。方中防风、荆芥、薄荷疏风解表，使风邪从汗而解；大黄、芒硝泄热通便；黄芩、连翘、桔梗、石膏清解肺胃之热；生地黄、玄参、麦门冬清热润燥；更以当归、川芎、白芍药养血活血；白术健脾祛湿而绝痰之源；甘草和中缓急；加用夏枯草、山慈菇软坚散结；诸药合用而起疏风清热、润燥散结之功效。若出血症状明显，可加牡丹皮、茜草及三七粉等以凉血止血；若热毒炽盛，诸症加剧，可以上药煎汤送服犀黄丸，增加清热解毒之功效。

（2）寒痰凝滞型

证候：颈部或腋下硬结，无红无痛，皮色如常，坚硬如石，小便清长，形寒肢冷，舌淡红，苔白腻，脉沉迟。

治法：温阳化痰，软坚散结。

方药：阳和汤（《外科全生集》）加减。熟地黄、肉桂、麻黄、鹿角胶、白芥子、夏枯草、皂角刺、牡蛎、海藻。方中重用熟地黄温补营血；鹿角胶填精补髓，藉血肉有情之品以助熟地黄以养血；寒凝痰滞，非温通经脉不足以解散寒凝，故以炮姜、肉桂温中有通；麻黄开腠理之达表；白芥子祛皮里膜外之痰；更加夏枯草、皂角刺、牡蛎、海藻等以软坚散结。诸药合用，温补营血之不足，解散阴凝寒痰，使其阴破阳回，寒消痰化。若气短乏力明显，可加党参、白术以益气健脾；若恶寒明显可加附子，更甚者加细辛以温里祛寒。

（3）气郁痰结型

证候：颈项部多个瘀核，不痛不痒，皮色不变，按之较硬，时有身热，心烦易怒，口苦咽干，胁痛，胁胀，腹部积块，舌红苔黄，脉弦滑。

治法：疏肝理气，化痰散结。

方药：柴胡疏肝散（《景岳全书》）加减。柴胡、陈皮、川芎、香附、枳壳、白芍药、甘草。方中柴胡、白芍疏肝气，补肝阴，符合肝体阴而用阳之特点，使肝冲和条达。以陈皮、枳壳、川芎、香附增强行气疏肝和血之效。在该方基础上加半夏、土贝母、元参、海藻、夏枯草、生牡蛎等起软坚散结之功能。诸药合用，共起疏肝理气、化痰散结之功效。若面赤喜怒加栀子、龙胆草；若大便干结可加大黄、槟榔等。

（4）痰瘀互结型

证候：颈项、腋下及腹股沟处结核累累，腹部、胁下积块，胸闷，胸痛，痛有定处，呈刺痛，面颈浮肿，唇舌青紫，舌瘀点、瘀斑，苔腻，脉滑或涩。

治法：化痰祛瘀，解毒软坚。

方药：瓜蒌薤白半夏汤（《金匮要略》）合失笑散（《局方》）加减。瓜蒌、薤白、半夏、陈皮、茯苓、蒲黄、五灵脂、三棱、丹参。方中瓜蒌涤痰散结；薤白辛温通阳，宽胸散结；半夏化痰散结，降逆和胃，三药相合，其化痰散结之力益彰。以蒲黄、五灵脂相须为用，通利血脉，祛瘀止痛。若以三棱、莪术、丹参等配伍应用，则更加强其活血祛瘀之功效。诸药合用，共起化痰祛瘀，软坚散结之功效。若面颈浮肿较甚，可加泽兰、益母草以活血利水；若出血明显可加仙鹤草、三七等以活血止血。

（5）肝肾阴虚型

证候：颈项部肿块，日久坚硬。头晕目眩，腰膝酸软，耳鸣，五心烦热，盗汗，舌红少苔，脉细数。

治法：滋补肝肾，软坚散结。

方药：杞菊地黄丸（《医级》）加味。熟地黄、山药、山茱萸、茯苓、牡丹皮、泽泻、枸杞子、菊花、浙贝母、夏枯草、玄参。方中熟地黄滋肾阴，益精髓；山茱萸酸温滋肾益肝；山药滋肾补脾；共成三阴并补以奏补肾治本之功。同时以泽泻配熟地黄而泻肾降浊；

以丹皮配山茱萸泻肝火；茯苓配山药渗脾湿，以达补中有泻，泻中有补，补泻结合，相互为须。方中再加枸杞子、菊花，养阴平肝，即成补肾益肝之剂。方中加用浙贝母、白花蛇舌草、夏枯草、生牡蛎、玄参等，则具有软坚散结之功效。若阴虚火旺，手足心热可加知母、黄柏以清相火，滋肾阴；若咳嗽喘逆，潮热盗汗，可加地骨皮、麦门冬、五味子等药以清虚热，敛肺纳肾。

（6）气血两亏型

证候：颈项、腋下肿块累累，坚硬如石，推之不移，或腹内积块，面色苍白，少气懒言，心悸失眠，头晕目眩，食少纳呆，舌淡，苔薄白，脉沉细无力。

治法：益气养血。

方药：八珍汤（《正体类要》）加味。人参、黄芪、白术、茯苓、当归、川芎、熟地黄。方中人参、白术、茯苓、甘草补脾益气；当归、白芍、熟地黄滋养心肝，加川芎入血分而理气，则归、地补而不滞；加姜、枣助参、术入气分调和脾胃。更加黄芪以补气生血。全剂配合，共收气血双补之功。方中可加桃仁、红花、浙贝、鳖甲、白花蛇舌草、土茯苓等活血化瘀、软坚解毒之品。若贫血明显可加阿胶以滋阴生血；若纳差可加焦三仙以助脾胃运化之力。

679. 临床治疗恶性淋巴瘤有哪些中成药及中药提取物？

（1）夏枯草膏　具有清泻肝火，化痰散结之功效。每日2次，每次15g，温开水送服。

（2）小金丹　具有散结消肿，化瘀止痛之功效。每日2次，每次0.6g，温水送服。

（3）鳖甲煎丸　具有活血化瘀，软坚散结之功效。每日2次，每次6~9g，空腹温水送服。

（4）大黄蛰虫丸　具有祛瘀生新、养血润燥之功效，每日2

次，每次3g，温开水送服。

（5）犀黄丸　具有解毒消痈，化痰散结，活血祛瘀之功效，每日2次，每次1丸，温水送服。

（6）艾迪（爱迪）注射液　由黄芪、刺五加、人参、斑蝥组成。具有清热解毒，消瘀散结之功效。10毫升/支，成人每次50~100ml加入液体中静脉滴注，每日1次；与放、化疗合用时，疗程与放、化疗同步；手术前后使用本品10日为1疗程；单独使用15日为1疗程，间隔3日，2周为1疗程；晚期恶病质患者，连用30日为1疗程，或视病情而定。

（7）天门冬注射液　注射液含生药量10g/ml；成人每次20~40g，加入液体中静脉滴注，1~2次/天。

（8）白花蛇舌草注射液　注射液含生药量4g/L；注射液每次8g，2次/天，肌内注射。

680 临床治疗恶性淋巴瘤有哪些单方?

（1）消瘤丹　由斑蝥（去头、足、翅及胸甲分别纳入6个核红杏中，焙焦研细）、蝉衣、白僵蚕组成。适用于痰瘀互结者。

（2）抗癌Ⅱ号　由乳香、没药、朱砂、天花粉、轻粉、血竭、枯矾、雄黄、全虫、蜈蚣、水蛭组成。适用于痰瘀互结者。

（3）化坚丸　由生牡蛎、海蛤壳、海藻、昆布、象贝母、夏枯草、当归、川芎、藿香、桂枝、细辛、白芷、山慈菇组成。适用于痰瘀互结者。

（4）山土合剂　由山豆根、土茯苓、连翘、牛蒡子、柴胡、土贝母、蜂房、板蓝根、天花粉、元参、鬼针草、地锦草组成。适用于邪毒内蕴，热痰胶结者。

681 治疗恶性淋巴瘤有哪些单味药?

（1）长春花　以长春花30g，水煎服，每日2次，口服。

（2）五叶参、半枝莲　以五叶参60g、半枝莲60g，煎服，每日1剂，分2次服用。

（3）猫爪草　以猫爪草120g，水煎服，每日1剂。黄酒适量送服。

（4）蜂房　以新鲜蜂房20～40g，煎汤服用。

（5）明雄黄　以明雄黄30g，研细末，每天分3次服用。

（6）白花蛇舌草注射液　白花蛇舌草注射液（酒精提取每毫升相当生药2g），每次4ml，肌内注射，每日2次，3～6个月为1疗程。

682 治疗恶性淋巴瘤的针灸疗法有哪些?

（1）针刺法

1）可用海法针刺阴陵泉、脾俞、天井、章门、期门穴等以治疗痰瘀互结型肿块。

2）针刺太溪、三阴交、血海、章门、期门等穴以治疗阴虚血瘀型胁下肿块。

3）针刺足三里、三阴交、血海、脾俞、期门、胃俞、大肠俞等穴以治疗气虚血瘀型胁下肿块。

（2）灸法　取小海、定明、天井等穴，每取1穴，单侧，用艾绒包裹麝香0.1g，做成圆锥状共3壮，先用25%酒精棉球消毒穴位皮肤，并将艾绒压放在穴位上，用火点燃，徐徐灸尽，连灸3壮，灸毕用消毒纱布包扎。灸后每周调换消毒纱布1次，以出现炎症化脓、吸收、结痂为1疗程。

683. 中西医结合治疗恶性淋巴瘤的疗效如何？

（1）哈尔滨医科大学附属一院李元善等报道　对27例恶性淋巴瘤患者采取中西医结合方法进行治疗，其治疗方法为：癌灵Ⅰ号10ml（10mg）加25%葡萄糖20ml，每日1次静脉注射，20天为1疗程。中医分型治疗：气滞痰结型，方药为郁金、赤芍药、海藻、昆布、桃仁、红花、生牡蛎、泽兰、穿山甲、半夏等。气滞血瘀型，方药为当归、赤芍药、川芎、桃仁、红花、鸡血藤、郁金、生蒲黄、香附、五灵脂、茜草等。气阴两虚型，方药为黄芪、当归、麦门冬、沙参、玄参、石斛、生地黄、牡丹皮、天花粉、陈皮等。气血两虚型，方药为人参、黄芪、当归、赤芍、川芎、丹参、菟丝子、女贞子、生牡蛎、陈皮等，每日1剂，水煎内服。结果：27例中完全缓解13例，部分缓解6例，未缓解8例，总缓解率70.37%。此外，以癌灵Ⅰ号治疗过程中，结合中医辨证应用中药，对恶性肿瘤病人“恶病质”和免疫功能低下状态起着明显的支持作用。

（2）广西医科大学附属肿瘤医院全达芳等报道　用中西医结合治疗恶性淋巴瘤73例，西药化疗采用CHOP方案，中医药治疗根据化疗前、中、后期的临床表现不同采取分期辨证治疗，即化疗前以化痰解毒、软坚散结法治疗。药用玄参、夏枯草、猫爪草、海藻、制南星、川贝母、柴胡、鳖甲、莪术、枳实、山慈菇等。化疗中期以健脾和胃、理气降逆法治疗。药用党参、白术、茯苓、薏苡仁、砂仁、法半夏、陈皮、神曲、麦芽、甘草等。化疗后期以健脾益气、补肾养血法治疗。药用太子参、黄芪、白术、黄精、枸杞子、首乌、鳖甲、鸡血藤、大枣、五味子等。以上各期用药均可随症加减。结果73例患者中完全缓解59例，占80.82%；部分缓解9例，占12.33%；好转1例，无效4例，占6.85%。

（3）南京市玄武医院王兆麟报道　用中西医结合治疗28例恶性淋巴瘤。西药化疗霍奇金淋巴瘤采用MOPP和COPP方案；非霍奇金淋巴瘤采用CHOP和BEPPA方案。中医分型治疗：肝气郁滞型，治以疏肝理气，软坚化痰，方用柴胡疏肝散、消瘤丸加减；脾虚痰湿型，治以健脾益气化湿，方用补中益气汤、六君子汤加减；痰热内蕴型，治以清热解毒，软坚化痰，方用消瘤丸、指迷茯苓丸加减；气血两虚型，治以补益气血，方用归脾汤加味。28例病人连服中药2～3个月同时兼用化疗方案。结果显示，完全缓解8例，部分缓解12例，无效8例。总有效率71.4%。

（4）浙江中医学院附属医院罗秀素等对41例非霍奇金淋巴瘤采用中西医结合方法治疗　中医均按分型治疗，寒痰凝滞型以温运湿浊、软坚散结为法，方用甘草、干姜、茯苓、白术汤合二陈汤加减。药用甘草、干姜、茯苓、白术、半夏、橘络、象贝母、天竺黄、白芥子、夏枯草、皂角刺、白花蛇舌草等。阴虚火旺型以滋阴降火、软坚散结为法，方用大补阴丸合消瘰丸加味。药用黄柏、知母、熟地黄、炙龟板、玄参、生牡蛎、象贝母、枸杞子、制首乌、三棱、白花蛇舌草等。每日1剂，分2次煎服，坚持长期服药治疗。在化疗期和化疗后期可根据出现的症状随症加减。西医采用COPP方案和CHOP方案化疗，结果寒痰凝滞型获完全缓解9例，部分缓解10例，有效率79.2%；阴虚火旺型获完全缓解8例，部分缓解6例，有效率82.4%。

（5）河南省肿瘤医院郭秀梅等报道　以中药联合化疗治疗112例非霍奇金淋巴瘤患者。西药化疗采用COAP和COPP方案交替进行化疗。中药治疗按非霍奇金淋巴瘤的颈部甚或全身淋巴结增大、坚硬、无痛为主症，或伴有汗出、乏力发热等，多属正气不足，痰瘀交阻，热毒蕴结所致，治以扶正固本，化痰行瘀，解毒散结；基本方：生黄芪、丹参、黄药子、生牡蛎、浙贝母、壁虎、猫爪草。有疼痛、青紫、脉涩、舌暗等瘀血症者加川芎、三棱、莪术、郁金；身重、胸闷、恶心、呕吐、脉滑、苔腻等痰湿明显者加陈皮、半夏、海藻、昆布、猪苓；发热、烦躁、脉数、舌红，热毒较重者加土茯苓、连翘、玄参、败酱草；神疲、气短、乏力、脉弱、舌淡、气血虚者加党参、当归、枸杞子、黄精。每日1剂，水煎分3次口服，28天为1个周期，2周期为1个疗程。结果112例患者中完全缓解65例，部分缓解38例，稳定5例，进展4例，有效率91.96%。

（6）黑龙江省肿瘤医院李慧等报道　用中药配合化疗治疗中晚期恶性淋巴瘤30例，其中霍奇金淋巴瘤10例选用OTP和COEPP方案治疗，非霍奇金淋巴瘤20例选用COEPP方案化疗。中医按辨证分型治疗。肝郁气滞型，选用逍遥散、消瘤丸加味；脾虚痰湿型，选用六君子汤加味；气血两虚型，选用人参养荣汤加味；阴阳两虚型，选用桂附地黄汤加味。在治疗过程中常选用的抗恶性淋巴瘤的药物为丹参、黄药子、昆布、海藻、半枝莲、牡蛎、三棱、莪术、白花蛇舌草等，结果显示，临床治愈6例，完全缓解4例，部分缓解12例，无效8例，总有效率为73.3%。

（7）江西省肿瘤医院朱力平报道　用中西医结合治疗43例恶性淋巴瘤，并与单纯西医治疗24例相比较。其治疗方法为：观察组，在化疗和放疗的同时加用中医辨症治疗。根据临床情况分为四型。痰热互结型：治以清热解毒，祛痰散结。药用野菊花、紫花地丁、蒲公英、竹茹、赤芍、半边莲、白花蛇舌草、鱼腥草、法半夏、胆南星、金银花、土茯苓等。痰浊凝聚型：治以健脾行气，化痰散结。药用白术、陈皮、茯苓等、法半夏、海藻、昆布、僵蚕、夏枯草、白花蛇舌草、海蛤壳、浙贝母、淮山药等。气滞血瘀型：治以行气活血、化瘀散结。药用当归、生地黄、桃仁、红花、川芎、牡丹皮、三棱、莪术、丹参、穿山甲、陈皮、柴胡等。气虚血亏型：治以益气养血。药用党参、白术、茯苓、熟地黄、当归、川芎、白芍药、枸杞、黄芪、鸡血藤、首乌、女贞子等。以上分型在临床治疗过程中，随着病情的变化可互相转化，故治疗时亦随着病情的变化而改变治疗方法。以上中医辨证用药均在16剂以上。对照组全部采用化学治疗加放射治疗或单纯化学治疗。结果显示，观察组43例患者中完全缓解18例，占41.86%；部分缓解21例，占48.83%；稳定4例，占9.30%。而对照组24例患者中完全缓解4例，占16.66%；部分缓解15例，占62.50%；稳定5例，占20.83%。两组完全缓解率对照，差异明显，其他各项对比无差异。另外观察组生存期>5年的有9例，对照组仅1例。

（8）江苏省肿瘤医院蔡明明等报道 用综合疗法（放、化疗+中药）治疗恶性淋巴瘤55例，另设对照组（放、化疗）50例，两组分期基本相同，化疗方案以COP、MOPP、CHOP、BEPPA为主。中医辨证分型：①脾虚痰湿型：治以化痰祛湿，健脾和胃。方用香砂六君子汤加减；②气血两虚型：治以益气养血，健脾补肾。方用炙黄芪、当归、党参、白术、熟地黄、砂仁、枸杞子、女贞子、补骨脂、鹿角、淫羊藿，化疗后恶心纳呆、舌苔腻者，去黄芪、熟地加姜半夏、陈皮、鸡内金；肢麻或手指麻木者，加豨莶草、鸡血藤；脱发者，加制首乌；③肝脾失调型：治以祛瘀解毒，调理肝脾。药用当归、赤芍药、白芍药、丹参、白术、茯苓、木香、香附、郁金、山楂、板蓝根、土茯苓。目肤黄染者，加茵陈蒿、金钱草；呕吐苔腻者，加藿香、佩兰、姜半夏、陈皮、砂仁、白蔻仁；便溏者，加苍术、薏苡仁、木香。治疗结果：综合组达到完全缓解20例，占36.4%；部分缓解27例，占49.1%；稳定2例，占3.6%；无效6例，占10.9%；总有效率85.5%。对照组达到完全缓解13例，占26%；部分缓解18例，占36%；稳定8例，占16%；无效11例，占22%；总有效率为62%。综合组疗效明显优于对照组，并通过对患者5年随访，结果显示，综合组1、2、3、5年生存率分别达67.3%、54.5%、45.5%、32.9%。对照组1、2、3、5年生存率分别达66%、48%、24%、16%。经统计学处理，综合组与对照组之间1、2年生存率无明显差异，3、5年生存率有显著性差异。

（9）庞秀花报道中西医结合治疗小儿恶性淋巴瘤11例，其中，霍奇金（HL）3例，非霍奇金（NHL）8例。西医一般采取以放疗和化疗主为。化疗常用MOPP方案或MVPP方案；放疗常采用^{60}钴或深部X线照射。方药用内消瘰疬丸加减：夏枯草10g，玄参10g，白蔹10g，枳壳10g，川楝子10g，郁金10g，法半夏10g，胆南星10g，黄芩6g，海浮石15g，山慈菇6g，制山甲6g，生蛤壳15g，紫河车15g，生牡蛎20g，土贝母6g。随证加减：如兼往来寒热者，为肝胆有热，加柴胡10g，炒栀子6g，丹皮10g；气郁重，见有胸胁满痛者，去生牡蛎，加青皮10g，厚朴6g；正当放疗化疗之时，应减穿山甲、枳壳，加炙黄芪15g，生晒参6g，麦冬10g。结果本组病例Ⅰ、Ⅱ期全部缓解；Ⅲ期1例部分缓解，1例死亡；Ⅳ期死亡2例。

（10）马哲河等以中西医结合治疗恶性淋巴瘤40例，40例均为Ⅲ期（Amm Arber分期法）患者。化疗选用COMP方案，视患者体质定为4~6周期。中药治以软坚散结、化痰祛瘀，在化疗休息期间服用。药用夏枯草10g，黄药子10g，山慈菇12g，浙贝母10g，连翘15g，莪术10g，炒王不留行10g，望江南10g。随症加减。结果显示：24例非霍奇金淋巴瘤中CR9例，PR8例，VC7例，总有效率71%；16例霍奇金淋巴瘤中CR8例，PR5例，VC3例，总有效率81%。

（11）董茂芝等报道对105例恶性淋巴瘤患者采用紫牛散佐以小剂量化疗的同时，进行中医辨证治疗，分为三型：①痰郁互结型：多以开郁散合阳和汤加减；②毒聚血瘀型：多以和营软坚丸、消瘰丸加减；③气阴两虚型：多以香贝养荣汤、八珍汤加减。结果全组完全缓解率为63.8%，部分缓解率27.6%，总有效率91.4%；5年生存率53.2%，10年生存率37.1%，且Ⅰ、Ⅱ期远期生存率明显高于Ⅲ、Ⅳ期，痰郁互结型存活率和存活时间明显高于毒聚血瘀型和气阴两虚型。

（12）施航报道中西医结合治疗非何杰金淋巴瘤17例，均经病理检查确诊。其中属B细胞淋巴瘤12例，T细胞淋巴瘤5例。化疗以CHOP方案，化疗一周期。中药以消瘰丸加味：玄参、牡蛎、山慈菇各20g，土贝母、夏枯草、清半夏、柴胡各15g。盗汗者加生地、山萸肉，形寒怕冷者加鹿角片、肉桂，局部疼痛者加延胡索。结果治愈2例（11.8%），临床治愈6例（35.3%），显效4例（23.5%），无效5例（29.4%），有效率70.6%。

（13）蔡美等报道采用中药固本解毒汤加减，联合CHOP方案化疗治疗31例非霍奇金淋巴瘤患者，并与单纯化疗治疗的20例作对照，结果CR率为57.5%，总有效率为87.5%，与单纯化疗组相比，CR率、有效率均有所提高，生存质量改善明显，而且治疗组的化疗不良反应均明显优于对照组。

（14）周建华等报道中西医结合治疗恶性淋巴瘤30例，均为Ⅲ期（Am Arbor分期法）患者。化疗选用CMP方案，视患者体质定为4~6周期。中药以软坚散结、化痰祛瘀，在化疗间歇期服用。药用：夏枯草15g，黄药子10g，山慈姑12g，浙贝母10g，连翘15g，莪术10g，炒王不留行籽10g，望江南10g。气虚者，加太子参、黄芪、白术；兼血虚者，加当归、熟地、阿胶、女贞子、白芍；肝肾不足者，加补骨脂、仙茅、仙灵脾、山茱萸。结果：21例非霍奇金淋巴瘤患者显效8例，有效8例，无效5例，总有效率为76.1%；9例霍奇金淋巴瘤患者显效6例，有效2例，无效1例，总有效率85.6%。

684 什么是恶性组织细胞病？

恶性组织细胞病是单核-巨噬细胞系统中组织细胞及其前体细胞呈系统化、全身性浸润的恶性疾病。自20世纪30年代曾采用过许多名称，如非白血病网状内皮细胞增多症、淋巴网状肿瘤病、网状细胞白血病。但是该病病理及临床表现是一种独立的疾病，不同于霍奇金淋巴瘤。在我国全国均有发病，南方多见。该病尚未发现流行，均为散发，可见于各年龄组，男性多于女性。目前对该病的发病原因及发病机制的研究尚不明确。但有观点提出其病因与自身免疫增生性病变相关。初始过敏渐发展为肿瘤；因恶组患者血清EB病毒抗体效价增加，故有人提出该病与病毒感染相关；也有部分患者被测出染色体呈多倍体或超二倍体、以及染色体缺失或易位等病变。关于恶组来源的争议主要有三方面：一是认为恶组可能为外周T细胞淋巴瘤；二是有人坚持恶组的恶性组织细胞是来源于组织细胞的；三是发现恶组细胞具有双表型性质，即T细胞核吞噬细胞。目前国内外对其来源尚未完全统一认识，故仍保留恶组原含义范围。

685 恶性组织细胞病的病理特点是什么？

恶性组织细胞病的病理表现具有特征性，即多脏器受累、浸润细胞具有特征性、没有明显的瘤块形成。

异常组织细胞浸润是本病的基本特点，脾及淋巴结等造血组织为常见，但全身大多数器官组织也可累及，如皮肤、浆膜、肺、心、肾、胰腺、胃肠、内分泌、乳房、睾丸及神经系统等。这些器官及组织不一定每个都被累及，而受累的器官或组织病变分布亦极不均一。恶性细胞可以是分散的或成集结，但极少形成瘤样的肿块。被累及的组织中有许多畸形的、形态多样的异常组织细胞，间有多核巨细胞和吞噬性组织细胞，吞噬大量多种血细胞。其异常组织细胞是诊断本病的主要依据。

686 恶性组织细胞病的临床特点有哪些？

由于恶性组织细胞浸润部位的不同，使其临床表现变化多端，缺乏特异性。按病程可分为急性和慢性型。大多数发病急、病程短，病性凶险，多见于青壮年，以20～40岁者居多，男女发病之比为（2～3）：1。发热是最为突出的表现。90%以上病人以发热为首发症状，体温可高达40℃以上，伴有畏寒和寒战。热型以不规则热为多，也有间歇热、弛张热和稽留热。少数病例用抗生素能暂时使体温下降，但更多病例发热与疾病本身有关，对抗生素治疗无反应。皮质激素虽有降温作用，但不持久，只有化疗有效时体温才能恢复正常。

贫血也是较常见症状之一，呈进行性加重。晚期病例，面色苍白和全身衰竭非常显著。出血以皮肤瘀点或瘀斑为多见，其次为鼻衄、齿龈出血、黏膜血疱、尿血、呕血或便血。此外，乏力、食欲减退、消瘦、衰弱也随病情进展而显著。

肝、脾、淋巴结增大不一定同时发生。脾大比肝大更为常见，肝大一般为轻度到中度，可有压痛，有时被误诊为肝脓肿。淋巴结增大不如肝脾大常见，出现也较晚，以颈、腋下和腹股沟外淋巴结增大为多见，也可有肠系膜、腹膜后和纵隔等深部淋巴结受累。

不典型病例（特殊类型恶性组织细胞病）可因身体某一组织或器官的病变特别突出，某些特殊的症状或体征成为主要的临床表现，而贫血、出血、脾大等典型表现则不明显。例如，有些病例早期主要表现为皮肤结节或肿块；有的出现胸腔积液、腹腔积液、腹痛、腹泻、便血、黄疸、肠梗阻或肠穿孔；有的出现各种神经系统症状，如肢体麻木、瘫痪、癫痫等。这些病例分别诊断为皮肤型、多浆膜型、胃肠型、神经型恶性组织细胞病。

687 恶性组织细胞病可出现哪些常见的实验室检查异常？

（1）血象　全血细胞减少为本病突出表现之一。贫血出现更早，呈进行性发展，严重者血红蛋白可降至20～30g/L。白细胞早期可正常或增多，晚期常显著减少，有时可出现少数中、晚幼粒细胞。血小板计数大多减少，晚期更甚。部分病人血涂片可找到恶性组织细胞。用浓缩血液涂片法可提高阳性率，对诊断有一定帮助。

（2）骨髓象　骨髓增生高低不一，晚期多数增生减低，三系细胞均减少。骨髓中出现异常组织细胞是诊断本病的重要依据。异常组织细胞形态特点可归纳为五种：①异常组织细胞（恶性组织细胞）：胞体较大，为规则的圆形。胞质较丰富，呈深蓝或浅蓝色，可有细小颗粒和多少不等的空泡。核形状不一，有时呈分枝状，偶有双核。核染色质细致或呈网状，核仁显隐不一，有时较大。这种细胞在涂片的末端或边缘处最为多见；②多核巨组织细胞：胞体大，直径可达5μm以上，外形不规则。胞质浅蓝，无颗粒或有少数细小颗粒，通常有3～6个胞核，核仁或隐或显；③淋巴样组织细胞：胞体大小及外形似淋巴细胞，可呈圆形、椭圆形、不规则或狭长弯曲尾状。胞质浅蓝或灰蓝色，可含细小颗粒，核常偏于一侧或一端，核染色质较细致，偶可见核仁；④单核样组织细胞：形态颇似单核细胞，但核染色质较深而粗，颗粒较明显；⑤吞噬性组织细胞：胞体常很大，单核或双核，偏位，核染色质疏松，可有核仁。胞质中含有被吞噬的红细胞、血小板、中性粒细胞或血细胞碎片等。目前认为，五种细胞中以异常组织细胞和多核巨组织细胞诊断意义较大。但后者在标本中出现概率较低。单核样和淋巴样组织细胞在其他疾病中也可出现，在诊断上缺乏特异性。

（3）细胞化学与免疫细胞化学　恶性组织细胞过氧化酶及碱性磷酸酶均属阴性；酸性磷酸酶阳性；苏丹黑及糖原反应阴性或弱阳性；α萘醋酸脂酶阳性；ASD氯醋酸脂酶阴性；萘酚-AS-醋酸脂酶阳性而不被氟化钠抑制。中性粒细胞碱性磷酸酶阴性或积分低，对恶性组织血细胞病的鉴别诊断有一定价值。S-100蛋白在恶性组织细胞中为阳性，而反应性细胞为阴性。

（4）细胞标志、细胞和分子遗传学检查　可以确定其恶性细胞的来源。

（5）其他　65%血清谷丙转氨酶升高；54%尿素氮升高；血清铁蛋白明显高于正常人。

688. 如何确诊恶性组织细胞病？

（1）临床表现高热、衰竭、肝脾大、淋巴结增大及其他浸润表现。

（2）全血细胞减少，血涂片中可见少量异常组织细胞。

（3）骨髓检查见到数量不等的异形组织细胞和（或）多核巨组织细胞是诊断的主要依据。

（4）组织（骨髓、淋巴结、肝、脾等）活检有恶性组织细胞等。

（5）排除反应性组织细胞增多症、结缔组织疾病、急性白血病、再生障碍性贫血、粒细胞缺乏症、恶性淋巴瘤等。

689. 恶性组织细胞病的治疗原则是什么？

（1）支持治疗　包括降温治疗，采用物理措施降温，必要时适当应用皮质激素；注意预防和治疗继发感染；患者往往有高热、大汗，注意水电解质平衡；纠正贫血，可输压积红细胞；预防出血，血小板过低可输注血小板。

（2）化疗　不管应用单药化疗或联合化疗，效果均不满意，难以得到持久的完全缓解。常用 CHOP 方案，VP-16 与阿糖胞苷的联合治疗也较有效，也可选用 ECHDP 方案，虽然可获得一定的疗效，但难以得到持久的完全缓解，极少数患者缓解期达 6～12 个月。年轻患者可试用骨髓移植。

690 恶性组织细胞病的预后如何？

若不予治疗，进展迅速，100% 死亡。联合化疗缓解期短，少数缓解期可达 6～12 个月。大部分患者在一年内死亡，仅少数可以生存数年。死亡原因主要是高热、衰竭、出血和感染。

691 恶性组织细胞增生伴巨大淋巴结病的临床特点有哪些？

（1）病因尚不明确，有研究认为可能与某些病毒感染相关，如 HHV-6 或 EBV 感染，亦可能与自身免疫有关。是非常罕见的一种疾病，从 1994 年首次报道至今，文献报道国内病例仅 30 余例。患者多为青少年，但任何年龄均可受累，男性略多。

（2）典型临床表现为颈部巨大淋巴结病，常呈双侧性，无痛，伴发热。淋巴结病也可在其他区域见到，如纵隔、腋窝和腹股沟等。约有 40% 的病变可累及结外，甚至有以结外症状为首发症状或唯一症状的，最常见的结外发病部位为皮肤、上呼吸道、眼和眼的附件、骨，其次为泌尿生殖道、下呼吸道、口腔和软组织。

约有10%的病例有皮损、丘疹或结节，结节直径可大至4cm，好发于颜面、躯干和上下肢。有时可伴黄瘤皮疹或红皮病。

（3）实验室检查可发现白细胞总数增多，中性粒细胞也增多，血沉增快，多克隆性高丙种球蛋白血症。

（4）病理改变以组织细胞增多、浆细胞浸润及吞噬淋巴细胞为特征。免疫组化染色S-100（+）。光镜下很似LCH，但电镜下不见Birbeck颗粒，CDla阴性。

（5）根据颈巨大淋巴结病、皮痛及其他临床症状，结合淋巴结和皮损活检病理表现易于诊断。主要与淋巴瘤相鉴别。

（6）各种抗生素、抗结核药物对本病均无效；皮质激素能使体温下降，但对淋巴结病无效；放疗可使淋巴结稍缩小；各种抗肿瘤药对本病也均无效。由于本病有自限性，预后较好，若诊断明确可不必治疗。

692 什么是Castleman病？有哪些常见的临床表现？

Castleman病（Castleman disease，CD）是一种罕见的、原因不清的慢性淋巴组织增生性疾病，因由Castleman首先报道而得名。Castleman病临床表现出现的频率依次为：浅表淋巴结增大（100%）、脾大（79%）、肝大（65%）、腹腔淋巴结增大（53%）、水肿或胸腔积液（48%）、纵隔淋巴结增大（47%）、皮疹（37%）、神经病变（24%）。

693 Castleman病可出现哪些实验室检查异常？

Castleman病可有贫血、血沉增快、多克隆免疫球蛋白升高、低蛋白血症（白蛋白减少）。较少见的有白细胞和（或）血小板减少、血清肌酐升高、尿蛋白阳性等，骨髓象可见浆细胞增高。

694 Castleman 病有哪些病理学特点？

（1）透明血管型（HV） 占 90%，淋巴结生发中心缩小，向心性扩张，滤泡周围有多层环形排列的淋巴细胞，形成洋葱皮样改变或帽带样结构，单血管从生发中心延伸，血管内皮明显肿胀，管壁增厚，晚期呈玻璃样变。数量不一的嗜酸性或透明状物质围绕血管分布，滤泡内血管增生，伴数量不一的浆细胞、免疫母细胞浸润。

（2）浆细胞型（PC） 占 10%，淋巴滤泡样增生，滤泡间各级浆细胞成片增生，可见 Russell 小体，异常小血管也穿入滤泡及滤泡间增生，滤泡周围洋葱皮样结构轻于透明血管型，或缺如。

（3）多中心型 有上述两型的共同特点，累及多个淋巴结及结外器官。

695 Castleman 病的治疗原则如何？

（1）局限性肿块或淋巴结增大有压迫症状者，可行手术切除或局部放疗，常可获良效。

（2）多中心型 即病灶多发，应先试用糖皮质激素，部分病人效果好，如无效可试用联合化疗，COP 或 CHOP 方案等。应注意并发严重感染的控制。

（3）自体骨髓移植（ABMT），经以上治疗无效可考虑进行ABMT。

696 组织细胞性坏死性淋巴结炎的诊断依据是什么？

组织细胞性坏死性淋巴结炎，又称 Kikuchi 病（kikuchi disease，KD）。

KD 的诊断主要依据组织学特征：①灶性坏死，多位于皮质周围，伴有大量核碎片；②坏死灶周围有非典型单核细胞，如新月形组织细胞、浆细胞样单核细胞和免疫母细胞；③缺乏中性粒细胞和浆细胞；④通常淋巴结被膜完整。

697 组织细胞性坏死性淋巴结炎如何与系统性红斑狼疮相鉴别？

淋巴结活检十分重要。SLE 伴发坏死性淋巴结炎时有浆细胞、苏木素小体、核碎片，DNA 沉积于血管壁，大片坏死是一种无细胞形态和核碎片的凝固性坏死，伴有大量浆细胞。苏木素小体为 KD 典型表现，KD 合并 SLE 的患者没有苏木素小体，出现凝固性坏死，腺体旁坏死性结节，有组织细胞和免疫母细胞的增生，缺少或不出现组织中性粒细胞可确诊为 KD。

698 组织细胞性坏死性淋巴结炎如何治疗？预后如何？

无需特殊治疗，非甾体类抗炎药对退热、缓解淋巴结肿痛有益，出现无菌性脑膜炎、小脑共济失调和累及心脏时应用肾上腺皮质激素治疗。多数患者1～6个月自发缓解，少数患者因心脏受累而死亡，有3%患者复发，复发的时间长短不一。

699. 中医学对恶性组织细胞病是如何认识的？

祖国医学并无恶性组织细胞病的病名，但根据其临床表现，可将其归属于祖国医学的“温病”、“温病伏邪”、“急劳”、“热劳”、“血证”、“痰核瘰疬”、“癥瘕积聚”及“虚劳”等范畴内。如温病发病具有起病急骤，来势凶猛，传变快，变证多，且在临床上多有热势较高，伴有口渴心烦、溲黄便干、舌质红，脉数等表现，与恶性组织细胞病的发病及临床表现极其相似。正如《素问·评热病论》所言：“汗出辄复热……不为汗衰”，描述与恶性组织细胞病的表现特点极其相似。又如《素问·阴阳应象大论》说：“冬伤于寒，春必病温”，便是温病伏邪学说的理论依据，与恶性组织细胞病的病毒感染学说如出一辙。由于温病变化极速，刚入气分，旋即透气转营，深入营血，热毒炽张，损伤血络，迫血妄行，引起出血症状，即为“血证”。而对“急劳”的描述，更为形象，如《圣济总录》中说：“急劳者……缘禀受不足，忧思气结，荣卫俱虚，心肺壅热，金火相刑，脏气传克，或感受外邪，故烦躁体热，颊赤心松，头痛盗汗，咳嗽咽干骨节酸痛，久则肌肤销铄，咯涎唾血者，皆其候也。”本病的“癥瘕积聚”在祖国医学文献中早有论述，如《灵枢·五变》说：“人之善病肠中积聚者……皮肤薄而不泽，肉不坚而淖泽。”《灵枢·百病始生》指出：“夫百病之始生也，皆生于风雨寒暑，清湿喜怒……传舍于肠胃之外，募原之间，留着于脉，稽留而不去，息而成积。”《中藏经》所提出的“真气失而邪气并”的发病学说，与本病的正虚复感外邪是一致的。疾病后期，由于恶性组织细胞的广泛浸润，导致脏器衰竭所引起的症状与古文献中的描绘更为相似，如《医门法律》中说：“虚劳之征，《金匮》叙于血痹之下，可见其劳则必劳其精血也，营血伤则内热起，五心烦热，目中生花见火，耳内蛙聒蝉鸣，口舌糜烂，不知正味，鼻孔干灼，呼吸不利，乃至饮食不为肌肤，怠惰嗜卧，骨软足疲，营行日迟，卫行日疾，营气为卫气所迫，不能内守，而脱出于外，或吐，或衄，或出于二阴之窍，出血既多火热迸入，逼迫煎熬，漫无休止，营血有立尽而已，不死何待耶？”。上述所论可推断祖国医学对本病的症状表现、病因病机、疾病的转归早有认识与论述。

700 恶性组织细胞病的辨证要点是什么？

本病起病急骤，病情凶险。初起正气尚未大伤，辨证以邪毒炽盛为主。随病情进展，邪毒消灼阴津，动血耗血而致正气日亏，若病情不得遏制，常致气随血脱，阴液消亡，脏气衰败。其辨证要点为：①以主症变化审病性：壮热、烦渴、神昏、大便秘结、兼见肌衄、鼻衄、齿衄，肝、脾、淋巴结增大者，为邪毒炽盛、迫血动血。面色苍白、四肢厥冷、低热不除、手足心热、脉沉取无力，为气阴两虚之象；②以恶组其他伴证的出现以求病位：咳喘息微，胸痛咯血者为邪毒袭肺，肺气衰败，肺络受灼。恶组病邪影响全身脏腑，如心悸胸闷，脉结代或细数弱者，为心阳不振，心气涣散；头痛欲裂，视物不明者，为热扰髓海；③疾病后期变证多端，宜辨明虚实，此时正气衰微，以虚为主，气阴两伤，脏气衰败而致坏证。

701 中医学对恶性组织细胞病的病因病机是如何认识的？

（1）邪毒炽盛　外感风热毒邪，或温病伏邪初起，邪在气分，正邪相争，正怯邪进，热渐入营，侵入血分，灼伤营阴，伤及血分，迫血妄行。邪在气分则壮热，口渴，尿赤便结，舌质红，脉洪大。该病传变迅速，气分不解，营血证并见。热灼营阴，迫血妄行，则见入夜热甚，斑疹隐隐或致出血证候。舌质红绛，脉细数为热入营血之象。

（2）癥积瘀阻　邪毒侵入经络脏腑，热毒煎熬血分成块，结成有形之块而成瘀血证。瘀毒互结，病情顽痼。初起以瘀血阻络之实证，日久因实致虚。舌质暗红或有瘀斑，脉弦细数为瘀血内停之象。

（3）气阴两虚　邪毒耗气伤血兼用化疗等克伐之剂，致气阴两虚。气虚则面色苍白无华，神差自汗，阴虚则盗汗，五心烦热，舌质淡微红，脉细数为气虚血少之象。

702 恶性组织细胞病如何审因论治？

本病的治疗宜分清虚实。初期以祛邪为主，针对热毒炽盛，瘀血内结，采用清热解毒、滋阴凉血、活血化瘀、消积散结为治则。本病常因实致虚，迫血动血成为气阴两虚之证，因此，病程中后期或化疗之后最宜固护正气，治法宜益气养阴补血为主。病程中常致严重的出血症状，除凉血止血等治法外，宜补气固脱，即有形之血不能速生，无形之气首当急固。

703 恶性组织细胞病如何辨证论治？

（1）邪毒炽盛

证候：面赤壮热，口渴汗出，头晕乏力，精神倦怠，尿赤便结，周身痛，不欲饮食，舌质红，脉洪大；或高热入夜为甚，兼见谵昏，斑疹隐隐，或兼见齿衄、鼻衄、吐血、便血；舌质红绛，脉细数。

治法：清热解毒，滋阴凉血。

方药：犀角地黄汤（《外台秘要》）加味。水牛角、生地黄、牡丹皮、白芍、生石膏、知母、金银花、连翘、蒲公英、地丁、白花蛇舌草、龙葵、白英、莪术。方中水牛角清心，凉血解毒；生地清热凉血，养阴；芍药、牡丹皮凉血消瘀。加石膏、知母、银华、连翘、蒲公英、地丁清热解毒。出血重者加白茅根、大小蓟、藕节、三七粉。

（2）癥积瘀阻

证候：肝、脾、淋巴结肿大，心烦不眠，低热口渴，胸胁疼痛，疼痛位置固定不移，精神萎软，周身乏力；舌质暗红或有瘀斑，脉弦细数或结代。

治法：活血化瘀，消积散结。

方药：膈下逐瘀汤（《医林改错》）加减。桃仁、红花、当归、牡丹皮、赤芍、五灵脂、香附、三棱、莪术、夏枯草、连翘、川贝母、柴胡、生地黄、黄芪、甘草。方中当归、川芎、桃仁、红花活血化瘀；香附、乌药、元胡疏肝行气；五灵脂、牡丹皮、赤芍药以加强活血化瘀之力；鳖甲、牡蛎、夏枯草、玄参、山慈菇软坚散结。肝、脾大明显者可加服小金丹或犀黄丸。

（3）气阴两虚

证候：面色淡白，神倦乏力，头晕心悸，盗汗自汗，低热，五心烦热，口干少饮，纳差；舌质淡微红，脉细数、沉取无力。

治法：益气养阴，补血生津。佐以解毒抗癌。

方药：十全大补汤（《局方》）加减。党参、炙黄芪、生地黄、制首乌、当归、川芎、白芍、龟板、鳖甲、半枝莲、山慈菇、莪术、茯苓、女贞子、旱莲草、甘草。本型应辨明气血虚损抑或气阴虚损程度及毒邪与瘀血盛衰情况加以调治。方中以八珍汤补益气血为主，佐以活血化瘀，清热解毒之品。

704. 治疗恶性组织细胞病有哪些专方验方？

（1）党参、覆盆子、仙灵脾、鹿角片各24g，鸡血藤18g，鸡内金、山楂、杜仲、炒蒲黄、韭菜子各9g，自然铜3g，黄芪、川断各60g，菟丝子、桑寄生各15g、补骨脂、巴戟天各12g。

（2）白花蛇舌草、蛇头一棵草各60g，半枝莲30g，瞿麦根、苦荞头、石大年各24g，无花果、隔山撬各15g。

方（2）加入方（1）水煎服。本方攻补兼施，用于各型恶组。

705. 临床治疗恶性组织细胞病有哪些中成药？

（1）紫雪散　每次3g，每日3次。清热凉血，熄风镇惊。主治壮热心烦，时有惊惕，斑疹隐现者。

（2）犀黄丸　每粒0.25g，每次2～3粒，每天3次。清热解毒，散结消肿。主治肝、脾、淋巴结增大明显者。

（3）八珍丸　每次1丸，每日3次。补气益血。主治病情相对稳定而气血亏虚者。

（4）小金丹　每次0.6g，每日2次。散结消肿，化瘀止痛。

主治肝、脾、淋巴结增大明显者。

706 什么是脾功能亢进？

脾功能亢进（hypersplenism）是指各种不同的疾病所引起的一种以脾增大，一系或多系血细胞减少为主要特点的综合征。临床表现主要为脾大、骨髓造血细胞相应增生。根据脾大程度分为轻、中、重度；根据病因可分为原发性和继发性。

707 脾功能亢进的临床表现是什么？

（1）脾大　通常无症状，可在体检时被发现，即使是巨脾症状不明显，只是偶感腹部不适或向一侧睡时感到不舒。

（2）外周血细胞减少所引起的相应临床症状和体征　血细胞减少导致贫血、感染性发热、出血。如脾功能亢进伴肝病变，同时可有肝功能减退、凝血功能障碍而出现的严重出血。

708 脾功能亢进如何诊断？

（1）脾大，肋下未触及脾者，脾区B型超声显像检查可供临床参考。

（2）红细胞、白细胞或血小板可以单一或同时减少。

（3）增生性骨髓象，部分细胞有成熟障碍现象。

（4）脾切除后可以使血细胞数接近或恢复正常。

（5）^{51}Cr 标记血小板或红细胞的检查。

诊断以前 3 条依据较为重要。

709 脾功能亢进如何进行鉴别诊断？

（1）当血细胞减少同时伴有脾大时，要鉴别是脾亢还是原发病本身所致，如系统性红斑狼疮、细胞不增多性白血病、亚急性感染性心内膜炎等。

（2）血细胞减少与脾亢及原发病都有关，如恶性淋巴瘤。

710 脾功能亢进的诊断标准是什么？

国内的参考标准：

（1）脾大。

（2）血细胞减少。一系或多系同时减少。

（3）骨髓造血细胞增生活跃或明显活跃。

（4）切脾后，外周血象恢复正常或接近正常。

（5）^{51}Cr 标记红细胞或血小板注入体内，做体表放射性测定，可发现脾区体表放射性比率大于肝 2～3 倍，提示被标记的红细胞在脾内过度破坏。

711 脾功能亢进如何治疗？

（1）若脾亢为继发性，则病因治疗极为重要。

（2）脾切除术　为解除脾亢的主要方法。儿童术后易并发感染，故 4 岁以前的儿童不易做脾切除。脾切除的指征：①脾大显著，造成压迫症状；②严重贫血，尤其是出现溶贫的时候；③血小板严重减少，出现出血症状；④粒细胞极度减少，反复感染者，仅限少数患者。

（3）脾动脉栓塞术　通过栓塞脾动脉分支，使脾发生缺血性梗死，从而削弱脾对血细胞的破坏及其分泌功能。本方法创伤小又简便。

（4）脾区照射　适用于原发性脾亢或手术不耐受者。

（5）药物治疗　采用长春新碱、泼尼松、雷公藤多苷联合治疗免疫因素引起的脾功能亢进。

712· 中医学对脾功能亢进是如何认识的?

在中医学中，无脾功能亢进的记载，但依其脾大的特点，现代中医将其归于“积聚”的范畴。《灵枢》：“人之善病肠中积聚者，何以候也，答曰：皮肤薄而不泽，肉不坚而淖泽，如此，则肠胃恶，恶则邪气留止，积聚乃伤肠胃之间……。”《景岳全书》：“凡脾胃不足，及虚弱失调之人，多有积聚之病。”因脾亢有出血倾向，在中医学中亦可属于“血证”的范畴。《济生方》：“夫血之妄行也，未有不因热之所发，盖血得热则淖溢，血气俱热，血随气上，乃吐衄也。”中医学认为脾亢的发生多因情志抑郁、寒湿侵袭、病后体虚。如黄疸、疟疾等日久不愈，使脏腑失和、阻滞气机、瘀血内停，或兼痰湿凝滞而成积证。本病发病的病机关键为气滞血瘀，脉络阻塞，结而成块，则为积证。日久，因实致虚，则可出现变证，出现发热、出血等表现。

713 中医学对脾功能亢进的病因病机有何认识？

（1）气滞血瘀　情志抑郁，肝气不舒，肝失疏泄，气机阻滞，血行不畅，气滞血瘀，日久而成积证。

（2）寒湿凝滞　起居不慎，寒温不调，寒湿入侵，致使脏腑气血失和。湿困脾阳，脾失健运，湿浊内生，凝聚成痰。邪气与血相搏结，日久成积。

（3）饮食失节　酒食不节，损伤脾胃，运化失常，水谷之精不能输布而成湿浊，凝聚成痰，痰阻气机，血行不畅，痰络壅塞，痰浊与气血相搏，日久成积。《诸病源候论·癥瘕病诸候》曰"癥瘕者，皆由寒温不调，饮食不化，与脏器相搏结所生也。"

（4）正虚瘀结　素体虚弱，或大病久病之后，气血虚弱，气虚无力推动血液循行，瘀血内停，日久成积。

714 脾功能亢进的辨证要点是什么？

关于脾功能亢进首先应辨明致病因素，积块是本病的主要表现，而致积块形成的因素是瘀血、痰凝及湿阻，抑或是气郁、气虚。一般来讲，应辨积证初、中、末三期。积证初起，多以邪实为主，若失治、误治，病邪日甚，则可伤及人体正气，导致正虚，从而形成虚实夹杂的病机。临证时可根据其积块的特征及正气的衰盛分为初、中、末三期以便进行适宜的治疗。初期以攻邪为主，予以理气活血，通络消积；中期积块增大，按之觉硬，正气已伤，形体且渐消瘦，治疗应攻补兼施，以祛瘀软坚，补益脾胃；末期积块坚硬，正气大伤，治疗以扶正培本为主，补益气血，兼以活血化瘀。

715 脾功能亢进如何辨证论治？

（1）气滞血瘀证

证候：积块软而不坚，固定不移，伴有腹胀，舌苔薄，舌质紫暗或有瘀斑，脉弦。

治法：理气、活血、通络。

方药：失笑散（《局方》）加减。金铃子、元胡、五灵脂、蒲黄、青皮、枳壳、当归、香附、川芎。方中金铃子、元胡、青皮、枳壳、香附理气活血；五灵脂、蒲黄、当归、川芎活血通络。

（2）气虚血瘀证

证候：积块硬痛不移，面色晦暗，消瘦，乏力，纳呆，时有寒热，舌质紫暗或有瘀斑，脉细涩。

治法：补气活血，调理脾胃。

方药：补阳还五汤（《医林改错》）加味。黄芪、川芎、当归、桃仁、红花、地龙、赤芍、茯苓、白术。方中黄芪、白术、茯苓补气、健脾；川芎、当归、桃仁、红花、地龙、赤芍理气活血。

（3）正虚瘀结证

证候：积块坚硬，疼痛逐渐加重，面色萎黄，消瘦，饮食大减，舌质淡暗，无苔，脉弦细或细数。

治法：大补气血，活血祛瘀。

方药：八珍汤（《类证治裁》）合化积丸（《杂病源流犀烛》）加减。党参、茯苓、白术、甘草、熟地黄、补骨脂、当归、川芎、三棱、莪术、香附、槟榔。方中党参、茯苓、白术、甘草益气健脾；熟地、补骨脂、当归养血填精；三棱、莪术、川芎活血化瘀；香附、槟榔行气以助活血之功。

716. 治疗脾功能亢进的中成药有哪些？

对于气滞血瘀证，可选用血府逐瘀丸、柴胡疏肝丸、复方川芎胶囊等；对于气虚血瘀证，可选用补中益气丸、黄芪颗粒、复方地龙胶囊等；对于正虚瘀结证，可选用十全大补丸、鳖甲煎丸、左归丸等。

717. 中医学治疗脾功能亢进的非药物疗法有什么？

目前，国内有用青黛进行脾区敷贴的方法以缩脾。具体药物为青黛、凡士林，将其调成膏状，取适量涂于脾区，再用纱布覆盖其上即可。

718. 哪些病毒感染可引起病毒相关性血液病？

因病毒感染引起的血液病或血液学改变称之为病毒相关性疾病。有些病毒可以直接抑制骨髓造血功能，也有一些病毒可以通过破坏机体的免疫功能而导致相关的血液病或明显的血液学改变。目前病毒引起血液学改变已引起了血液病医师的高度关注，采用合理的中西医结合治疗，可明显减轻或治愈这类疾病。

EB 病毒感染后可引起急性传染性细胞增多症、淋巴瘤、血小板减少、粒细胞缺乏、溶血以及嗜血细胞综合征等。

肝炎病毒可引起肝炎后再生障碍性贫血，其特点为肝炎后出现重型再生障碍性贫血；肝炎病毒感染也可导致粒细胞减少、血小板减少等。

巨细胞病毒感染可引起血小板减少、溶血性贫血、嗜血细胞综合征及骨髓抑制。巨细胞病毒感染易出现于免疫缺陷患者及器官移植后患者。

人类微小病毒感染可引发再生障碍性贫血、溶血性贫血和急性造血停滞。

病毒相关性血液病诊断时应注意此类患者应有明确的病毒感染史，多于病毒感染过程中或病毒感染后发病，具有相关病毒感染的临床表现，并具有相应的实验室检查依据，如分离出病毒或查到此类确切病毒感染的抗体，并且可排除其他致病因素。

治疗时应根据患者的病毒感染的相关诊断依据，给予针对有效的抗病毒药物，并可根据其中医证候特点给予中医药辨证论治。常用的中药有板蓝根、大青叶、连翘、黄芩、薏苡仁、白花蛇舌草、猪苓、穿心莲、鱼腥草、柴胡、黄芪、甘草、天花粉等。

719 可能引起血液病变化的药物有哪些？

因应用某些药物导致的血液病，称之为药物相关性血液病。药物相关性血液病的发生与药物应用有一定的关系。其发生与否常与所用药物剂量、种类相关，但个别患者即使应用低剂量的药物也可能引起严重的病变。药物通过以下几个途径导致血液病的发生。某些药物可引起骨髓抑制或损伤；药物导致人体形成抗体引起血细胞破坏而发生溶血性贫血或血小板减少；也可能因药物引起过敏反应或毒性反应；或因为某些药物作用而引起染色体变异；或某些药物导致凝血功能障碍。上述这些变化可导致患者出现贫血、出血、溶血、血细胞异常而引发血液病。

药物性相关血液病的发生一定有相关药物应用史，并且可以排除其他原因引起的血液学改变。且在诊断时应注意根据药物引起的血液变化与某些疾病相鉴别，如药物性溶血应与自身免疫性溶血性贫血相鉴别；药物继发的血小板减少应与原发性血小板减少症、脾功能亢进相鉴别；药物性白细胞减少应与脾亢及原发性血液病相鉴别。非药物性血液学改变临床上无服用药物史，而多有原发病临床症状和体征。

常见的可能引起白血病的药物有氯霉素、乙双吗啉；报道的可引起药物相关性再障的药物有氯霉素、阿司匹林、安乃近、保泰松、磺胺类药物、异丙嗪、苯妥英钠、他巴唑等；可引起溶血的药物有奎尼丁、非那西丁、磺胺类药物、解热镇痛药、抗生素等；可引起血小板减少的药物有解热镇痛药、镇静安眠药、抗生素等；可引起血栓的药物有促红素、抗纤溶类止血药；而水杨酸类制剂、肝素、溶栓酶及双香豆素类等则可引起出血的发生。

720. 细菌感染引起的血液学改变及其特点如何？

目前已知很多类细菌感染可以导致血液学改变，亦称为细菌感染相关性血液病，可见到贫血、溶血、出血、骨髓抑制等。细菌感染相关性血液病应有明确的细菌感染证据，血液学改变发生在感染后，并且可除外其他疾病所引起的血液学变化，感染治愈后血液学改变一般可恢复。

细菌感染引起血液学改变的机制：

细菌感染可抑制骨髓造血，也可以反应性刺激骨髓造血，引起白细胞减少或白细胞增多及血小板增高。毒素作用于白细胞而引起细胞形态改变，甚至发生类白血病反应。

细菌感染释放的毒素，或慢性炎症可抑制骨髓造血，炎症反应血管内皮损伤可导致微血管溶血；也可因抗体形成或毒素损伤红细胞而引起急性溶血的发作；感染也可导致红细胞生成素减少以及铁利用障碍而导致贫血。慢性感染常可引起慢性病性贫血；急性溶血多与急性感染相关；感染还可使原有的溶血性疾病加重，从而出现急性溶血危象，此类现象可见于遗传性球形红细胞增多症、自身免疫性溶血性贫血等。

引起溶血性贫血的常见细菌有产气荚膜状芽胞杆菌、金黄色葡萄球菌、链球菌、脑膜炎球菌、肺炎球菌、嗜血流感杆菌、大肠埃希菌及结核杆菌等。

另外，感染可损害血管内皮，引起血小板破坏导致血小板减少，而内毒素及致血小板聚集因子诱发血小板聚集消耗；加之感染可诱发血小板表面抗原性发生改变，产生自身抗体破坏血小板，从而临床中见到出血倾向，严重时可导致严重出血。而此类患者往往不在血液科初诊，因而易造成延误诊断及治疗。

严重时感染内毒素可损伤血管内皮，使凝血因子激活促发弥散性血管内凝血。

因此，在感染性疾病诊治过程中，医师应密切关注患者的血细胞变化情况，且应动态监测血象的变化及时发现问题，防止病情变化。

721. 结缔组织病相关性血液病的特点如何？

结缔组织病是一组疾病，包括系统性红斑狼疮、类风湿关节炎、干燥综合征等。

许多结缔组织病可能以血液学改变起病，如临床中经常见到以血小板减少为首发表现的系统性红斑狼疮，以白细胞减少为首发表现的干燥综合征，伴发血栓性病变的血细胞减少症等，这时患者能就诊于血液科，故当患者初诊时应注意筛查抗核提取物抗体测定、抗核抗体、肝肾功能等以确定诊断。

结缔组织病引起血液学改变的发生机制有以下几个方面：

血液中存在抗体是引起血液学改变的主要原因，抗体作用于相应的血细胞，被脾破坏可引起溶血、血小板减少、白细胞减少；抗体还可以直接作用于骨髓而引起骨髓造血障碍；体内抗体可破坏血小板引起血小板减少和血小板功能减低；也有患者因结缔组织病表现的小血管炎，机体免疫球蛋白增高，有时存在抗凝物质而出现血栓与出血并见的情况。

结缔组织病伴发血液病的特点：女性多见，常伴有关节疼痛、皮疹或皮下结节或面部红斑，也可能伴见蛋白尿、肝功能异常、发热等症状。实验室检查可有特异性抗体，如抗核抗体、类风湿因子、SSA、SSB 等抗体阳性。此类患者糖皮质激素治疗有效。

722 肿瘤并发贫血的形成机制？

恶性肿瘤所致贫血是指造血组织以外的各种恶性肿瘤所引起的贫血。其形成机制复杂，主要有以下几点：

（1）慢性病性贫血　造血组织细胞功能低下，对红细胞生成素反应低下。

（2）溶血性贫血　多数肿瘤患者红细胞寿命轻度缩短，红细胞流经脾、肝过程中，其细胞膜被单核-巨噬细胞不断吞噬，造成红细胞过早破坏；晚期肿瘤可合并弥散性血管内凝血，导致与 DIC 类似的机制，使红细胞在小血管内破坏。

（3）纯红细胞再生障碍　胸腺瘤患者常合并获得性纯红细胞再生障碍，极少数肺癌、乳瘤可合并 PRCA。

（4）铁粒幼细胞贫血　继发性铁粒幼细胞贫血患者有 16%

是继发于肿瘤性疾病。

（5）骨髓内肿瘤浸润　恶性肿瘤骨髓转移可引起骨髓病性贫血。

（6）巨幼细胞贫血　叶酸缺乏，纳差，摄入不足，肿瘤迅速增大，消耗叶酸过多，消化功能紊乱，吸收减少。

（7）铁缺乏　部分肿瘤合并出血，造成缺铁性贫血。

（8）治疗相关性贫血　化疗和放疗导致骨髓造血功能受抑发生贫血。

723 肿瘤患者为何常并发出血？

（1）肿瘤侵袭组织使血管破裂出血。

（2）血小板减少　多是癌转移至骨髓引起骨髓病性巨核细胞减少与成熟障碍，此外，脾大亦可致脾功能亢进引起血小板减少。

（3）凝血机制障碍　常是慢性或亚急性 DIC 所致。DIC 发生原因有癌细胞破坏血管内皮，使血小板聚集、黏附，癌细胞释放促凝血物质激活凝血，肿瘤治疗中合并感染，可诱发 DIC。

（4）肝功能障碍　肿瘤可因脾转移，使肝细胞广泛破坏，输血合并传染性肝炎，化疗药物引起中毒性肝炎等原因使肝功能严重受损，导致凝血因子生成减少，凝血功能发生障碍，引起出血。

724 肿瘤相关贫血有何临床表现？

临床表现因肿瘤种类、生成部位及转移扩散轻重不同而异。

消化道肿瘤贫血发现较早、症状重，常与其易引起出血及合并营养吸收障碍有关，甚至以贫血为首发症状。相反肺癌贫血发现较晚，贫血轻，贫血症状往往被肿瘤本身症状掩盖。一般肿瘤晚期贫血症状较初期严重，多为化、放疗引起骨髓抑制，癌骨髓转移患者免疫功能低下继发感染，营养吸收不良等综合因素引起。晚期患者合并出血常见。轻者多为皮肤黏膜出血，重者可发生内脏出血。

725 肿瘤相关贫血应做的实验室检查有哪些？

大多数患者表现为正细胞正色素贫血，网织红细胞增多，贫血严重者可见异型及嗜点彩红细胞，如合并微血管病性溶血，异形红细胞数量明显增多。消化道肿瘤患者常合并失血，其贫血表现为小细胞低色素性贫血。肿瘤转移至骨髓时外周血可出现幼红、幼粒细胞，贫血为中、重度。骨髓检查时要注意肿瘤细胞，当癌细胞有数个聚集或成团块倾向，其形态的共同特点为：①细胞和核均较大，染色较深；②多形性；③核/浆比例增大；④核仁大、数目不等呈异形性。白细胞正常或增多，是肿瘤可刺激中性粒细胞增多所致。血小板计数正常或减低。凝血因子晚期降低，合并 DIC 者有相应实验室改变。血清铁降低，总铁结合力正常或稍下降，铁饱和度降低。红细胞生存时间大多稍缩短。

726 肿瘤相关贫血如何治疗？

主要取决于肿瘤本身治疗，如经外科手术，化、放疗及生物治疗，肿瘤治愈或疗效达到临床标准，则贫血可显著改善甚至消失。在肿瘤治疗过程中，如贫血严重可采用输注红细胞悬液或用促红细胞生成素治疗。对不伴有营养缺乏者，补充铁剂、叶酸和维生素 B_{12}一般无效。合并自身免疫性溶血性贫血者皮质激素可暂时有效。合并出血的治疗大都为对症治疗，血小板减少可补充血小板或皮下注射血小板生成素，合并 DIC 则按 DIC 治疗。

727 血液学检验常用抗凝剂有几种？如何使用？

抗凝是用物理或化学方法除去或抑制血液中的某些凝血因子的活性，以阻止血液凝固。能够阻止血液凝固的物质，称为抗凝剂或抗凝物质。常用抗凝剂和使用方法如下：

（1）乙二胺四乙酸（EDTA）盐　常用有钠盐或钾盐，能与血液中钙离子结合成螯合物，使 Ca^{2+}失去凝血作用，阻止血液凝固。根据国际血液学标准化委员会（ICSH）建议，血常规抗凝剂用量为 $EDTA\text{-}K_2H_2O$ 1.5～2.2mg/ml 血液。不适用于凝血检查、血小板功能试验。

（2）枸橼酸盐　常用枸橼酸钠，能与血液中钙离子结合形成螯合物，阻止血液凝固。枸橼酸盐抗凝剂的抗凝力不如上述抗凝剂。枸橼酸钠与血液的抗凝比例为1∶9或1∶4，适用于红细胞沉降率、凝血检查，也是输血保养液的成分。

（3）肝素　肝素能加强抗凝血酶Ⅲ（AT-Ⅲ）灭活丝氨酸蛋白酶的活性，阻止凝血酶的形成、血小板聚集等作用，从而阻止血液凝固。肝素是红细胞渗透脆性试验的理想抗凝剂。但不适用于血常规、细胞形态学检查。每毫升血液肝素用量为（15±2.5）U，多为肝素钠盐或钾盐。

（4）草酸盐　常用有草酸钠、草酸钾、草酸铵，溶解后解离的草酸根离子能与样本中钙离子形成草酸钙沉淀，使 Ca^{2+}失去凝血作用，阻止血液凝固。2mg 草酸盐可抗凝 1ml 血液。但不适用于凝血检查。而且草酸盐浓度过高还会导致溶血、改变血液pH，干扰血浆钾、钠、氯和某些酶活性的测定。双草酸盐抗凝剂适用于血细胞比容、网织红细胞计数等检查，不适用于血小板计数、白细胞分类计数。

728· 为什么做血常规检验？

血常规检验虽不是什么特异性的实验，但由于血液不断地在全身循环，流经身体的各个重要器官，渗透到各组织中，参与人体的新陈代谢，调节和维护人体各处功能活动和内外环境的平衡，人体各部位稍有异常改变，都会由血液携带其各种信息传达出来，故检查血液中各种细胞成分的量和质的变化即可协助判断机体各种组织器官的病变情况。

血常规中的许多项具体指标都是一些常用的敏感指标，对机体内许多病理改变都有敏感反映，其中又以白细胞、红细胞、血红蛋白和血小板最具有诊断参考价值，所以许多病人在病因不明时可以做血常规检查对其进行辅助诊断。另外，一些已经明确诊断或治疗过程中的患者也需要经常做血常规检查，是观察治疗效果、用药或停药、继续治疗或停止治疗、疾病复发或痊愈的常用指标。需要特别提到的是，在化疗、放疗及血液病等特殊病人中，血常规检查是个非常重要的和经常需要检测的观察指标。

729· 网织红细胞计数的方法有哪些？有何特点？

网织红细胞是介于幼稚红细胞与成熟的红细胞之间的过渡性细胞，由于其胞质中存在嗜碱性核糖核酸 RNA，因而用煌焦油蓝染液进行活体染色后，胞质中可见有蓝绿色网状结构，故名网织红细胞。

原理：因网织红细胞胞质中还残存少量核蛋白体和核糖核酸（RNA）可被某些染料染成蓝色颗粒和网状物质，故可区别于完全成熟的红细胞。试剂过去用煌焦油蓝，近来多用新美蓝染液，因为后者网状物质着色较深，结果比较恒定，煌焦油蓝在不同标本间的差异较大。

操作：手工法用同一份标本取少量血与等量的煌焦油蓝试剂于试管内混匀，在室温染色 20min 后制片，在油镜下观察 1000 个红细胞，计数网织红细胞数，然后换算成百分数。网织红细胞的绝对值等于网织红细胞的百分数乘以红细胞计数值。

目前检测网织红细胞的方法有传统的显微镜目测法、网织红细胞计数仪、流式细胞仪、多参数血细胞分析仪四种方法。

（1）传统的显微镜目测法　人工计数 1000 ~ 2000 个红细胞，计数网织红细胞所占百分数。受主观因素影响较大，结果与染色部位、染色时间、染料与血液的比例有关，准确性较差。

（2）网织红细胞计数仪　网织红细胞计数仪是专门进行网织红细胞测定的仪器，可自动染色、自动分析、自动打印各阶段网织红细胞分布图，结果准确，但仪器昂贵且单一难以广泛应用。

（3）流式细胞仪　流式细胞仪将红细胞染色后将含有 RNA 的网织红细胞计数，但不能分析其成熟程度。

（4）多参数血细胞分析仪　为网织红细胞计数提供了先进的测量手段，这类仪器采用荧光染色和激光测量的原理，不但能客观准确计数、测量网织红细胞，而且还能根据其 RNA 含量，估计网织红细胞的成熟程度，其最大的优势是对网织红细胞分群，客观地将网织红细胞分成高荧光强度网织红（HFR：属早期网织红）、中荧光强度网织红（MFR：属中期网织红）、低荧光强度网织红（LFR：属晚期网织红），同时还能提供网织红细胞中的血红蛋白含量（CH-r）等参数，这些指标对临床及科研颇有价值。

730 常用染色方法有哪几种？染色效果如何？

染色方法有多种，包括瑞氏（Wright）染色法、吉姆萨染色法（Giemsa）染色法、瑞-吉姆萨混合染色法、Romannowsky 染色法及苏木精染色法，常用的染色方法包括瑞氏染色法、吉姆萨染色法、瑞氏-吉姆萨混合染色法三种，目前较常用的是瑞氏染色法，各种血细胞形态特点描述均指瑞氏染色的光学显微镜下特点。较常用的三种方法其染色效果各不相同，瑞氏染色对胞质的染色效果好于对胞核的染色，但如果掌握正确方法并排除影响因素即能很好地满足临床需要；吉姆萨染色对胞核的染色要好于对胞质的染色；瑞氏-吉姆萨混合染色可兼得二者优点。血细胞涂片染色要求新鲜全血或 EDTA（2K）抗凝血。具体操作步骤：①滴加瑞氏-姬姆萨染色液 A 液（0.5～0.8ml）于涂片上，并让染液覆盖整个标本涂片染色 1 分钟；②将瑞氏-姬姆萨染色液 B 液滴加于 A 液上面（滴加之量为 A 液的 2～3 倍）以洗耳球吹出微风使液面产生涟漪状，使两液充分混合，染色 3～10 分钟；③水洗（冲洗时不能先倒掉染液，应以流水冲去，以防有沉渣沉淀在标本上）；④干燥，镜检。

注意事项：

（1）染色时间要视何种标本，涂片厚薄，有核细胞多少，何种细胞及室温等而定；通常染血液涂片时滴加 B 液后染 1～3 分钟即可，染骨髓片则应不少于 5 分钟。

（2）做骨髓涂片时，因为骨髓纤维蛋白含量较高，凝固较快，所以涂片过程要快。骨髓不可用草酸盐抗凝，否则会使血细胞核变形，核染色质致密，胞质空泡形成，出现草酸盐结晶。

（3）染液量需充足，勿使染液蒸发干燥，以防染料沉着于涂片上。

（4）做血细胞染色时，当天气寒冷或湿度较大时，应于37℃温箱中保湿促干，以免细胞变形缩小。

731 血红蛋白是用于评价人是否贫血的主要指标吗?

血红蛋白是人体血液中红细胞内的主要成分，其主要生理功能是作为呼吸系统的载体，具有易与氧和二氧化碳结合的特性，可将人体吸入的氧气从肺部输送到全身各组织，再将组织中的二氧化碳运送到肺后呼出体外。血液的颜色是红色的，这也与血红蛋白有关。

贫血和不贫血以血红蛋白测定值为主要依据。这里需要解释的是，血红蛋白和红细胞计数具有基本相同临床应用价值，血红蛋白与红细胞还有特定的比例关系，如每升血液中有 1.00×10^{12} 个红细胞，相当于每升血液中血红蛋白浓度为30g（30g/L）。可以通过这个比例关系分析血红蛋白浓度和红细胞数量是否平行。如有较大的差异则说明红细胞的体积大小和形态有所改变，或红细胞内含的血红蛋白的量有所改变，此时应该注意 MCV、MCH、MCHC 等几个红细胞参数，它们也是分析判断贫血的几个重要指标。血红蛋白的确是用于评价是否贫血的一个重要和常用指标，但不是唯一指标。

732 表示贫血的红细胞参数有哪些?

用于判断贫血的主要指标是血红蛋白浓度，除了血红蛋白外还可参考红细胞数量，如二者比例失调，还应进一步参考平均红细胞体积（MCV）、平均红细胞血红蛋白量（MCH）、平均红细胞血红蛋白浓度（MCHC）、红细胞体积分布宽度（RDW）。

733. 粒细胞系统各阶段分类有哪些主要鉴别要点？

原始粒细胞：胞体圆形或椭圆形，12～20μm 直径。胞核圆或椭圆形，染色质淡紫红色细粒网状，非常平坦均匀，核仁 3～6 个，周界明显，似向外凸。胞质量少，呈明亮天蓝色，无颗粒。

早幼粒细胞：胞质内出现大小不均匀的紫红色嗜天青颗粒。胞体较原始细胞略大，直径 12～25μm。核染色质粗颗粒网状，可见核仁 2～4 个或已消失，周界不如原始细胞明显。浆量略或明显多于原始粒细胞，呈淡蓝色，近核凹陷常有一不着色区，其间无颗粒。颗粒分布于胞质边缘或压在胞核之上。

中幼粒细胞：胞体圆或近圆形，直径 15～20μm。胞核偏于一侧，多为椭圆形，染色质呈紫红色粗粒网状或已有小的凝集，有时可见 1 个或数个核仁。胞质量多呈淡蓝色，核质比约 1∶1。中性粒细胞内含有少量杏黄色中性颗粒；嗜酸性中幼粒的胞质内出现少量的大小一致的、有立体感并有折光性的金黄色嗜酸性颗粒，一般分布于胞质中，很少盖于核上；嗜碱性中幼粒胞质内含有大小不等的蓝黑色颗粒，可分布散覆于核上。

晚幼粒细胞：胞体圆或椭圆形，直径 10～16μm。胞核呈肾形或有凹陷的半圆形，其凹陷的程度可与他的上下阶段区分，方法是将凹陷的胞核做一假想圆形，凹陷的部分大于圆直径的 3/4 为杆状核粒细胞，凹陷的部分小于小圆直径的 1/2 为中幼粒细胞，凹陷的部分介于（1/2）～（3/4）为中晚幼粒细胞。晚幼粒细胞质内充满细小的灰褐色或淡紫红色的中性颗粒，嗜酸性、嗜碱性晚幼粒细胞的颗粒特点如上所述。

杆状核粒细胞：胞体圆或椭圆形，直径 10～13μm。胞核呈杆状、带状，胞核凹陷的部分大于假想圆核直径的3/4。着色不均，中间有空白区。染色质粗糙成块状，核两端钝圆呈深紫红色。中性、嗜酸和嗜碱性杆状核的颗粒特点如上所述。

分叶核粒细胞：胞体圆形，直径10～13μm。核呈分叶状，染色质呈细块状。多分2～5叶。叶与叶之间完全断开或以一丝相连或互相重叠。胞质内充满相应的特异性颗粒。

734 红细胞系统各阶段分类有哪些主要鉴别要点？

原始红细胞：胞体较原粒大，呈不规则，胞体圆或椭圆形，直径11～20μm。胞核圆形，占细胞的绝大部分，居中。染色质若网点状，瑞氏染色后呈深紫红色，2～4个明显蓝色核仁，与周边无明显界限且较平坦。胞质强嗜碱性成墨水蓝状，可有伪足突起，无颗粒。

早幼红细胞：圆形，直径15～18μm。胞核圆形，仍占细胞的绝大部分，染色质开始凝集但未形成块状，核仁无或不清晰。胞质嗜碱性蓝色颜色稍淡且色调均一，无颗粒。

中幼红细胞：圆形，直径8～18μm。核圆形居中或略偏一侧，染色质开始有凝聚的小块或碎墨块状，无核仁。胞质增多弱嗜碱性、呈灰蓝色或淡蓝色，核质比例约1∶1。

晚幼红细胞：圆形或椭圆形，直径7～13μm。染色质呈致密块状，无核仁。胞质量大，呈粉红色。

735 骨髓检查的目的和意义是什么？

（1）骨髓检查可用于造血系统疾病的诊断，如对白血病的诊断，各种贫血的鉴别诊断、多发性骨髓瘤和血小板增加或减少性疾病的诊断。

（2）某些感染性疾病，如感染性心内膜炎的骨髓培养有助于提高该病诊断的阳性率，疟原虫和黑热病原虫感染时，骨髓检查有助于发现原虫并明确诊断。

（3）某些恶性肿瘤时，骨髓检查可以确定是否有骨髓转移，因为骨髓是许多恶性肿瘤转移的好发部位。肺癌、乳腺癌、胃癌、前列腺癌易发生骨髓转移，骨髓检查可发现相应的肿瘤细胞。

（4）用于骨髓干细胞培养、染色体核型检查、骨髓细胞免疫学分型试验等。

736 · 骨髓涂片检查应观察哪些方面？

（1）挑选厚薄适宜的骨髓片，1～2 张做瑞氏染色，其他留作特殊染色用。

（2）先用低倍镜观察有核细胞多少，决定是否取材不良，若太少，油镜观察有无骨髓特有细胞。

（3）观察尾部有无其他细胞　例如，异形网状细胞、戈谢（Gaucher）细胞、尼曼-匹克（Niemann-Pick）细胞等。

（4）仔细观察每个细胞形态有无异常。

（5）按细胞分类方法，计数 200～500 个有核细胞。

（6）观察血小板形态、数量。

（7）注意有无寄生虫，如疟原虫、利什曼小体。

（8）计数全片巨核细胞数量并分类。

（9）有无转移癌细胞。

737 血细胞形态学检查有什么临床意义？

利用细胞学方法研究，观察骨髓和血液中细胞数量、质量的变化，以了解造血功能。作为对某些疾病的诊断，疗效观察及预后的依据。可以肯定诊断的，如各种类型白血病、巨幼细胞性贫血、多发性骨髓瘤、骨髓转移癌、尼曼-匹克病、戈谢病、骨髓坏死等。可以协助诊断的，如再生障碍性贫血、缺铁性贫血、脾功能亢进等。可以随访治疗效果的，如对各种白血病、骨髓瘤、类白血病反应等疾病，有时通过此项检查以肯定其治疗效果。另外，有时在骨髓内可找到疟原虫或利什曼小体，而且疟疾或黑热病的诊断须在骨髓内得以肯定。组织胞浆菌病及弓形体病的晚期可发现荚膜组织胞浆菌及毒浆体属原虫。

738 骨髓有核细胞增生程度分几级？如何划分？其临床意义如何？

（1）增生极度活跃　涂片中有核细胞约占 1/2 或更多。成熟红细胞与有核细胞之比平均为 1.8∶1。常见于各种白血病。

（2）增生明显活跃　成熟红细胞与有核细胞之比为 5∶1～9∶1。常见于各种红系、粒系或其他系统的增生疾病。

（3）增生活跃　成熟红细胞与有核细胞之比为 27∶1，一般为正常骨髓的表现。

（4）增生减低　成熟红细胞与有核细胞之比为 90∶1，见于骨髓造血功能减低。若取样稀释，也可表现为此种现象。

（5）增生重度减低　有核细胞明显减少，成熟红细胞与有核细胞之比为 200∶1。是典型的再障骨髓象。若取材不良，亦见此象。

739 血液系统疾病为什么要血象、骨髓象同时进行检查？

有的疾病骨髓象相似，但血象不同。例如，遗传性球形红细胞增多症与缺铁性贫血，二者的骨髓象皆表现为红细胞系统增生，但在血片中前者有球形红细胞，而后者的细胞则有明显的中心淡染区。有的疾病，血象相似而骨髓象不同，如传染性淋巴细胞增多症和慢性淋巴细胞白血病，血象中白细胞数均增加，淋巴细胞增多，但骨髓中前者淋巴细胞稍增，后者则明显增加。有些急性白血病，骨髓不易确定类型，但检查血象则较易肯定，因为血中细胞成熟程度比骨髓中好，细胞类型较易辨认。有的疾病血象变化显著，而骨髓变化不显著，如传染性单核细胞增多症。有的疾病血象变化不显著，而骨髓改变明显，如骨髓瘤。故二者同时检查有利于疾病诊断和鉴别诊断。

740 正常骨髓象有何特点？

由于骨髓标本采集的不同，被检者个体的差异，检验人员掌握各种细胞的程度及细胞划分标准的不同，各单位正常人骨髓中各种细胞的参考值变化加大，全国尚无统一的参考值。例如，巨核细胞正常值的计数方法有两种，即骨髓液巨核细胞直接计数法和一张骨髓涂片上巨核细胞的总数，临床上常用后一方法，但对于该标准的巨核细胞上限尚有争议。虽然各单位的参考值有所不同，但符合以下情况者，可视为大致正常骨髓象。

骨髓有核细胞增生程度：增生活跃，粒红比值（2～4）：1。

粒细胞系统：占 40%～60%。其中原粒细胞<2%，早幼粒

细胞<5%，中性中幼粒细胞约8%，中性晚幼粒细胞约10%，中性杆状核粒细胞约20%，中性分叶核粒细胞约12%，嗜酸性中幼粒细胞<1%，嗜酸性晚幼粒细胞<2%，嗜酸性杆状核粒细胞<3%，嗜酸性分叶核粒细胞<5%，嗜酸性中幼粒和晚幼粒罕见，嗜碱性杆状核和分叶核粒细胞<1%。

红细胞系统：占20%~25%，原红细胞<1%，早幼红细胞<5%，以中晚幼红细胞为主，各占10%。

淋巴细胞系统：占20%~25%，均为成熟淋巴细胞，原淋巴细胞罕见，幼淋巴细胞偶见。

单核细胞系统：<4%，均为成熟单核细胞，原单核细胞罕见及幼单核细胞偶见。

浆细胞系统：<2%，均为成熟浆细胞，原浆细胞罕见及幼浆细胞偶见。

巨核细胞系统：在1.5cm×3.0cm的片膜上，可见巨核细胞7~35个，其中原巨核细胞不见或偶见，幼巨核细胞占0~5%，颗粒型巨核细胞占10%~27%，产生小板型巨核细胞占44%~60%，裸核占8%~30%。血小板较易见，成堆状存在。

其他细胞：组织细胞、内皮细胞、肥大细胞、脂肪细胞等偶见，分裂象细胞少见，不见寄生虫或异常细胞。

成熟红细胞、血小板及各种有核细胞形态正常。

综合上述特点，正常骨髓象具备四项条件：①有核细胞增生活跃；②各系、各阶段有核细胞所占百分比应在正常参考值范围内；③各种血细胞形态无明显异常；④无寄生虫和明显异常细胞。

741 骨髓病态造血有哪些表现？

红细胞的病态造血：①红细胞系统过多或过少；②各阶段有核细胞明显大小不均，较早期的红细胞常有伪足；③核的变化，除原始红细胞外，各阶段均有巨幼样改变，但其程度较巨幼红细胞贫血的改变轻。细胞核的数目增多，可达 2～8 个，同一细胞内的细胞核可出现不同的成熟程度。晚幼红细胞的核常不规则，可有花瓣样、碎裂样、溶解状或 2 个分裂的红细胞中间以核丝相连，称为核间桥现象；④幼红细胞胞质的变化，着色不均，点彩，Howell-Jolly 小体或胞质空泡；⑤成熟红细胞明显大小不均，可见巨大红细胞（直径>100μm），有多嗜性、点彩、H-J 小体，偶有 Cabot 环，还可见卵圆形、靶形、球形及泪滴样红细胞，也可见红细胞碎片。

粒细胞病态造血：①在 MDS 的不同分期中，原始加早幼粒细胞的比例各不相同；②细胞核的变化，核浆发育明显不平衡，以中幼粒细胞最为显著。各阶段粒细胞都可有双核者，其胞体比正常细胞大约 1 倍。分叶核细胞可分叶过多或呈环状或分叶过少，似 Pelger-Hüet 异常，有的染色质凝聚或呈块状；③胞质的变化，部分粒细胞外形不规则，若有外质可形成伪足。部分成熟粒细胞胞质着色不均匀，排列紧密呈橘红色，但不同于嗜酸细胞；④原始粒细胞簇，在骨髓涂片上有 3 个或 3 个以上原始粒细胞组成的细胞团称为原始粒细胞簇。

巨核细胞病态造血：①淋巴样小巨核细胞呈类圆形，直径 5～8μm，几乎不见胞质；核圆形且多凹陷，似淋巴细胞，其与淋巴细胞的区别在于其胞质常有毛状或泡状突起似撕纸状，强嗜碱性呈云雾状，少有颗粒；核多偏一侧，染色质浓集，结构不清，通常无核仁；②单圆核小巨核细胞呈椭圆莆形，直径 10～20μm，胞质量比淋巴样小巨核细胞增多，有突起及伪足，质内有紫红色尘土样颗粒，周边常有血小板附着；③多圆核巨核细胞直径为 10～40μm，胞质与单圆核小巨核细胞类似；细胞核多至 10 余个；④大单圆核巨核细胞直径 20～40μm，胞质内充满尘土样颗粒，核圆形或椭圆形，常偏位；⑤多分叶巨核细胞直径大于 40μm，除核分叶过多外与一般成熟巨核相同；⑥类正常巨核特点为胞质中颗粒减少，核不规则，可分叶过多或多圆核。

742 染色体检查在白血病诊断和治疗方面有哪些应用?

常规显带技术可在 50%~80% 急性髓细胞白血病（AML）中发现克隆性染色体异常，在 AML 中最常见的染色体异常是+8、-7 和-5，在大多数 AML 亚型中可见到这几种异常。染色体易位、缺失、倒位是常见的染色体结构异常，特异性染色体异常是指在疾病的早期阶段发生、与疾病的发生有关并决定疾病的基本生物学特征的一类染色体异常，如 t（8；21）（q22；q22）异常绝大多数见于 AML-M_2 型，t（15；17）（q22；q22）目前仅见于 AML-M_3 型，可作为 M_3 诊断的标准。75% 左右的急性淋巴细胞白血病患者可见染色体数目和结构异常。数目异常特别是超二倍体比较多见，亚二倍体则少见。结构异常则已发现十几种之多。染色体异常同 ALL 免疫学分型相关。例如，Ph 染色体 t（9；22）（q34；q11）可见于 20%~30% 的前 B 细胞 ALL；t（4；11）（q21；q23）可见于具有早前 B 细胞 ALL。AML 中具有 t（15；17），inv（16），t（8；21）异常的病人对治疗反应良好，缓解期较长，而具有-5、-7、+8 及 t（9；22）的 AML 病人则预后较差。在 ALL 中，染色体数超过 50 的超二倍体者对治疗的反应良好，其次是染色体数在 47~50 的异常者及正常核型者，而 t（4；11）及 t（8；14）者则预后很差，中位生存期多小于 1 年。当慢性粒细胞白血病患者出现双倍 Ph，+8，i（17q），+19，+21 等新的异常克隆时，往往预示着急变，核型改变可以在临床急变前 2~4 个月、甚至 18 个月之前出现，核型异常对慢性淋巴细胞白血病（CLL）的预后价值也已得到肯定，大约半数 B 细胞慢淋有克隆性核异常，数目异常以 12 号三体（+12）检出率最高，可有+12 伴额外异常或结构异常，单纯+12 多见于早期，14q 多见于晚期，以 t（11；14）（q13；q32）、 t（14；18）（q32；q21）和t（14；19）（q32；q13）三种较多见，14q32是IgH基因位点。20%的慢淋可见13q14异常。13q14带是Rb抑制基因所在位点，提示Rb基因可能参与慢淋的发病机制。核型异常与预后及生存期有关。单纯+12者预后较其他异常者为好。

743 染色体检查在骨髓异常综合征、淋巴瘤及骨髓增殖性疾病中有哪些应用？

染色体异常见于40%～80%的MDS，常表现为染色体的丢失、部分缺失，亦可见染色体增加和结构异常，如-7、-17、-Y、$5q^-$、$7q^-$以及+8、+11和t（3；3）（q21；q26）、t（5；17）（q32；q12）等。在MDS、AA、PNH等疾病的鉴别中，细胞遗传学有利于确定MDS的诊断。细胞遗传学分析也有利于判断MDS的转归及预后。随着MDS向白血病转化危险性的增高，如在MDS的RAEB，RAEB-Ⅱ中，克隆性染色体异常的检出率也相应提高。-7及复杂染色体异常者，常预示疾病的转化及严重的预后。在淋巴瘤中的应用：越来越多的证据表明核型异常同恶性淋巴瘤亚型相关，如大多数Burkitt淋巴瘤具有t（8；14），少数为t（2；8）和t（8；22）。淋巴瘤核型异常的预后价值也是明确的，如约85%的滤泡性淋巴瘤具有t（14；18），或单独存在或与其他异常一起存在，前者预后良好而后者预后差。在其他血液病中的应用：在骨髓增生性疾病中，细胞遗传学为真性红细胞增多症（PV）是一种克隆性疾病提供了有力证据。约40%的PV有克隆性染色体异常，常见的染色体异常有del（2v）（q11），+8和+9，可见于PV病程的始终，对临床表现和病程影响很小。染色体核型分析为PV诊断和鉴别诊断继发红细胞增多症提供了有力的证据。原发性骨髓纤维化染色体异常核型检出率约为30%，最常见的染色体异常为-7，-9，+8，+2或1q、13q等结构异常。

744 染色体检查在骨髓移植方面有哪些应用？

在骨髓移植中性别染色体常作为遗传标记，方法稳定而简便。当供、受体性别不和时，当男性受者接受了女性骨髓，在移植后，造血细胞中X染色体消失或女性受者接受了男性骨髓，造血细胞中出现了Y染色体，均说明完全的植入。利用显带技术等，经常发现于13、14、15、21、22等染色体上的随体也可作为遗传证据。如移植前具有随体的受者移植后随体消失或移植前不具有随体的受者，移植后出现了随体，均可说明植入成功。

745 何谓本-周蛋白？用什么方法检测？

本-周（Bence-Jones）蛋白是一种免疫球蛋白的轻链单体或二聚体，属于不完全抗体球蛋白，分为κ型和λ型。本-周蛋白在一定pH条件下加热至40～60℃时发生沉淀，接近100℃时沉淀消失，冷却时又重现沉淀。故本-周蛋白又称为凝溶蛋白。检测方法：过筛检测即用热沉淀反应法。确诊则必须用电泳免疫分析，即将尿液进行电泳，本-周蛋白可在α-γ球蛋白间出现一条浓集的区带。为进一步确诊，可将尿液与抗κ轻链及抗λ轻链进行免疫学测定，以区分轻链类型。一般认为，当浆细胞恶性增殖，50%多发性骨髓瘤及15%巨球蛋白血症患者，尿中可出现本-周蛋白；肾淀粉样变、慢性肾盂肾炎及恶性淋巴瘤病人尿中亦有阳性反应。

746. 两医院化验结果差别较大是何原因，怎么办？

患者生病后可能会到不同的医院就诊，也会在不同的医院化验室做各种化验，有时会发现相同的化验结果却差别较大，患者有理由怀疑是哪个医院将结果做错了或结果不准。这种问题确实存在，其原因可能有以下几点：①实验室问题：实验室仪器设备灵敏度和特异性差异；②检验人员问题：个别技术人员存在技术问题或过失差错；③患者自身问题：如每次化验前是否有病理性改变，病情加重或减轻；或其他症状出现或消失；生理周期影响；是否剧烈运动；采血时间是否相同；采血部位是否相同；饮食的变化；所服药物的影响；抽血或留取标本的时间和条件的改变等都可导致不同化验室间结果的差异。如果发现两所医院的检验结果差异较大，应首先看一下化验内容是否确实完全一致，检验结果的单位是否相同。一般情况下，医师会相信和使用本医院的化验结果，如对结果有疑问，医师会要求复查，并应告知化验前有何要求。患者也可自己与检验人员沟通说明情况提出要求复查，以便对不同的结果进行再次核实，避免不必要的误差和麻烦。下面列举血常规检查的一些影响因素：①采血部位：静脉血计数最接近真值，且重复性好；手指血是末梢毛细血管血样中与静脉血差异最小且较为稳定的血样。有研究表明，与静脉血相比，手指血的准确性和可重复性仍然较差：白细胞计数可升高约8%，而血小板计数可降低9%。因耳血易受多种因素影响，准确性及重复性均较差；②患者个体因素：体温过低，严重溶血，循环不良，剧烈运动，饱餐，特殊生理周期（如月经期、妊娠期）等；③操作因素：采血时用力挤压（溶血），采血时间过长或血液离体时间过长未及时检测（>6小时）血小板影响显著，一般情况会有所减低；④仪器因素：上机未充分混均，仪器本身故障，仪器型号不同。

747 什么是血清免疫球蛋白？有什么生物活性？

免疫球蛋白是人体血清和体液中具有抗体活性的一类蛋白质，又称丙种球蛋白，是机体抗御疾病的重要成分。血清免疫球蛋白可分为五种类型，即IgG、IgA、IgM、IgE及IgD（后两种含量甚微）。①结合抗原：抗体的最主要功能是与相应的抗原特异性结合，从而在体内导致免疫反应，产生生理和病理效应，在体外引起各种抗原抗体反应；②激活补体：抗体（IgG3、IgG1、IgG2、IgM）与相应抗原结合后，抗体变构，其重链恒定区上的补体结合点暴露，CIq逐与之结合，从而使补体各成分激活；③亲细胞作用：巨噬细胞、淋巴细胞、肥大细胞、中性粒细胞和血小板等表面都有Fc受体，不同类别的免疫球蛋白可与不同的细胞结合，产生不同的后果，如变态反应等；④调理作用：某些免疫球蛋白覆盖于颗粒性抗原表面，使其更易被吞噬细胞吞噬；⑤膜传递作用：免疫球蛋白可通过上皮层传递，这对向胎儿传递抗体及向体表提供抗体具有重要意义。

748 免疫球蛋白增高或减低有什么临床意义？

Ig显著减低：①见于先天性低丙种球蛋白血症，如IgG、IgA、IgM三种全缺的Bruton病（仅限于男性），三种Ig缺某一或二种（减少或无能）的丙种球蛋白异常血症，后者最多见的是IgA缺乏症（隐性遗传）。见于获得性低丙种球蛋白血症（如肾病综合征、蛋白质丢失性肠病、先天性风疹病等）以及瑞（Swiss）氏胸腺发育不全伴无丙种球蛋白血症。

Ig明显增高：①见于免疫性疾病，如系统性红斑狼疮急性期、慢性活动性肝炎、类风湿关节炎活动期等；②见于多发性骨髓瘤，可按其所产生Ig不同而有G型（IgG增多）、A型（IgA增高）、D型、E型（后两型极少见）等；③见于感染，如慢性化脓性感染、肺结核、肝脓肿、血吸虫病、瘤型麻风等，可见IgG升高；④见于恶性肿瘤，如消化道癌、呼吸道癌、泌尿生殖系癌，绝大多数患者均见IgA增多。喉癌、结肠癌、直肠癌、前列腺癌IgM亦见升高；⑤过敏性疾病、寄生虫病可见IgE增高。

749 何谓狼疮细胞试验？如何操作？

患者体内产生了抗细胞核蛋白的抗体，其与核蛋白结合后形成一种复合物，可被人体内的中性粒细胞吞噬，这种吞噬了复合物的白细胞就称为狼疮细胞。可以在外周血和骨髓中找到，一般要检查多次才能在一些活动性红斑狼疮病人血中找到。它并非高度特异，可出现在红斑狼疮、类风湿关节炎、系统性硬皮病等多种风湿病中，但在红斑狼疮中的阳性率可高达40%~70%。狼疮细胞检查也是确诊红斑狼疮的一种方法，由于方法繁琐，目前已基本被抗核抗体所取代。方法如下：

（1）取患者血液2~3ml，注入干燥洁净试管内，待凝。

（2）于凝块刚形成时，用竹签将凝块搅碎，并将残余凝块弃去。

（3）以2000r/min离心10分钟，使白细胞凝于同一层面，便于狼疮细胞形成。

（4）置37℃孵育箱内孵育2小时。

（5）取出白细胞层，及上下各少许，置血细胞比容管内2000r/min沉淀10分钟。

（6）吸取上层液，制涂片3~4张。

（7）以瑞氏染色镜检，观察狼疮细胞。

750· 白细胞分化抗原（CD 分子）的概念、作用及应用？

CD 分子是白细胞（还包括血小板和血管内皮细胞等）在正常分化成熟不同谱系和不同阶段以及活化过程中出现或消失的细胞表面标记。它们大都是穿膜的蛋白或糖蛋白，含胞膜外区、穿膜区和胞内区。少数 CD 分子是碳水化合物半抗原。许多 CD 分子是有功能的分子，有些是酶，有些是受体，有些是信号传导分子、离子通道或调节分子。CD 分子参与机体一些重要的生理和病理的过程，例如，①免疫应答过程中免疫细胞的相互识别，免疫细胞抗原识别、活化、增殖和分化，免疫效应功能的发挥；②造血细胞的分化和造血过程的调控；③炎症发生；④细胞的迁移，如肿瘤细胞的转移等。

CD 抗原及其相应的单克隆抗体在基础和临床免疫学研究中已得到广泛的应用。基础免疫学研究中 CD 主要应用于：①CD 抗原的基因克隆，新 CD 抗原及新配体的发现；②CD 抗原结构与功能关系；③细胞激活途径和膜信号的传导；④细胞分化过程中的调控；⑤细胞亚群的功能。在临床免疫学研究中，CD 单克隆抗体可用于：①机体免疫功能的检测；②白血病、淋巴瘤免疫分型；③免疫毒素用于肿瘤治疗、骨髓移植及移植排斥反应的防治；④体内免疫调节治疗。

751· 出血时间和凝血时间测定有何意义？

出血时间（CT）和凝血时间（BT）测定，是一对试验，用于测定皮肤受特殊刺破后出血并自动停止所需的时间及血液离开机体后到完全凝固所需要的时间，前者用于评价皮肤毛细管的止血能力，后者用于测定血液的凝固能力。该组试验具有方法简单，测定迅速的特点，但也有致命的缺点，如方法掌握程度不一，因人而异变异较大，测定时各种干扰因素较多且不易克服。因此作者认为它仅仅可以作为一种初筛试验，而不是用于诊断。凝血时间试管法操作较为复杂，费时费力，但结果明显比玻片法准确。

参考值：出血时间（Duke 法）：1 ~3 分钟
凝血时间（玻片法）：2 ~4 分钟
凝血时间（试管法）：4 ~12 分钟

出血时间延长多见于：血管结构或功能异常，如遗传性出血性毛细血管扩张症；血小板数量明显减少的疾病，如原发性或继发性血小板减少性紫癜；血小板黏附功能异常，如血管性假血友病；血小板聚集功能异常，如血小板无力症和低纤维蛋白原血症；此外，还有弥散性血管内凝血（DIC）和抗凝治疗等疾病和情况。

凝血时间延长多见于：凝血因子Ⅷ、Ⅸ、Ⅺ减少，如血友病甲、乙型；凝血酶原显著减少，如肝病、阻塞性黄疸、新生儿出血等；纤维蛋白原减少，如低或无纤维蛋白原血症、严重肝病等；应用肝素等抗凝药物治疗时；纤溶系统亢进，如 DIC 后期及有大量 FDP 存在时；循环抗凝血素增加，如系统性红斑狼疮等。

凝血时间缩短常见于：血液呈高凝状态，如 DIC 早期；高血糖及高脂血症患者。

此外，手术病人、肝或肾穿刺术前、腹腔镜检查术前、人工流产术前均有要求做此出凝血实验的要求，目的在于过筛性的了解和排除某些出凝血方面的问题。但是由于实验条件的限制和实验本身的问题，近年来许多学者在有关出血时间实验的问题上做了一些调查和实验，认为出血时间测定与出血倾向、手术出血问题并没有确切的因果关系。

752 红细胞渗透脆性试验有什么意义？

红细胞渗透脆性试验（erythrocyte osmotic fragility test）是专门用于诊断溶血性贫血和与红细胞有关的疾病的检查指标。将血液放到一系列浓度的低渗氯化钠溶液中，观察红细胞对不同浓度的低渗氯化钠溶液的抵抗力，用于判断红细胞膜的渗透性和溶血情况。

参考值：开始溶血 0.42%~0.46%（4.2~4.6g/L）NaCl 溶液
完全溶血 0.28%~0.34%（2.8~3.4g/L）NaCl 溶液

脆性升高：即开始溶血及完全溶血时，氯化钠溶液的浓度较正常对照提前两管，开始溶血>0.5%，完全溶血>0.38%，常见于遗传性球形红细胞增多症和遗传性椭圆形红细胞增多症。脆性减低：常见于海洋性贫血，也可见于缺铁性贫血、某些肝硬化、阻塞性黄疸等。

753 酸溶血试验、Coombs 试验用于诊断何种疾病？

酸溶血试验也称为 Ham 试验，是用于诊断 PNH 的一项常用试验。阵发性睡眠性血红蛋白尿症患者的红细胞膜对补体敏感，当加入到用稀盐酸酸化的血清中（含有补体及备解素），经孵育后可有溶血现象发生，此为阳性结果。正常人则不发生溶血现象，为阴性。该实验用于诊断阵发性睡眠性血红蛋白尿症具有特异性，假阳性较少。

Coombs 试验能检测红细胞表面抗体的一种新试验，亦称为抗人球蛋白试验。是检测血液中温反应性抗体的一种方法，也是检测自身免疫性溶血的一种方法。温抗体中 50% 以上为 IgG 介导，其次为 IgM、IgA、C3d，因此本实验应选各种单克隆抗体同时测定。Coombs 试验分为直接试验和间接试验。

Coombs 直接试验：将洗涤过的红细胞 2% 混悬液加入 Coombs 试剂，混合后离心 1 分钟促进凝集。如果肉眼或显微镜下能见到红细胞凝集，即为阳性，说明红细胞表面有不完全抗体或补体。阳性结果可见于自体免疫溶血性贫血、输血反应、某些药物或疾病引起的免疫溶血性贫血。

Coombs 间接试验：先将受试的血清加入等量 5% 适当的正常红细胞（Rh 阳性的 O 型红细胞），在 37℃ 温育 30～60 分钟，以促使血清中的半抗体结合于红细胞上（致敏），将红细胞充分洗涤，以后同直接试验。如果红细胞发生凝集而正常对照（未经与受检血清温育的正常红细胞）不凝集，即为阳性，表明受试的血清中存在不完全抗体。

754. 检查 ABO 血型的意义是什么?

ABO 血型系统是人类最重要的血型系统，在临床工作中最为常用。在个体识别、个人身份证明中也有重要意义，在最新的户口登记中已有要求登记 ABO 血型作为重要个体区分的证明。测定 ABO 血型的意义有如下几点：

（1）用于医疗输血，血型不符合的输血会造成输血反应。各种原因所致的严重贫血及各种急慢性失血均需进行输血治疗和抢救。

（2）手术前为防止手术中出血过多需提前备血，此时也需要检查血型和进行配血。

（3）新生儿溶血，当母亲与胎儿血型不合时引起血型抗原免疫所致的一种溶血性疾病。最为常见的是ABO血型系统所造成的ABO溶血。母亲为O型血，胎儿为A型或B型血，最易发生新生儿溶血症或流产。

（4）用于器官移植术，供器官者与受器官者血型不合可导致和加速对移植器官的排斥。

（5）法律上可用于亲子鉴定的参考，法医学上可通过血迹或其他含有血型物质的组织鉴别血型，用以鉴别被害人和疑犯的身份。

755 Rh血型及其测定意义是什么？

Rh血型系统也是人类常见的血型系统之一，人类红细胞上存在一种特殊的抗原，它与恒河猴红细胞上所含的抗原相同，于是将这种抗原命名为Rh抗原，凡含有这种抗原的为Rh阳性，不含这种抗原的为Rh阴性。据调查，在白种人中红细胞上不含这种抗原的人，即Rh阴性者为15%，而在我国汉族人群中Rh阴性者不足1%，即绝大多数人为Rh阳性。

Rh血型不符合同样会导致输血反应。Rh血型系统一般不存在天然抗体，但Rh阴性的患者被输入了Rh阳性血液后，便会产生抗Rh抗体，该患者再次输入Rh阳性血液便会出现溶血反应。因此，在有条件的医院，凡需输血的患者和供血者，都应做Rh血型鉴定，以避免可能出现的不足1%的Rh血型输血反应。Rh阴性孕妇孕育Rh阳性胎儿时，如被输入Rh阳性血液，也会发生溶血反应。母亲与胎儿Rh血型不符还会引起新生儿溶血症，因此，怀疑是Rh血型不合造成的新生儿溶血应检查父母及新生儿的Rh血型。

756. 何谓 PCR、DNA-PCR、RT-PCR、原位 PCR 和定量 PCR？

（1）PCR 是聚合酶链反应（polymerase chain reaction）的英文缩写，是近年来发展起来的一种在体外特异扩增某一目的 DNA 片段的技术。

（2）DNA-PCR　以 DNA 为模板，扩增特定核苷酸序列。主要用于检测特定基因或 DNA 片段的存在，并常与核酸分子杂交结合，分析鉴定基因突变。

（3）RT-PCR　用提取的 mRNA 或总 RNA（含有 mRNA）为模板，通过反转录扩增 cDNA。是检测特定基因表达水平的主要方法之一，也是用于鉴别 RNA 病毒的重要技术。

（4）原位 PCR　与原位杂交一样，原位 PCR 也无需提取 DNA/RNA，直接用组织切片和细胞进行 PCR 或 RT-PCR。它既能鉴定含有靶 DNA/RNA 序列的细胞，又能确定靶 DNA/RNA 序列在细胞内或染色体上的位置。

（5）定量 PCR　PCR 产物经凝胶电泳分离转移膜上，与放射性核素或化学发光标记的核酸探针杂交。根据放射自显影或化学发光后底板曝光的强弱，用密度计扫描定量。此法在基因诊断中应用甚广。

757. 流式细胞术检测原理？

流式细胞术（flow cytometry，FCM）的检测原理是将待测细胞经特异性荧光染料染色后放入样品管中，在气体的压力下进入充满鞘液的流动室。在鞘液的约束下细胞排成单列由流动室的喷嘴喷出，形成细胞柱，后者与入射的激光束垂直相交，液柱中的细胞被激光激发产生荧光。仪器中一系列光学系统（透镜、光阑、滤片和检测器等）收集荧光、光散射、光吸收或细胞电阻抗等信号，计算机系统进行收集、储存、显示并分析被测定的各种信号，对各种指标做出统计分析。

科研型流式细胞仪还可以根据所规定的参量把指定的细胞亚群从整个群体中分选出来，以便对它们进行进一步的研究分析。其分选原理是把液滴形成的信号加在压电晶体上使之产生机械振动，流动室即随之振动，使液柱断裂成一连串均匀的液滴，一部分液滴中包有细胞，而细胞性质是在进入液滴以前已经被测定了的，如果其特征与被选定要进行分选的细胞特征相符，则仪器在这个被选定的细胞刚形成液滴时给整个液柱充以指定的电荷，使被选定的细胞形成液滴时就带有特定的电荷，而未被选定细胞形成的细胞液滴和不包含细胞的空白液滴不被充电。带有电荷的液滴向下落入偏转板的高压静电场时，按照所带电荷符号向左或向右偏转，落入指定的收集器内，完成分类收集的目的。对分选出的细胞可以进行培养或其他处理，做更深的研究。

758. 流式细胞术在肿瘤检查中的应用？

在肿瘤学中的应用：这是 FCM 在临床医学中应用最早的一个领域。首先需要把实体瘤组织解聚、分散制备成单细胞悬液，用荧光染料（碘化吡啶 PI）染色后对细胞的 DNA 含量进行分析，将不易区分的群体细胞分成三个亚群（G_1 期、S 期和 G_2 期），DNA 含量直接代表细胞的倍体状态，非倍体细胞与肿瘤恶性程度有关。①发现癌前病变，协助肿瘤早期诊断：人体正常组织发生癌变要经过一个由量变到质变的漫长过程，而癌前细胞即处于量变过程中向癌细胞转化阶段。人体正常的体细胞均具有比较稳定的 DNA 二倍体含量。当人体发生癌变或具有恶性潜能的癌前病变时，在其发生、发展过程中可伴随细胞 DNA 含量的异常改变，FCM 可精确定量 DNA 含量的改变，作为诊断癌前病变发展至癌变中的一个有价值的标志，能对癌前病变的性质及发展趋势做出估价，有助于癌变的早期诊断。有资料证实，癌前病变的癌变发生率与细胞不典型增生程度有密切关系，增生程度越重，癌变发生率越高。随着细胞不典型增生程度的加重，DNA 非整倍体出现率增高，这是癌变的一个重要标志；②在肿瘤的诊断、预后判断和治疗中的作用：FCM 在肿瘤诊断中的重要作用已经被认可，DNA 非整倍体细胞峰的存在可为肿瘤诊断提供有力的依据，FCM 分析病理细胞具有速度快、信息量大，敏感度高等优点，已被用在常规工作中。肿瘤细胞 DNA 倍体分析对病人预后的判断有重要作用，异倍体肿瘤恶性病变的复发率高、转移率高、死亡率也高，而二倍体及近二倍体肿瘤的预后则较好。

FCM 不仅可对恶性肿瘤 DNA 含量进行分析，还可根据化疗过程中肿瘤 DNA 分布直方图的变化去评估疗效，了解细胞动力学变化，对肿瘤化疗具有重要的意义。临床医师可以根据细胞周期各时相的分布情况，依据化疗药物对细胞动力学的干扰理论，设计最佳的治疗方案，从 DNA 直方图直接地看到瘤细胞的杀伤变化，及时选用有效的药物，对瘤细胞达到最大的杀伤效果。

此外，FCM 近几年还被应用于细胞凋亡和多药耐药基因的研究中。医学工作者开始研究如何用药物诱导癌细胞死亡。通过对细胞体积、光散射、DNA 含量及特异性抗原基因（如 bcl-2、Fas 等）测定分析出细胞凋亡情况。多药耐药是肿瘤病人化疗失败的主要原因，FCM 对多药耐药基因（p170 等）和凋亡抑制基因及凋亡活化基因表达的测定，可为临床治疗效果分析提供有力依据。

759. 流式细胞术在免疫学检查中有哪些应用？

FCM 通过荧光抗原抗体检测技术对细胞表面抗原分析，进行细胞分类和亚群分析。这一技术对于人体细胞免疫功能的评估以及各种血液病及肿瘤的诊断和治疗有重要作用。有大量文章介绍了淋巴细胞亚群等在各种疾病中的变化。正常人群淋巴细胞 T4/T8 比值大约为 2：1，但在人体细胞免疫力低下时可出现比例倒置。用 FCM 还可以监测肾移植后病人的肾排斥反应，如果 T4/T8 比例倒置，病人预后良好，较少发生肾排异现象；反之排异危险性增加。同样此种测定技术也用于艾滋病的诊断和治疗中。还有作者报告了外周血淋巴细胞免疫表型的参考值，并对其种族、性别、年龄等影响因素进行了探讨。目前 FCM 用的各种单克隆抗体试剂已经发展到了百余种，可以对各种血细胞和组织细胞的表型进行测定分析。

760. 流式细胞术在血液病诊断和治疗中有哪些作用？

FCM 通过对外周血细胞或骨髓细胞表面抗原和 DNA 的检测分析，对各种血液病的诊断、预后判断和治疗起着举足轻重的作用。

（1）白血病的诊断和治疗　FCM 采用各种抗血细胞表面分化抗原（CD）的单克隆抗体，借助于各种荧光染料（异硫氰基荧光素 FITC，藻红蛋白 PE 等）测定一个细胞的多种参数，以正确地判断出该细胞的属性。各种血细胞系统都具有其独特的抗原，当形态学检查难以区别时，免疫表型参数对各种急性白血病的诊断和鉴别诊断有决定性作用。例如，干细胞表达 CD34，髓系表达 CD13、CD14，B 细胞系表达 CD10、CD19、CD20 等，T 细胞系表达 CD2、CD3、CD5、CD7，利用 FCM 可以测定出血细胞表达各种抗原的水平，协助临床确诊。同其他肿瘤的治疗一样，测定 DNA 倍体和进行细胞周期分析对指导白血病化疗有一定作用，不同的白血病患者或同一患者在不同病期白血病细胞增殖状况不同，定期了解细胞增殖情况采取相应药物可以提高疗效。目前临床除化疗药物治疗外还采用造血干细胞移植技术治疗急性白血病和一些疑难性疾病。FCM 通过对人白细胞抗原（HLA）配型的测定可以为异体干细胞移植病人选择出最合适的供体。造血干细胞移植技术主要包括干细胞的鉴别、活性测定、干细胞动员和采集、分离纯化、保存扩增、肿瘤细胞的净化、干细胞回输以及术后保持移植物抗宿主病的低发生率等一系列过程。FCM 测定 CD34、HLA-DR、CD33 等细胞表面标志物，成为干细胞移植技术重要的监测手段。用 FCM 检测一系列指标观察病人的恢复状态，可以对预后做出早期的判断。

（2）其他种类血液病的诊断和治疗监测　阵发性睡眠性血红蛋白尿症是一种造血干细胞克隆病，细胞 CD55、CD59 抗原表达减低是该病的一个特点。该抗原属于血细胞表面磷脂酰肌醇锚连蛋白家族，是重要的补体调节蛋白，它通过与补体 C8、C9 的结合以阻止补体膜攻击复合物的形成，从而抑制细胞被补体激活溶解。FCM 采用荧光标记的单克隆抗体对血细胞 CD59 的表达做定量分析，可以协助临床做出诊断并判断疾病的严重程度。

（3）网织红细胞的测定及临床应用　网织红细胞计数是反映骨髓造血功能的重要指标，FCM 通过某些荧光染料（吖啶橙、噻唑橙等）与红细胞中 RNA 结合，定量测定网织红细胞中 RNA，得到网织红细胞占成熟红细胞的百分比。有作者报道，FCM 方法比目测法结果精确度更高。此外 FCM 还可以测量出网织红细胞的成熟度，对红细胞增殖能力的判断很有意义。为干细胞移植术后恢复的判断、贫血的治疗监测、肿瘤病人放化疗对骨髓的抑制状况等提供了依据。

761. CD55、CD59 如何检测阵发性睡眠性血红蛋白尿？

PNH 最初因患者出现阵发性、与夜间睡眠相关的血红蛋白尿而得名。其诊断以酸溶血试验等实验室检验为主。20 世纪 80 年代以来。对 PNH 的研究逐步深入，证实该病的发生是由于造血干细胞 PIG-A 基因突变并累及几乎所有血细胞。因此是一种分子病。针对突变基因及其功能改变设计实验并加以检测可以实现 PNH 的病因诊断。PNH 发作呈间歇性的特点，发作时呈典型的血管内溶血的临床表现。酸溶血试验阳性具有诊断价值。缓解期临床症状好转，酸溶血试验等溶血性贫血相关常规检验无明显改变易造成漏诊。定期复查虽可提高检出率。但往往贻误病情。导致患者因持续的血管内溶血、血栓及感染造成严重并发症。如何在 PNH 缓解期及时做出明确诊断对检验和临床都有重要意义。由于 PIG-A 基因突变，发现发作期患者体内均存在 CD55 和 CD59 缺陷，运用流式细胞仪检测外周血细胞 CD55 和 CD59 可以诊断 PNH；经过大量临床观察，发现缓解期 PNH 患者体内仍存在少量 CD55 和 CD59 缺陷红细胞，所以贫血病人进行 CD55 和 CD59 检测可以降低 PNH 的漏诊率。

762. 流式细胞术在血栓与出血性疾病中的应用？

（1）血小板功能的测定　正常情况下血小板以分散状态在血管内运行，但当血管损伤、血流改变或受到化学物质刺激时血小板被活化而发生一系列改变。由于血小板的活化程度可由血小板膜糖蛋白表达水平的高低来判断，FCM 测定血小板膜糖蛋白的表达情况成为检查血小板功能的一种新手段。该方法灵敏、特异性高。如果采用全血法测定，只需微量标本，适用于儿童及血小板减少性疾病的患者。血小板活化时其质膜糖蛋白较其静止期发生显著改变，FCM 可以通过单抗免疫荧光标记（血小板膜糖蛋白Ⅱb/Ⅲa、CD62、CD63 等）监测血小板功能及活化情况，有利于血栓栓塞性疾病的诊断和治疗。此外，血小板活化时其细胞内的钙离子浓度发生很大变化，借助于钙离子敏感荧光探针的帮助，用 FCM 测定钙离子浓度，可以作为活化血小板监测的非免疫性指标。

（2）血小板相关抗体的测定　免疫性血小板减少性紫癜病人血浆中可产生血小板自身抗体，结合在血小板表面，称为血小板相关抗体，其分子可以是 IgG、IgA 或 IgM，用羊抗人 IgG、IgA、IgM 荧光抗体标记被测血小板，FCM 可以测定血小板相关抗体含量。直接法检测血小板表面的相关抗体，间接法可测定血清中的相关抗体。此法用于该病的诊断及治疗监测，具有检测速度快、灵敏度高的优点。

763. 常用显带技术有哪些？其特点有哪些？

常用染色体显带技术有 G 带、Q 带、R 带、C 带。显带技术各有特点，互有利弊。其中 G 带、Q 带、R 带能反映整条染色体的带型特点，而 C 带只在着丝粒区域着色，是反映异染色质多态性的常规技术。G 带、Q 带带型一致，特点是带纹细致，解像力强。G 带因具有方法简便，可于普通显微镜下观察，标本能永久性保存等 Q 带所没有的优点，而被国内外广泛采用；Q 带相对于 G 带更直观，但需荧光显微镜下观察，一般实验室难以开展。G 带的缺点是染色体末端呈浅带，不利于在该区的异常识别，同时显带要求标本中期数量和质量很高，且影响因素多，条件不易控制等，故应用于遗传病和产前检查等效果佳。R 带与 G 带、Q 带的带型相反，即前者的阴性带相当于后者的阳性带，而后者的阴性带相当于前者的阳性带，因此可以替代 G 带和 Q 带应用于染色体的检查。另外，除 Y 染色体外，其余染色体末端均为深带，因此更易识别末端的缺失和易位。同时，具有方法简便，影响显带因素少，对中期质量和数量要求低等优点，因此应用于肿瘤和白血病的检查更具优势。缺点是带纹不如 G 带精细，解像力稍逊于 G 带，难以识别象 inv（16）等异常。

764. 染色体检查在白血病诊断和治疗方面有哪些应用?

常规显带技术可在 50%～80% 急性髓细胞白血病（AML）中发现克隆性染色体异常，在 AML 中最常见的染色体异常是+8、-7 和-5，在大多数 AML 亚型中可见到这几种异常。染色体易位、缺失、倒位是常见的染色体结构异常，特异性染色体异常是指在疾病的早期阶段发生、与疾病的发生有关并决定疾病的基本生物学特征的一类染色体异常，如 t（8；21）（q22；q22）异常绝大多数见于 AML-M2 型，t（15；17）（q22；q12）目前仅见于 AML-M3 型，可作为 M3 诊断的标准。75% 左右的急性淋巴细胞白血病患者可见染色体数目和结构异常。数目异常特别是超二倍体比较多见，亚二倍体则少见。结构异常则已发现十几种之多。染色体异常同 ALL 免疫学分型相关。例如，Ph 染色体t（9；22）（q34；q11）可见于 20%～30% 的前 B 细胞 ALL；t（4；11）（q21；q23）可见于具有早前 B 细胞 ALL。

AML 中具有 t（15；17），inv（16），t（8；21）异常的病人对治疗反应良好，缓解期较长，而具有-5、-7、+8 及 t（9；22）的 AML 病人则预后较差。在 ALL 中，染色体数超过 50 的超二倍体者对治疗的反应良好，其次是染色体数在47～50的异常者及正常核型者，而t（4；11）及t（8；14）者则预后很差，中位生存期多小于1年。

当慢性粒细胞白血病患者出现双倍Ph，+8，i（17q）、+16、+8、+19、+21等新的异常克隆时，往往预示着急变，这种改变可以在临床急变前2～4个月，甚至18个月之前出现。核型异常对慢性淋巴细胞白血病（CLL）的预后价值也已得到肯定。

765 溶血性贫血有哪些实验室检查方法？

（1）红细胞破坏过多的检查　①外周血液常规：红细胞计数、血红蛋白含量减低，血涂片中可见破碎红细胞、异形红细胞等。出现典型的异形红细胞或自身凝集现象时，可提供溶血原因的线索；②血浆游离血红蛋白测定意义：正常血浆只有微量游离血红蛋白，>40mg/L是溶血尤其是血管内溶血的重要指标，如阵发性睡眠性血红蛋白尿、血型不合输血反应等。血管外溶血，如遗传性球形细胞增多症，一般不增高；③血清结合珠蛋白测定（Hp）意义降低见于：各种溶血性贫血，包括血管内或血管外溶血；肝细胞损害、传染性单核细胞增多症、先天性无结合珠蛋白血症等；增高见于感染、组织损伤、肝外阻塞性黄疸、恶性肿瘤等；④血浆高铁血红素白蛋白试验意义：本试验有助于鉴别血管内或血管外溶血，阳性表示严重血管内溶血。例如，阵发性睡眠性血红蛋白尿时，出现一条高铁血红素白蛋白区带，而球形细胞增多症系血管外溶血则无此区带；⑤尿液检查：尿胆原排出增多；潜血试验阳性，这是因为当血浆游离血红蛋白显著增高，超过结合珠蛋白的量和肾小管再吸收功能时，出现的血红蛋白尿；尿含铁血黄素试验呈阳性反映慢性溶血，尤其是血管内溶血；⑥红细胞寿命测定：是检测溶血的可靠指标，常用^{51}Cr、3P-DFP

或二异丙基氟磷酸标记红细胞法，能反映红细胞寿命的指数。此项测定显示红细胞寿命缩短表明有溶血。

（2）红细胞代偿性增生的检查　①网织红细胞增多在 5%～20% 以上；②外周血出现幼红细胞，主要是晚幼红细胞。因网织红细胞及幼红细胞的出现，故可表现大红细胞增多；③骨髓幼红细胞显著增生，以中幼红和晚幼红细胞增生为主，粒红比例常发生倒置。

（3）红细胞膜缺陷的检查　①红细胞渗透脆性试验意义：红细胞渗透脆性增高见于遗传性球形细胞增多症、自身免疫性溶血性贫血伴继发球形细胞增多等；红细胞渗透脆性减低见于缺铁性贫血、珠蛋白生成障碍性贫血等；②红细胞孵育渗透脆性试验意义：本试验对轻型遗传性球形细胞增多症的检出敏感，也见于丙酮酸激酶缺乏症等酶缺陷的溶血性贫血。

（4）红细胞内酶缺陷的检查　①高铁血红蛋白还原试验意义　当红细胞 G-6-PD 活性正常时，还原率>75%；如 G-6-PD 缺陷，形成高铁血红蛋白，还原速度远较正常红细胞慢，还原率显著降低。本试验是反映红细胞对高铁血红蛋白的还原能力，特异性较低，可用作 G-6-PD 缺乏的筛选试验；②变性珠蛋白小体检查意义：当 G-6-PD 缺乏时变性珠蛋白小体易于检出，变性珠蛋白小体增多可见于某些药物中毒、不稳定血红蛋白病、脾切除术后；③红细胞 G-6-PD 活性测定意义：G-6-PD 缺乏时，常延迟出现或不出现荧光点。

（5）珠蛋白合成异常的试验　①血红蛋白电泳：如 HbA、HbA2、HbF 减少，见于 α-珠蛋白生成障碍性贫血；如 HbA 减少，HbF 明显增加，见于 β-珠蛋白生成障碍性贫血；缺铁性贫血时 HbA2 常减少，巨幼红细胞性贫血时 HbA2 可增高；若出现新的区带则可能为异常血红蛋白，应进一步检查；②胎儿血红蛋白（HbF）测定：抗碱血红蛋白显著增高见于 β-珠蛋白生成障碍性贫血。轻度增高除见于 β-珠蛋白生成障碍性贫血外，也见于正常孕妇、再生障碍性贫血、遗传性球形细胞增多症、阵发性睡眠性血红蛋白尿、白血病、骨髓转移癌等；③HbH 包涵体染色意义：明显增高见于珠蛋白生成障碍性贫血（α-海洋性贫血），HbH 病、某些血红蛋白病时可见轻度增高；④红细胞镰变试验意义：出现镰形红细胞的多少与 HbS 含量有关，除 HbS 病外，某些血红蛋白病也可出现镰形红细胞；⑤不稳定血红蛋白检查：异丙醇沉淀试验不稳定血红蛋白病加入异丙醇溶剂在 5 分钟后即可发生沉淀，20 分钟可成絮状。HbH、HbF 或高铁血红蛋白升高时也可出现阳性；热变性试验意义：同异丙醇沉淀试验。

（6）免疫性溶血的检查　①抗人球蛋白试验意义：直接试验阳性见于：a. 自身免疫性溶血性贫血（AIHA），除原发 AIHA 外，也可继发于结缔组织病、恶性淋巴瘤、白血病、某些感染、药物等引起的 AIHA；b. 新生儿溶血病；c. 少数冷抗体型的免疫性溶血性贫血。间接试验阳性见于 Rh 和 ABO 血型妊娠免疫性溶血，母体血清中不完全抗体；②酸溶血试验意义：本试验阳性，支持 PNH 的诊断。严重的 AIHA、明显的球形细胞增多症偶可阳性；③蔗糖水溶血试验意义：本试验在 PNH 患者常呈阳性，且较酸溶血试验敏感，但特异性不强。再生障碍性贫血、自身免疫性溶血性贫血、遗传性球形细胞增多症等也可呈轻度阳性反应；④冷热溶血试验意义：本试验阳性支持 PCH 的诊断。某些病毒感染，如传染性单核细胞增多症、流行性腮腺炎偶可见阳性。

766 再生障碍性贫血血液学特点有哪些？

血象：以全血细胞减少、网织红细胞绝对值降低为特征，贫血多为正常细胞性，少数为轻、中度大细胞性，网织红细胞绝对值明显减少。各类白细胞多减少，其中以中性粒细胞减少尤为明显，而淋巴细胞比例相对增多。血小板不仅数量减少，而且体积小和颗粒减少。急性再障时，网织红细胞低于1%，绝对值低于$15\times10^9/L$；中性粒细胞绝对值常低于$0.5\times10^9/L$；血小板低于$20\times10^9/L$；慢性再障各指标较急性再障为高。

骨髓象：多部位穿刺结果均显示三系增生不良或极度不良，有核细胞明显减少。造血细胞（粒系、红系、巨核系细胞）明显减少，早期幼稚细胞减少或不见，特别是巨核细胞减少，无明显的病态造血。非造血细胞（包括淋巴细胞、浆细胞、肥大细胞等）比例增高，大于50%。如有骨髓小粒，染色后镜下为空网状结构或为一团纵横交错的纤维网，其中造血细胞极少，大多为非造血细胞或脂肪细胞。而慢性再障骨髓中仍有残存散在的增生灶，故常因不同的穿刺部位，骨髓象表现也不一致，但巨核细胞均减少。

骨髓活检：骨髓增生减退，造血组织与脂肪组织容积比降低（小于0.34）。造血细胞减少（特别是巨核细胞减少），非造血细胞比例增加，并可见间质水肿、出血甚至液性脂肪坏死。骨髓活检对AA的诊断比骨髓涂片更有价值。

其他检验：骨髓铁染色可见细胞内、外铁均增加；中性粒细胞碱性磷酸酶活性增高；造血祖细胞培养出现细胞集落明显减少或缺如有助于了解患者的发病机制和治疗方案的选择；免疫功能的检查有异常；骨髓核素扫描可判断整体造血功能。

767 缺铁性贫血有哪些实验室检查方法？

（1）血象

1）小细胞低色素贫血：MCV、MCHC、MCH为减低。

2）血涂片红细胞体积大小不等，以小为多，可出现少量椭圆形、靶形及形状不规则的红细胞，中心淡染区扩大，甚至出现环形。

3）网织红细胞、白细胞及血小板无特殊改变。

（2）骨髓象

1）骨髓增生活跃，红系增生活跃，粒红比值降低，中、晚幼红细胞比例增高。

2）细胞体积小，细胞质少而染色偏碱，边缘不整，呈锯齿状或如破布，血红蛋白合成不足。胞核小而致密、深染，甚至在核的局部呈浓缩块状；表现为“核老质幼”的核质发育不平衡改变。

3）粒细胞系统和巨核细胞系统无变化。淋巴细胞和单核细胞正常。

（3）铁的生化检查

1）骨髓铁染色：缺铁性贫血患者骨髓单核-吞噬系统的储存铁缺乏，即细胞外铁阴性。细胞内铁明显减少或缺如，且颗粒小着色淡。本法是诊断缺铁性贫血的一种直接而可靠的方法。

2）血清铁蛋白（SF）、红细胞碱性铁蛋白（EF）：血清铁蛋白含量能准确反映储存铁的情况，与骨髓铁染色结合有良好的相关性。SF的减少只发生于铁缺乏症，且在铁缺乏早期就出现异常，是诊断缺铁性贫血敏感的方法。但SF为急性时相反应蛋白，急性炎症、肝病时可反应性增高影响反映结果的判断。EF是幼红细胞结合血红蛋白后残留的微量铁蛋白，对缺铁性贫血的敏感性低于SF，但较少受某些疾病因素的影响。

3）血清铁（SI）、总铁结合力（TIBC）及运铁蛋白饱和度（TS）：缺铁性贫血患者SI明显减少，TIBC增高，TS减少。SI、TS受生理、病理因素影响较大，其敏感性和特异性均低于SF。TIBC较为稳定，但反应储铁变化的敏感性低于SF。以上三项指标同时检测，对缺铁性贫血、慢性疾病引起的贫血和其他储存铁增多贫血的鉴别诊断仍有价值。

4）血清可溶性转铁蛋白受体（sTfR）：sTfR是细胞膜上转铁蛋白受体的一个片段，血清中sTfR的浓度大致与机体总的转铁蛋白受体量成比例，所以其浓度升高与红细胞生成所需的铁缺乏一致，是一种可靠地反映红细胞内缺铁的标志。

5）红细胞游离原卟啉（FEP）：因铁缺乏致血红蛋白合成减少，造成红细胞内 FEP 蓄积。故 FEP 的量增加可以间接反映铁的缺乏，敏感性仅次于 SF 和 EF。

768 巨幼细胞贫血的血液学特点有哪些？

血象：外周血象为本病最重要的起始筛选实验，观察血涂片细胞形态对诊断很重要。本病为大细胞正色素性贫血，RBC 和 Hb 的下降不平行，RBC 下降更明显。血涂片上的红细胞形态明显大小不等，形态不规则，以椭圆形大红细胞多见，着色较深。异形红细胞增多，可见巨红细胞、点彩红细胞、H-J 小体及有核红细胞。网织红细胞绝对值减少。白细胞正常或减少，中性粒细胞胞体偏大，核右移，分叶多者可达 6 ~9 叶以上，偶见中性巨杆状和巨晚幼粒细胞。血小板数正常或减低，可见巨大血小板。血象可三系减少，但白细胞和血小板减少程度较贫血的程度为轻。血象中红细胞系统的改变与同时存在的中性粒细胞核右移，常可提示巨幼细胞贫血。

骨髓象：骨髓增生明显活跃。以三系细胞均出现巨幼变为特征。红细胞系统：明显增生，粒红比值降低或倒置。正常形态的幼红细胞减少或不见，各阶段的幼红细胞出现，其比例常大于 10%。可见核畸形、碎裂和多核巨幼红细胞。由于发育成熟受阻，原巨幼红细胞和早巨幼红细胞比例增高，有的病例可高达幼红细胞的 50%。核分裂象和豪-焦小体易见。胞核的形态和“核幼质老”的改变是识别巨幼样变的两大要点。粒细胞系统：略有增生或正常，粒系细胞比例相对降低。中性粒细胞自中幼阶段以后可见巨幼变，以巨晚幼粒和巨杆状核细胞多见。可见部分分叶核细胞分叶过多，各叶大小差别甚大，可畸形，称为巨多叶核中性粒细胞。巨核细胞：数量正常或减少，可见巨核细胞胞体过大，分叶过多与核碎裂。胞质内颗粒减少。骨髓形态学检测对巨幼细胞性贫血的诊断起决定性作用，特别是发现粒系细胞巨幼变其对疾病的早期诊断和疑难病例的诊断更有价值。

细胞化学：骨髓铁染色细胞外铁与细胞内铁均增高；糖原染色发现原、幼红细胞阴性，偶见弱阳性。

生化检查：叶酸、维生素 B_{12} 缺乏的检验。

其他检查：胆红素测定巨幼细胞贫血因无效造血伴溶血，血清间接胆红素轻度增高；胃液检查在恶性贫血患者胃液中游离胃液中游离胃酸消失，对组胺反映下降。

769. 急性髓细胞白血病未成熟型实验室检查有哪些特点？

血象：贫血显著，约70%的患者血红蛋白<60g/L，外周血可见幼红细胞。白细胞总数升高，以（10～50）×10^9/L多见。血片中以原始粒细胞为主，可占30%～60%，有时高达90%以上，可见畸形原始粒细胞。少数患者可无或极少有幼稚粒细胞出现。血小板中度到重度减少，半数病例在50×10^9/L以下。

骨髓象：骨髓增生极度活跃或明显活跃，少数病例可增生活跃甚至减低。骨髓中Ⅰ型加Ⅱ型原始粒细胞>90%，可见小原粒细胞，胞体小，与淋巴细胞相似，胞核圆形；核染色质呈细颗粒状，较正常原粒细胞密集，核仁1～2个，有伪足，应与淋巴细胞鉴别。早幼粒细胞很少，中幼粒细胞及以下各阶段细胞罕见或不见。在少数病例白血病细胞内可见Auer小体，核分裂细胞较多见。多数病例幼红细胞及巨核细胞明显减少，淋巴细胞也减少。

细胞化学染色：POX染色及SBB染色至少有3%原粒细胞阳性；α-NBE阴性。

免疫学检验：本型往往显示 HLA-DR、MPO、CD33、CD34 及 CD13 阳性，而 CD11、CD15 阴性。CD33 阳性者 CR 率高，而 CD13 阳性、CD33 阴性者 CR 率低。

遗传学和分子生物学检验：核型异常，Ph 染色体 t（9；22）形成 BCR-ABL 融合基因，约见于3%的 AML，大多为 M_1 型。患者骨髓中尚有正常核型的细胞存在，治疗效果差。可见 inv（3）（q21；q26），此异常核型约见于 1% 的 AML，还常见+8、-5、-7等额外异常，化疗效果差。

770 急性髓细胞白血病部分成熟型（M_{2a}型）实验室检查有哪些特点？

血象：贫血显著，白细胞中度升高和 M_1 相似，以原始粒细胞及早幼粒细胞为主。血小板中度到重度减少。

骨髓象：骨髓增生极度活跃或明显活跃，骨髓中原始粒细胞占 30%~89%，并可见到早幼粒、中幼粒和成熟粒细胞>10%，约 50% 病例的白血病细胞内可见 Auer 小体。核分裂细胞较其他类型多见。幼红细胞及巨核细胞均明显减少。此型白血病细胞的特征是形态变异及核质发育不平衡，表现为细胞大小异常，形态多变，胞体畸形有瘤状突起，核形畸变，如凹陷、折叠、扭曲、肾形、分叶等，也可表现为核发育迟缓，胞质出现少数嗜苯胺蓝颗粒。有些病例出现小原始粒细胞。细胞退行性变多见，胞核与胞质内可见空泡变性，可有胞体模糊、结构紊乱、胞核固缩或胞膜消失，只留裸核。

细胞化学染色：POX 与 SBB 染色均呈阳性反应；PAS 染色多数原粒呈阴性反应，早幼粒细胞多数为弱阳性反应，有细颗粒状阳性者；中性粒细胞碱性磷酸酶（NAP）活性明显降低，甚至消失。当合并感染时，NAP 积分可一时性增高；特异性和非特异性酯酶染色氯醋酸 AS-D 萘酚酯酶染色呈阳性反应；α-NBE

可呈弱阳性反应，且不被氟化钠抑制；Phi（φ）小体染色原始和幼稚粒细胞内出现 Phi（φ）小体，此对急粒有诊断意义，并借以与急淋鉴别，对指导治疗也有一定价值。

免疫学检验：粒系抗体均可阳性。

遗传学及分子生物学检验：特异性染色体重排（6；9）约见于1%的 AML，主要为本型所见，患者较年轻，骨髓中嗜碱性粒细胞增多。分子生物学研究表明，易位导致 6 号短臂上 DEK 基因和 9 号长臂上的核孔素基因 CAN 发生融合。t（10；11）（p13；q14）致 CAML-AFIO 融合基因可出现在原发性 M_1、M_0。

771. 急性髓细胞白血病部分成熟型（M_{2b}型）实验室检查有哪些特点？

急性髓细胞白血病部分成熟型（M_{2b}型）曾称为亚急性粒细胞白血病，简称亚急粒，是我国提出的一种急粒亚型。多见于青年人，男性多于女性。临床特征呈亚急性的经过，大多数起病缓慢，以贫血为首发症状，少数患者以发热起病。出血发生率低，程度也较轻，以皮肤瘀点及鼻出血为主，感染常见于皮肤疖肿。骨髓中以异常中性中幼粒细胞增生为主，与其他类型 AML 相比，髓外浸润发生率高，治疗反映较好，完全缓解率高，缓解期长。其特异性遗传标志为 t（8；21）染色体易位，AML1 基因重排可作为 M_{2b}基因的标志。

血象：多数病例为全血细胞减少，易被误诊为再生障碍性贫血。血红蛋白及红细胞均减低，常较其他类型白血病更为明显，血红蛋白多为 20～60g/L。白细胞数大多正常或低于正常。而少数病例增高。分类可见各阶段幼稚粒细胞，异常中性中幼粒细胞，嗜酸、嗜碱性粒细胞亦可增加。随着病情的进展或恶化，多数患者的白细胞数常有增多的趋势。血小板明显减少，形态多异常。

骨髓象：骨髓多为增生明显活跃或增生活跃，红细胞系及巨核细胞增生均减低。粒细胞系增生明显活跃，原始粒细胞及早幼粒细胞明显增多，以异常中性中幼粒细胞为主，且≥30%，异常中性中幼粒细胞形态特点是胞核与胞质发育极不平衡，核染色质细致疏松，核仁大而明显，胞质丰富，含多量细小粉红色中性颗粒，呈弥散分布，常见空泡和双层胞质，内胞质量多，呈粉红色，外胞质量多，呈浅蓝色，且呈伪足状，Auer 小体常见。

细胞化学染色：POX 及 SBB 染色呈阳性或强阳性反应；AS-D-NCE 染色阳性；α-NBE 阴性；NAP 染色其活性明显减低。

免疫学检验：表达 HLA-DR、MPO、CD13、CD33 及 CD57，其中 CD13、CD33 阳性率低，而表达更成熟的髓系抗原 CD15 和 CD11b 阳性率高。白血病分化阻滞阶段较 M_{2a}晚。

遗传学和分子生物学检验：t（8；21）（q22；q22）易位是 M_{2b}的一种常见非随机染色体重排，其检出率高达 90%，其最大特点是常伴有性染色体丢失，也有伴其他核型异常，如 -9、-15、-18 等。在非随机染色体断裂区克隆出新的基因，在 21q22 和 8q22 分别克隆出 AML1 和 MTG8（E11）基因，t（8；21）染色体核型正常的 M_{2b}患者与有 t（8；21）易位的 M_{2b}患者有相同的分子水平异常。

772 急性早幼粒细胞白血病实验室检查有哪些特点？

急性早幼粒细胞白血病（M_3型）是一种特殊类型的急性白血病，发病率占急性白血病的 6%～9%，约占 AML 发病率的 10%，多见于成人。临床上除有发热、感染、贫血和浸润等急性白血病的症状外，广泛而严重的出血常是本病的特点，以皮肤黏膜最明显，其次为胃肠道、泌尿道、呼吸道及阴道出血，脑出血最严重，是致死的原因之一。出血除血小板减少和功能异常外，主要是本病易并发弥散性血管内凝血，亦可发生原发性纤溶亢进。染色体 t（15；17）形成的 PML/RARα 融合基因是本病最特异的基因标志。此类白血病细胞可被全反式维 A 酸（维甲酸）诱导分化成熟。

血象：血红蛋白及红细胞数呈轻度到中度减少，部分病例为重度减少。白细胞计数大多数病例在 $15\times10^9/L$ 以下，但也有正常或明显增高或减少，减少者可表现为全血细胞减少。分类以异常早幼粒细胞为主，可高达 90%，可见少数原粒及其他阶段的粒细胞，Auer 小体易见。血小板中度到重度减少，多数为 $(10\sim30)\times10^9/L$。

骨髓象：多数病例骨髓增生极度活跃，个别病例增生低下。分类以颗粒增多的早幼粒细胞为主，占 30%~90%，可见到一定数量的原粒和中幼粒细胞，早幼粒细胞与原始粒细胞之比为3：1以上。各阶段幼红细胞和巨核细胞均明显减少。颗粒增多的早幼粒细胞形态异常，这种细胞大小不一，一般直径为 15～30μm，外形常呈椭圆形或不规则。核略小，常偏于一侧，有的可见到双核，核染色质疏松且有明显的核仁 1～3 个，有的被颗粒覆盖而不清楚。胞质丰富，染蓝色或灰色，含多量大小不等的嗜苯胺蓝颗粒，紫红色而密集，多分布于胞质的一端、核周围或遮盖胞核。有的胞质可分为内外两层，于细胞边缘部位的外胞质层颗粒稀少或无颗粒，有的胞质含短而粗的 Auer 小体，几条、十几条或几十条，可呈束状交叉排列，酷似柴捆样，故有人称之为“柴捆细胞”。

细胞化学染色：POX、SBB、AS-D-NCE、ACP 染色均呈阳性或强阳性反应。AS-D-NCE 可呈阳性反应，但不被氟化钠抑制，α-NBE 染色阴性，依此可与急单鉴别。NAP 积分明显降低。

超微结构检验：白血病早幼粒细胞大小不一，形态各异，胞核较大、畸形，核仁大而明显，核内染色质不少，在核周有不同程度的凝集。胞质内核糖体丰富，高尔基复合体发达，粗面内质网增多，大部分扩大，且充满着无定形物质。胞质初级颗粒生成异常，颗粒生成亢进而大量聚积，颗粒的大小、形态和内部结构不一致，颗粒异常融合形成大的 Auer 小体。根据颗粒的大小可分为粗颗粒型和细颗粒型，细颗粒直径小于 0.2μm，光镜下不易见到，易误诊为其他类型。因此，电镜对细颗粒型的诊断有一定价值。

免疫学检验：典型的免疫表型呈 CD13、CD33 阳性，CD34 及 HLA-DR 阴性。故以髓系标志为主而 HLA-DR 为阴性者 M_3 型的可能性大。CD34 阳性的 APL 恶性细胞颗粒小而少，且易出现白细胞计数增多，预后较差。

遗传学及分子生物学检验：70%～90% 的 APL 具有特异性染色体易位 t（15；17）及其产生的 PML-RARα 和 RARα-PML 融合蛋白，是 APL 特有的遗传学标志。融合基因有三种异构体（L、S 及变异型），M_{3a} 型以 L 型为主，M_{3b} 型以 S 型多见，提示细胞形态学与分子生物学密切相关，且 S 型比 L 型预后差。PML-RARα 产物可抑制 RARα-RXR 二聚体，进而使早幼粒细胞分化成熟障碍，这可能是导致 AML-M_3 发病的机制。临床上全反式维 A 酸 ATRA 诱导分化治疗能使 85% 左右的 APL 患者获得缓解，预后较好。极少数无此基因融合着，维 A 酸治疗无效。

773 急性粒-单核细胞白血病实验室检查有哪些特点？

急性粒-单核细胞白血病（M_4 型）简称急粒-单，是一种粒细胞和单核细胞两系同时发生恶性增生的急性白血病。临床上兼有急粒和急单白血病的特征，约占 AML 发病率的 15%。其中一类独特的嗜酸性粒细胞亚型 M_4Eo 发病率占 M_4 的 20%，平均发病年龄低，外周白细胞计数高，常伴有肝、脾、淋巴结增大，除粒、单系增生外，伴有增多的异常嗜酸性粒细胞，本病缓解率高，脑膜白血病发生率相对较高，非随机染色体为 inv/del

(16)。

血象：血红蛋白和红细胞数为中度到重度减少；白细胞数可增高、正常或减少，可见粒及单核两系早期细胞，原单核和幼单核细胞有时可达30%～40%，且有较活跃的吞噬现象，而粒系早幼粒细胞以下各阶段均易见到。血小板呈中度减少。

骨髓象：骨髓增生极度活跃或明显活跃。粒、单核两系同时增生，红系、巨核系受抑制。本病是一组异质性很强的疾病，至少包括两种类型：①异质性白血病细胞增生型：白血病细胞分别具有粒系、单核系形态学特征；②同质性白血病细胞增生型：白血病细胞同时具有粒系及单核系特征，核染色质细网状，核圆，易见凹陷、扭曲、折叠及分叶，核仁较明显，胞质丰富，呈浅蓝色或蓝灰色，有的可见大小不一的嗜苯胺蓝颗粒，部分可见特异性中性颗粒。成熟粒单细胞在形态上类似正常成熟单核细胞，但胞质内可见中性颗粒。M_4 型中约60%的病例可见到Auer小体，浆细胞常增多。依据增生细胞特征及数量，可分为四个亚型，即M_{4a}、M_{4b}、M_{4c}及M_4E_o。

细胞化学染色：POX、SB染色原单和幼单细胞呈阴性或弱阳性反应；而幼粒细胞呈阳性或强阳性反应，故以此可与M_2、M_3等作初步鉴别；非特异性酯酶染色应用α-醋酸萘酚为底物进行染色，原始和幼稚细胞呈阳性反应，其中原粒细胞不被氟化钠抑制，而原单细胞可被氟化钠抑制；酯酶双重染色可呈现醋酸萘酚酯酶阳性细胞、氯醋酸酯酶阳性细胞或双酯酶阳性细胞。

免疫学检验：白血病细胞主要表达粒、单系抗原CD13、CD14、CD15、CD33、HLA-DR。

遗传学及分子生物学检验：常累及11号染色体长臂的异常，包括缺失和易位；后者尤以t（9；11）（p21；q23）为多见。11q23重排断裂点位于HRX基因内，故t（9；11）导致MLL-AF9融合基因。+4约见于不到0.1%的AML，多数出现在M_4型，骨髓可有病态造血和MDS病史。

774. 急性单核细胞白血病实验室检查有哪些特点?

急性单核细胞白血病（M_5型）简称急单，约占 AML 的 10%，多见于儿童或年轻人。临床除有一般急性白血病的症状外，浸润症状较明显，其突出表现为皮肤黏膜的损害，皮肤出现弥漫性丘疹、硬性结节、肿胀、脓疮性或剥脱性皮炎；齿龈增生、肿胀、出血、溃疡、坏死等较多见；鼻黏膜被浸润而引起鼻塞、嗅觉减退，甚至咽喉水肿、窒息等。器官浸润表现为肝、脾、淋巴结增大，肾损害也较其他类型多见。易发生 DIC。特异性染色体异常为 11 号染色体长臂 2 区 3 带的缺失或易位致 MLL 基因重排。

血象：血红蛋白和红细胞数呈中度到重度减少。大多数患者白细胞数偏低，分类可以出现原单和幼单核细胞增多，可占细胞总数的 30%～45%，血小板重度减少。

骨髓象：骨髓增生极度活跃或明显活跃。原单+幼单细胞≥30%。M_{5a}型以原单细胞为主，≥30%，幼单较少见。M_{5b}中原单、幼单及单核细胞均可见到，原单细胞<80%。白血病细胞中有时可见到 1～2 条细而长的 Auer 小体。

细胞形态特点：①原单及幼单细胞体积较大，形态变化多端；②胞核较小，常偏一侧，呈笔架形、马蹄形、S 形、肾形或不规则形，核染色质疏松，排列似蜂窝状，着色较淡；③胞质量相对较多，常出现内外双层胞质，有明显伪足突出，边缘清晰，颗粒的粗细和数量不一，外层胞质呈淡蓝色，常透明，无颗粒或颗粒甚少，内层胞质呈灰蓝色并略带紫色，不透明，似有磨玻璃样感。胞质内常有空泡和被吞噬的细胞。

细胞化学染色：POX 和 SBB 染色原单核细胞呈阴性和弱阳性反应而幼单细胞多数为阳性反应；PAS 染色原单细胞约半数呈

阴性反应，半数呈细粒状或粉红色弱阳性反应，而幼单细胞多数为阳性反应；酯酶染色非特异性酯酶染色阳性可被氟化钠抑制，其中 α-丁酸萘酚酯酶染色诊断价值较大。

免疫学检验：白血病细胞表面抗原表达 CD11、CD13、CD14、CD15、CD33、CD34、HLA-DR。

遗传学及分子生物学检验：t/del（11）（q23）约见于22% M_5型，其中60%以上病例为 M_{5a}，其次为 M_{5b}和 M_4，染色体的缺失和易位均累及 11q23 带的 HRX 基因，以 t(9；11）易位致 MLL-AF9 融合基因及 t（9；11）易位致 MLL-ENL 融合基因最多见。婴儿中常见 t（4；11）。t（8；16）（p11；p13）已在具有特征性的 M_{5b}亚型中确认。

其他：血和尿中的溶酶菌水平中度增高。

775 红白血病实验室检查有哪些特点？

红白血病（M_6型）是红细胞及白细胞两系同时恶性增生性疾病。典型的红白血病可依次经过三个连续阶段：①红血病期：红细胞系异常增生，骨髓中以红细胞增生为主；②红白血病期：红细胞系和白细胞系同时异常增生；③白血病期：红白血病转变为急粒，极少数转变为急单或急粒-单，称为 Di Guglielmo 综合征。本病可发生于任何年龄组，儿童罕见，国内报道占白血病的2.89%，约占 AML 的5%。临床特征与其他型急性白血病相似，发病较急，病程短促，贫血常为首发症状并呈进行性加重；其次为发热及出血，但出血程度较轻，多为鼻、齿龈出血，内脏出血少见；脾大较常见，肝及淋巴结增大不明显，胸骨可有压痛；偶有皮肤浸润及溶血性贫血。

血象：红血病期：贫血轻重不一，贫血程度随疾病的进展而加重。可见各阶段的幼红细胞，以原红和早幼红细胞为主，幼红细胞的形态奇特并有巨幼样变。网织红细胞轻度增高，少数病例正常或减低。白细胞数低于正常，随着病程的发展白细胞数可增多。血小板常减低。红白血病期：血红蛋白和红细胞数大多由中度到重度减少。血片中可见嗜碱点彩、靶形及异形红细胞，并可见到各阶段的幼红细胞，以中、晚幼红细胞为多，且形态异常。白细胞数一般偏低，少数病例正常或升高，可见到原粒及早幼粒细胞，随着病程的发展，幼稚粒细胞逐渐增多，部分病例后期发展为急性髓细胞白血病 M_2，其血象也随之而改变，此时，幼红细胞逐渐减少。血小板减少明显，可见到畸形血小板。

骨髓象：红血病期：骨髓增生极度活跃或明显活跃。有核细胞中以红系增生为主，多数病例>50%，粒红比例倒置，原红及早幼红多见，常有中幼红细胞阶段缺如的“红血病裂孔”现象或中幼红细胞阶段减少的“红血病亚裂孔”现象，且常有形态学异常，如类巨幼样变、核碎裂、多核及巨型核等。丝状分裂细胞增多。若异型红细胞超过 10%，而骨髓中红系细胞占 30% 即有诊断意义。红白血病期：骨髓增生极度活跃或明显活跃。红系和粒系（或单核系）细胞同时呈恶性增生。大部分病例以中晚幼红细胞为主，原红、早幼红细胞次之，但有的病例原红、早幼红细胞多于中幼红、晚幼红细胞。本病幼红细胞的形态学特点是类巨幼样改变（胞体巨大，核染色质细致、胞质丰富、常有突起）和副幼红细胞改变（核型不规整、核凹陷、扭曲、双核、多核、核碎裂和巨型核等）明显。此外，尚有幼红细胞核质发育不平衡和同一阶段大小不均等特点。白细胞明显增生，原粒（或原单核+幼单核）细胞占优势，大于 30%，部分原始和幼稚细胞中可见 Auer 小体。粒系细胞也有巨幼样变和形态异常的改变。丝状分裂细胞多见。巨核细胞显著减少。

细胞化学染色：幼红细胞 PAS 常呈强阳性反应，积分值明显增高，且多呈粗大颗粒、块状、环状或弥漫状分布；成熟中性粒细胞内 PAS 积分比健康人明显为低；而淋巴细胞 PAS 反应增强。因此，在同一涂片上同时观察到以上改变，对本病诊断有所帮助。

免疫学检验：表面抗原表达主要是血型糖蛋白 A、CD13、CD33、CD34。

遗传学及分子生物学检验：染色体有 $5q^-/-5$、$7q^-/-7$、-3、dup（1）、+8 异常。

776. 急性巨核细胞白血病实验室检查有哪些特点？

急性巨核细胞白血病（M_7型）是一种少见类型白血病，多见于中年以上男性。临床表现与其他类型急性白血病相似，常以贫血和发热起病，多数病例肝、脾及淋巴结不大，少数增大者其程度也较轻微。

血象：常见全血细胞减少，血红蛋白减低，呈正细胞正色素性贫血。白细胞总数大多减低，少数正常或增高。血小板减少，少数病例正常。在血片中可见到类似淋巴细胞的小巨核细胞，易见到畸形和巨型血小板，亦可见到有核红细胞，网织红细胞一般减低。

骨髓象：骨髓象增生明显活跃或增生活跃。粒系及红细胞增生均减低，巨核细胞系异常增生，全片巨核细胞可多达 1000 个以上，以原始及幼稚巨核细胞为主，其中原始巨核细胞大于 30%，可见到巨型原始巨核细胞及小巨核细胞。小巨核细胞体积小，多数直径约 10μm，少数达 20μm，胞体圆形或椭圆形，边缘不整齐，呈云雾状或毛刺状，胞质蓝色不透明，着色不均，周围可有伪足样突起，核染色质较粗，偶见蓝染小核仁。幼稚巨核细胞也增多，体积较原始巨核细胞略大，胞质脱落成大小不一的碎片。巨核细胞分裂象多见。成熟巨核细胞少见。现根据白血病巨核细胞的分化程度分两种亚型：①未成熟型：以原始巨核细胞增多为主；②成熟型：原始巨核至成熟巨核细胞同时存在。血小板易见，成对或分散分布于涂片上，畸形明显，颗粒较多。骨髓穿刺常为“干抽”，可进行骨髓活检诊断，可见原始巨核细胞增多，网状纤维增多。

细胞化学染色：对诊断巨核细胞白血病有价值的细胞化学染色是5′-核苷酸酶、ACP和PAS为阳性，后者呈大小、粗细不等的阳性颗粒。酯酶染色ANAE阳性，并可被NaF抑制。MPO及SBB染色阴性。

免疫学检查：原始细胞上有vWF抗原和Ⅰb、Ⅱb、Ⅲa和Ⅲa糖蛋白。

超微结构检验：M_7的原始巨核细胞根据其体积大小及特异性细胞器的出现加以识别。二倍体的前原始巨核细胞类似淋巴细胞，在电镜下可发现一些特征。一般MKB胞体大，大小不一致，细胞表面有泡状突起，突起末端变细，最后脱落下来，这可能就是异常的血小板。Pro-MKB核质比例高，外形不规则，有多处浅凹陷，也有深凹陷或分叶核。核仁明显，一至多个，胞质中线粒体多，呈分散分布，内质网呈条索状，还有分散的糖原和微粒。MKB和Pro-MKB均示血小板过氧化物酶阳性反应，髓过氧化物酶呈阴性反应。

遗传学及分子生物学检验：染色体有inv（3）或del（3）、+8、+21异常。

777. 急性髓细胞白血病微分化型实验室检查有哪些特点？

急性髓细胞白血病微分化型（M_0型）1991年FAB协作组将此型定为M_0，占AML的2%～3%，占全部白血病的1%～1.5%。其特点为细胞形态学不能分型；常规细胞化学染色阴性；无Auer小体；免疫表型有髓系分化抗原，而不表达T和B细胞系分化抗原超微结构髓过氧化物酶阳性。多见于老年人，肝、脾、淋巴结增大不明显，治疗效果差，生存期短。

血象：白细胞数较低，可≤3×10^9/L，甚至低达0.6×10^9/L，高者可达175×10^9/L，外周血原始细胞百分数较低。血小板可较低或正常，伴正细胞正色素性贫血。

骨髓象：骨髓有核细胞增生程度较轻，原始细胞>30%，可达90%以上。白血病细胞形态较小，亦可较大，核圆形，核仁明显。胞质少，嗜碱性，无颗粒，亦可透明。无Auer小体，易误诊为ALL的L_2或L_1型。红系、巨核系有不同程度的增生减低。

细胞化学染色：POX及SBB染色为阴性或阳性率<3%；PAS及特异性酯酶染色呈阴性或弱阳性。

超微结构检验：MPO阳性，也有内质网和核膜MPO阳性，PPO阴性。

免疫学检查：髓系分化抗原CD13、CD33、CD14、CD15、CD11b中至少有一种阳性。不表达B系特异性抗原和T系特异性抗原，可表达无系列特异性未成熟标志CD34、TdT、HLA-DR。

遗传学和分子生物学检验：大多有染色体异常，但无特异性核型。无Ph染色体、t（15；17）、inv/del（16）和t（8；21）。

778. 慢性粒细胞白血病实验室检查有哪些特点？

CML是一种起源于造血干细胞的克隆性骨髓增殖性肿瘤，主要累及粒细胞系，表现为持续性进行性外周血白细胞数量增加，分类中出现不同阶段的粒细胞，尤其以中性粒细胞增多为主，90%以上患者白血病细胞中有恒定的、特征性的Ph染色体及其分子标志BCR/ABL融合基因。本病在亚洲发病率最高，占成人白血病总数的40%，占慢性白血病的95%以上，国内统计资料表明，CML仅次于急粒和急淋，占第三位。各年龄均可发病，但以 20 ~ 50 岁多见，诊断时中位年龄为 45 ~ 50 岁。病因尚不确定，其自然病程是由慢性期进展为加速期，最后发展成急变期，一旦急变，一般在 3 ~ 5 月内死亡，70% 患者发病 1 ~ 4 年内发生急变，中位生存期为 3 ~ 4 年，常规治疗不能延长生命。CML 起病缓慢，初期症状不明显，逐渐出现乏力、低热、盗汗、食欲减退及消瘦等。最突出的体征是脾大，就诊时往往已达脐或脐以下，质硬、无压痛，胸骨压痛也较常见，随病程进展出现贫血并逐渐加重。

血象：红细胞和血红蛋白早期正常，随病情发展渐呈轻、中度降低，急变期重度降低，贫血一般呈正细胞性正色素性，外周血中可见有核红细胞、多染性红细胞和点彩红细胞。白细胞显著升高，初期一般为 $50\times10^9/L$ 左右，随病情进展可增高至 $(100\sim300)\times10^9/L$，最高可达 $1000\times10^9/L$。分类可见各阶段粒细胞，慢性期以中性中幼粒及晚幼粒增多尤为突出，杆状核和分叶核粒细胞也增多，原始粒细胞<10%，常伴嗜碱性粒细胞和嗜酸性粒细胞增多，单核细胞也可增多。随病情进展，原始粒细胞可增多，加速期可≥10%，急变期可≥20%。血小板明显增高可见于 30% ~ 50% 的初诊病例，有时可高达 $1000\times10^9/L$，加速期和急变期，血小板可进行性减少。各阶段血小板形态可发生异常，可见巨大血小板和畸形血小板。

骨髓象：慢性期骨髓有核细胞增生明显或极度活跃，粒红比例明显增高，可达（10 ~ 50）：1，增生的粒细胞中以中性中幼粒、晚幼粒和杆状核粒细胞居多，原粒细胞和早幼粒细胞易见，原粒细胞≤10%，原粒+早幼粒<15%，嗜碱和（或）嗜酸性粒细胞明显增多。异常增生的粒细胞常有形态异常，细胞大小不一，核质发育不平衡，有些细胞核染色质疏松，胞质内有空泡或有细胞破裂现象，偶见 Auer 小体，疾病晚期可见到 Pelger-Huet 样畸形，分裂细胞增加，可见异常分裂细胞。红系细胞早期增生，晚期受抑制。巨核细胞增高或正常，可见小巨核细胞。骨髓中可出现与戈谢细胞和海蓝细胞相似的吞噬细胞，骨髓活检可见

轻度纤维化。

加速期和急变期，原始细胞逐渐增多。CML 是多能干细胞水平的病变，故可向各种细胞类型的白血病转变，以急粒变最常见，占 50%～60%；其次为急淋变，占 20%～30%。此外，还可见到的急变细胞类型有单核细胞、红细胞、巨核细胞、粒-单细胞、早幼粒细胞、嗜酸或嗜碱性粒细胞等。

细胞化学染色：NAP 阳性率及积分明显减少，甚至为零分；若合并感染、妊娠或发生急变，NAP 积分可升高。治疗获得完全缓解时，若 NAP 活力恢复正常预示预后较好。CML 急变后的细胞化学染色可参照相应细胞类型的急性白血病。

免疫学检验：CML 以各阶段粒细胞，特别是中晚幼粒细胞增生为主，因此，可较高的 CD13、CD33、CD15 阳性表达，还可出现 CD14、CD42、CD34、CD16 及 HLA-DR 阳性表达。CML 急变后免疫表达较复杂，CML 髓细胞变多表现 CD13、CD33、CD14、CD15 及 HLA-DR 阳性；CML 淋巴细胞变往往有 CD3、CD7、CD2、CD5、CD10、CD19、CD20、CD22、SIg 及 HLA-DR 阳性；CML 巨核细胞变可见 CD41a、CD41b 及 PPO 阳性。

血液生化：血清维生素 B_{12} 及其转运蛋白浓度显著增高是本病特点之一，且与白细胞增高程度成正比。血与尿液中尿酸含量增高，血清乳酸脱氢酶、溶菌酶和血清钾亦增高。

遗传学及分子生物学检验：90%～95% 的 CML 可检出 Ph 染色体，其中绝大多数为 9 号染色体和 22 号染色体之间的平衡易位，即 t（9；22）（q34；q11），成为典型易位。它不仅出现于粒细胞、幼稚单核细胞、巨核细胞及 B 细胞，提示 CML 是起源于多能干细胞的克隆性疾病。基因分析证实，Ph 染色体是由位于 9q34 的 ABL 原癌基因断裂并易位到 22q11 的断裂点簇集区 BCR，在断点出融合形成 BCR/ABL 融合基因。该基因可转录出一个 8.5kb 的异常 mRNA，最终翻译成相对分子质量为 210kD 的蛋白质基因和某些细胞因子，最终导致细胞的恶性转化。此外少数 CML 可有变异易位，包括简单变异易位，即 22 号与非 9 号之间的易位及复杂易位，即3条或更多条染色体易位，治疗缓解后，Ph染色体持续存在，因此采用骨髓移植，消除Ph阳性克隆，才可能达到最终治愈。约5%的CML患者检测不到Ph染色体，但在分子水平可检测到BCR/ABL融合基因，实质上仍属于Ph+CML的范畴，其临床和血液学表现与典型CML完全一致。另有小部分患者不能发现任何Ph染色体的分子学证据，此类患者年龄较大，外周血单核细胞相对增多，骨髓病态造血更趋明显，染色体核型异常多见，ras原癌基因突变发生率高，治疗效果较差。

CML进入加速期和急变期时，大部分患者可发生核型演变，即出现Ph染色体以外的克隆性染色体异常，如2Ph、+8、i（17q）、+19和+21等。额外异常通常比临床或血液学急变征象早2～4个月出现，因此，在CML病程中监测染色体的改变有助于早期诊断CML急变。有报道，降钙素基因异常甲基化与CML的进展有关，慢性期患者一旦降钙素基因发生高度甲基化，则易发生急变。

779. 慢性淋巴细胞白血病实验室检查有哪些特点？

慢性淋巴细胞白血病简称“慢淋”，是一种淋巴细胞克隆性增殖的肿瘤性疾病，主要以小淋巴细胞恶性增生为主，这类细胞形态上类似成熟淋巴细胞，而实际是一种免疫功能有缺陷的异常淋巴细胞。95%以上的慢淋为B细胞性，T细胞性者较少。CLL在欧美各国发病率高，约占白血病的25%，在我国较少见，仅占白血病的5%以下。主要发生于60岁以上的男性，起病缓慢，早期无症状，以后有乏力、疲倦、消瘦、食欲下降。较为突出的体征是全身淋巴结进行性增大及不同程度的肝、脾大，约半数患者有皮肤病变，晚期有常见的死亡原因。病程长短悬殊，短至

1～2 年，长至 5～10 年，甚至 20 年。

血象：白细胞增高，常为（30～100）×10^9/L，分类淋巴细胞≥50%，晚期可达 90%～98%，淋巴细胞绝对值≥5×10^9/L，形态与正常小淋巴细胞难以区别，只是细胞体积更小，偶见大淋巴细胞，其形态无明显异常。有时可见少量原始和幼稚淋巴细胞，幼稚淋巴细胞核染色质疏松，核仁较明显。血片中篮细胞明显增多是慢淋特点之一。红细胞和血小板早期多为正常，晚期可减低，10%～20% 的患者可并发自身免疫性溶血性贫血，此时贫血加重。

骨髓象：骨髓有核细胞增生明显活跃或极度活跃。白血病性淋巴细胞显著增多，占 40% 以上，甚至高达 90%。细胞大小和形态基本上与外周血一致，原淋和幼淋细胞较少见，通常 <5%。在疾病早期，骨髓中各类造血细胞均可见到，但至后可见全血细胞减少。成熟红细胞形态染色大致正常。当发生溶血时，幼红细胞可显著增生。白血病性淋巴细胞形态学特点：形态异常不明显，胞体略大，易碎，易见篮细胞，核可有深切迹或裂隙，核染色质不规则聚集，核仁无或不明显，多数胞质丰富、嗜碱、无颗粒，可见空泡，少数胞质量少，仅在核裂隙或切迹处见到。

细胞化学染色：PAS 染色淋巴细胞多呈红色粗颗粒状阳性反应；ACP 可呈阴性或阳性反应，阳性反应可被酒石酸抑制；NAP 积分往往增高。

免疫学检验：免疫分型可证明 CLL 淋巴细胞的单克隆性。B-CLL 呈 κ 或 λ 单克隆轻链型，主要表达 CD5、CD19、CD20、SmIg、FCM7 弱表达，一般不表达 CD10 和 CD22。T-CLL 表型繁杂，主要表达成熟 T 细胞标记，如 CD2、CD3、CD8 阳性，CD5 阴性。T-CLL 均具有克隆性 TCR 重排，其免疫表型与预后有明显关系，CD8 阳性者预后较好，阴性者预后差。

遗传学与分子生物学检验 约半数 B-CLL 有克隆性核型异常，其中+12 检出率最高，可有+12 伴额外染色体异常，单纯+12 多见于早期。14q 多见于晚期，以 t（11；14）（q13；q32）和 t（14；19）（q32；q13）两种较多见，部分 CLL 可见 12q14 缺如。T-CLL 特征性染色体异常为 inv（14）（q11；q32）。核型异常与预后及生存期有关，正常核型提示预后较好，其中 +12、$14q^{+}$、17 号染色体畸变和复杂核型异常均提示预后不良。CLL 患者核型演变很少见，一旦发生提示预后不良。

780. 骨髓增生异常综合征实验室检查有哪些特点？

MDS 是一组获得性的、造血功能严重紊乱的造血干细胞克隆性疾病，其特点为髓系中一系或多系血细胞发育异常和无效造血，具有转化为急性白血病的危险。MDS 为后天获得性疾病，可以是原发性的也可与治疗相关。多数患者无明确病因，为原发性，少数患者机制还不甚清楚，有以下几点认识：①MDS 的发病和转归是一个多步骤的过程，其起源是各种致病因素导致的造血干细胞克隆性转化，可能起源于 $CD33^{+}$ 和 $CD34^{+}$ 髓系干细胞；②单克隆造血的基因不稳定，包括继发性细胞遗传学异常、癌基因激活、抑癌基因失活等，影响克隆存活优势和疾病发展；③细胞周期的网络调控系统异常，影响细胞的发育和增殖；④MDS 外周血细胞减少而骨髓细胞增生，这种无效造血与髓系细胞分化能力缺陷及细胞过度凋亡有关，细胞凋亡在 MDS 的早期阶段更加明显。MDS 晚期进展的机制之一可能同 MDS 克隆细胞的凋亡减少有关；⑤免疫学因素，健全的免疫学功能在防御 MDS 克隆中发挥作用。免疫学缺陷通常在进展期 MDS 更常见。本病主要发生于老年人，男性多于女性，主要表现为难治性慢性进行性血细胞减少，除贫血外，病程中常易发生感染和出血。部分患者病情较稳定，表现为长期“良性病程”，1/3 以上的患者在数月至数年，或更长时间发展为急性髓细胞性白血病。有的患者虽未发展为白血病，但可因为感染、出血而死亡。MDS是一种高度异质性的综合征，各亚型在病理生理、临床表现及预后等方面都有差异，其本质有待进一步阐明。

形态学：MDS的血液学异常非常复杂，涉及一系或多系血细胞发育异常，各亚型间差异较大。

血象：绝大多数患者有贫血，可同时有血小板及中性粒细胞减少，全血细胞减少见于约50%的初诊患者。红细胞：表现不同程度贫血，可为正细胞正色素性，亦可为大细胞或小细胞以及双形性贫血。较早期的红细胞常有伪足，成熟红细胞大小不等，形态不一，可见巨红细胞、大红细胞、小红细胞，球形、靶形红细胞，嗜多色性红细胞，嗜碱性点彩及有核红细胞。网织红细胞正常、减少或增高。白细胞：有不同程度的质和量的变化。白细胞数减少、正常或增多，可有少量幼稚粒细胞，中性粒细胞胞体小，核分叶减少或核分叶过多，胞质内颗粒稀少或缺如，单核细胞增多，可见不典型的单核细胞，内含有空泡。血小板：减少者较多见，少数病例可增多，主要见于$5q^-$综合征或5号染色体长臂中间缺失型患者。可见巨血小板、大而畸形的火焰状血小板，颗粒减少的血小板，偶见巨核细胞碎片及小巨核细胞。血小板发育异常是患者出血时间延长的主要原因。

骨髓象：多数病例骨髓增生明显活跃，有少数增生正常或减低，伴血细胞明显发育不良。红细胞系：多为明显增生，少数增生减低，原红和早幼红细胞增多，各阶段有核红大小不等，有类巨样变，可见核碎裂、核畸形、核出芽、核分叶、双核或多核幼红细胞，核质发育不平衡，胞质嗜碱着色不均，胞质空泡形成等。幼红细胞造血岛多见。粒细胞系：粒细胞系增生活跃或减少，原粒和早幼粒细胞可不同程度增高，伴成熟障碍，有的早幼粒细胞核仁明显、颗粒粗大，有的类似单核细胞，核凹陷或折叠。原粒和早幼粒细胞中可见Auer小体。成熟中性粒细胞核分叶过少、分叶过多，胞质颗粒过少，以及巨晚幼粒、杆状核等。

粒细胞吞噬功能降低。巨核细胞系：巨核细胞数一般正常或增多，可见成簇分布现象。异常巨核细胞主要为小巨核细胞以及大单个核巨核细胞，含多数分散核的巨核细胞，颗粒减少的巨核细胞等；不分叶或单个核巨核细胞常见于$5q^-$综合征。淋巴样小巨核细胞在 MDS 的诊断中意义较大，其形态特征为：大小、外观与成熟淋巴细胞相似，核质比大，核圆形或稍有凹陷，染色质致密粗糙，结构模糊，无核仁或偶见 1～2 个模糊的小核仁，胞质强嗜碱，不透明而呈云雾状，周边不整齐或有泡状突起，可有血小板形成现象。

骨髓增生减低型 MDS 占 MDS 的 10%～15%，常有全血细胞减少，骨髓增生低下，原始细胞增多，伴或不伴发育不良，或原始细胞不增多伴显著发育不良。常有 7 号染色体异常，白血病转化率与典型的 MDS 无差别，中位存活时间较典型 MDS 长。

细胞化学染色：骨髓铁染色常显示细胞外铁丰富，大多数病例的铁粒幼红细胞增多，有的可见环形铁粒幼红细胞。环形铁粒幼红细胞为铁染色涂片上≥6 个铁颗粒环绕胞核≥1/3 周的细胞。

骨髓组织病理检验：多数病例骨髓造血组织过度增生，主要表现为不成熟粒细胞增多，并有未成熟前体细胞异常定位。正常情况下，原始粒细胞、早幼粒细胞位于远离血管及骨小梁的骨髓中央区存在聚集成小簇或片状的此两种细胞，即为 ALIP。每张骨髓切片上有≥3 处者称为 ALIP 阳性，多见于 RAEB。此外，还可见到巨核系形态、定位异常和网络纤维增生等改变。

免疫学检验：髓系细胞表面抗原及淋巴细胞亚群分布异常是 MDS 血细胞发育异常的另一种表现，可见外周血 $CD3^+$、$CD4^+$细胞减少，CD4/CD8 比值减低或倒置。早期 B 系细胞标志 CD19、HLA-DR 及 Cμ 链阳性细胞依 RA、RAEB、RAEB-T 顺序增多，表现 MDS 存在淋巴细胞发育障碍。CD11b 细胞减少提示成熟粒细胞减少。

体外造血祖细胞培养：细胞集落形成的能力减低，集落密度减少、“流产”或无生长，形成许多小细胞簇，集簇/集落比值升高，集落细胞成熟障碍。能形成集落和小簇者预后较好，无集落和形成大簇者易演变为白血病。

遗传学与分子生物学检验：35%～70%患者有染色体异常，而80%以上的继发性MDS患者有核型异常。骨髓细胞克隆性染色体核型改变以$-5/5q^-$、$-7/7q^-$、$+8$、$12q^-$、$20q^-$、$-Y$等较为常见，此外，还有$11q^-$、$13q^-$、$17q^-$等。伴3号染色体异常的MDS及AML可出现较多异常巨核细胞。孤立性$5q^-$异常是MDS的一个特殊类型，主要见于中老年女性，常见明显的大细胞性贫血，巨核细胞分叶过少。

染色体异常与病态造血及预后有关。细胞遗传学改变主要分为三个危险组：①低危组：细胞遗传学正常、孤立性$20q^-$及$-Y$；②高危组：复杂细胞遗传学异常，即大于三个重现性异常，或7号染色体异常；③中危组：其他细胞遗传学异常。

781. 多发性骨髓瘤实验室检查有哪些特点?

MM是骨髓内单一浆细胞株异常增生的一种恶性肿瘤，其特征是单克隆浆细胞恶性增殖并分泌过量的单克隆免疫球蛋白或其多肽链亚单位，即“M”成分或“M”蛋白，正常多克隆浆细胞的增生和多克隆免疫球蛋白分泌受到抑制，从而引起广泛骨质破坏、贫血、感染等一系列临床表现。

血象：绝大多数有不同程度的贫血，多属正常细胞、正常色素性。贫血随病情的进展而加重。血片显示成熟红细胞呈“缗钱”状排列，可伴有少数幼粒-幼红细胞。晚期患者有全血细胞减少。骨髓瘤细胞可在外周血出现，当$>2.0\times10^9/L$时，应诊断为浆细胞白血病。

骨髓象：骨髓瘤细胞占有核细胞总数10%以上。该细胞在骨髓内可呈弥漫性分布，也可呈灶性、斑片状分布，因而有时需多部位穿刺才能诊断，骨髓活检可提高检出率。形态特点：典型的骨髓瘤细胞较成熟浆细胞大，直径为30～50μm，细胞外形不规则可有伪足。胞核为长圆形，偏心，核染色质疏松，排列紊乱，少量嗜苯胺蓝颗粒和空泡。细胞作过氧化酶染色呈阴性反应。有些瘤细胞含嗜酸棒状包涵体或大量空泡或排列似葡萄状的浅蓝色空泡。也可见双核、多核、多个分叶、多形性核浆细胞。因为核不成熟和多形性核很少发生反应性浆细胞，所以它们是肿瘤性浆细胞的可靠提示。瘤细胞分型：①Ⅰ型小浆细胞型，细胞较成熟，染色质致密，核偏位，胞质丰富，此型分化良好，在形态上与正常浆细胞相似；②Ⅱ型幼稚浆细胞型，胞核染色质较疏松，细胞外形尚规整，核偏位，核/质比例为1∶1；③Ⅲ原始浆细胞型，核染色质疏松，如网状细胞，核可居中，有核仁，核/质比例显示核占优势；④Ⅳ型网状细胞型，细胞形态多样化，核仁较大、较多，细胞分化不良者，则恶性程度高。

超微结构检验：在透射电子显微镜下，瘤细胞的显著特征是内质网的增多和扩大，高尔基体极为发达，扩大的粗面内质网内含无定形物、椭圆形小体，这些物质与血清中M蛋白有关。

血清及尿液蛋白检测：正常免疫球蛋白由多株浆细胞所产生，所以血清蛋白电泳显示不均一性的波形。多发性骨髓瘤时，异常浆细胞株增殖，可检测到“M”成分，而白蛋白正常或减少，正常的丙种球蛋白比例减少。

血液生化及其他检验：①血清钙、磷和碱性磷酸酶：血钙升高，升高幅度可达12%～16%，血磷一般正常，当肾功能不全时，血磷可增高。因为本病主要是溶骨性改变而无新骨形成，所以血清碱性磷酸酶一般正常或轻度增高；②血清β_2MG及血清乳酸脱氢酶活力：两项指标均示为增高，β_2MG增高可作为判断预后与治疗效果的指标，其水平的高低与肿瘤的活动度成正比；乳酸脱氢酶增高亦与疾病的严重程度相关。

782 嗜酸性粒细胞白血病实验室检查有哪些特点？

嗜酸性粒细胞白血病是一种罕见的白血病，以嗜酸性粒细胞恶性克隆性增生为特征，有人将其视为慢粒的一个类型。可分为急性型、慢性型两型，青、中年为多。临床特点：病情进展缓慢，症状与慢性白血病相似，常有乏力，贫血，肝、脾、淋巴结增大，但出血及感染少见。主要由于嗜酸性粒细胞浸润各器官而引起心脏、肺、中枢神经系统及皮肤损害，可出现心力衰竭、咳嗽、呼吸困难、神经系统障碍、视力减退、共济失调、皮肤红斑、丘疹及小结节。

血象：白细胞计数明显增高，可达（50～200）$\times 10^9$/L，分型中各阶段嗜酸性粒细胞明显而持续增多，多数高达60%（20%～90%）以上，绝对值>1.5$\times 10^9$/L，细胞内常有空泡形成，颗粒少而粗大，原始及早幼粒细胞少见。常有血红蛋白及红细胞数轻度至中度减低。血小板减少。

骨髓象：骨髓增生极度活跃或明显活跃。以粒系增生为主，嗜酸性粒细胞增多，有各阶段幼稚嗜酸性粒细胞，可有白血病裂孔现象、核左移及形态异常，原粒细胞>5%。有人将本病分为三型：①原始细胞型：即血中及骨髓象有原始粒细胞及嗜酸性粒细胞增多；②幼稚细胞型：主要是幼稚嗜酸性粒细胞增多（外周血亦可见），并伴有中幼粒细胞增多，此类型病情进展缓慢；③成熟细胞型：为成熟嗜酸性粒细胞增多，中、晚幼粒细胞稍增多。形态异常，颗粒粗大而少，分布不均，可有嗜碱性颗粒，胞质中可见空泡，核分叶多。这种细胞应与良性嗜酸性粒细胞鉴别，见下表。

遗传学与分子生物学检验：染色体异常中以8-三体、iso（q17）较为常见，其他还发现有t（5；12）（q33；q13）、t（1；5）（q23；q33）、t（2；5）（q23；q35）、t（5；9）（q32；

q33）、t（5；16）（q33；q13）、10-三体、21-三体等染色体核异常。这些染色体异常不出现在两性的嗜酸性粒细胞增多症。

	良性嗜酸性粒细胞	恶性嗜酸性粒细胞		良性嗜酸性粒细胞	恶性嗜酸性粒细胞
细胞大小不均	–	+	胞质内空泡	+	+
核分叶过多	+	++	大嗜酸性颗粒	–	++
核分叶过少	–	++	颗粒分布不均	+	++
蓝色胞质	+	++	混有嗜碱性颗粒	–	+

细胞化学染色：嗜酸性粒细胞白血病具有特殊的细胞化学染色，氰化物抗过氧化物酶染色阳性，其他，如糖原染色可呈强阳性，酸性磷酸酶染色液可呈强阳性反应。NAP积分可正常或降低

嗜酸性粒细胞白血病的诊断要慎重，必须排除其他原因引起的嗜酸性粒细胞增多的疾病。其诊断标准为：①临床上有白血病的临床表现，脏器有嗜酸性粒细胞浸润；②血象中嗜酸性粒细胞明显增多，并常有幼稚嗜酸性粒细胞；③骨髓中嗜酸性粒细胞增多，形态异常，核左移，有各阶段幼稚嗜酸性粒细胞，甚至早幼粒细胞可见粗大的嗜酸性颗粒，原粒细胞>5%；④能除外寄生虫病、过敏性疾病、结缔组织病、高嗜酸性粒细胞综合征、慢性粒细胞白血病及其他原因所致嗜酸性粒细胞增多。

783. 嗜碱性粒细胞白血病实验室检查有哪些特点？

嗜碱性粒细胞白血病（basophilic leukemia）是一种罕见类型白血病。可分为两型；①急性型：起病急，症状严重。进行性贫

血，出血和发热常见，肝、脾及淋巴结增大常不明显，病程短，常伴有高组胺血症，对化疗不敏感，预后较差，常死于颅内出血；②慢性急变型：与一般慢粒急变期相似，肝、脾增大显著，且常有巨脾，病情进展迅速。急性变型有 Ph 染色体细胞，故有人认为本病是慢粒终末期的一种类型。

血象：①急性型：白细胞数正常、增高或减低，嗜碱性粒细胞占明显优势，可达36%～80%，伴有一定数量的幼稚型嗜碱性粒细胞，有时可见幼红细胞；②慢粒急变型：白细胞计数明显增高，异常嗜碱性粒细胞明显增多，且可见到幼稚型嗜碱性粒细胞，胞体较大，嗜碱颗粒明显。

骨髓象：①急性型：骨髓内嗜碱性粒细胞可高达80%，以原粒细胞及嗜碱早幼粒细胞为主，胞质中可见粗大的嗜碱性颗粒，偶见 Auer 小体。有人认为，不典型嗜碱早幼粒细胞的出现，对本病的诊断有一定的意义。这种细胞的特点是：胞核扭曲，嗜碱颗粒稠密，呈暗紫罗兰色，常遮盖胞核；②慢粒急变型：嗜碱性粒细胞慢性增高，可出现嗜碱性中、晚幼粒细胞，原粒及早幼粒细胞也增多。

细胞化学染色：PAS、SBB、PX、ACP 及 AS-D-NCE 染色均呈阳性反应。甲苯胺蓝染色及闪光蓝染色呈阳性反应，有一定的特异性。

遗传学和分子生物检验：尚未发现特异性染色体异常，以 8 三体和 7 单体为常见。

诊断本病应慎重，难以确诊的病例，可进行超微结构分析。诊断标准为：①临床有白血病的表现，脏器有嗜碱性粒细胞浸润；②血象中嗜碱性粒细胞明显增多；③骨髓中可见大量嗜碱性粒细胞，原粒细胞>5%，嗜碱性中幼、晚幼粒细胞亦增多，有核左移现象，胞质中有粗大嗜碱颗粒；④排除其他原因所致的嗜碱性粒细胞增多，如慢粒及慢粒急变、重金属中毒（铅、汞、铋、锌等）、恶性肿瘤、系统性肥大细胞增生症、色素性荨麻疹、霍奇金淋巴瘤等。

784. 组织嗜碱细胞白血病实验室检查有哪些特点？

组织嗜碱细胞白血病又名肥大细胞白血病，是一种罕见的组织嗜碱细胞恶性增生性疾病。临床表现与一般急性白血病类似，但由于肥大细胞浸润，引起肝脾、淋巴结增大；骨损害、骨压痛、骨质破坏；胃肠道症状，如腹泻、腹痛、腹胀、恶心、呕吐、甚至呕血；组胺等过敏反应物质和激肽物质释放过多，可突然出现面部潮红、头痛、气短、心悸、荨麻疹和休克等变态反应性症状，成为肥大细胞增生综合征。

血象：一般为中度到重度贫血，属正细胞正色素型。血小板减少，白细胞总数多在 $30\times10^9/L$，幼稚和成熟肥大细胞可达10%～50%及以上。肥大细胞须与嗜碱性，粒细胞相鉴别。

骨髓象：增生明显活跃或极度活跃，可见大量幼稚和成熟的肥大细胞，嗜碱性粒细胞亦可增高，其他各系细胞受抑制。本病常与骨髓纤维化或骨硬化症并存，故骨穿时易致“干抽”现象，需要做骨髓活检以确定诊断。

细胞化学染色：肥大细胞的异染性颗粒 POX 与 SB 染色均阴性，而甲苯胺蓝及 PAS 染色可呈阳性反应，后者不为唾液消化。

其他：尿液检验组胺异常。

诊断：①临床上除有白血病的临床表现外，还有肥大细胞增生症的表现；②外周血中有肥大细胞（组织嗜碱细胞）；③骨髓中肥大细胞明显增多，占有核细胞50%以上；④尿内组胺增高；⑤骨髓干抽或有皮肤浸润时需做活体组织检查确诊。

785. 浆细胞白血病实验室检查有哪些特点？

浆细胞白血病（PCL）是少见类型的白血病之一，外周血和骨髓中出现大量异常浆细胞，并广泛浸润各组织和器官。本病临床表现与其他急性白血病相似，病情发展迅速，常伴有感染、发热、乏力、消瘦、骨骼疼痛、贫血、出血，多数患者有肝、脾和淋巴结增大，晚期可发生心肺功能不全，肾功能不全，黄疸甚至昏迷。一般认为，本病可分为原发性浆细胞性白血病（PPCL）及继发于多发性骨髓瘤、淋巴瘤、慢淋、巨球蛋白血症等的继发性浆细胞白血病（SPCL）。继发于多发性骨髓瘤的 SPCL 临床上多发性骨髓瘤病史，骨损害重于 PPCL。

血象：大多数病例中有中度贫血，一般为正细胞正色素型，也可是低色素性。白细胞总数多升高，可达（10～90）× 10^9/L。血片内可见大量浆细胞，>20%或绝对值≥2×10^9/L，包括原始和幼稚浆细胞，形态异常。血小板数多减少，血沉明显增快。

骨髓象：骨髓增生极度活跃或明显活跃。骨髓内各阶段异常浆细胞明显增生，可达 10%～92%，包括原浆细胞、幼浆细胞、小型浆细胞和网状细胞样浆细胞。浆细胞成熟程度和形态极不一致，形体一般较小，呈圆形、长圆形或卵圆形，胞核较幼稚，核仁明显，核染色质稀疏，核质发育不平衡。浆细胞性白血病须与多发型骨髓瘤、反应性浆细胞增多症鉴别。

超微结构检验：电镜下可见异常浆细胞的核质比例增高，核仁明显，胞质内粗面内质网和高尔基体不甚发达，胞质内亦可见大量平行排列的纤维细丝。

免疫学检验：白血病浆细胞除具有浆细胞相关抗原外，还表达有早期 B 细胞相关抗原，如 CD10、CD20 及表面免疫球蛋白。

遗传学检验：部分患者可出现染色体数量和结构异常的复杂核型，可出现 1 号染色体异常（多倍体或缺失）。t（11，14），$14q^+$。

其他：血中出现异常免疫球蛋白，以 IgG、IgA 型多见。多数病人尿中可查出凝溶蛋白，血清 β_2-微球蛋白及 LDH 水平明显增高。骨骼摄片约半数病人可见骨质脱钙及溶骨现象。

诊断：①临床上呈现白血病的临床表现或多发性骨髓瘤的表现；②外周血白细胞分类中浆细胞>20%或绝对值≥$2.0\times10^9/L$；③骨髓象浆细胞明显增生，原始与幼稚浆细胞明显增多，伴形态异常。

786. 多毛细胞白血病实验室检查有哪些特点？

多毛细胞白血病（HCL），简称毛白，是一种少见类型白血病，属慢性淋巴组织增殖性疾病，1966 年 Schreck 命名为毛白。目前认为，HCL 来源于 B 细胞系，发病以中、老年居多，男女比例为（4～6）∶1。临床特点为：起病隐袭，慢性病程，反复感染，显著脾大，终末期脑膜可受累，外周血全血细胞及单核细胞减少。骨髓常干抽，血、骨髓或肝脾中出现特征性多毛细胞增生，抗酒石酸酸性磷酸酶染色（TRAP）阳性。超微结构中可见胞质中有特异性包涵体核糖体板层复合物（RLC）。近年来亦有 HCL 变异性（HCL-V）的报道，又称Ⅱ型 HCL，此型 TRAP 阴性，无 RLC。

血象：绝大多数患者呈全血细胞减少，25%的病人初诊时仅有一系或二系减少。贫血一般为轻度到中度，为正细胞正色素性，网织红细胞可略增高。血小板多数减少，尤以巨脾者更加明显。白细胞总数大部分病例减低，以中性粒细胞和单核细胞减少为突出。淋巴细胞相对增高，20%的病例白细胞总数可增高，90%的病例有特征性的多毛细胞出现。多毛细胞具有以下特点：胞体大小不一，呈圆或多角形，直径 10～20μm（似大淋巴细胞）；胞核居中或稍偏位呈圆形、卵圆形或有凹陷和轻度折叠；核染色质呈点状，较淋巴细胞细致，核膜清楚，核仁 1～3 个或不明显；胞质丰富，核质比例约 2∶1，胞质呈蓝色或淡蓝色云雾状，无嗜天青颗粒，常有空泡。毛细胞突出的特点是边缘不整齐，呈锯齿状或伪足状，有许多不规则纤绒毛突起，也称“毛发”状突起，但有时不显著，而在活体染色时更为明显。

骨髓象：骨髓增生活跃或增生减低，也有增生明显活跃者。红细胞系、粒细胞系及巨核细胞系均受抑制，但以粒细胞系抑制更显著，淋巴细胞相对增多，浆细胞增多，可见到较多的典型多毛细胞。有48%~60%的病人骨髓穿刺呈“干抽”，其原因是与赘生性毛状突起相互交织及受累的骨髓内网硬蛋白量增加有关。有时所见毛细胞以疏松海绵样形式相互连接，这与其他浸润骨髓的恶性细胞不同，也是诊断特点之一。

超微结构检验：扫描电镜（SEM）示毛细胞表面有较多的散射的细长毛状突出，最长可超过4μm，可延伸的“毛”有交叉现象，部分细胞表面呈皱褶状突起。透射电镜（TEM）示毛细胞表面有长绒毛和伪足，胞质内可见到特征性的RLC，呈管状结构，出现率50%，线粒体较多而大，高尔基体中等发育。

细胞化学染色：POX、NAP和SBB染色呈阴性反应，非特异性酯酶呈阴性或弱阳性，不被NaF抑制，阳性率达41%~100%。

骨髓组织病理检验：增生活跃或低下，多毛细胞呈散在或簇状分布。胞质丰富、透明，胞核间距宽，成“蜂窝”状。核染色质细，呈磨玻璃样。

免疫学检验：多数病例表现为一致和独特的B细胞的表型，即膜表面免疫球蛋白（SmIg）大部分阳性。白血病细胞免疫表型的特点是CD11c、CD22、CD25和CD103等表面抗原高表达。同时可有泛B细胞表面抗原协同表达，如CD19和CD20阳性，而CD21等均阴性。少数病例具有T淋巴细胞的特征（能和绵羊红细胞形成花环），也有B、T杂交型毛白的报道。

遗传学检验：①临床多有贫血、脾大及反复感染；②全血细胞减少，白细胞亦可增加或正常；③外周血和（或）骨髓中存在典型的多毛细胞，酸性磷酸酶（同工酶5）染色阳性，不被酒石酸抑制，是诊断本病的主要依据；④免疫表型：SmIg（M+/-，D，G 或 A）阳性，B 细胞相关抗原 CD19、CD20、CD22 阳性，但 CD21 阴性，CD11c、CD25 强阳性，CD103 阳性，CD5、CD10 阴性；⑤必要时可进行电镜检查以证实多毛细胞（SEM）及胞质中可见 RLC（TEM），也可进行骨髓组织病理检查。

HCL 变异型（HCL-V）诊断标准：①白细胞计数升高；②骨髓不发生“干抽”；③多毛细胞的胞质呈短绒毛及宽大皱褶，核染色质较浓，核仁清晰，电镜下胞质中无核糖体板层复合物（RLC）。少数细胞表面有球状突起；④TRAP 阴性，CD25 和 CD2 阴性；⑤疗效不佳。

HCL 应与慢淋、幼淋相鉴别（见下表），也可从表面分化抗原表达进行鉴别诊断。

HCL、慢淋和幼淋白血病的鉴别

	毛细胞白血病	慢淋	幼淋白血病
发病年龄	>40	>60	>60
全身症状	少见	少见	常有
淋巴结增大	少不明显	多有	稍大或不大
脾大	巨大	有	巨大
血象	全血细胞减少，多毛细胞出现	50%轻度贫血，白细胞计数增高，淋巴细胞增高	轻度贫血，白细胞增多，幼淋巴细胞增多
骨髓象	多毛细胞增多，浆细胞增多	淋巴细胞增多，浆细胞少或无	幼淋巴细胞增多
TRAPO	+	–	–

787. 幼淋巴细胞白血病实验室检查有哪些特点?

幼淋巴细胞白血病（PLL）是一种特殊类型的淋巴细胞白血病。一般认为，属罕见的慢淋变异型，但也有人认为是急淋的一种亚型。本病病程较慢淋为短，以50岁以上的男性居多，男女之比约为4∶1。临床特点为起病较缓，可无明显的自觉症状。部分病例可因消瘦、纳呆、盗汗、乏力及上腹部不适而就诊。一般无明显淋巴结增大，但脾大较为突出，常为巨脾，肝可轻度大。

血象：有不同程度的贫血，属正细胞正色素性。白细胞总数显著增多也可正常，多数$>100\times10^9/L$，分型中以幼淋巴细胞占优势，有时几乎全为幼淋巴细胞。其形态学特点：细胞体积较淋巴细胞略大，直径为12～14μm，胞质丰富，浅蓝色，无颗粒，核/质比率低；胞核圆形或卵圆形，有些有切迹或呈锯齿状、不规则形；核染色质较原淋巴细胞为粗，但又比成熟淋巴细胞细，为粒状或块状，核膜周缘染色质相对增多；大而显著且多为单个的核仁，是幼淋巴细胞的突出特征，核质与核仁发育不同步。此类细胞应与急淋和淋巴肉瘤白血病细胞相区别。三类白血病细胞鉴别见下表。血片中篮细胞较慢淋显著为少。血小板有不同程度减少。

骨髓象：骨髓增生明显活跃，有核仁的幼淋巴细胞可占17%～80%，其他血细胞成分因受抑制而减少。

细胞化学染色：PAS阳性的幼淋巴细胞占0～19%。阳性颗粒大小不等，弥散分布于胞质中。SBB、POX、NAP等染色均呈阴性反应。ACP染色阳性，但TRAP阴性。T细胞性幼淋细胞酸性非特异性酯酶（ANAE）为强阳性。

	幼淋白血病细胞	急淋白血病细胞	淋巴肉瘤白血病细胞
胞核			
大小和形态	大、圆或类圆	大而圆	大、有折叠或切迹
核染色质	密集	细致	凝集、粗颗粒状
核仁	泡状、1～2个	1～2	大，一个，偏心
胞质			
量	中等	少	中等
染色	嗜碱色	浅蓝色	浅蓝色
TEM（透射电镜）	染色质于核膜上密集、核仁	核大而圆、染色分散、核仁明显	核仁有明显的切迹
SEM（扫描电镜）	较多微绒毛及皱膜	少量长微绒毛及皱膜	少量长微绒毛
FMC7 反应（单抗）	（+）～（++）	（−）～（+）	（−）～（+）

免疫学检验：本病多数病例属 B 细胞型（B-PLL），此型幼淋巴细胞表面带有 SmIgM，少数病例也有可同时查到 SmIgD（即多型表面膜标志）。单抗 FMC7（成熟 B 细胞抗原）几乎 100% 阳性（而 CLL 只有 10% 表达），CD19、CD20、CD22 阳性率达 90% 以上，CD103、CD11c、CD5、CD10 阴性。某些 B 细胞幼淋患者可有少量 E 玫瑰花形成细胞存在，可能是正常 T 淋巴细胞的残余。T 细胞型 PLL（T-PLL）较少见，CD2 阳性，CD5 阳性或阴性，CD19 阴性。

遗传学检验：B-PLL 常见有 $14q^{+}$，t（6；12）（q15；p13），

del（3）（p13），del（12）（p12－13）异常。T-PLL 主要有 inv（14）（q11；q32）和 $14q^{+}$异常。

诊断：①临床上脾大，而淋巴结不大；②外周血白细胞数增多，通常>$100\times10^{9}/L$，其中幼淋细胞占 55% 以上；③幼淋细胞形态学特征为：体积较大，胞质嗜碱性，核圆，核仁清晰可见，核染色质浓密，核质比例低；④免疫表型：约 3/4 为 B-PLL：$SmIg^{+}$、$CD19^{+}$、$CD5^{-}$、$CD10^{-}$、$FMC7^{+}$，其中 SmIg 高表达具鉴别诊断意义；T-PLL 呈 $CD2^{+}$，$CD5^{+/-}$，$CD19^{-}$；⑤细胞遗传学：可见 $14q^{+}$或 t（6；12）（q15；q13）。

788 全髓白血病实验室检查有哪些特点？

全髓白血病是一种以骨髓红细胞、白细胞及巨核细胞三系同时异常增生为特征的白血病，是极少见的白血病类型，迄今报告不多，常继发于放、化疗后及骨髓增生异常综合征。临床表现与其他类型白血病相似，常有贫血、发热和出血。多数病例肝脾不大或轻度大。病情进展迅速，治疗效果差，生存期短，预后不良。

血象：血红蛋白多为中至重度降低，血片中可见到幼粒细胞和有核红细胞。血小板减少，也正常或增生，但有形态和功能的异常。网织红细胞正常或增多。

骨髓象：骨髓增生极度活跃或明显活跃。红细胞、粒细胞及巨核细胞三系均同时异常增生且伴有形态学改变。幼红细胞呈巨幼样改变，伴多核、核分叶、核破裂等畸形变，分裂象易见，粒系细胞明显左移，多有核质发育不平衡。巨核系细胞明显增多，可>1000 个/全片，幼稚型比例增高，可见病态巨核细胞（如分叶过多）及小原巨核细胞。

细胞化学染色：有核红细胞 PAS（+），铁染色正常；ACP

染色呈弥漫性阳性。

超微结构检验：电镜下可见大量异型的粒、红及巨核细胞，表现为核质发育不平衡及细胞大小的异常，其中有些巨核细胞的形态易与幼粒及淋巴细胞相混淆，需经细胞化学染色方可辨认。血小板过氧化物酶定位在巨核细胞的核膜上和内质网膜处，而髓过氧化物酶反应见于粒细胞的核膜、内质网膜、高尔基体及颗粒。扫描电镜发现粒细胞表面为波浪状皱褶，巨核细胞表面呈多个小球状突起或不规则伪足。

免疫学检验：有红系，粒、单系及巨核细胞系的免疫表型，提示病变在髓系干细胞较早期分化阶段，故属髓系干细胞病。

遗传学与分子生物学检验：可有亚二倍体、断裂、碎片等染色体异常。尚未发现特异性的核型异常。

诊断：①凡已具备诊断红白细胞血病的条件，骨髓巨核细胞过度增生，可达正常的 10 倍或更多，幼稚型巨核细胞占 10%，变异型巨核细胞占 30%，即可诊断本病；②骨髓三系细胞同时有异常增生伴形态异常，即具备红白细胞血病的诊断标准，同时伴有巨核细胞异常增生及形态异常；③可排除其他血液病（如急粒、慢粒、红白血病、骨髓纤维化等）伴随的巨核细胞增多或演变为巨核细胞白血病；④组织病理检查有三系幼稚细胞的多脏器浸润。

临床诊断多以①、②项为主。至于巨核细胞的质和量的改变应达何种程度方能诊断本病，尚无明确诊断。

789 血液病患者日常应注意什么？

血液病人日常生活中应注意保持室内清洁，空气清新，定时通风，定期消毒。生活有规律，劳逸结合。尽量避免到人员聚集处及公共场所，外出应戴口罩。随四时节气变化，增减衣服，预防外感。保持心情舒畅，精神愉快，勿过度思虑。日常饮食宜高营养、易消化，进食新鲜水果蔬菜等；忌烟酒；避免硬固、辛辣、带刺食物，防止损伤口腔、胃肠道黏膜。掌握自己的血型，了解输血适应证。平素不用手挖鼻腔、不用牙签剔牙。禁用对造血有影响的药物，远离苯类等化学物质。服用任何药物前应了解药物的适应证、禁忌证，遵从医嘱指导服用药物，勿随意减量停服。定期复查血象、骨髓象；如有异常应及时就医。

790 情志对血液病患者有什么影响？

《素问·调经论》说：“夫百病之始生也，皆生于风雨寒暑，阴阳喜怒，饮食居处”。现代研究证实，情志活动不但影响神经系统、内分泌系统功能，而且影响内脏功能活动。《内经》说：“悲哀愁忧则心动，心动则五脏六腑皆摇。”良好的情志表现可以使人心情舒畅，怡悦性情，增加免疫能力。达到心理阴阳平衡的作用。情志异常，不仅影响心理功能，而且扰乱气机，影响脏腑功能活动。失血病人有恐惧感，忧思过度伤脾则食欲不振，水谷不运，气血来源不足，这些都会加重病情。同时积虑伤心，营阴暗耗，阴虚生内热，热迫血妄行，会加重出血，而使病情转剧。患者应转移对疾病过程的注意，稳定其情绪，消除恐惧心理，学会自我调节控制情绪，增加自信心。由于长期用药，损伤肝肾，如果患者情绪波动大，易怒，悲伤，这样会对肝肾有损伤，导致加重病情。人的情志变化与人的心理功能活动之间存在着内在联系。不同的情志刺激对人体气机的影响不尽相同，《素问·举痛论》说：“百病生于气也，怒则气上，喜则气缓，悲则气消，恐则气下，惊则气乱，思则气结”，《内经》认为“怒伤肝，喜伤心，忧伤肺，思伤脾，恐伤肾。”但人体是一个有机的整体，一情可以伤及多脏，一脏也可被多情所伤。如突发强烈、持久的情志刺激，超过人体本身的正常生理承受范围，会使人体气机紊乱，脏腑阴阳气血失调，导致有“喜伤心”“怒伤肝”“思伤脾”“悲伤肺”“恐伤肾”。不同的情志刺激，也对各脏器有不同的影响。但人体是一个有机的整体，每一个脏器都是机体的组成部分，生理上相互依存和制约，在病理情况下也是彼此影响，所以不能把七情的影响机械地局限在某个脏器，《灵枢·口问》说：“心者，五脏六腑之主也，……故悲哀愁忧则心动，心动则五脏六腑皆摇。”这里指出了各种情志刺激都与心脏有关，心是五脏六腑之大主，心神受伤可涉及其他脏腑。心主血藏神；肝藏血主疏泄；脾主运化而位于中焦，是气机升降的枢纽，又为气血生化之源。故情志所伤的病症，以心、肝、脾三脏和气血失调为多见。七情引起的情志变化还会影响脏腑气机。情志异常波动，可使病情加重，或迅速恶化。保持平和心态，稳定情绪，防止七情内伤。树立治疗信心，为疾病的痊愈创造有利条件。

791 血液病人如何调整四季饮食？

四季饮食有宜忌，春夏养阳，秋冬养阴。春季万物升发，食物也宜选用升发而有营养的食物，如豆芽、鸡蛋、豆腐等以宣透阳气；蔬菜类，如菠菜、芹菜等；少食葱、姜、枣等；忌食羊肉、海虾、海蟹。夏季高温，应多食健脾、消暑、化湿、清淡兼清热解毒的食物，如西瓜、菠萝、西红柿、黄瓜、生菜等；可饮绿茶、绿豆粥等。不可多食冷饮，注意饮食卫生，避免发生胃肠道疾病。秋季宜食平补或温补的食物，可进食苹果、梨、萝卜、银耳等甘平之品，以生津润肺养阴；增加蛋、奶、鱼、肉等平补性食物，少食辣椒、大葱等燥烈食物。冬季以藏为主，可多食热性水果，如桂圆、荔枝、山楂、蜜饯；也可多食肉类，如羊肉、狗肉等食物。

792 血液病人居处定时通风有何意义及注意事项？

通风换气可以变换室内温度和湿度，从而刺激皮肤的血液循环，促进汗液的蒸发及散失，使人有舒适感；可以改善室内污浊的空气，降低空气中微生物的密度，减少呼吸道疾病的传播；通风可以放走污浊的空气，换进清新的空气，避免因污浊空气给患者带来烦躁、倦怠、头晕、食欲不振等不良反应。应注意，夏季通风时应避免在交通高峰时间，以减少空气污染；冬季通风应在中午时间，注意保暖避风，防止外感。

793 血液病人日常可进行哪些功能锻炼？

血液病人应根据病情适当运动，不可做剧烈运动项目，以锻炼后不疲劳为宜；可做一些有氧运动，动作宜舒缓、幅度不可过大，如太极拳、八段锦、静坐调息、手指瑜伽操等。

794 血液病人输血时注意事项是什么？

输血前患者不可饮酒，不可食海鲜类食物，不可用易引起过敏的药物。输血速度应先慢后快，开始 15 ~ 20 分钟时滴速不宜过快，无不适反应后，适当加快输血速度，输血过程中应注意保暖，不可自行调节输血速度，以免发生不良反应。输血时如有皮肤瘙痒、恶心、胸闷、腰痛等不适症状，应立即通知医护人员，勿忍着不说，引起严重后果。

795 输血的不良反应有哪些？

血液及其制品是特殊的“药品”，取自人体。输血实质上是组织移植，对受血者是一次免疫过程，因此，可能出现发热或过敏反应。由于当前技术水平的限制，输血传染病不能完全防止，如感染肝炎、梅毒、艾滋病、巨细胞病毒感染等。铁超载负荷是长期反复输血治疗，体内铁明显增加，会导致含铁血黄素沉着症。表现为皮肤色素沉着、肝硬化、心律失常、糖尿病等。因此，血液病人应积极治疗原发疾病，减少不必要的输血，更不要以输血替代治疗。

796 缺铁性贫血患者预防护理注意什么？

铁对人体是非常重要的，正常情况下身体排出的铁量很少，所以一般不容易发生铁缺乏，更不易患缺铁性贫血。身体缺铁的原因是生理性铁需要量增加，各种慢性失血引起的铁丢失过多以及铁摄入不足。在成年人中，慢性少量出血是造成缺铁性贫血最常见原因，如消化道溃疡引起的消化道出血；痔疮、肛裂、肠道息肉所致便血以及反复鼻出血、妇科疾病中的阴道出血；长期饮茶等。对于胃炎及溃疡病引起的消化道出血，除对症药物治疗外，应注意饮食易消化为主，温度适宜，避免过冷、过热，忌食煎炸辛辣食物，注意饮食卫生。对于痔疮、肛裂、结肠息肉引起的便血患者，应注意保持排便通畅，养成定时排便的习惯，便后清洗肛周皮肤，预防感染。对于妇科疾病引起的失血应积极治疗。饮茶的时间应在饭后2小时为宜，避免茶叶中的鞣酸影响铁的吸收。及时有效的止血及消除原发病是预防缺铁性贫血最为重要措施。

797· 缺铁性贫血患者饮食如何护理？

缺铁性贫血患者首先要注意铁质补充，要纠正偏食习惯，多数食物中含有少量铁质，注意补充富含铁质的饮食。富含铁质可作食疗使用的中药有人参、黄芪、阿胶、海参、白术、当归、何首乌、熟地黄、黄精、鹿茸等。食品中含铁量最高的是海带、菠菜、紫菜、木耳、香菇、猪肝或其他动物肝脏，其次为肉类、豆类。但是食物中所含的铁并不是都能吸收的，人体对血红蛋白中血红素铁吸收比例最高，所以动物血是补充铁的最佳食品。建议患者进食易消化食品，用铁锅炒菜、煮饭，这样也能得到相当量的无机铁。其次是注意饮食调护，脾胃虚弱患者可见面色萎黄、口唇色淡、爪甲无华、四肢乏力、食欲不振、大便溏泻、恶心呕吐等症，宜食健脾和胃、益气养血食物。气血两亏的患者则症见面色苍白、倦怠无力、头晕目眩、少气懒言、心悸失眠、胃纳不佳，宜食补益气血、健运脾胃食物。可用以下食疗方法：

（1）当归生姜羊肉汤　当归15g，羊肉75g，生姜3片，水200ml，油盐调味，炖熟食。

（2）菠菜猪肝汤　菠菜200g，猪肝100g，猪肝水煮至八分熟，菠菜切段一同煮熟食用。

（3）人参红枣粥　人参5g，红枣6枚，粳米100g，人参切片，红枣去核，粳米洗净，加水适量，一起入锅煮熟食用。

（4）红枣木耳汤　红枣10枚，木耳（浸软）15g，加开水

200ml 蒸熟，食红枣、木耳，喝汤每日 2 次。

（5）黄芪鸡汁粥　黄芪 15g，母鸡 1 只，粳米 100g，将母鸡煮熟取浓汁，黄芪煎汁，入粳米煮粥，早晚趁热服用。

798 缺铁性贫血患者生活护理应注意什么？

日常生活注意劳逸结合，适当活动，合理安排生活及工作；血红蛋白低于 60g/L 时，需要卧床休息，减少活动，防止跌倒；保持皮肤清洁滋润，温水洗浴，不留长指甲，避免断裂；保持口腔清洁，如有口腔溃疡，进行口腔含漱，局部涂药。

799 口服、注射铁剂的注意事项是什么？

口服、注射铁剂是治疗缺铁性贫血的常用方法。口服铁剂可出现胃部不适、疼痛、恶心、呕吐等胃肠道症状，所以铁剂应在饭中或饭后服用；胃肠道症状较重时，应从小剂量铁剂开始；服用液体铁剂应用吸管，服后漱口，避免染黑牙齿。服用铁剂后排出粪便颜色呈黑色，便潜血呈阳性，不必紧张。服用铁剂时同服维生素 C、果汁等促进铁剂吸收。服用铁剂至血红蛋白正常后，仍应继续服用铁剂 3 ~ 6 个月，以稳定疗效，防止复发。肌内注射铁剂时，应在不同部位轮流深部注射。静点铁剂时应做好抗过敏准备，开始应缓慢滴注，注意观察有无面色潮红、皮疹、头痛、恶心等过敏反应，如有不良反应应及时通知医生，立即对症处理。

800 血小板减少性紫癜患者临床护理观察要点是什么？

急性型：一般起病急骤，在发病前1～3周常有感染史，可伴有发热、畏寒、咽痛，应注意观察有无出血倾向，如出现皮肤大小不等的瘀斑、瘀点，严重者可见大片紫斑或血疱，可有鼻衄、齿衄及口腔黏膜血疱。少数患者有内脏出血症状，以胃肠道、泌尿道及生殖系统出血多见，应注意观察有无血尿、黑便的体征。重症病人可伴有烦躁不安、头痛、恶心、呕吐、视物不清等症状，这常常是颅内出血的征兆，可危及生命，应立即就诊。

慢性型：多见于成年人，女性多见。一般起病缓慢，表现为不同程度的肌衄，呈持续性或反复发作，但出血症状较轻，病程较长。应注意观察病人皮肤有无出血点、瘀斑等出血倾向；是否伴有鼻衄、齿衄及口腔黏膜出血；女性有无月经过多等症状，少数患者有皮肤苍白轻度贫血面容。本型患者极少因颅内出血而危及生命。

801 血小板减少性紫癜患者如何辨证饮食？

紫癜病患者饮食宜高蛋白、高营养、易消化；忌食辛辣、油腻、煎炸、海鲜类食物；忌烟酒。血热妄行型患者，常见肌肤斑色鲜红或紫暗，甚或发黑，发热，烦渴，尿赤，便秘。饮食宜清热解毒，凉血止血之品，如藕、芹菜、萝卜、西瓜、冬瓜等。气虚失摄患者多肌肤斑色淡红，神疲乏力，气短，面色苍白或萎黄，头晕，自汗，食少，便溏。饮食宜益气养血之品，如桂圆、荔枝、红枣、山药、母鸡等。阴虚火热型患者可见到肌肤斑色鲜红或紫暗，五心烦热，口干，潮热盗汗，时发时愈，头晕目眩，便秘。饮食宜滋阴降火之品，如百合、莲子、银耳、菠菜、苹果、梨等。

802 过敏性紫癜患者饮食应注意什么？

急性期患者应禁食鱼、虾、肉、蛋、奶、蟹、辛辣调料、零食等。禁吃生、冷、硬等刺激性食物。每日给粥、馒头等淀粉类食物，饮温开水、稀粥（大米、小米），蔬菜可食土豆、茄子。待原有紫癜消退，未有新的紫癜出现，腹痛、关节痛、尿蛋白等症状消失，可添加一种青菜，每餐20g为宜，逐渐加量，待2日内病情无反复，可添加另一种蔬菜，添加顺序为青菜、西葫芦、萝卜、西红柿等，暂不加香菜、韭菜、芹菜、葱、蒜。水果添加顺序为苹果、梨、橘子、西瓜等应季水果。香蕉、菠萝、芒果暂不加。待紫癜完全消退后，可恢复一般的正常饮食，但首次进食时应少量为宜，逐渐加量加品种，但仍需禁鱼、虾、肉、蛋、奶及膨化食品，如病情无反复，2个月后可增加肉蛋奶，但鱼、虾、牛羊肉首次应少食为宜。

803 血液病患者应用糖皮质激素应注意什么？

治疗前患者应了解激素的作用有抗炎、抗过敏作用；不良反应有满月脸、痤疮、肥胖、月经紊乱、骨质疏松等。注意观察应用激素可能出现的不良反应，使患者解除不必要的顾虑，积极配合治疗。密切观察患者的血压、脉搏、血糖、有无便潜血及继发感染情况。激素减至口服时，不要随意减量或停药，应在医师的指导下调整剂量，避免加重反复病情；注意血糖及血压的变化，定时监测血糖、血压值，如超过正常范围应及时治疗。有消化道溃疡者，出现腹痛并疼痛突然进行性加重，伴有寒战发热、面色苍白、出冷汗、四肢逆冷、全腹硬满拒按，应警惕肠穿孔的可能，立即报告医师，及时处理。

804. 过敏性紫癜患者应用耳穴治疗的穴位有哪些？

耳穴压籽疗法是根据中医脏腑经络学说，结合现代医学解剖知识，以辨证施治的观点，选取耳部有关穴位，用贴有王不留行籽的胶布贴敷并用一定的手法，以刺激经络，推动气血运行，调节人体脏腑、气血、阴阳，以达到治疗疾病之目的。耳穴压籽治疗可以消炎、解毒、泻火，又可以补虚、升阳、止痛和麻醉，而且还可以抗过敏、止晕、抗休克、复苏等。

根据中医理论，本病为六淫之邪扰动血络，以致热毒乘虚而入，血液外溢肌肤而出现紫斑，内侵肾脏，阴虚火旺，损伤肾络，迫血妄行而为尿血，久则热伤气阴，气阴两亏，或脾肾气虚不能固摄，晚期可导致脾肾两亏，浊邪内停而成尿毒之重症。肾为气之根，脾为后天之本，故取肾、脾二穴；肾上腺、风溪有抗炎、抗过敏作用，能抑制炎性反应，提高局部抗病能力；急性期以对症、抗过敏为原则，恢复期以调理脾肾为原则；选单侧耳穴，主穴为风溪、肾上腺、脾、肾这四穴。兼症较为广泛，配穴主要有：皮肤紫癜者可选用肺；关节痛者可选用肘、膝；腹痛者可选用腹、胃、小肠；血尿者可选用三焦、内分泌。配合选用神门、肾上腺、皮质下阳性点处贴压，每日按压 3 次，每次 2 ~ 3 分钟，双耳交替使用，3 ~ 5 天更换 1 次，共治疗 2 ~ 3 周。

805 应用耳穴治疗有哪些注意事项？

耳穴治疗应注意按压时，患者可能感到局部热、麻、胀、痛或感觉循经放射传导为“得气”，应密切观察有无其他不适情况，如有皮肤过敏者可选用脱敏胶布，而单穴胀痛过重时，可放松胶布或取下耳豆。按压时不可用力搓动压丸，否则易引起皮肤破损，造成感染。皮肤出现破损时应取下耳豆，局部涂以消炎软膏。耳郭上有湿疹、溃疡、冻疮破溃则不宜此法。女性须了解月经情况，从而确定耳穴压籽疗法的刺激程度；妊娠期患者不可进行操作。

806 发热患者如何调理饮食？

按中医卫气营血，辨证施食。邪在卫分：发热恶寒，无汗，苔薄白，脉浮数。饮食宜清淡，高热量流质饮食，加以生姜、红糖、葱白汤助微汗散热，忌食生冷之品。邪重气分：壮热，面赤，气粗，口渴，大汗出，舌红，苔黄燥，脉洪大数。饮食以清淡、甘凉、流质为宜，如水、米汤、果汁、绿豆汤等。邪入营血：轻者壮热心烦，重者热入心包，昏睡，神志不清、谵语，夜间热甚，或斑疹隐隐，或咯血，衄血，舌红绛苔薄，脉细数。饮食以甘凉之品，如银耳汤、鸡汤、糯米粥等为宜。

807 出血患者饮食应注意什么？

有出血症状的患者，如肌衄、鼻衄、齿衄等。饮食宜清凉，凡属一切辛辣刺激之物，如大蒜、生姜、葱、韭菜、胡椒之类，腌菜、腌肉以及油炸煎炒食物不宜食用；宜食花生衣、木耳、水果、藕粉及鸡汤、鸡蛋、银耳、绿豆汤等甘凉滋养之饮食；避免进食硬固食物，以高蛋白、易消化、软质饮食为宜，有消化道出血时应暂禁食，待症状缓解时可逐步进食流食、软食至正常恢复饮食。

808 出血患者日常生活应注意什么？

养成良好的卫生习惯，保持口腔、皮肤清洁，用软毛牙刷刷牙，勤剪指甲，避免划伤皮肤；不挖鼻腔，鼻腔干燥时可涂软膏保护鼻黏膜，保持鼻腔湿润；食物温度适中，不可过冷、过热，食物软硬适度，少食煎炸及带刺的食物，防止消化道出血；保持排便通畅，避免排便用力，防止脑出血。日常生活有规律，保证足够休息时间，保持情绪稳定，心情舒畅，适当活动不做剧烈运动，避免外伤及碰撞。随天气变化，增减衣服，避免感冒，诱发加重疾病。

809 再生障碍性贫血患者饮食如何调护？

饮食要有节制，进食要定时定量，不可过饥过饱，过饥使机体气血得不到足够的补充，久之气血亏损；过饱会损伤脾胃，使营血不和。食物要软硬适宜，冷热适中，食物太软会影响食欲；太硬会有碍咀嚼和消化；太热则伤阴；太冷会伤及脾胃之阳气。再生障碍性贫血患者饮食要强调饮食卫生，切忌在外购买不净熟食，瓜果宜洗净；饮食宜高蛋白、高维生素、低脂易消化为宜；忌食辛辣刺激食物。以优质蛋白、小麦等为主食，以瘦肉、鱼类、蛋、黑木耳、核桃、花生、红枣等为副食，适当食用甲鱼汤、排骨汤，多食橘子、苹果、菠菜、胡萝卜等新鲜蔬菜水果。有出血倾向者，宜进食无渣半流食，温度适中。

810 再生障碍性贫血患者如何辨证饮食？

羊肉、鸡肉、狗肉、对虾、鹅蛋等，味甘性温，属厚味温补，适用于阳虚之证；甲鱼、木耳、河蟹、蜂蜜、冰糖，性味甘平或甘寒、功能滋补，尤宜于阴虚之体。阳虚者忌生冷瓜果及凉性食物，宜厚味温补；阴虚者忌耗伤津液之品，葱、姜、蒜、辣椒、桂皮等均属辛热，少食有健脾通阳之效。阴阳两虚者宜食瘦肉、羊肉炖汤，加生姜、胡椒等甘温、温热之品。忌生冷水果、海鲜等。

811 再生障碍性贫血患者如何预防感染？

再生障碍性贫血患者感染的发生率较高，其主要原因是口咽部溃疡、受寒、剧烈运动、劳累过度。患者在日常生活中要注意随天气变化，及时增减衣服，避免受寒、外感。保持好个人卫生，做到皮肤清洁，勤沐浴、更衣、剪指甲；居室定时通风消毒，2 次/日；室内定期用消毒液擦拭地面、家具用物，餐具定期消毒。尽量减少出入公共场所，外出时戴口罩；注意口腔卫生，晨起、餐后、睡前用漱口液漱口，有口腔溃疡时，溃疡处涂药。注意肛周清洁，便后坐浴（用高锰酸钾溶液），女性应注意会阴清洁。若出现咽痛、咳嗽、流涕、尿痛、齿龈肿痛、红肿等，应及时到医院治疗，以便早期处理。

812 · 如何预防营养性贫血？

营养性贫血是指缺铁性贫血及叶酸、维生素 B_{12} 缺乏引起的大细胞性贫血；针对营养性贫血的原因不同可分别给予补铁或给予叶酸、维生素 B_{12} 治疗。本病的预防应从改善人群的膳食结构和改变生活习惯着手，多食动物性蛋白及富含维生素及叶酸的食品。

813 · 如何护理才能预防缺铁性贫血的复发？

缺铁性贫血大多数是可以预防复发的。主要应注意食品配伍，多食含铁丰富的食品，如黑木耳、海带、发菜、紫菜、香菇、猪肝等，其次为豆类、肉类、血、蛋等，动物性食物不但含铁量高，吸收率也高；黄豆及豆制品中含铁及吸收率也较高，食物中应含有一定比例的动物蛋白，增加富含维生素 C 水果的摄入，铁锅烹调，可增加铁的来源。在农村钩虫病流行地区进行大规模的寄生虫防治工作；对胃切除或作胃肠吻合的患者要及时补充铁剂。献血后应补充铁剂 1 个月，以加速铁的恢复。

814 · 何为脐血输注？其适应证有哪些？

脐血输注不同于普通输血。近年来，随着对造血干细胞研究的不断深入，对脐血干细胞及脐血浆的认识也不断深化。现已证实，脐血中含有丰富的造血干/祖细胞，其中的晚期祖细胞含量接近髓液，而早期祖细胞甚至高于髓液。脐血中 $CD34^{+}$表达细胞（即早期髓系初始分化细胞）分别是外周血和骨髓液的 20～49 倍和 4～5 倍。脐血血浆中还含有丰富的粒细胞刺激生长因子（G-CSF）及粒－单细胞生长刺激因子（GM-CSF）；研究证实，脐血中 T 淋巴细胞 IL-2 培养后，肿瘤杀伤细胞（NK 细胞）活性大大提高，具有一定的抗白血病潜能。脐血淋巴因子激活的杀伤细胞（LAK 细胞）对肿瘤细胞的杀伤活性较成人外周血更高。LAK 细胞可能是脐血发挥抗白血病作用的重要组成部分。此理论可解释为何白血病化疗后输脐血者缓解率高，复发率低及缓解期长。基于以上认识，除有条件的医院和科研机构开展脐血干细胞移植以外，各大医院积极开展脐血干细胞移植和骨髓移植的替代治疗项目，即脐血输注，其优点是设备要求不高，患者风险不大，医疗成本极低。脐血输注的适应证：恶性血液疾病，如各类白血病、淋巴瘤、骨髓瘤化疗后；MDS、RA、RAS、RAEB、RAEB-T 化疗后；急性再生障碍性贫血；急性粒细胞缺乏症；实体肿瘤化疗骨髓抑制期。

815 骨髓穿刺后护理应注意哪些内容？

骨穿后应将穿刺点用无菌敷贴覆盖，压迫穿刺点 5～10 分钟，至无血液渗出止。注意保护好穿刺点敷贴勿浸湿，以防感染，72 小时后取下。注意观察穿刺点有无渗血、渗液，发现有渗血、渗液应及时通知护士，更换敷料。

816 血液病患者为什么要坐浴？

坐浴法是利用40℃左右的指定药液泡洗外阴和肛门部的一种方法，坐浴主要目的是减轻或消除患者会阴部及肛门周围的充血、炎症、水肿、疼痛等，保持局部的清洁、舒适，预防肛周感染，促进伤口愈合。常用的坐浴液为1∶5000高锰酸钾液。

817 血液病患者应如何坐浴？

坐浴前，先让患者排空二便，洗净局部及双手，脱裤至膝，在坐浴盆中加入40℃左右的1∶5000高锰酸钾液，（1/3）~（1/2）满，将坐浴盆放在专用的坐浴架上，将会阴部及肛门浸入水里，嘱患者放松，浸泡10~20分钟。如果病情较重可减少坐浴的时间，如患者卧床不起，可用擦拭代替浸泡，注意随时加入热水以保持必要的温度。坐浴结束，用小毛巾由前至后擦净局部，更换衣裤，清理所用的物品。女性患者遇月经期、妊娠或阴道出血时不宜坐浴。

818 血液病患者如何预防便秘？

饮食适当增加脂肪、高纤维素食物和水的摄入，有助于防止便秘的发生。高纤维素饮食可使大便维持一定的体积并成形，维持成人正常排便的食物纤维摄取量为每天20g。脂肪食物可润滑肠道，其所含的脂肪酸可刺激肠道平滑肌而加快肠蠕动。多饮水，保证每日液体摄入量在2～3L，睡前喝一杯蜂蜜水或清晨空腹饮一杯淡盐开水均有助于大便通畅。早晨用凉开水刺激胃-结肠反射而达到促进排便的目的，但须注意根据对象和季节适当调节水的温度。适当摄入香蕉、食物纤维饮料，多食水果、蔬菜或笋类、麦片、麸皮等多纤维食物有促进排便的作用。忌食烈酒、浓茶、咖啡、蒜、辣椒等刺激性食物，少吃荤腥厚味的食物。注意养成良好的排便习惯。嘱患者尽可能在每日早餐后排便，因早餐后易引起排便反射，此时训练排便易建立条件反射，即使无便意，也应坚持每日去如厕10～20分钟，日久便可建立定时排便的习惯，排便时要注意力集中，不要在卫生间里看书报、抽烟；叮嘱患者平时有便意时不要克制和忍耐，要立即去排便。为患者提供隐蔽的排便环境，在床上排便的患者要做好其心理护理，保护患者的隐私，处理好排泄物和臭味，便器及物品的应用都要适合患者。适当的增加运动量，可促进直肠供血及肠蠕动，有利于排便。运动的内容和方法应根据性别和体力等情况综合考虑，如慢跑、散步等。卧床的患者要定时给予腹部按摩，可用双手示指、中指、无名指重叠在腹部，按肠走行方向，由结肠向横结肠，降结肠至乙状结肠做顺时针环形按摩，每日2～3次，每次15～20分钟，可起到刺激肠蠕动，帮助排便的作用。

819 什么是骨髓移植？

骨髓移植是将正常人的造血干细胞通过静脉输注到患者体内，重建患者已经被各种原因摧毁的造血功能和免疫功能，以达到治疗某些疾病的目的。骨髓移植是各种血液病肿瘤、再生不良性贫血症、重度地中海型贫血症以及一些先天性免疫缺乏症或代谢性疾病的根本治疗方法。骨髓中含有多能造血干细胞，此种细胞具有自我分化成熟为各种造血干细胞及免疫活性细胞的能力，因而骨髓移植不仅能重建造血功能，也能重建免疫系统。

820 骨髓移植的适应证？

骨髓移植受者的年龄一般以45岁以内为宜，年龄较大的患者效果较差，但同基因和自体骨髓移植不受年龄限制。若有严重的脏器器质性疾病，如严重心、肾疾病等，则不应作骨髓移植，一般骨髓移植适用于如下疾病。

（1）肿瘤性疾病　包括急性白血病、慢性粒细胞白血病、恶性淋巴瘤、多发性骨髓瘤、骨髓增生异常综合征。

（2）非肿瘤性疾病　如重症再生障碍性贫血、遗传性免疫缺陷病、珠蛋白生成障碍性贫血、阵发性睡眠性血红蛋白尿、骨硬化病及代谢产物堆积病、获得性免疫缺陷综合征。

821 骨髓移植有哪些基本类型？

根据所移植的骨髓来源可将骨髓移植分为同种和异种骨髓移植，其中同种骨髓移植又分为三种。

（1）同种异基因骨髓移植　指将HLA相同的其他正常人的骨髓（不包括单卵双生）移植到受者的体内，使其生长繁殖的一种治疗方法，大多骨髓移植皆指此类型。供髓者主要来自患者的兄弟姐妹，约1/HLA可能相同，而无亲缘关系者间HLA相同的机会很少。

（2）同种同基因骨髓移植　指受者与供者基因完全相同的

移植，在人类中只有单卵双生子之间的移植是同基因骨髓移植，是最理想的骨髓移植，疗效高，但此种移植的机会非常少。移植方法与异基因骨髓移植相同。

（3）自体骨髓移植　即完全缓解的白血病患者或实体瘤患者（最好未侵犯骨髓）抽取自身骨髓冻存后，进行强烈化疗和放疗，以最大限度地杀伤瘤细胞，然后将自体骨髓回输（白血病患者的骨髓最好在体外净化），此方法不会有植体对抗宿主反应疾病（GVHD），但疗效似不如异基因骨髓移植好。

822 影响骨髓移植的因素有哪些？

（1）时机选择　第一次缓解期的 BMT 疗效优于第二次缓解期，急性白血病患者宜在第一次完全缓解期进行 BMT。

（2）疾病本身的性质　骨髓移植疗效与分型的关系不甚明确，似乎是 AML 疗效优于 ALL。

（3）患者的年龄及一般情况　年龄越大，脏器功能越差，骨髓移植后发生各种合并症尤其是 GVHD 的可能性亦越大。

823 骨髓移植的成功率与哪些因素相关？

骨髓移植成功率受诸多因素及时间考验，一般要经过五大关口：①移植前化疗关；②移植关；③移植后免疫排异关；④感染关；⑤移植后化疗关。

只有依次顺利通过这五关，并在半年后作基因检查，在患者体内发现供髓者的基因表达，且骨髓、血象及重要脏器检查正常、无明显症状，才算真正成功。

临床上常见有些患者在移植出舱后1个月、3个月、6个月甚至1年后出现复发的。这与患者病情类型、机体脏器功能、自身免疫反应、移植过程的并发症及供髓者与患者的基因位点匹配相符率、移植医院的综合水平有相当关系。

目前骨髓移植的成功率认为在33%左右，即1/3、1/3、1/3观点，即1/3患者在移植中失败、1/3在移植后半年内复发、1/3患者获得移植成功。

824 移植前的饮食护理应注意什么？

充足的饮食营养是移植成功的前提，选择适当的食物种类，破除迷信饮食和食物致病的传统习惯，保证患者获得比较全面的营养。饮食的消毒方法为保证肠道消毒灭菌，除使用预防肠道感染药物和无菌餐外，提供无菌的饮食亦非常重要。常规消毒方法为：食物放入微波炉，高温处理7分钟以上，如馒头、饼干等易焦食物隔水蒸。要避免使用塑料餐具（微波炉专用除外）。

825 移植中的饮食护理应注意什么？

饮食应新鲜、清淡、易消化，避免油腻、粗糙和刺激性食物，如瘦肉、虾仁、剔刺的鱼肉、豆腐脑、胡萝卜、南瓜、绿叶蔬菜等。注意食物的色、香、味，以增进食欲。避免食用富含咖啡因、香味太浓、辛辣或油腻的食物，避免不适口味或气味，避免过热及粗糙、坚硬等食物并细嚼慢咽。鼓励患者多饮水，保证尿量2000ml/d，以促进体内代谢产物排泄，减少毒副作用。创造良好的进食环境：病室环境清新、整洁、温湿度适宜，及时清理呕吐物，不要在餐前进行换药、切口处理等各种检查治疗，进餐时播放轻松优美的音乐，一是降低患者自主神经兴奋，同时分散注意力，减轻化疗中的恶心呕吐。口腔溃疡影响进食，故要做好口腔护理，了解口腔黏膜情况，动作轻柔，避免人为损伤引起出血。餐前、餐后、睡前、晨起均用漱口水含漱3～5分钟，口腔溃疡疼痛影响进食者可用2%的利多卡因漱口。口腔溃疡时患者要进食温凉流质、半流质，如粥、烂面条、蔬菜汁、蛋羹。进食与化疗时间间隔大于2小时可减轻恶心、呕吐。

826 移植后的饮食护理应注意什么？

移植后的饮食护理（移植后1个月到半年）随着移植时间的延长，胃肠道功能逐渐恢复，患者食欲增强，可逐渐增加食量，摄入物如鸡、牛、羊肉，多吃水果、蔬菜，仍应忌烟、酒，不食油腻及刺激性食物，以免引起腹泻而诱发移植物抗宿主病。使用环孢素的患者可能发生痛风，因此，应少食用高嘌呤类食品，如动物内脏。如出现厌食、恶心、腹泻应及时就医，必要时禁食。恢复进食后，要单一品种逐渐增加，先食米汤或者面汤，观察无异常后方可继续添加食物，促进肠黏膜的修复，可适当添加营养素。同时进行适当的锻炼，增强体质，提高生活质量，促进早日康复。

827 异体移植后可能出现什么问题？

（1）出血性膀胱炎　临床表现为血尿，伴尿痛、尿急等刺激症状；血尿程度可从镜下血尿到肉眼血尿乃至血块堵塞尿道。

主要治疗方法是加强利尿，碱化尿液，必要时膀胱灌洗，多数患者能痊愈，但少数严重者有时很难控制，甚至需要膀胱切除手术。

（2）肝静脉梗阻病　多数在移植后1～2周，发生率20%左右。主要表现为黄疸、肝大、腹痛，进行性体重增加、腹腔积液，肝功能异常等，严重病例可发展至肝性脑病。治疗主要是对症和支持治疗。

（3）间质性肺炎　多发生在移植后100天以内。表现为干咳、呼吸困难、低氧血症。胸片可见双侧对称性广泛肺浸润。其发生与预处理和巨细胞病毒感染有关；治疗主要用大剂量皮质激素和吸氧等对症治疗。

（4）移植物抗宿主病　是移植后的一个极为重要的并发症，由其直接或间接引起的死亡占移植后死亡率的50%。临床主要表现为皮疹（严重者可出现大疱乃至表皮剥脱）、恶心、腹泻、腹痛等，严重者血便、肠黏膜脱落、肠梗阻；黄疸；血细胞降低。由于免疫功能低下，此类患者常合并严重感染。慢性患者多发生在移植100天之后，临床表现各种各样，如类似硬皮病、干燥综合征、系统性红斑狼疮、原发性胆汁性肝硬化、扁平苔藓和嗜酸性筋膜炎等。

（5）感染　严重感染所致的死亡占死亡总数的30%～50%。感染源可以是细菌、真菌、病毒和原虫。

（6）复发　复发率从10%～70%不等。

828 骨髓移植出院注意事项有哪些？

骨髓移植患者在治疗后，病情稳定可准备出院，但出院并不代表完全康复，通常免疫系统的恢复至少要1年的时间，而且在移植后的100天内，很容易受到细菌、真菌及病毒的感染。所以在这段期间白细胞及免疫系统尚未完全恢复时，居家的生活、衣、食、住、行及自我照顾方面仍需特别的注意。

（1）食物　①选择新鲜易消化的煮熟食物；②避免吃隔餐、刺激性食物；③选择须剥皮的新鲜水果；④不吃储存性食物。

（2）饮水、饮料　①饮用的水需煮沸后饮用，不喝隔日水、生饮水；②不喝汽水、可乐等碳酸饮料。

（3）餐具　①碗筷汤匙应与家人分开使用，最好准备一套个人专属的餐具，避免竹质及木质的筷子，以免真菌滋生；②使用前，可用开水烫过餐具；餐后立即清洗，消毒备用；③切菜板维持清洁干燥，应将生食与熟食分开处理。

（4）衣物　①采用棉质料的内衣裤，每日更换，出汗后应立刻更换；②换洗衣物应晒干，遇阴天衣服不易干时要熨干、烘干；③尽量采用棉质袜子，应与内衣裤分开清洗；④床单每周更换，棉被、枕头尽量每日暴晒；⑤脱下的鞋子尽量置于通风处，且不穿湿鞋；⑥选择尺寸合适的鞋，避免足受伤。

（5）居住环境　①住家应选择空气流通、阳光充足干燥的地方，可用除湿机及空气净化器等维持；②每日将家具擦抹干净；③不饲养动物宠物；④尽量避免会客；⑤家具装饰尽量单纯采平面式的摆设，避免不易清洁及污垢存留的死角。

（6）外出　①尽量避免出入人多拥挤或空气不良的公共场所。尤其是在疾病流行期间，绝对禁止外出；②外出时穿着长袖衣裤并戴帽子、口罩；③避免与传染病者接近。

（7）活动休息　①可选择新的书籍阅读，避免租借的书刊；②适当的活动，避免剧烈的运动；③保持身心愉快，保证充足的睡眠时间。

（8）个人卫生清洁　①每日餐后及睡前应以盐水或漱口水漱口；②维持身体的清洁卫生；③维持肛门及会阴的清洁干燥；④若有便秘，应在医师指导下服用缓泻剂，勿自行处理，以减少肠道感染或损伤；⑤观察尿颜色变深、皮肤颜色等，如有黄疸及其他异常，应立即就医；⑥每日定时测量体温，若体温超过

37.5℃，应立即告知医师；⑦遵照医嘱服药，不可私自购买药物服用；⑧定期复查。

829 骨髓抑制期如何护理来预防感染？

骨髓抑制期的患者应注意预防口腔感染，患者坚持每日3次饭后漱口，漱口液由医师根据口腔情况开出。在没有齿龈出血的情况下，坚持刷牙，牙刷选用儿童软毛牙刷，用前可用温热水烫洗，可使毛刷头更加柔软，应遵循上下刷牙的原则，减少齿龈损伤。坚持坐浴，碘伏坐浴按照1∶20比例配制，每日2次，保证排便后、睡觉前坐浴，每次15~20分钟，不能坐浴患者可配制好后由家属协助擦洗，预防肛周感染。减少家属探视与陪伴，陪伴家属不能与患者共坐，睡一床，减少床单的污染，定期更换衣被。注意饮食卫生，禁食坚硬、辛辣、带刺的食品。少买熟制品，白细胞总数低于$1.0\times10^9/L$时，进高压无菌饮食，患者之间不要交叉食用食品或使用物品，避免交叉感染。病室经常开窗通风，每次不少于20分钟。另外，不要将鲜花，带根、带泥的蔬菜、水果带入病房。减少室内细菌密度，预防感染。发热患者大量出汗，应及时擦干汗液，更换衣裤、被褥，避免受寒，出汗时会随着汗液带出一部分电解质成分，饮水中可适量加入食盐和糖，补充丢失的部分。长期卧床患者应定时翻身叩背，预防肺部感染，避免发生压疮。

830 骨髓抑制期应如何护理以预防出血？

骨髓抑制期的患者应注意保持鼻黏膜湿润，用液体石蜡（石蜡油）滴鼻，每日3次。不要用力擤鼻涕，不要用牙签剔牙，齿龈出血可单纯漱口。活动时避免挤压和外伤，各种穿刺后局部按压10～20分钟。保持排便通畅，注意观察尿、便颜色，发现异常应通知护士。衣物应宽松、柔软、舒适，勤剪指甲，不可搔抓皮肤。禁食坚硬、辛辣、带骨带刺的食品。

831 长期输入血管刺激性药物的患者，怎样护理保护好血管？

血液病患者需要长期输入化疗药物、血液制品和高浓度液体，很多药物对血管都有不同程度的损伤，引发静脉炎等。现在临床有很多输液途径，如经外周插管的中心静脉导管（简称PICC)、锁骨下静脉穿刺术、植入式静脉输液港等，可以将药物直接输送到中心静脉，保护外周静脉的损伤，避免反复静脉穿刺，减轻患者的痛苦，保证治疗的顺利进行。

832 应如何指导献血者献血？

献血前应首先学习有关献血方面的知识，了解献血常识，消除紧张心理。

（1）休息　献血前尽可能适当休息，保证充足睡眠。

（2）饮食　选择清淡的食物，不要吃油腻食物，不能饮酒，不要空腹献血。

（3）卫生　献血前注意把手臂特别是肘部清洗干净。

（4）不要大量饮水，因为大量饮水会稀释血液，降低血液质量，从而影响患者治疗。

（5）献血者体检及化验有效期为2周。

833. 献血之后应如何护理调养？

献血后只要吃得科学合理，有营养价值，可口、适量，就能在短时间里恢复失去的那部分血液。献血后的营养补充一般以增加造血所必需的各种营养物质为宜。造血的原料主要包括蛋白质、铁、叶酸和维生素 B_{12}等。含有优质蛋白质较多的食物有奶类、瘦肉、蛋类、豆制品等。含铁较多的食物有动物肝脏、海蜇、虾、芝麻、海带、黑木耳、紫菜、香菇、豌豆、大枣、桂圆等；另外，炒菜时可选用铁锅；含有叶酸较多的食物有猪肝、肾、牛肉等。含有维生素 B_{12}较多的食物有动物肝脏、猪或羊肾、腐乳等。

834. 献血是否影响身体健康？

一个正常人一次献血或外伤性出血 300 ~ 400ml，对人体健康不会有什么影响。因为机体血容量的减少会刺激红骨髓造血功能，输血后补充营养适当，2 ~ 3 天血液中的成分即可得到有效的补充，一个月内铁、蛋白质、维生素、叶酸等也可逐渐恢复，其核心的组成部分血红蛋白也可于 2 ~ 3 个月后恢复到献血前数量，所以一个健康人每次献血不超过 400ml 是不会影响健康的。

835. 公民献血应遵守的规定是什么？

公民献血要如实填写献血登记表，不谎报，不隐瞒既往病史。一次献血量一般为200ml，最多不超过400ml，两次采集间隔期不少于6个月。献血查体合格，要按规定时间2周内参加献血，以免影响医院用血计划。

836 献血者体检标准有哪些？

献血者年龄在18～55周岁。体重：男≥50kg，女≥45kg。血压在12～20/8～12kPa［(90～140)/(60～90)mmHg］，脉压≥4kPa（≥30mmHg）。脉搏：60～100次/分，高度耐力的运动员≥50次/分。体温正常。皮肤无黄染、无创面感染、无大面积皮肤病、浅表淋巴结无明显增大。五官无严重疾病，巩膜无黄染、甲状腺不增大。四肢无严重残疾、无严重功能性障碍及关节无红、肿。胸部：心肺正常（心脏生理性杂音可视为正常）。腹部：腹平软、无肿块、无压痛、肝脾不增大。

837 慢性贫血患者应如何输血？

慢性贫血患者无须紧急处理，应积极寻找原因，针对病因治疗，不轻易以输血代替治疗。慢性贫血患者的贫血是缓慢发生的，多数患者已通过代偿能够耐受血红蛋白（Hb）降低。因此，Hb及白细胞比容（HCT）的高低不是决定输血的最好指标，而要以症状为主，无明显贫血症状者可暂不输血。患者不存在血容量不足的问题，有输血指征者只应输红细胞，无须输全血。选择何种红细胞制品要根据病情决定，慢性贫血患者的输血指征：①Hb小于60g/L或HCT小于0.18，伴有明显贫血症状者（遗传性血液病患儿在其生长发育期，输血指征可放宽）；②贫血严重，而又因其他疾病需要手术者或待产孕妇。

838 为何现在不提倡输全血，而提倡成分输血？

全血是采血后立即与抗凝保存液混匀，放入4℃冰箱保存的血液。全血在发达国家已很少使用。全血中除红细胞外，其余成分浓度低，有的已丧失功能或活性，起不到治疗作用。全血中主要有效成分是红细胞，其疗效与红细胞相似，而不良反应却比红细胞多。

成分输血是用物理或化学的方法，将血液中各种有效成分分离出来，制成高浓度、高纯度的血液制品，根据病情，需要什么血液成分就输注什么血液成分。成分输血最主要的优点是浓度高、针对性强、疗效高，可以避免输注不需要的血液成分可能带来的不良反应和并发症。成分输血是现代输血的方向，是输血现代化的标志之一。

839 输全血有哪些主要缺点？

大量输全血可使循环超负荷，因为全血中的血浆可扩充血容量，所以血容量正常的患者输血量过大或速度过快可发生急性肺水肿。因全血中细胞碎片多，全血的血浆内乳酸、钠、钾、氨等成分含量高，故全血输注越多，患者的代谢负担越重。输全血比任何血液成分更容易产生同种免疫，不良反应多，因为人的血型十分复杂，同种异体输血，尤其是输全血，将有大量的抗原进入受体者体内产生相应抗体，导致输血不良反应或输血无效。

840 在什么情况下可以输全血？

血容量不足且有进行性出血的急性大量失血，血容量减少大于20%的患者可以考虑输全血；新生儿溶血患者的换血治疗；体外循环和血液透析时可输注全血；全血能同时提高血液携氧能力和补充血容量，临床适用全血的情况并不多见。

841 哪些患者不宜输全血？

并不是所有的患者都适合输全血，如血容量正常的慢性贫血患者；低血容量已被纠正的急性贫血患者；心功能不全或心力衰竭的贫血患者；年老体弱及婴幼儿的慢性贫血患者。需要长期和反复输血患者；由于以往输血或多次妊娠已产生白细胞抗体的患者；因血浆蛋白致敏引起荨麻疹反应，甚至重度过敏反应的患者；可能施行骨髓移植或其他器官移植患者均不适合输全血。

842 输血有哪些不良反应？

输血是血液病科常见也是非常重要的对症支持手段，但血液制品作为一种外源性物质对患者可能造成一些不良反应，故在临床应用时应当严格把握输血的适应证。输血的不良反应包括急性反应与慢性反应，急性反应是指发生在输血过程中或24小时内，而慢性延缓性反应则是发生在输血后数天或输血后多年。

急性输血反应包括：①急性溶血性输血反应；②非免疫性溶血；③非溶血性反应所致发热；④变应性反应所致荨麻疹；⑤高血容量；⑥输血相关的肺损伤；⑦细菌性脓毒血症；⑧代谢性并发症。

慢性延缓性反应包括：①延缓性溶血性输血反应；②移植物抗宿主病；③输血后紫癜；④铁负荷过度；⑤输血传播的疾病。

843 急性溶血性输血反应应当如何处理？

当受者体内存在抗红细胞抗体，导致输入体内的红细胞溶解。通常因书写或记录错误导致ABO血型不合。输血早期即可出现发热、低血压，其他有寒战、腰痛、呼吸困难等。

当患者发生了急性溶血性输血反应时，应当采取的措施：①立即停止输血；②用一种适当的晶体或胶体溶液维持静脉通路；③维持血压和脉搏；④保持适当的换气；⑤给予利尿剂和（或）补充合理的液体以利尿；⑥监测肾状态，如血尿素氮和肌酐；⑦监测凝血功能，如凝血酶原时间、部分凝血活酶时间、纤维蛋白原等；⑧监控溶血症候，如乳酸脱氢酶、胆红素和触珠蛋白。

844 反复输血有什么影响？

由于无效性红细胞生成性贫血导致肠道吸收过多铁以外，贫血患者需反复多次输入红细胞。每单位血中含铁200～250mg，长期输血者平均每天多出铁 0.4 ~ 0.5mg/(kg · d)，而正常人每日排铁约 1mg。大概在 10 ~ 20 次输注后患者出现铁超负荷，一般一年后或输注红细胞 50U 后，应开始进行祛铁治疗。

845 铁负荷过多有哪些表现?

铁负荷过多可表现皮肤色素沉着，主要是皮肤真皮有黑色素沉着，皮肤呈青铜色；如果同时有含铁血黄素沉着，则皮肤呈金属或石板样灰色，可遍及全身，以面颈部、手背及前臂伸侧、下肢、外阴部皮肤皱褶处及瘢痕处最为明显。肝大而质硬为常见体征，伴有压痛。有 15% 患者可发生心脏病，多见于较年轻患者，由于铁过多，使心肌收缩力受到损伤，心脏表现与其他心脏病难以区别，有的患者可无临床症状，仅有心电图改变。常见的有心律不齐、室性期前收缩等。腹痛常表现为上腹部剧烈绞痛，类似胆绞痛、肾结石、溃疡病穿孔。可累及四肢关节，以腰、肘、髋、腕等关节常见，出现明显的关节病，症状可出现在其他表现之前。神经症状包括嗜睡、精神淡漠、思维能力减低等。

当血清铁蛋白质量浓度>300ng/ml，转铁蛋白饱和度>45% 即可以诊断为“铁负荷过载”，简称铁过载。铁过载是机体铁代谢异常所致，可造成心力衰竭、肝硬化、糖尿病、生长发育迟缓、促进和诱发肿瘤等；机体对铁过载缺乏有效的排出机制，只能通过放血和药物治疗，而放血祛铁适用于轻度铁过载、不伴贫血的患者，对于输血依赖的大部分继发铁过载不适用，血液病引起的铁过载多为继发于输血的相关性铁过载，有人主张血清铁蛋白达 1000μg/L，或当患者依赖输血且输注红细胞已达 10 ~ 20 次后，需要祛铁治疗。

846 如何治疗铁过载？

（1）静脉放血术治疗　最适用于原发性铁过载患者，也适用于重型地中海贫血患者 HSCT 术后血象恢复，但不适用于有贫血（Hb<110g/L）的患者。每周 1 次，每次放血量为 7ml/kg 体重，但总量不应超过 550ml。应该每 2～3 个月测量 1 次 TS 和 SF 水平。当 TS 低于 10%、SF 低于 10μg/L，应该终止静脉放血，然后患者每 4～8 周监测 1 次 SF。当 SF 在 50～100μg/L 时，应该开始维持阶段的治疗。一些患者可能需要每月静脉放血治疗以维持正常的 SF 值，另一些患者可能仅需要每年行 2～3 次静脉放血治疗。一般患者能够承受而不会产生不良影响。

（2）药物治疗

1）治疗前及药物治疗期间实验室检查：在去铁治疗前，应进行眼科检查（裂隙灯检查、视网膜和角膜检查）、听力检查、全血细胞计数、血肌酐（服用地拉罗司的患者）。去铁治疗患者的常规随访应包括前 3 个月内每月 1 次临床随访，随后每 3 个月 1 次；SF、TSH/T_3/T_4、肝功能、血肌酐、血糖应每 3 个月检测 1 次；尿蛋白分析每月 1 次（服用地拉罗司者）；每年 1 次听力测试和眼科检查评估；二维超声心动图检查。

2）药物治疗选择的基本原则：铁螯合剂是治疗铁过载的主要方法之一，能选择性地结合多余的铁并促进铁排泄。降低患者铁负荷。目前在临床使用的主要有三种铁螯合剂：去铁胺（desferrioxamine，DFO）、去铁酮（deferiprone，DFP）和地拉罗司（deferasirox，DFX）。通过有效去铁治疗，可降低体内铁负荷，减轻铁过载危害，显著改善疾病预后。

3）去铁胺：去铁胺是三价铁离子螯合剂，能与三价铁离子结合成铁胺复合物。其药物代谢半衰期为 20～30 分钟，代谢后主要通过尿液排出。适应证：适用于所有铁过载患者。给药方法：根据铁负荷情况决定使用剂量。具体用法及剂量：将去铁胺配成10%的浓度（5ml注射用水溶解500mg去铁胺），推荐采用静脉或输液泵持续皮下输注，晚上睡觉时使用，每次输注时间8~12小时；儿童标准剂量为20~40mg/(kg·d)［青春期前剂量不应超过40mg/(kg·d)，防止对骨骼生长的影响］，成人剂量为25~60mg/(kg·d)，每周连用5~7天。如SF持续升高或合并严重心脏疾病或HSCT前，应连续24小时应用去铁胺50~60mg/(kg·d)静脉输注。药物不良反应：用药前后应监测SF、尿铁。去铁治疗有效时尿常呈橙红色。去铁胺不能加入血液制品中一同静脉滴注，以免不能正确分析发热、皮疹等不良反应。皮下注射部位首选腹部。每天应更换腹部注射部位，以助药物吸收。去铁胺偶见过敏反应，长期使用偶可致白内障和儿童长骨发育障碍，剂量过大可引起视力和听觉减退。

4）地拉罗司分散片：地拉罗司为一种新型的三价铁螯合剂，口服吸收率高。药物代谢半衰期8~16小时，达峰时间1.5~4小时，3天后浓度达稳定状态，代谢后主要经粪便排出。适应证：适用于2岁以上的B地中海贫血患儿的慢性铁过载以及其他输血依赖性疾病所致的铁过载患者。给药方法：建议剂量为20~40mg/(kg·d)。推荐常规起始日剂量为20mg/kg。对于每月接受超过14ml/kg浓缩红细胞（即成人每月超过4U）输注，并需要达到负铁平衡的患者可以考虑起始剂量为30mg/(kg·d)。对于每月接受低于7ml/kg浓缩红细胞（即成人每月<2U）输注和需要维持体内铁平衡的患者可以考虑起始剂量为10mg/(kg·d)。对去铁胺治疗已经有良好反应的患者，可以考虑初始的本品剂量相当于去铁胺剂量的一半每天相同时间顿服，充分溶解于白水或纯果汁（不含碳酸）后口服。每隔3~6个月根据SF趋势和安全性指标进行剂量调整。药物不良反应：地拉罗司可引起胃肠道反应、皮疹、丙氨酸转氨酶升高，偶有听觉减退。地拉罗司还可引起肌酐升高，地拉罗司开始治疗后应每月监测血肌酐，

肌酐清除率<40ml/min 的患者禁用。

5）去铁酮：去铁酮是一种二齿状突起的口服铁螯合剂。口服给药后于上消化道快速吸收，药物代谢半衰期为 3 ~ 4 小时。空腹服药 24 小时可达血药峰浓度，经葡萄糖醛酸化代谢失活，最终主要经尿液排出。适应证：适用于治疗不耐受或不愿意接受现有螯合剂（去铁胺）治疗的铁负荷过多的、6 岁以上的地中海贫血患者。给药方法：标准剂量为 75mg/(kg·d)，分 3 次口服，每日最大剂量不超过 100mg/kg。药物不良反应：常见的不良反应包括关节痛（主要是大关节）、一过性的丙氨酸转氨酶升高，还有胃肠道反应和锌缺乏。关节痛症状在去铁酮减量和应用非甾体类抗炎药物后仍未缓解者应停药。严重的不良反应是粒细胞减少症（$<1.5\times10^9/L$）和粒细胞缺乏症（$<0.5\times10^9/L$），建议每周检测 1 次血常规。若出现粒细胞减少症应暂停使用，若出现粒细胞缺乏症则从此禁用。

847. 小儿血液病常见的症状及体征是什么?

小儿血液病常见的症状有：贫血依贫血程度及进展速度的不同，临床可表现为颜面及口唇苍白，患儿可有倦怠、学习能力及注意力下降、头晕、活动后心悸气促、起立时眼前昏黑，直至精神差不能胜任学习或体育课、甚至嗜睡等。出血倾向：血液病的出血倾向是凝血、止血机制异常的结果。出血可发生于身体的任何部位，常表现为皮肤出血、鼻衄等。发热和容易罹患感染：血液病的发热多数是合并感染所致，同时伴有感染的表现，但也有不少血液病，发热就是其固有症状之一。其他可能与血液病有关的症状，如体重减轻、慢性无痛性淋巴结增大、皮肤淤斑、黄疸、发绀、视力障碍、反复口舌溃疡、异嗜癖、吮指、急性腹痛、腹胀、剧烈腰背痛、骨痛、关节肿痛、神经系统症状、精神症状。家长若在日常生活中发现孩子有以上症状及体征，要立即带孩子到医院的血液专科进行检查，以免造成一些不必要的麻烦。

848 小儿血液病的危险因素有哪些？

（1）环境因素　包括电离辐射，即放射线；有害的化学物质，如苯、铅、砷、农业杀虫剂、苯及其衍生物等。

（2）感染因素　病毒感染、寄生虫感染、细菌感染。

（3）遗传因素。

（4）药物因素　第一类是骨髓抑制性药物；第二类是某些药物发生类过敏样反应而引起血液系统改变；第三类是皮肤科常用于治疗银屑病的药物。

（5）饮食因素　营养物质的缺乏，如铁、叶酸、维生素 B_{12}、维生素 C、维生素 B_6、维生素 B_2 及维生素 E、铜等微量元素。

（6）精神因素　精神焦虑紧张可以影响机体内环境的平衡，机体的抵抗力下降，疾病乘虚而起。由此可见，重视身体的锻炼和保养，注意精神心理的卫生，善于排解不良情绪，减轻精神压力，对防止疾病的发生，促进疾病的康复都至关重要。

849 血液病患儿饮食上应如何护理？

血液病患儿饮食主要包括：蛋白质类如豆类，包括各种豆制品、蛋类、鱼类、肉类（猪肉、羊肉、牛肉、肝）、家禽、坚果等。这类食物是蛋白质的主要来源，同时还含有 B 族维生素及铁等。乳类：包括所有的乳制品（如全奶，脱脂奶、奶粉、炼乳、乳酪、干酪等）。乳类食物是蛋白质，维生素 A、B 族维生素和钙的重要来源。蔬菜水果类：包括所有的水果及果汁、蔬菜。这类食物能供给人体所需要的维生素及矿物质。米面类：包括米饭、各种面食、面包、饼干等。这类食物为人体提供碳水化合物、B 族维生素和铁。除上述四类基本食物外，每天还应当摄入适当的脂肪或油类，以供给人体热量和维生素 E。至于维生素和矿物质，在没有明显缺乏的情况下，不应服用，尤其是脂溶性维生素 A、D、E 和 K，用量过多会沉积在组织中不能排出，造成中毒。

850 血液病患儿饮食有何宜忌？

血液病患儿需不需要忌口这个问题不能一概而论。从中医角度来说，应按阴阳、寒热和五行原则，因人因治而制宜。但不建议给患儿食用大量的滋补性药物，如人参、枸杞、阿胶等。从西医角度来说，只要富有营养、清洁卫生、不对身体产生有害作用的食物，都可以作为患儿的饮食。一般地讲生冷、油腻食物最好作为禁忌对象。油腻食物会妨碍患儿胃肠的消化功能。有口腔溃疡或消化道出血的患儿，忌辛辣刺激或热烫饮食。需要特别指出的是，以往对某种食物（如海味）过敏的患儿，应予禁忌。血象低时患儿的饮食应注意预防出血和感染，可给患儿高压无菌饮食，勿食用过硬、带尖、带刺食物。注意食物搭配，防止腹泻，如酸奶不宜和水果同食。水果最好是选择能剥皮和易于清洗，如苹果、香蕉等。勿食草莓、葡萄及长期放置的速冻食品等，以免发生消化道感染。化疗期间患儿的饮食应以清淡、易消化为宜。为避免和某些药物的过敏反应相混淆，有过敏体质的患儿用药期间应避免食用鱼、虾、蟹等海产品。应用门冬酰胺酶时需食用低脂饮食，防止并发急性胰腺炎。

851 血液病患儿如何做好手部卫生？

手部卫生是指所有手部清洁行为的通称。手污染是造成感染的重要传播途径。据有关文献报道，经手传播细菌造成的感染占所有原因的30%。比空气传播的危险性更高，而彻底洗手可以使感染率下降50%，且成本低。所以洗手是预防感染最直接、最简单、最经济和最有效的措施。血液病儿童抵抗力低下，极易受细菌的侵袭而感染，因此，保持良好的个人卫生习惯，是保障患儿安全的一项重要内容。

852 如何掌握正确的洗手方法？

洗手包括六个基本步骤：第一步：掌心相对，手指并拢，相互揉搓。第二步：手心对手背沿指缝相互揉搓，交换进行。第三步：掌心相对，双手交叉指缝相互揉搓。第四步：右手握住左手拇指旋转揉搓，交换进行。第五步：弯曲手指使关节在另一手掌心旋转揉搓，交换进行。第六步：将五个手指尖并拢放在另一手掌心旋转揉搓，交换进行。整个洗手过程不应少于15秒钟。

853 洗手的注意事项有哪些？

要使用洗手液洗手（肥皂在潮湿的环境中易引起细菌的生

长繁殖），家庭成员不能共用擦手毛巾，以免交叉污染。擦手毛巾要一人一用、定期清洗消毒，干燥后悬挂在水龙头上方，方便取用。护理传染病患儿或接触污染物品后应于消毒液浸泡或用消毒液搓擦双手。常用的消毒液有：500～1000mg/L 碘伏溶液、500mg/L 有效氯溶液等。手的消毒：直接接触患儿前后；处理同一患儿的不同部位前后；接触患儿的排泄物、呕吐物、分泌物及其污染物之后；接触被患儿污染的物品后；饭前饭后；外出回家后；为患儿服药、喂饭、饮水前后均应洗手。

854. 血液病患儿常见的感染途径有哪些？

当患儿机体抵抗力低下时全身各个系统均可发生感染，常见的部位有呼吸道、消化道、肛周、口腔、皮肤、耳、鼻腔、眼、泌尿系等。

855. 如何预防患儿之间的交叉感染？

注意保持病室环境的洁净，每天定时通风 2 次，每次 20～30 分钟，注意患儿的保暖。定时进行紫外线消毒，使空气新鲜，阳光充足。床单用物简洁，床头柜内不要堆放过多物品，各类物品应分类放置。不要互串病房和病床位，防止交叉感染。注意减少探视和家属陪伴，有利于住院环境的卫生管理。护理患儿之前，家长应洗手，血象低时，患儿及家长都应戴口罩。有呼吸道感染的家长应暂时避免陪护，直至隔离期完全解除。如必须陪护，应加戴双层口罩，口罩连续佩戴时应每 4 小时更换一次。尽量不要和患儿在一张床上休息、睡觉。患儿之间不要相互借玩具及用品等。家长和患儿应分餐，不要共用餐具和洗漱用具，餐具和洗漱用具要定期消毒。

856. 白血病患儿化疗中常用的静脉通道种类有哪些？其优缺点如何？

白血病患儿化疗中常用的静脉通道途径，短期应用有静脉留置针（PIV），可留置3～5天，维护方便，费用较低，留置时间短，但渗血、外渗发生率较高。中期应用有锁骨下静脉穿刺（CVC）、颈内静脉穿刺、股静脉穿刺置管。可留置1个月，可输注刺激性药物，避免了反复穿刺，但穿刺时容易造成气胸、血胸等。长期应用的有经外周静脉置管的中心静脉导管术（PICC），可留置1年，可以输注刺激性药物，减轻患儿的痛苦，但对外周静脉条件要求较高，费用较高，并发症较CVC少，较VPA多。输液港（VPA）也可长期应用，VPA是在局麻下在锁骨下静脉进入，将导管头端至于上腔静脉和右心房交界处，建立皮下隧道和皮袋固定注射座，缝合皮肤完成。可留置2～3年，安全可靠，携带方便，可反复穿刺2000次，输注刺激性药物且并发症少，但花费较高，置管时创伤较PICC大。

857. 如何做好患儿五官的护理？

监督患儿不要用手挖耳道、鼻腔，揉眼。已发生中耳炎、外耳道感染的患儿应每日给予抗生素滴耳液滴耳，保持外耳道的清洁，防止洗脸水等进入耳道。有鼻腔干燥、嘴唇干裂的患儿，应增加饮水量，并每日涂以液体石蜡或红霉素软膏。化疗期间，应特别注意预防感染的发生，每天应用酒精棉签清洁、消毒外耳道。每天坚持用漱口水漱口，以防咽部及口腔的感染。

858 家长如何指导血小板减少性紫癜患儿预防出血？

患儿日常活动时要小心，6 岁以下的患儿家长尤应细心看管好，防止患儿磕碰、外伤或发生皮下出血或血肿；静脉注射后用无菌棉球压迫针孔 3～10 分钟，以免发生出血。经常修剪患儿指甲，避免用力搔抓皮肤。嘱患儿不要用手抠鼻腔，每日在鼻腔内滴入液体石蜡 2 次，防止鼻腔干裂，减少出血机会。当血小板低于 $20\times10^9/L$ 时应绝对卧床休息，减少活动。要经常注意观察患儿尿便的性质及颜色。患儿刷牙时应选择软毛牙刷，温水刷牙，不要用牙签剔牙。避免吃过硬的食物及带骨渣、鱼刺的食物，食物温度适中，不可过冷过热，以免损伤胃肠道黏膜。

859 如何减少化疗期间胃肠道反应？

血液病患者在化疗期间，化疗药物应在镇吐药物后应用。化疗期间饮食宜清淡、少渣、易消化，避免油腻、粗糙食物；饮食宜少食多餐、进餐时间与化疗药物间隔 2 小时；可做深呼吸减轻恶心等症状。注意饮食卫生，禁食辛辣刺激性食物。胃肠道症状较重时可给静脉补充营养。

860 白血病患者饮食应注意什么？

应鼓励患者多进食，注意病人饮食的习惯和嗜好，针对患者的不同嗜好调节食物品种，保证高蛋白、高维生素摄入。选择高热量高蛋白饮食对白血病病人大有裨益，如瘦肉、禽蛋、鱼类、动物内脏和豆类及其制品。要注意勿食桃仁、慈菇等一些比较坚硬或油炸的食物，以免出血；有习惯性便秘者，注意多吃些富含纤维素食品，少吃或不吃辛辣刺激性食物，如葱、姜、辣椒、韭菜、酒；少食虾、蟹、羊肉、狗肉、扁豆、白薯及过度煎炸、生冷不易消化的食品。要避免坚硬或粗纤维的食物，防止损伤黏膜或嵌入牙间隙，一旦食物嵌塞，要正确地去除嵌塞物，防止剔牙时损伤牙龈，用软毛牙刷刷牙及含漱液漱口；多吃一些维生素含量比较高的食物，以更好的巩固体质，使病情得到更一步的好转（如番茄、山里红、油菜、黄瓜、柠檬等）。要注重日常的饮食，帮助患者尽早得到恢复。

861 如何做好口腔含漱？

血液病患者口腔黏膜易损伤、感染，口腔含漱能使口腔湿润，清除大块残渣和分泌物，减少牙菌斑；含漱的动作还有利于口腔周围肌肉的运动，能促进口腔的自洁作用。含漱的方法用舌头上下、左右、前后反复的在口腔中搅拌，然后抬高舌尖同时头稍后仰，待不能耐受时将含漱液吐净，使漱口液接触到口腔的各个部位，餐前、饭后 30 分钟、睡前进行口腔含漱，每日含漱>5 次，每次含漱>3 分钟，达到预防、治疗口腔感染的目的。常用的含漱液有碳酸氢钠、过氧化氢水、硼酸、复方氯己定含漱液（口泰）以及决明子、肉桂中药煎剂等，不同的含漱液有不同的疗效，应根据患者具体情况选择口腔含漱液。口腔含漱法简单、方便，是血液病患者保持口腔卫生、防治口腔感染的有效方法。

862 鞘内注射有哪些注意事项？

鞘内注射是在腰穿时将不易通过血脑屏障的药物直接注入蛛网膜下腔的方法，是治疗中枢神经系统白血病最有效地方法之一。鞘内注射甲氨蝶呤、阿糖胞苷及环胞苷等化疗药物，在鞘内注射过程中至术后 8 小时内，可出现双下肢麻木及疼痛、头痛、头晕、恶心、呕吐、发热、抽搐等不良反应，尤其以双下肢麻木和疼痛最为常见，但是这些症状一般会在停药后自行缓解。

附录一　孙伟正教授治疗血液病经验介绍

孙伟正教授是我国著名的中医药血液病学专家，从事中医药治疗血液系统疾病的临床和基础研究五十余年，具有丰富的临床经验，在中医药及中西医结合治疗血液病方面有着很深的造诣和独到见解，其提出的重要学术理论和思想得到了血液病专家的一致认可。

一、补肾生血法治疗慢性再障（髓劳病）

慢性再障是血液系统的疑难病证，现代医学认为该病是由各种原因导致的骨髓造血功能衰竭而引起的，相当于中医学所论述的髓劳病范畴。孙伟正教授以中医学"肾主骨生髓"、"肾藏精"、"精血互化"的传统理论为指导，在国内首倡慢性再障发病的关键是"肾虚髓枯"，采用补肾生血法治疗慢性再障，现将其治疗慢性再障的经验及学术思想介绍如下：

1. 对病因病机的认识　血液的化生是在多个脏腑参与下的复杂的生理过程，其生成与心、肝、脾、肾等皆有关。心主血，肝藏血，脾为后天之本、气血生化之源、主统血，肾主藏精、精化血，血之化生均有赖于心、肝、脾、肾的正常生理功能。肾藏精，一方面肾精可以直接化生血液；另一方面肾精先化为髓，再由髓生血，可见血液的化生与肾精关系最为密切。《素问·阴阳应象大论篇》云："肾生骨髓"。《素问·生气通天论》曰："骨髓坚固，气血皆从。"《素问·四时刺逆从论》提出："冬者盖藏，血气在中，内著骨髓，通于五脏。"《张氏医通》谓"血之源头在乎肾"。《侣山堂类辨》指出："肾为水脏，主藏精而化血。"

肾内寓元阴元阳，人体五脏六腑之阴都由肾阴来滋润，五脏六腑之阳都由肾阳来温煦。若肾中元气不足，无力推动和激发各脏腑组织的生理功能，则脾失健运、肺失宣发和布散、肝失疏泄、心气不能运血，导致血液化生匮乏。《灵枢·痈疽》云："肠胃受谷，……中焦出气如露，上注溪谷而渗孙脉，津液和调，变化而赤是为血，……骨伤则髓消，不当骨空，……血枯空虚……。"《灵枢·经脉》曰："人始生，先有精，精成则脑髓生，骨为干，脉为营，……脉道以通，血气乃行。"《张氏医通》谓："气不耗，归精于肾而为精，精不泄，归精于肝而化清血。"《医学正传·医学或问》指出："盖虚劳之征，必始于肾。"说明肾精和骨髓在血液的生成中起着重要的作用。骨髓乃造血之所，肾为先天之根本，受五脏六腑之精气而藏之，肾能主骨生髓，精能化血，精血同源，精足则血旺，故肾之功能强弱与否直接影响到骨髓造血的功能。中医学对"骨髓"的理解包括解剖部位和生理功能两方面，现代医学认为慢性再障的主要病变部位在骨髓，而骨髓造血功能下降，归根到底都是由肾虚不能生髓，髓海空虚，不能化生精血所致。

基于以上基础理论知识及多年的临床经验和基础研究，孙伟正教授提出"肾虚髓枯"为慢性再障的病机，以"补肾生血"为治疗大法，并结合活血化瘀和清热解毒之品来治疗慢性再障，取得了良好的临床疗效。

2．对辨证分型的认识　慢性再障虽呈气血、津液、五脏俱虚之候，症状错综复杂，但其本质以肾虚为本，故孙伟正教授在临床论治中将慢性再障主要分为肾阳虚型和肾阴虚型。

肾阴虚型：心悸，头晕，周身乏力，面色、口唇、指甲苍白，盗汗，出血；低热，手足心热，口渴思饮，大便干结，舌质淡或舌尖红，苔薄，脉细数。本型以肾阴虚突出，阴虚化热明显为要点。常见于急性再障，或慢性再障发作期。

肾阳虚型：心悸，头晕，周身乏力，面色、口唇、指甲苍白，形寒肢冷，腰膝酸软；性功能减退，大便溏，多无出血或出血轻微，舌质淡，脉沉细或虚大。本型以肾阳虚症状突出，无虚热症状为要点。常见于慢性再障，或急性再障的缓解、恢复期。

3. 对组方及用药原则的认识　孙伟正教授指出本病以肾虚髓枯为本，气血亏虚、瘀血阻络和毒邪为标，故在辨证论治过程中，其基本用药为补肾阴药用熟地黄、山茱萸和枸杞子；补肾阳药用淫羊藿、巴戟天和鹿茸；补气药用人参和黄芪；活血化瘀药用丹参和鸡血藤；清热解毒药用白花蛇舌草和猪苓。

孙伟正教授认为，慢性再障发病关键为肾虚，治疗中应以补肾为主，肾主骨生髓，为造血之源。组方中既助肾阳又滋肾阴，阴阳互根互用，使机体达到阴平阳秘的状态，方可化生阴血。《景岳全书·新方八阵·补略》说："善补阳者，必于阴中求阳，则阳得阴助而生化无穷；善补阴者，必于阳中求阴，则阴得阳升而泉源不竭"。且在辨证论治的同时，结合慢性再障发病的现代医学机制，选用在药理上可以促进骨髓造血干/祖细胞增殖分化、改善骨髓造血微环境和调节机体免疫功能的药物，辨证与辨病相结合，方可取得较满意的临床疗效。

临证时，据病情之兼杂辨证，灵活化裁。肾阴虚型，可加何首乌、旱莲草、女贞子或合用左归丸等；肾阳虚型，可加杜仲、仙灵脾、锁阳或合用右归丸等。对精血亏虚明显，贫血症状严重者加鹿角胶、阿胶、龟板、鳖甲等血肉有情之品；出血明显者，加犀角地黄汤、十灰散或茜草根、仙鹤草、白茅根、棕榈炭、蒲黄炭等；发热、咽痛、咳嗽合并感染者，加用柴胡、黄芩、金银花、连翘、鱼腥草、败酱草等；久病、胃气损伤者，加用陈皮、佛手、薏苡仁、白术、焦三仙（焦山楂、焦麦芽、焦神曲）等和胃助消之品。

4. 对疾病预后及演变的认识　孙伟正教授指出，药物治疗慢性再障发挥药效时，往往有一定规律可循，即一般先有临床症状的改善，接着输血次数减少，输血间隔延长，其心悸、气短、头晕、乏力等症状得到改善。血象也遵循网织红细胞增多-血红蛋白提高-红细胞回升-白细胞提升，最后才是血小板好转的规律发展并向愈转变。但白细胞、血小板的回升幅度不如血红蛋白和红细胞上升幅度高，特别是相当部分慢性再障病人的血小板一直处于较低水平，很难恢复到正常水平。

5. 对“阳虚易治、阴虚难调”理论的认识　从中医学角度而言，功能属阳，物质属阴。阴阳二者互根互用，“孤阴不生，独阳不长”，“阴在内，阳之守也；阳在外，阴之使也”。功能以物质为基础，没有物质的存在，也就没有功能的产生。虚损的物质补充需要时日，然而只要物质相对正常，则衰减的功能恢复是比较容易的。肾为先天之本，内寓真阴真阳。肾阳为一身元气之根本，肾阳不足则不能温煦周身，不能鼓舞气血津液之化生。由肾阳虚所致的再障，多是虚寒内生，邪伏肾中，使精气难以化生血液。肾阳虚型病人，使用温补肾阳药后，症状迅速减轻，血象、骨髓象也随之明显好转。肾阴是人体阴液之根本，肾阴不足、精血亏虚，则难以化生血液。肾阴虚型患者由于肾精亏虚，精不化血，血虚日久，阴虚则愈甚；阴虚日久，血虚亦愈甚。阴虚则虚火内生，虚火损及脉络，导致发热或出血，致使病情日久缠绵不愈。因此，肾阴虚型病人经滋补肾阴治疗后，往往症状逐渐减轻，而血象、骨髓象好转则较肾阳虚型缓慢。血属阴，气属阳，气为血之帅，血为气之母，二者共同维持机体生命活动，一旦发生偏盛偏衰则出现病变，所谓“气血不和则百病乃变化而生”。阳气为血液生化的动力，肾阳是一身之元阳，肾阳虚则形寒肢冷，故有“阳虚生外寒”之说，寒者热之，临床上可应用温补肾阳的药物，以鼓动气血生长，阳生阴长，阴平阳秘，则气血化生充足，贫血症状明显改善，故有“阳虚受补”之说。肾阴为一身之元阴，肾阴虚则五心烦热，故有“阴虚生内热”之说，虚火灼伤脉络，血液不循常道，溢出脉外则出血。此时若过用温燥之品，对阴血亏耗伴有出血倾向者，反有动血耗血之弊，使贫血症状加重，故有“阴虚不受补”之说，两型相比，可见肾阳虚型治疗比较容易，其疗效也优于肾阴虚型。

二、活血化瘀法治疗出血性疾病

出血性疾病为血液系统的一大类疾病，以出血为主要表现，常见的疾病为原发性血小板减少性紫癜和过敏性紫癜。原发性血小板减少性紫癜亦称特发性血小板减少性紫癜，其特点是外周血小板显著减少，骨髓巨核细胞发育成熟障碍，临床以皮肤黏膜或内脏出血为主要表现，严重者可有其他部位出血，如鼻出血、齿龈渗血、妇女月经量过多或严重吐血、咯血、便血、尿血等症状，并发脑出血是本病的致死病因。而过敏性紫癜是一种由免疫复合物介导的系统性小血管炎，临床以皮肤紫斑为主要表现，常伴有关节疼痛、腹痛及不同程度的肾病损伤。

孙伟正教授指出，中医学以整体观念和辨证论治为基本治疗大法，采取辨病和辨证相结合的原则，根据其发病特点和临床特征将以上两种疾病归属于中医学的血证范畴。以上两种疾病共同的病因病机为火热偏盛、迫血妄行和气虚不摄、血溢脉外，临床上以治火、治气、治血为基本原则。但经过多年的临床和基础研究，孙伟正教授认为在该病的发生发展过程中，瘀血作为一种病理因素，贯穿于本病的始终，是导致本病发生发展、迁延日久不愈反复发作的一个重要致病条件，故临床上加以活血化瘀法来治疗出血性疾病，体现出“瘀血不去、新血不生”的中医理论原则，并进行辨证论治，依据发病轻重缓急的不同，辨证分为血热妄行型、阴虚火旺型和气不摄血型，随证加减。血热妄行型以实热为主要表现，治以清热解毒、凉血止血。阴虚火旺型以虚热为主要表现，治以滋阴降火、凉血止血。气不摄血型以气虚为主要表现，治以补气健脾、摄血止血；除了以上的辨证分型外，孙伟正教授还在治疗出血性疾病过程中提出分期治疗的创新思想，在急性期，多表现为血热妄行的证候特征，而在慢性期，则表现为脾气虚弱、阴虚火旺和瘀血阻络的证候特征。

（一）孙伟正教授治疗特发性血小板减少性紫癜（紫癜病）学术思想经验

1. 中西结合，辨病遣方　传统的中医理论认为，紫癜为皮肤紫点或紫斑，其病机与火邪、气虚、阴虚等因素有关。针对每种不同的病机选取相应的方剂，如归脾汤、六味地黄汤等。然而，随着现代医学技术在不断发展，对疾病的认识水平也在不断深入。现代医学认为，皮肤出血点或紫斑与血小板的关系密切，血小板的减少可以导致紫癜的出现。传统的中医理论只针对皮肤出血点的症状治疗，一旦皮肤表面紫癜消失，即认为达到疗效而停止治疗。而随着认识水平的提高，血液病工作者认识到，单纯的以皮肤表面出血点消失作为停止治疗的标准是不合适的。如果不解决血小板减少这一根本问题，随时都有反复发作的可能性，且愈后较差，容易出现不良的转归。所以孙伟正教授结合现代药理研究成果，在古方用药的基础上，加入仙鹤草、鸡血藤等具有升血小板作用的中药，孙老称其为辨病论治。这是孙老治疗紫癜病时有别于前辈医家的特色，更重要的是此方法不仅停留在理论上，更经历了几十年、上万人次的临床验证，是经得起实践与理论双重考验的。

2．平调阴阳，血安络宁　现代医学研究认为，原发性血小板减少性紫癜大多与免疫因素有关。血液病专家逐渐达成共识，认为在血小板减少性紫癜尤其是慢性血小板减少性紫癜患者中细胞免疫的异常参与了血小板的破坏。很多现代医家对中医阴阳思想与现代免疫理论的关系进行了研究，认为现代免疫学的免疫平衡观念与中医阴阳理论中的对立制约、消长平衡观点有很多相近之处。人体免疫系统既要发挥免疫防御、免疫稳定和免疫监视的功能，以维持机体的功能平衡，同时还要稳定在一个平衡的状态，免疫功能过高或过低，都会发生一些与自身免疫相关的疾病，如超敏反应、自身免疫病和肿瘤等。中医学的治病求本法、调理脏腑法、调整阴阳法等对自身免疫性疾病的治疗与现代医学的免疫调节具有相通的地方。另外研究也证实，很多中药都对机体免疫功能有一定的影响。

孙伟正教授认为，中医治疗中的滋补肝肾与现代医学的调节免疫具有相同的地方，其在临床用药上，也使用滋补肝肾的药物，达到极佳的治疗效果。中医认为免疫与正气相关，气为维持人体生命活动的基本物质。传统理论认为“精能化气”，而滋补肝肾可化生精气，达到增强正气，邪气不侵的目的。所以孙老在临床治疗特发性血小板减少性紫癜的过程中，如果遇到病程日久、缠绵难愈、不以皮肤出血为主症的患者时，通常以调补肝肾为主方，或在辨证论治的基础上加入调补肝肾的药物。常用的药物有熟地黄、山茱萸、麦门冬、天门冬等。孙老通过多年的临床摸索，认为长期服用补肝肾药物之后，气精两旺，患者的体质一般都会有明显提高，外感次数减少，血小板缓步增加，最终达到治愈的目的。然而调补肝肾之法非一夕之功，短期难见速效。一般治疗的时间都需超过半年以上。

孙伟正教授治疗血小板减少性紫癜另一特色就是在遣方的基础上加入现代药理研究认为具有调节免疫作用的中药。孙伟正教授认为机体免疫失衡与中医学的阴阳失调有相近之处。《内经》云："正气存内，邪不可干；邪之所凑，其气必虚。"这是中医学对机体免疫最早的认知，故采取"虚则补之，实则泻之"、"调整阴阳，以平为期"的治疗思想，注重扶正与祛邪的关系，是调整机体免疫失衡，以达到阴平阳秘的最好治疗法则。有鉴于此，应用有效的药物来调整机体的免疫失衡状态对于血小板减少性紫癜的治疗至关重要，在治疗过程中孙伟正教授常加入甘草、猪苓和白花蛇舌草等。甘草味甘、性平，入心、肺、脾、胃经，具有益气补中、清热解毒、缓急止痛、调和药性的功效。猪苓味甘淡、性平，入肾膀胱经，能利水渗湿。白花蛇舌草味甘微苦、性寒，入胃、大肠、小肠经，功效为清热解毒，凉血利尿。现代药理学研究表明，甘草可明显抑制抗体和组胺生成，减轻血管的通透性，并且具有肾上腺皮质激素样作用，有调节机体免疫、抗炎抗病毒、抗变态反应等功能。猪苓多糖具有调节免疫功能的作用。白花蛇舌草具有抗菌作用，并可在体内通过刺激单核-吞噬细胞系统增生，促进抗体形成，可增强单核-吞噬细胞系统的吞噬功能。甘草、猪苓、白花蛇舌草三药配伍应用具有良好的调整机体免疫的作用，以恢复机体阴阳平衡之状态。

3. 活血化瘀，引血归经　在长期的临床工作中，孙老提出"瘀血"这一病理机制存在于血小板减少性紫癜病程的始终，急性期或慢性期患者都有不同程度的瘀血表现。其瘀血的程度，往往与病程直接相关。孙伟正教授在国内较早的倡导采用活血化瘀的方法来治疗血小板减少性紫癜等出血性疾病。使得血小板减少性紫癜的治疗实现了新的突破，并得到了国内血液界专家的认可。孙老认为，瘀血的发生主要与出血致瘀、热邪致瘀、气虚血瘀等几方面有关。无论急性或慢性血小板减少性紫癜的急性发作期，其病机多由热邪煎熬血液，凝结致瘀。正如《圣济总录·伤寒统论》云："血受寒则凝结成块，血受热则煎熬成块"。阴虚火旺型血小板减少性紫癜，有的是阴液亏损，津液不能载血运行导致血循不畅而致瘀；有的是阴虚内热，煎灼阴血而致瘀；气不摄血型慢性血小板减少性紫癜，有的是由于气虚失于统摄，血液溢出脉外，从而形成了瘀；有的是由于气虚无力推动血液运行而成血瘀。慢性血小板减少性紫癜患者大多病程缠绵难愈。所谓"久病入络"即表现在血液壅于经脉而离经之血阻滞于脏腑。在临床上常可见到不同的瘀血表现，如紫斑色泽黯淡，面色晦暗，肌肤甲错，舌质紫暗或有瘀斑、瘀点。这些症状常贯穿于紫癜病的全过程。在此，瘀血不仅是致病因素，同时也是疾病的病理产物。孙伟正教授在临床上经常使用茜草、紫草、鸡血藤、丹参、当归等活血化瘀药。现代药理学认为，活血化瘀药能促进骨髓巨核细胞增殖、分化、成熟，抑制人体体液免疫抗体形成，从而延长血小板存活期。孙老在祛瘀血方面经常使用的药物有紫草、丹参、赤芍。紫草其性寒味甘，主心、肝经，其效能凉血活血，解毒透疹，为"治疗斑疹之要药"。丹参又名赤参，其性微寒而味苦，主心、肝经，功效可活血祛瘀、凉血消痈、养血安神，为"活血化瘀之要药"。赤芍其性微寒而味苦，主入肝经，具有清热凉血，活血止痛之功效。现代药理学研究表明，紫草具有降组胺、蛋白酶、缓激肽等引起的毛细血管通透性增强作用。同时紫草提取物具有对抗肝素的抗凝血作用；丹参具有抗凝、改善微循环、促进纤维蛋白溶解、抗血小板聚集、抗脂质过氧化以及清除自由基等作用。赤芍提取物可抗血小板聚集和血栓形成，还有镇静和镇痛作用。紫草、丹参、赤芍这三个活血化瘀药配伍能够起到扩张血管，特别是改善微循环的作用，使教授多年经验的总结在现代药理学上得到佐证。

4. 祛邪解毒，未病先防　孙伟正教授在临床治疗原发性血小板减少性紫癜的过程中，经常加入金银花、连翘等清热解毒之品，可以说是孙伟正教授对于血小板减少性紫癜治疗的重要贡献。传统的中医理论认为，紫癜为病虽病机复杂，然亦不离外感、内伤。在内与肝、脾、肾等密切相关，脏腑阴阳失调而易致血不循经而外溢，形成紫癜。然而虽为内伤紫癜，但是常由外邪所引动，故在治疗过程中，应一方面考虑到调整脏腑阴阳；另一方面注意祛邪外出，邪去则正自安。从现代医学角度分析，大量的临床观察与实验室研究都表明，特发性血小板减少性紫癜的发生与细菌和病毒感染等具有密切的关系。约 80% 的急性血小板减少性紫癜患者在发病前 2 周左右有上呼吸道感染史，慢性血小板减少性紫癜患者常因感染而致病情加重。孙伟正教授认为，血小板减少性紫癜在治疗上难度很大，虽然使用中西医结合治疗方法对单纯的原发性血小板减少性紫癜，尤其是对丙球、激素等无效的难治性血小板减少性紫癜可以取得很好的疗效。但该病的一大特点就是易反复性。有很多患者都是在治疗效果非常好的情况下，由于起居不节或冒雨涉水等导致感冒等外感疾病后引发紫癜或血小板实验室指标下降，整体病情出现反复。而教授认为，这样治疗过程中出现反复的患者，其治疗时间和愈后都较其他患者差。针对外感诱发的病因病机。孙伟正教授结合中西医经典理论，在辨证论治各型血小板减少性紫癜方药的基础上，常加入金银花、连翘等清热解毒药，体现了“未病先防、既病防变”的中医经典理念。

（二）孙伟正教授治疗过敏性紫癜（紫癜风）学术思想经验

孙伟正教授作为国家中医药管理局血液病协作组组长，组织和带领各家成员单位对过敏性紫癜进行了更加深入的研究和探讨，根据该病的临床表现和发病机制，已经将其正式命名为“紫癜风”，并制定了中医药治疗该病的诊疗方案和临床路径，在全国范围内实施，取得了较好的临床疗效。现将孙伟正教授治疗过敏性紫癜的经验介绍如下：

1．对病因病机的认识　孙伟正教授认为紫癜风的病因主要在于风、湿、热（毒）、虚、瘀几方面，初期风、湿、热（毒）、瘀俱见，但以热（毒）、瘀为主，中后期则通常具有瘀热互结、气阴不足的特点，各种致病因素导致脉络受损、阴阳失调或气血不和，使血液不循常道，溢出脉外，瘀滞于肌肤而成。

肾为先天之本，脾为后天之本，先天禀赋不足，后天失于调摄或大病久病都会影响两脏的正常生理功能。风热毒邪乘虚侵袭，循经内扰，可郁结于肾，耗伤肾阴，使肾之阴阳失调，肾络受损或肾失封藏而出现血尿、蛋白尿。或久病热病，损伤及肾，亦可使本病久治难愈。脾为气血生化之源，又主统血，能够保持血液在脉内运行而不使其溢于脉外，但素体脾胃虚弱、饮食失节或劳倦过度等因素，易使脾虚气弱，血失统摄，溢于脉外而引起出血。

另外，孙伟正教授在临床过程中还发现“瘀血”这一病理机制存在于紫癜风发病过程的始终，尤其是病程较长者，瘀血阻滞现象更加突出。离经之血即是瘀血，指出瘀血既是本病的病理产物，也是产生或加重本病的主要原因之一。

2．对发病年龄和诱因的认识　该病的发病年龄是以儿童及青少年为主，且大多数患者在发病前有上呼吸道感染病史，表现为发热、咳嗽、咽部充血或扁桃体肿大，因此，孙伟正教授指出感染是诱发过敏性紫癜发生的一个重要因素，同时也是导致疾病反复发作、迁延日久不愈的一个重要原因。

3．对紫癜性肾炎的认识　紫癜性肾炎是指由过敏性紫癜引起的肾损害，是一组以变态反应所致的广泛性毛细血管炎为主要病理基础的临床综合征，除了具有过敏性紫癜的皮肤紫癜、腹痛和关节肿痛外，主要表现为血尿和（或）蛋白尿。目前较一致的看法是即使尿常规正常，肾也有不同程度的组织学改变，其肾的受损率为100%，紫癜性肾炎病理改变以系膜增生为主，肾衰竭病例中均有新月体形成，提示肾病综合征、肾小球新月体是疾病预后不良的危险因素，可见紫癜性肾炎不是过敏性紫癜的并发症，而是其基本症状之一。孙伟正教授认为血分伏热，瘀血阻滞及脾肾气血阴阳的失衡是导致紫癜性肾炎的主要病因病机，故在治疗上主要采用清热凉血、活血化瘀、补益脾肾之法，在辨证论治的基础上加用大蓟、小蓟、白茅根、蒲黄炭、藕节、三七粉等治疗血尿，应用黄芪、芡实、金樱子、五味子、煅龙骨、煅牡蛎等治疗蛋白尿。

4. 对证型差异疗效的认识　孙伟正教授在临床治疗过程中将过敏性紫癜分为风盛血热型、阴虚火旺型、气不摄血型和湿热蕴结型四种证型。风盛血热型和湿热蕴结型发病急、病程短，该证型若能及时正确治疗，则预后良好。阴虚火旺和气不摄血两型起病缓慢、病程长，大多数患者是失治、误治或久治不愈所致，若能长期维持治疗，则预后良好，否则预后不佳。在临床上又常发生由实转虚的情况，病开始为火热或湿热之实证，若疾病反复发作，必耗伤气阴亏虚，严重者阴损及阳或气虚及阳，导致阳气亏虚。阴虚和气虚又是导致出血日久不愈和反复发作的原因，出现因虚致实的病理变化，最终导致虚实夹杂，如此循环不已，则是造成该病缠绵难愈的一个重要原因。因此，在临床治疗过程中一定要分辨证候的虚实，这样有利于指导临证施治、取得良好的疗效。

5. 对如何正确使用糖皮质激素的认识　糖皮质激素在过敏性紫癜的治疗过程中被广泛应用，使皮肤紫癜、关节疼痛、腹痛和便血等症状得到了有效的治疗，但是因为长期大量应用激素会产生许多不良反应，或有些患者在激素停用后病情会反复发作。所以孙伟正教授认为对于过敏性紫癜的患者应根据病情轻重程度的不同而选择应用激素进行治疗，并在应用激素过程中使用一些具有抵抗激素不良反应的药物，如具有滋阴补肾和清热祛湿的中草药，就能够很好的干预激素所带来的诸多不良反应。临床研究表明，中药甘草的一些提取物制剂具有明显的抗过敏、调整免疫作用，具有激素药物的正作用，而无激素的不良反应，因此，对于甘草制剂在临床上值得提倡应用。另外，西咪替丁注射液已经被广泛应用于临床治疗过敏性紫癜，其药理作用为能竞争性阻断组胺 H_2受体，直接抑制组胺，阻滞组胺激活毛细血管 H_2受体，抑制变态反应，减轻毛细血管水肿、出血，降低毛细血管通透性；故对绝大多数过敏性紫癜的患者完全可以不应用激素，而应用一些替代药品，完全可以取得较好的临床疗效，且无不良反应。

6. 对于治疗难点的认识

（1）本病易反复发作，故如何预防本病的反复发作是治疗上的一个难点。彻底清除病人感染以及旧疾和顽疾，用现代医学的观点来说，也就是彻底清除病人体内的细菌、病毒、支原体和寄生虫等急慢性感染，这是预防其复发的关键。中医学认为“正气存内，邪不可干；邪之所凑，其气必虚”，人体在正气亏虚的情况下，邪气就会乘虚而入，导致疾病的发生或加重疾病的病情，因此，在治疗过程中应彻底清除感染灶、治愈后积极预防感染具有重要的作用。一旦感染外邪，应尽快使用辛凉解表、清热解毒的中药，如金银花、连翘、公英、地丁、菊花、薄荷、黄连及黄芩等治疗。临床中有少数病人属于过敏性体质，他们对某些食物和药物过敏，食物中鱼、虾、蟹、蚌、羊肉、鸡蛋和牛乳等都会引起过敏，医师要叮嘱患者几乎终身都禁食上述食品。另一方面患者及家属不仅应知晓病人本身过敏药物，并且在治疗其他疾病时应及时告知医师和护士。

（2）如何预防和治疗紫癜性肾炎是临床治疗的又一难点。既往认为，肾上腺糖皮质激素可以有效的防止紫癜风向紫癜肾转化，甚至有人提出激素可以治疗紫癜肾的观点。但是孙伟正教授认为肾上腺糖皮质激素不能预防过敏性紫癜向紫癜肾转化，也不能改变其远期预后结果。因为紫癜风是免疫功能紊乱引发的，所以寻找调节免疫功能的中药是今后提高治疗过敏性紫癜和紫癜肾水平的方向。随着研究的不断深入，凉血活血中药治疗紫癜风的疗效不断被肯定，中药的作用机制的研究也取得了一定的进展。据报道，清热凉血、活血化瘀的中药具有改善微循环、改善血液浓度、抑制凝血、抑制血小板功能和抗血栓形成，防止肾损伤的作用。活血化瘀中药有降低毛细血管通透性和改善毛细血管脆性作用，有抑制体液免疫反应，从而调节免疫系统，以消除免疫功能紊乱状态，不同程度地恢复过敏性紫癜患者的免疫功能。因此对具有清热解毒、活血化瘀的中药，如牡丹皮、白花蛇舌草、白茅根、雷公藤、当归、赤芍、丹参、紫草等药物进行研究，对于紫癜肾的预防和治疗具有重要作用。

三、扶正祛邪法治疗血液肿瘤性疾病

急慢性白血病等疾病为血液系统的恶性肿瘤性疾病，在临床治疗过程中主要以化学治疗为主，半数以上的病人可以获得完全或部分缓解，少数病例可获痊愈；但长期反复的化疗，存在复发率高、毒副作用大、易产生耐药性，且在化疗过程中会出现伤正的表现，主要表现出气阴两伤的症状，如乏力、心悸、气短、手足心热、盗汗、口干、口渴等。孙伟正教授指出扶正祛邪法也是中医学的重要治疗原则，根据疾病发病的不同阶段，分别采用扶正、祛邪的方法。例如，在疾病的初期以祛邪为主，兼及扶正；疾病的中期祛邪与扶正并重；疾病的后期则以扶正为主，兼以祛邪。在疾病的整个治疗过程中，充分发挥中医药的特色和优势，为患者战胜疾病树立信心和勇气。临床研究表明，对于急性白血病，博采中、西医学体系之长，融合各自合理的治疗手段，形成全新的中医和中西医结合个体化治疗方案，坚持中西医结合治疗，可明显提高临床疗效。在化疗的基础上结合中医药进行治疗，能够明显改善上述症状和体征，延长或阻止白血病的复发，防止白血病多药耐药的产生，预防白血病的相关并发症，以提高白血病的缓解率，减少化疗的不良反应，改善生命质量，延长缓解期，提高治愈率，更造福于白血病等血液肿瘤病患者。

附录二　方剂索引

附录三　主要参考书目

[1] 孙伟正，孙凤. 血液病临床诊治［M］. 北京：科学技术文献出版社，2006.

[2] 孙伟正，刘丽波，孙凤. 中医血液病学［M］. 北京：中国医药科技出版社，2000.

[3] 陈文明，黄晓军. 血液病学［M］. 北京：科学出版社，2012.

[4] 刘锋，麻柔. 中西医临床血液病学［M］. 北京：中国中医药出版社，1998.

[5] 阮长耿. 临床病例会诊与点评—血液病分册［M］. 北京：人民军医出版社，2010.

[6] 潘崚，张学军. 血液科主任查房［M］. 北京：科学技术文献出版社，2010.

[7] 黄晓军. 北京大学血液病研究所典型病例解释［M］. 北京：北京大学医学出版社，2009.

[8] 张之南，沈悌. 血液病诊断及疗效标准［M］. 第3版. 北京：科学技术出版社，2007.

[9] 张之南，郝玉书，赵永强，等. 血液病学［M］. 北京：人民卫生出版社，2003.

[10] 黄振翘，梁冰，陈信义，等. 实用中医血液病学［M］. 上海：上海科学技术文献出版社，2005.

[11] 陈信义，陈志雄，邱仲川，等. 常见血液病中医诊疗规范［M］. 北京：科学技术文献出版社，2005.

[12] 杨崇礼，韩忠朝. 再生障碍性贫血［M］. 天津：天津科技翻译出版公司，2000.

[13] 刘江，李雪梅. 2011年最新血液科常见用药误区解析［M］. 北京：中国医药科技出版社，2011.

[14] 邹萍. 血液科疑难问题解析/主任医师教授查房丛书［M］. 南京：江苏科学技术出版社，2010.

[15] 梁冰，葛志红．血液科专病中医临床诊治［M］．北京：人民卫生出版社，2000.
[16] 陈泊，丘和明．中西医结合血液病治疗学［M］．北京：人民军医出版社，2001.
[17] 邓成珊，周霭祥．当代中西医结合血液病学［M］．北京：中国医药科技出版社，1997.